气道管理核心问题

Core Topics in Airway Management

第 3 版

气道管理核心问题

Core Topics in Airway Management

第 3 版

原　著　Tim Cook
　　　　Michael Seltz Kristensen

主　译　蓝　岚

副主译　陶　涛　杨汉宇　刘子豪

北京大学医学出版社

QIDAO GUANLI HEXIN WENTI（DI 3 BAN）

图书在版编目（CIP）数据

气道管理核心问题：第 3 版 /（英）蒂姆·库克（Tim Cook），（丹）迈克尔·塞尔茨·克里斯滕森（Michael Seltz Kristensen）原著；蓝岚主译 . —北京：北京大学医学出版社，2024.1

书名原文：Core Topics in Airway Management，3/e

ISBN 978-7-5659-2952-6

Ⅰ. ①气… Ⅱ. ①蒂… ②迈… ③蓝… Ⅲ. ①气管疾病－诊疗 Ⅳ. ① R562.1

中国国家版本馆 CIP 数据核字（2023）第 135570 号

气道管理核心问题（第 3 版）

主　　译：蓝　岚

出版发行：北京大学医学出版社

地　　址：（100191）北京市海淀区学院路 38 号　北京大学医学部院内

电　　话：发行部 010-82802230；图书邮购 010-82802495

网　　址：http://www.pumpress.com.cn

E-mail：booksale@bjmu.edu.cn

印　　刷：北京金康利印刷有限公司

经　　销：新华书店

策划编辑：王智敏

责任编辑：张李娜　　责任校对：靳新强　　责任印制：李　啸

开　　本：889 mm×1194 mm　1/16　印张：18.75　字数：576 千字

版　　次：2024 年 1 月第 1 版　2024 年 1 月第 1 次印刷

书　　号：ISBN 978-7-5659-2952-6

定　　价：180.00 元

版权所有，违者必究

（凡属质量问题请与本社发行部联系退换）

译者名单

主 译 蓝 岚

副主译 陶 涛 杨汉宇 刘子豪

译 者（按姓名汉语拼音排序）

蔡坤成 湛江中心人民医院	刘子豪 广州医科大学附属第一医院
岑燕遗 广州医科大学附属第一医院	龙 布 广州医科大学附属第一医院
陈 磊 广州医科大学附属第一医院	莫仲翘 广州医科大学附属第一医院
陈晓文 湛江中心人民医院	潘秋宁 湛江中心人民医院
陈智才 湛江中心人民医院	陶 涛 湛江中心人民医院
陈祝桂 湛江中心人民医院	谢乐华 湛江中心人民医院
黄玉侥 湛江中心人民医院	严 冰 湛江中心人民医院
蓝 岚 广州医科大学附属第一医院	杨 丹 湛江中心人民医院
劳期迎 湛江中心人民医院	杨汉宇 广州医科大学附属第一医院
李佳阳 广州医科大学附属第一医院	杨 柳 湛江中心人民医院
李牧遥 广州医科大学附属第一医院	张灿洲 广州医科大学附属第一医院
梁 欣 湛江中心人民医院	周成茂 湛江中心人民医院
刘 玲 广州医科大学附属第一医院	周延然 广州医科大学附属第一医院
刘玉英 广州医科大学附属第一医院	

译者前言

大家好！

非常感恩能承接《气道管理核心问题》（第3版）的翻译工作。秉承忠于原著、服务读者的原则，我们各位译者尽心尽力翻译、仔细勘对各章节内容，力求将原著内涵和关键技术传达给每位读者。

气道管理的核心就是能为患者提供安全有效的通气。气道管理对许多临床麻醉医师来说是一项重要且具有挑战的工作，包括需要熟悉气道的解剖和功能、评估气道，以及对气道的临床管理。气道管理失败可能造成不可逆性脑损伤，甚至死亡，因此构建完善的评估体系和保障患者通气是手术麻醉的关键环节。此第3版在前两版基础上进行了更新，涵盖了临床最佳实践和管理的最新进展，为广大读者提供解决困难气道的技能和知识。临床医生只有不断更新对气道管理知识的认识，才能更好地面对临床中的各种情况，保障患者的安全。本书除了麻醉医师受益以外，急诊、重症医学、呼吸内科医生等均可获益。

最后，再次感谢各位译者兢兢业业的翻译工作，也感谢选择此书的读者。期望《气道管理核心问题》能为各位临床医生处理困难气道及安全有效地管理气道提供借鉴。

蓝 岚

2023 年 6 月 14 日

原著者名单

Basem Abdelmalak
Professor of Anesthesiology,
Director, Anesthesia for Bronchoscopic Surgery and
Director, Center for Procedural Sedation,
Anesthesiology Institute,
Cleveland Clinic,
Cleveland, Ohio, USA

Hanne Abildstrøm
Senior Consultant,
Department of Anaesthesia,
Centre of Head and Orthopaedics,
Rigshospitalet,
University of Copenhagen,
Copenhagen, Denmark

Imran Ahmad
Consultant Anaesthetist,
Clinical Lead & Airway Lead,
Guy's Hospital,
Guy's & St Thomas' NHS Foundation Trust,
London, UK

Takashi Asai
Department of Anaesthesiology,
Dokkyo Medical University Saitama
Medical Centre,
Koshigaya City, Japan

Michael Aziz
Professor of Anesthesiology & Perioperative
Medicine,
Oregon Health & Science University,
Portland, Oregon, USA

Paul A. Baker
Department of Anaesthesiology,
University of Auckland,
Auckland, New Zealand and
Consultant Anaesthetist,
Starship Children's Hospital,
Auckland, New Zealand

Lauren Berkow
Professor of Anesthesiology,
University of Florida College of Medicine,
Gainesville, Florida, USA

Morten Bøttger
Consultant Anaesthetist,
Department of Anaesthesia,
Center of Head and Orthopaedics,
Rigshospitalet,
University of Copenhagen,
Copenhagen, Denmark

Jay B. Brodsky
Professor,
Department of Anesthesiology, Perioperative and
Pain Medicine,
Stanford University School of Medicine,
Stanford, California, USA

Nicholas Chrimes
Consultant Anaesthetist
Department of Anaesthesia
Monash Medical Centre
Melbourne, Australia

Tim Cook
Consultant in Anaesthesia and Intensive Care
Medicine,
Department of Anaesthesia and Intensive Care,
Royal United Hospitals Bath NHS Foundation Trust,
Bath, UK and
Honorary Professor of Anaesthesia
University of Bristol,
Bristol, UK

Richard Cooper
Professor Emeritus,
University of Toronto,
Toronto General Hospital,
Department of Anesthesia,
Toronto, Ontario, Canada

Audrey De Jong
Specialist Intensivist,
Department of Critical Care & Anaesthesiology (DAR B),
Saint Eloi University Hospital and Montpellier School of Medicine,
Montpellier, France

Pierre Diemunsch
Head of Anesthesiology, Intensive Care and Perioperative Medicine
Faculté de Médecine,
de l'Université de Strasbourg,
Strasbourg, France

Laura V. Duggan
Associate Professor,
Department of Anesthesiology and Pain Medicine,
University of Ottawa,
Ottawa, Ontario, Canada

Dietmar Enk
Prof. Dr. med.,
University Hospital Münster (UKM),
Department of Anesthesiology, Intensive Care and Pain Medicine
Münster, Germany

Andrew D. Farmery
Professor of Anaesthetics,
Head of the Nuffield Department of Anaesthetics,
University of Oxford and
Fellow & Dean,
Wadham College,
Oxford, UK

Daniela Godoroja
Department of Anaesthesia and Intensive Care,
Ponderas Academic Hospital,
Regina Maria,
Bucharest, Romania and
Assistant Professor,
University of Medicine and Pharmacy 'Carol Davila',
Bucharest, Romania

Keith Greenland
Honorary Associate Professor,
Department of Anaesthesiology,
The University of Hong Kong,
Hong Kong

Carin A. Hagberg
Chief Academic Officer,
Division Head, Division of Anesthesiology, Critical Care and Pain Medicine,
Bud Johnson Clinical Distinguished Chair
Department of Anesthesiology and Perioperative Medicine,
The University of Texas MD Anderson Cancer Center,
Houston, Texas, USA

Thomas Heidegger
Head,
Department of Anaesthesia,
Grabs, Switzerland;
Professor,
University of Bern,
Bern, Switzerland and
Faculty Professor, Difficult Airway Society, UK

Andy Higgs
Consultant in Anaesthesia & Intensive Care Medicine,
Department of Critical Care,
Warrington & Halton Teaching Hospitals NHSFT,
Warrington, Cheshire, UK

Iljaz Hodzovic
Senior Lecturer/Consultant,
Department of Anaesthetics, Intensive Care and Pain Medicine,
Welsh School of Medicine,
Cardiff University,
Cardiff, UK and
Royal Gwent Hospital,
Newport, UK

Johannes M. Huitink
Airway Management Academy,
Olympic Stadium 24–28,
Amsterdam, the Netherlands

Narasimhan Jagannathan
Vice Chair & Interim Division Head, General Anesthesia,
Department of Pediatric Anesthesiology,
Ann & Robert H. Lurie Children's Hospital of Chicago and
Professor of Anesthesiology,
Northwestern University Feinberg School of Medicine,
Chicago, Illinois, USA

Brian Jenkins
Senior Lecturer/Hon. Professor in Anaesthetics and Intensive Care Medicine,
Cardiff University,
Cardiff, UK

P. Allan Klock, Jr
Professor,
Univeristy of Chicago,
Chicago, Illinois, USA

Michael Seltz Kristensen
Department of Anaesthesia,
Center of Head and Orthopaedics,
Rigshospitalet,
University of Copenhagen,
Copenhagen, Denmark

Jeremy A. Langton
Associate Postgraduate Dean,
Health Education South West,
Plymouth, UK

J. Adam Law
Professor and Associate Head,
Department of Anesthesia, Pain Management and
Perioperative Medicine,
QEII Health Sciences Centre,
Dalhousie University,
Halifax, Nova Scotia, Canada

Richard Levitan
Visiting Professor,
Department of Emergency Medicine,
University of Maryland Medical Center,
Baltimore, MD and
Adjunct Professor, Geisel (Dartmouth) School of
Medicine,
Lebanon, New Hampshire, USA

David Lockey
National Director,
Emergency Medical Retrieval and Transfer Service,
Wales and
Consultant in Intensive Care Medicine and
Anaesthesia,
North Bristol NHS Trust,
Bristol, UK

Pierre-Olivier Ludes
Department of Anaesthesiology, Intensive Care and
Perioperative Medicine,
Strasbourg Hautepierre University Hospital,
Strasbourg, France

Adrian Matioc
Staff Anesthesiologist,
Department of Anesthesiology,
William S. Middleton VA Medical Center and
Clinical Adjunct Professor,
Department of Anesthesiology,
University of Wisconsin School of Medicine and
Public Health,
Madison, Wisconsin, USA

Brendan McGrath
Consultant in Anaesthesia and Intensive Care
Medicine,
Wythenshawe Hospital,
Manchester University NHS Foundation Trust,
Manchester, UK and
Honorary Senior Lecturer,
University of Manchester,
Manchester Academic Health Science Centre,
Manchester, UK

Barry McGuire
Consultant Anaesthetist,
Department of Anaesthesia,
Ninewells Hospital and Medical School,
Dundee, UK

Alistair McNarry
Consultant Anaesthetist,
NHS Lothian,
Edinburgh, UK

Viki Mitchell
Consultant Anaesthetist,
University College London Hospitals NHS
Trust,
London, UK

Mary C. Mushambi
Consultant Anaesthetist and Associate Medical
Director,
Leicester, UK and
DAS Professor of Anaesthesia and Airway
Management,
London, UK

Sheila Nainan Myatra
Professor,
Department of Anaesthesia, Critical Care and Pain,
Tata Memorial Hospital,
Mumbai, India

Jerry P. Nolan
Professor of Resuscitation Medicine,
Warwick Clinical Trials Unit,
University of Warwick,
Warwick, UK and
Consultant in Anaesthesia and Intensive Care
Medicine,
Royal United Hospital,
Bath, UK

Anil Patel
Consultant Anaesthetist,
Royal National Throat Nose & Ear Hospital, UCLH,
London, UK and
DAS Professor of Anaesthesia and Airway
Management,
London, UK

John Picard
Honorary Consultant Anaesthetist,
Imperial College NHS Trust and
Honorary Senior Lecturer,
Imperial College of Science and Medicine,
London, UK

Mansukh Popat
Consultant Anaesthetist (retired).
The John Radcliffe Hopsital,
Oxford, UK

Subrahmanyan Radhakrishna
Consultant Anaesthetist,
University Hospitals of Coventry and Warwickshire,
UK

Mridula Rai
Consultant Anaesthetist,
Nuffield Department of Anaesthetics,
Oxford University Hospitals NHS Trust,
Headington,
Oxford, UK

Lars S. Rasmussen
Department of Anaesthesia,
Center of Head and Orthopedics,
Rigshospitalet,
University of Copenhagen,
Copenhagen, Denmark and
Institute of Clinical Medicine,
University of Copenhagen,
Copenhagen, Denmark

Mikael Rewers
Consultant Anaesthetist,
Copenhagen Academy for Medical Education and
Simulation (CAMES),
Centre for Human Resources,
Copenhagen, Denmark

Leif Rognås
Lead Clinician (HEMS Base Skive) and Research
Lead,
Danish Air Ambulance and
Consultant Anaesthesiologist,
Department of Anaesthesiology,
Aarhus University Hospital,
Aarhus, Denmark

William Rosenblatt
Professor of Anesthesiology and Surgery,
Department of Anesthesiology,
Yale University School of Medicine,
New Haven, Connecticut, USA

Charlotte Vallentin Rosenstock
Consultant, Associate Professor,
Department of Anaesthesiology,
Copenhagen University Hospital-Nordsjællands
Hospital,
Hillerød, Denmark

Marie Louise Rovsing
Bispebjerg University Hospital,
Bispebjerg Bakke,
Copenhagen, Denmark

Søren Steemann Rudolph
Senior Consultant Anaesthetist & Traumemanager

Dept of Anaesthesia and Traume Center
Centre of Head and Orthopedics
Copenhagen University Hospital Rigshospitalet
Copenhagen, Denmark

Jasmeet Soar
Consultant in Anaesthesia and Intensive Care
Medicine,
Southmead Hospital,
North Bristol NHS Trust,
Bristol, UK

Massimiliano Sorbello
Consultant in Anesthesia and Intensive Care,
AOU Policlinico San Marco,
Catania, Italy

Mark R.W. Stacey
Consultant Anaesthetist,
Cardiff and Vale NHS Trust and
Associate Dean HEIW,
University Hospital of Wales,
Heath,
Cardiff, UK

Wendy H. Teoh
Private Anaesthesia Practice,
Singapore

Lorenz Theiler
Anesthesia, Emergency and Intensive Care,
Cantonal Hospital of Aarau,
Aarau, Switzerland

Richard Vanner
Private Anaesthetic Practice,
Gloucestershire, UK

Rasmus Winkel
Department of Anaesthesia,
Center of Head and Orthopaedics,
Rigshospitalet,
University of Copenhagen,
Copenhagen, Denmark

Michiel W.P. de Wolf
Maastricht University Medical
Centre,
Maastricht, the Netherlands

Gang Zheng
Associate Professor,
Department of Anesthesiology and Perioperative
Medicine,
The University of Texas MD Anderson Cancer
Center,
Houston, Texas, USA

本书简介

气道管理是许多临床医生工作中一个重要且具有挑战性的部分，也是众多并发症和诉讼的来源。

本书的最新版本仍然囊括了气道管理所有重要方面的指南和清晰实用的插图。第 3 版进行了全面更新，以涵盖最佳实践和临床管理的最新变化，并广泛涵盖各类患者和临床环境中管理气道所需的关键技能和知识。这一版保留了以前版本中的精华内容，同时增加了有关可视喉镜检查、清醒气管插管、肺隔离、气道超声检查、流行病中气道管理等的新章节。

对于所有气道管理者，包括麻醉学、急救医学、重症监护医学、院前医学的低年资医生和专家以及护士和其他医疗保健专业人员，这都是一本必不可少的教科书。

Tim Cook 是英国巴斯皇家联合医院的麻醉和重症监护医学顾问，同时也是皇家麻醉医师学院国家审计项目主任和气道方面的学院顾问。

Michael Seltz Kristensen 是丹麦哥本哈根大学 Rigshospitalet 医院的麻醉和重症监护医学顾问及气道麻醉研究与开发负责人，同时也是欧洲气道管理协会（European Airway Management Society，EAMS）的主席。

原著序

自从我们开始招募第 1 版《气道管理核心问题》（2005）的撰稿人以来，已经过去了 16 年。我们很高兴第 3 版被大家认为有用，更高兴的是任命了两位优秀的主编。

观念和技术发生变化并不奇怪，但变化的程度如此显著则是令人惊叹的（回顾第 1 版，可视喉镜在书中只有两行介绍）。患者也发生了变化——更为肥胖、年龄更大，并且合并症更多。

气道问题带来的痛苦和危险几乎是独一无二的，每个相关人员都想知道确保安全的最佳方法。我们在第 1 版中写道，在气道管理中存在"艺术与科学的复杂结合"。本版的编者为确认最佳实践的证据做了大量工作。

我们将此书献给第 1 版的 Archie Brain 博士，他让我们在多年前就做出了正确的选择。

Adrian Pearce

Ian Calder

原著前言

气道管理的本质——以及为什么应该阅读这本书

我们很荣幸也很高兴被邀请承担本书第3版的主编工作。这本书之前由 Ian Calder 和 Adrian Pearce 主编，非常成功。本书的前一版出版已经快10年了，显然是时候进行更新了。

在新的第3版中，我们只更新了一小部分章节。大部分已经完全重写，以确保它们是与时俱进的。虽然合并了几章，但我们增加了几个新章节，以确保本书完全涵盖现代气道管理过程中遇到的各种挑战。新的完整章节介绍了气道并发症的流行病学、超声检查、可视喉镜检查、联合技术、呼气通气辅助、机器人手术的气道管理、心肺复苏期间的气道管理、带血和出血的气道以及院前急救医学期间的气道管理。

我们努力使这本书在全球范围内适用，而不是过于依赖国家战略或地区文化，甚至法律方面的考虑。为了实现这一点，几乎所有章节都由两三位来自不同国家（通常是不同洲）不同背景的专家作者共同撰写。让我们感到自豪的是，作者代表了来自欧洲、北美和亚洲等近20个不同国家的机构。为教科书编写章节是出于热爱，而不是为了获得回报。我们感谢每一位作者的专业知识、沟通技巧以及耐心，使我们能够创作出这本书。

从切断脐带到人的生命结束，气道——从鼻尖和嘴到肺部都必须保持畅通，否则人将在几分钟内死亡或遭受不可逆转的伤害。因此，气道管理是麻醉的本质，如果做得不好，接下来的一切都可能是徒劳的。这本书涵盖了气道管理的所有重要主题，并在关注患者选择、流程、人员设置与紧急气道管理之间取得平衡。本书不过分关注气道设备本身，而是强调设备使用的实用性、合适的技术选择及其局限性。

在整个医学领域，人们越来越认识到了解设备和学习技术只是提供安全医疗服务的一部分。出于这个原因，本书在开头几个新章节中介绍了气道并发症的流行病学、临床与虚拟气道评估、气道规划与策略。几乎所有章节都提到了培训、人为因素/工效学和危机管理的重要性，这些主题在书中最后的第三部分会有独立的章节来汇总阐述。

我们希望这本书能够吸引并影响所有直接管理气道的人员，不论他们的原本专业是什么。它也适用于所有与气道管理人员一起工作的人员，以及接受过气道手术的患者的护理人员。本书以患者安全和舒适作为护理的中心目标。

我们希望读者能够理解团队气道管理的更广泛目标，并有信心掌握所描述的策略和技术。我们希望您能把书中的内容应用于您自己的实践中。将来，您就是我们必须仰仗的，为我们以及我们所爱之人进行气道管理的专家。

Tim Cook，英国巴斯
Michael Seltz Kristensen，丹麦哥本哈根

目　录

第 1 部分　气道管理：背景和技术

第 2 部分　气道管理：临床设置和分支

第3部分　气道管理：组织

第1章 解 剖

John Picard

陈磊 译 张灿洲 黄玉侥 校

单独一朵花可能是漂亮的，但在一束花中，是它们彼此之间的联系和布局使之变得更美丽：相互作用是当中的关键。局部解剖学也是如此：器官彼此间的毗邻与临床息息相关。本章挑选介绍了一些与临床麻醉相关的成人头颈部器官解剖知识。

张口度与颞下颌关节

烹饪和餐具都是在人类进化之后出现的；当我们的祖先生活在没有工具和明火的情况下时，咬合紧密和张大嘴巴是他们口腔的两大优势。

咬合和张口似乎是相互矛盾的两大动作。例如，在人类，强而有力的撕咬依赖丁一大块融合的下颌骨和肌肉，肌肉以某种方式插入关节中获得更大的杠杆作用（对于蛇来说，正好相反，两块下颌骨和一块上颌骨均可以独立移动，它们的肌肉嵌入相关的接缝，提供了更大的张口度，但是咬合能力差）。对于大多数人而言，通过半脱位可以达到一个合适的张口度。当下颌关闭时，下颌骨头位于颞骨的下颌窝内。但是当下颌打开时，下颌骨头被翼外肌拉出下颌窝（图1.1）。这不是通过转动下颌骨头，而是下颌骨绕着下颌孔（接近于颞肌和咬肌附着位点）旋转。

围绕下颌孔旋转可以达到强而有力的咬合和满意的张口度：在关闭时，磨牙相会，下颌骨头转向颞下颌关节，咬肌和颞肌通过杠杆作用工作。但是在下颌骨最大程度张开时，它转向肌肉插入的位置，咬肌和颞肌没有被动牵张，关节间的骨互相没有冲击。

有时候，过分张嘴可能会引起下颌骨发生半脱位（比如，在麻醉评估期间）。下颌骨半脱位的人嘴巴张得大大的，像含着漱口水一样，语音不清；为了将下颌骨恢复到其关节位点，只需将下颌骨磨牙用力向后向下推。

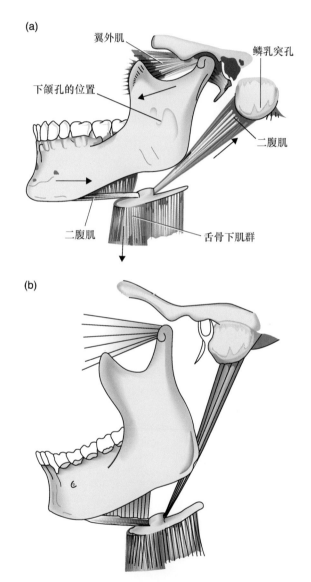

图1.1 （a）下颌骨及肌肉的运动；（b）口张大时下颌骨的运动

口腔周围皮肤异常（如硬皮病）、咬肌张力过大（如邻近脓肿引起）或颞下颌关节本身疾病（如类风湿关节炎）均可能影响张口度。

张口度的大小也取决于颅与颈呈俯屈和仰伸的位置关系。头处于仰伸位促进张口。正常人类颅与颈的接点中立位仰伸大约为26°时达到最大张口度。如果中立位的仰伸受到限制，将降低1/3的正常门牙间距。因此，颅与颈活动性欠佳的患者在气道管理方面将受到"双重限制"。

口腔与口咽部

舌是口腔内的主要器官，麻醉医师关注的是舌体大小。舌可发生急剧肿胀（见于血管神经性水肿时）或肥大（如唐氏综合征、黏液性水肿、肢端肥大症、肿瘤和糖原贮积症）。

血管神经性水肿能引起整个喉部的肿胀，阻碍鼻与口腔的呼吸，为了生存，有必要开放一个颈前部的气道。少见的巨舌症（相对于下颌下间隙）能阻碍直接喉镜的检查。用适当的力度使喉镜片推挤舌根后部，一般可以直视声门。如果舌体太大，或者下颌发育障碍，推开舌体后，可能看不到声门。

在口腔内，舌类似于剧院的伸展式舞台。它被两排牙齿（剧院前排和环形包厢）及一系列翼型结构和"幕布"所包围（图1.2）。

每颗牙都由钙化的牙本质、牙骨质和牙釉质组成，其内的空腔含有血管和神经（如果牙是存活的）。每颗牙由牙根和牙周骨之间的牙周膜包绕。如果一颗牙被意外地敲掉，越快还原它至牙槽越好。如果牙底是干净的，牙齿可以放回原处；如果

污染了，可以用生理盐水或全脂牛奶清理牙底，之后，牙科医生可以用夹板固定牙齿。如果一颗移位的牙齿不能立即复位，全脂牛奶是最好的储存介质；髓腔暴露于生理盐水或者更差的水中会失去活性。牙周膜韧带的钙化是不可避免的，可以导致牙齿变得易碎、变色，可能引起牙齿的破碎、松动、脱落。

口腔两侧是黏膜组织，包绕了腭舌、腭咽的肌肉组织（从前往后）。在两侧黏膜组织之间各有一个扁桃体（成人可能无法直视到，但是儿童扁桃体可能过于肥大而伸展到中线处，妨碍喉镜检查）。舌咽神经走行于腭舌弓黏膜下（朝向舌后部），可在此被阻滞。在口腔内部，容易混淆周围的包绕组织。为了正确区分腭舌弓和腭咽弓，通常将它们命名为咽门和支柱。

口腔两翼由软腭控制，软腭向上移动能将鼻咽与口腔以及口咽分隔开来（吞咽时），或者向下移动可以隔离/屏蔽咽喉与口腔（咀嚼时）。

包绕咽部气道通路的软组织本身包含在骨性结构（上颌骨、下颌骨、椎骨和颅底）中。当清醒时，咽喉肌群张力维持了气道的通畅。但是，一旦患者进入睡眠、镇静或者麻醉中，肌肉张力降低，气道通畅程度可能取决于骨骼与软腭体积的相对大小。如果患者软腭部分较多、小下颌、颈项短粗，就容易发生阻塞性睡眠呼吸暂停综合征。

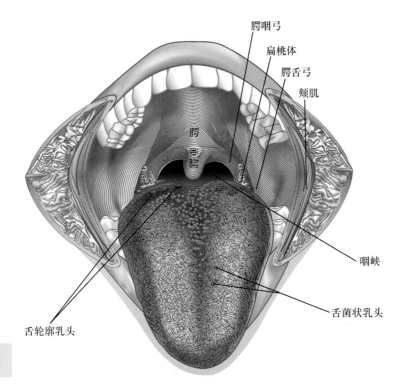

腭咽弓
扁桃体
腭舌弓
颊肌
腭垂
腭舌弓
咽峡
舌菌状乳头
舌轮廓乳头

图1.2　口腔

鼻和鼻腔

空气经过鼻腔的加湿、加温后，通过咽部进入肺。麻醉医师似乎对鼻腔的这些功能并不关心。然而，鼻的内外解剖结构都与麻醉息息相关。

鼻由两个鼻腔组成，鼻腔是连接前鼻孔和鼻咽部的通道。每个鼻腔内衬有特殊的血管黏膜，丰富的血流灌注避免了因蒸发导致的局部低温和干燥。这也意味着轻微损伤也能导致大量出血。

鼻黏膜的神经分布非常复杂（每个鼻腔不少于9个神经支配），因此，在局部麻醉时最常选择的是最强效的局部麻醉药物。也就是说，仰卧位的患者直接注入一种局部麻醉药是非常有效的：麻醉药通过重力可以直接到达靶组织。例如在功能性鼻内镜鼻窦手术之前，如果要使麻醉药向头部延伸到鼻腔，头必须向后靠（保持头低足高卧位倾斜，肩部下垫枕头）。为了便于麻醉药沿着纤支镜预设的通路流动，需要较前稍小角度头低足高卧位。而且，一些感觉纤维通过对侧的翼腭神经节。因此，在局部麻醉时，即使只有一侧手术，也应该行双侧鼻腔麻醉。

每个鼻腔被三个鼻甲分开，三个鼻甲由侧面往中线延伸（图 1.3）。鼻腔底部与下鼻甲之间的间隙比下鼻甲和中鼻甲之间的间隙大。此外，鼻窦的开口和向鼻腔的引流通道朝向下鼻甲头端。考虑到这两个原因，经鼻气管插管最好沿着鼻腔底部通过，这样不容易造成损伤，避免阻塞气道或者引起鼻窦炎。另一方面，在中下鼻甲之间推进的纤支镜可以向下朝声门进行更轻柔的转向。

经鼻盲探插管引起的损伤值得注意。在颅底骨折时，整个鼻腔被阻断，气管导管可进入大脑。明确的气管内插管选择直径尽可能小的气管导管，凝血功能紊乱和颅底骨折是经鼻气管插管的重要相对禁忌证。如果一定要进行经鼻气管插管，使用灵活的纤支镜进行引导可以降低损伤的风险。

鼻的外部轮廓决定了面罩的贴合程度，鼻骨太大时，气体可以从面罩两侧溢出，鼻骨太小，气体可从面罩中间溢出。

声门和会厌

人类的喉常常被认为是发音器官（图 1.4）。更特别的是，喉可以用来歌唱。它固有的肌群很复

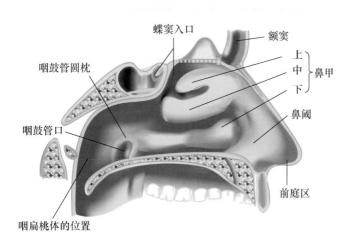

图 1.3　鼻腔外侧壁

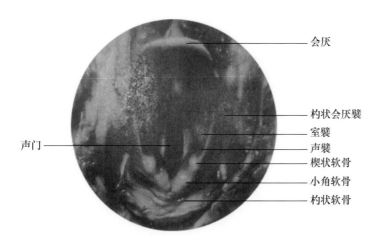

图 1.4　成人喉部解剖标本

杂，但不是都与麻醉相关，仅声门附近的肌肉与麻醉相关。也就是说，对喉镜检查看到的部分进行命名可以准确描述异常。正如一个贪吃的人面对精选巧克力一样，盒子的细节只有一小部分与之相关。关键是要进去，在不引起额外伤害的情况下，通过会厌和声门。

会厌具有保护声门的作用，防止胃内容物反流。它的工作模式类似于脚踏启盖式垃圾桶的盖子。通常，会厌保持半开，允许呼吸。但是，在吞咽时，会厌与喉头合在一起。类似于盖子盖住箱子，会厌越大越灵活，就能越好地适应声门，但也越会阻碍直接喉镜。在充分的麻醉下，将喉镜前端置于会厌谷，并向前上方提起，通常可以提起会厌远离喉头，暴露声门。但是一个麻醉状态的患者处于仰卧位时，会厌长而松弛，可能落下并遮盖住声门，除非它也被喉镜片提起（图1.5）。弯喉镜片作为一种选择，使用时置于会厌根部，向前方提拉。相反，如果会厌周围组织黏连（如放疗后），放置弯喉镜片可能只能使喉镜片向后推，阻碍直接喉镜的置入，使插管变得更加困难（详见第14章）。可以将米勒直喉镜片放置在松弛的会厌的后面，以将其抬起。

肥大的舌扁桃体或舌根部的肿瘤也可能会将会厌向后推，阻塞声门，就像箱子的盖子可能被迫盖住。在标准检查中，无症状、无法察觉的扁桃体肥大可能严重阻碍气道控制（详见第14章）。

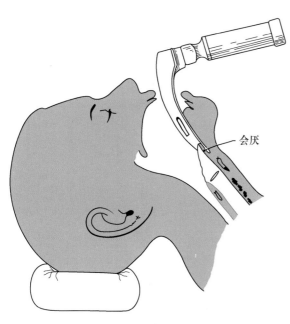

图 1.5　喉镜

声门以上的喉头黏膜由喉上神经内支支配，喉上神经内支是舌骨大角外侧的喉上神经分支出来，然后穿过甲状舌骨膜。它可以用针头注射局部麻醉药阻滞，小心避开舌骨，感知甲状舌骨膜的阻力来确定位置。喉上神经内支是单纯的感觉神经，可以被阻滞，不用担心发生麻痹不全。

然而，在声门下方的喉头黏膜由喉返神经支配，喉返神经也支配喉部几乎所有的内附肌。喉返神经负责内收声带，麻烦的是，外科手术轻微损伤该神经，就可引起声门剧烈收缩。因此，解剖学认为，声门以下的黏膜根本不能被局部麻醉。

声带附着在甲状软骨前角。声带后端止于杓状软骨声带突，随声带突在环杓关节的运动而运动。声带转动拉紧声带，提高音高；声带急剧内收（如喉痉挛）时，声门关闭，出现呼吸道梗阻。在外力作用下，杓状软骨可能会从环状软骨上脱落，可造成声音嘶哑和喉痛。

声门下气道：环甲膜穿刺和气管切开术

"如果不能通过它，就绕过它"：如果牙齿、舌、会厌或声门阻碍了喉头的通路，更简单的方式是环甲膜穿刺和气管切开术，通过皮肤直接到达气管。

如果气管导管必须依次通过声门到达气管隆嵴，在操作前需要进行表面麻醉。事实上，甲状软骨与环状软骨之间的间隙在正常的细长颈部容易触及，它仅被皮肤、疏松蜂窝组织和环状软骨膜覆盖（图1.6）。因此，在理论上，针头和套管可以在此处穿透到达气管，且穿过前面的组织没有出血风险。环状软骨是上气道中唯一完整的软骨环，后部比前部更宽，因此，在一定程度上阻止了针或手术刀在环甲膜水平上穿透食管。

大号的气管导管朝向尾侧稍用力即能进入气管（手术或经皮穿刺技术）。但是，食管位于气管正后方，这里的软骨是"C"形而不是完整的环状，经皮穿刺气管可能损伤气管后壁，从而损伤食管。此外，气管越贴近胸骨，离皮肤越远：甲状腺峡部位于第2~4气管环上；灌注腺体的甲状腺下静脉紧贴中线朝向胸廓，在颈短患者中，穿进气管时，位于胸壁上的左头臂静脉和动脉可能被刺破。

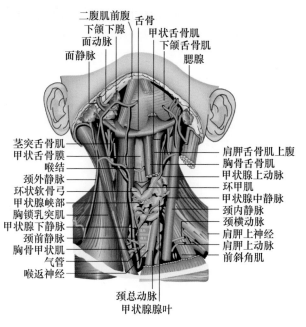

图 1.6 甲状腺和颈前区

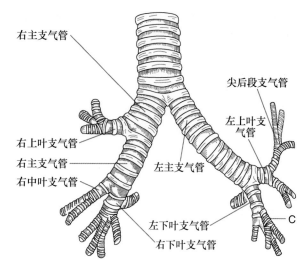

图 1.7 主支气管、叶支气管和段支气管

环甲膜穿刺和气管切开术前，可以使用超声确定这些血管的位置，甚至气管及环甲膜的位置。

气管和支气管树

类似于喷气式客机的机翼，表面上看似简单的气管，其实十分复杂。气管通过气管软骨保持开放。气管软骨类似于"C"形，弧度向前；气管软骨环将气管和光滑的食管区分开来。气管软骨环不仅帮助支气管镜定位，也决定了气管的多变性。气管肌（环状韧带）连接相邻的两个"C"，形成了气管后壁。如果气管肌收缩使气管半径减小（同时"C"形结构聚拢在一起），气道阻力增加，无效腔通气量降低；相反，气管肌松弛时，气道阻力降低，无效腔通气量增加。因此，就像机翼一样，气管形状能适用于不同的通气比率。

支气管树的分支在气管的远端（图 1.7），气管最初的分叉是不对称的。气管隆嵴偏向中线左侧，左主支气管比右主支气管细长且走向更倾斜，经气管坠入的异物更容易进入右主支气管。而且在成人，左主支气管长约 4.5 cm，右主支气管在发出分支到右上肺叶前仅长 2.5 cm，或者更短。显然，目标越大，越易击中。因此，选择左侧支气管而不是右侧支气管作为目标更容易实现肺隔离而不阻塞支气管肺叶（详见第 27 章）。

颈部俯屈时，气管缩短；颈部后仰时，气管延长。如果颈部处于中立位时，一个气管导管固定在口腔，剩余部分在气管隆嵴上，当颈部俯屈时，气管导管可能刺激气管隆嵴，甚至插入一侧支气管。

颈椎

就像猫头鹰一样，人类的两只眼睛朝向相同方向，所以我们的颈椎进化出独特的的活动性和力量强度来承受沉重的头部，允许它相对于身体转动，并保护内部的脊髓。

麻醉过程中，颈椎的活动性和力量强度都至关重要：如果病理状态限制了颈椎的活动性，气道的管理通常会受到阻碍；如果颈椎强度减弱，气道管理不当可能会严重损害脊髓。

最靠近头侧的三块骨头构成了枕寰枢复合体（图 1.8），无论是在日常生活中还是在直接喉镜检查期间，颈部的绝大部分运动是依托这三块骨头完成的。

枕髁功能位处于近尾端，位于寰椎外侧块上，类似于摇椅的底座卡在电车轨道上：头可以向前俯屈（直到齿突触及颅骨）和向后伸展，也可以侧屈和环转运动，但是不能旋转。然而，寰椎可以以齿突为轴旋转，占据轴内空间的前 1/3。寰椎绕轴的旋转运动被寰椎前弓所限制。

另外，韧带有稳定关节的作用：

- 翼状韧带位于齿突与枕髁之间——活动时张力侧紧张，限制过度旋转。

- 寰椎十字韧带的横韧带，据说是人体最有力的韧带，位于寰椎两侧，齿突后方——防止寰椎前移越过齿突。
- 覆膜为后纵韧带向上的延续，覆盖于齿突后方，向上附于枕骨大孔前侧——点头时防止齿突后移，头伸展位时处于紧绷状态。

枢椎以下的椎体承担更多的常规功能。它们在每个骨关节面形成关节。屈曲时位于椎体后部的韧带防止脊柱过度前屈，仰伸时前纵韧带可限制脊柱过度后伸。

直接喉镜很容易通过口腔、咽、喉这条路线推进，在实践中，这意味着需要枕寰枢复合体的伸展和枢椎以下的颈椎最低限度的运动。通常情况下，正常的脊柱和脊髓可以耐受麻醉医师施加的温和的力道。

但在颈椎损伤、颈椎病或颈椎畸形的情况下，

颈椎可能是固定的，或者异常活动的。强直性脊柱炎、手术融合或固定可能都会影响到麻醉医师调整口腔、咽、喉成一直线，这时需要更有技巧的气道管理。

另一种极端情况下，创伤或者韧带松弛可能会使颈椎极易移位，进而损伤脊髓和髓质。这时候，解剖学是最重要的，它明确了哪些动作是安全的，哪些动作是危险的。在类风湿关节炎中，寰椎十字韧带可能变得松弛，枕寰枢复合体的屈曲尤其危险（寰椎可能沿轴前移，刺穿枢椎齿突和寰椎后弓之间的脊髓）。但如果齿突在基底部断裂，寰椎相对于轴更自由地移动，枕寰枢复合体的伸展和屈曲都是危险的。

同样，根据解剖结构，将患者从仰卧位转为俯卧位时会使患者面临不同的危险。一般来说，椎管的体积在屈曲时增加，减轻韧带肥厚等因素压迫下的脊髓的压力。但在双侧关节突骨折脱位时，屈曲可导致头侧椎体前半脱位，甚至切断脊髓。

小结

颞下颌关节轻微的半脱位有利于被动张嘴。直接喉镜检查需要枕寰枢复合体的伸展。紧急情况下，环甲膜穿刺是最简单的经皮进入气道的方法。在环甲膜这个平面，食管位于气管的后方，尽管环状软骨的后弓可能起到保护作用，依旧有可能被穿透气管后壁的针或手术刀刺穿。颈椎不稳定的情况下，解剖可以明确哪些动作特别危险。

致谢

Christian Ulbricht、Peter 和 Ellie Clarke 高尚而慷慨地完善了早期的草稿，所有剩下的错误都是我一个人的。

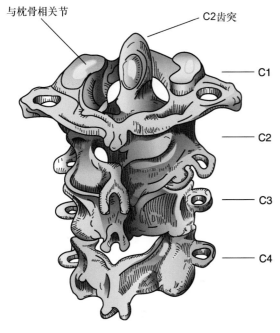

与枕骨相关节　　　　　　　　C2齿突

C1

C2

C3

C4

图 1.8　寰椎和枢椎

第2章

呼吸暂停、缺氧及气道反射生理

Andrew D. Farmery, Jeremy A. Langton

刘玉英 译　周延然 严冰 校

缺氧

从"海平面常氧"到在高海拔轻度缺氧，人类已经可以适应氧分压的变化，但并不适应高氧环境，高氧环境也越来越被认为是有害的。那么，为什么气道管理专家要关注缺氧，并又试图通过高氧暴露来应对它呢？

缺氧的分类

"细胞有氧呼吸"发生在线粒体水平，在线粒体呼吸链细胞色素酶作用下，氧化型辅酶 I（NAD）转化成还原型辅酶 I（reduced nicotinamide adenine dinucleotide，NADH）传递电子，电子受体分子氧（O_2）被还原，该过程中腺苷二磷酸（ADP）磷酸化，从而产生通用能量来源腺苷三磷酸（phosphorylate adenosine diphosphate，ATP），为所有生物活性过程提供动力。细胞如果不能以这种方式利用 O_2，就会发生细胞缺氧。根据 Barcroft 分类，细胞缺氧有 4 个独立因素，其中 3 个会影响氧输送（$\dot{D}O_2$），如框 2.1 所示，等式右边每一因素的改变都将减少氧向组织细胞的输送。

细胞缺氧的第 4 个因素是组织性缺氧，氰化物或一氧化碳中毒就是一个例子。在组织性缺氧中，氧输送过程没有氧分子的缺乏。细胞和线粒体的氧分压（pressure of oxygen，PO_2）还可能过高，但由于电子转移失败，导致分子氧不能被还原。理解一氧化碳中毒的病理生理过程，可以帮助我们更好地理解缺氧的分类。

重度一氧化碳中毒死亡的机制是什么？

让我们仔细考虑 Barcroft 分类的每个因素：低张性缺氧（hypoxaemic hypoxia）不太可能是病因。假设未发生肺损伤，该患者吸空气时动脉血氧分压（PaO_2）可能在正常范围，吸氧时升高。PaO_2 由肺的气体交换特性决定，而不受血红蛋白浓度或血红蛋白种类的影响。

血液性缺氧（anaemic hypoxia）碳氧血红蛋白没有携氧能力，其存在必将减少正常携氧血红蛋白的数量，但正常的氧合血红蛋白仍占大多数，且血液中 $\dot{D}O_2$ 也多有富余。所以与普遍的理解相反，碳氧血红蛋白的存在并不是问题所在。

由于心输出量会代偿性升高，循环性缺氧（stagnant hypoxia）不太可能是一个原因。

那死因是什么呢？ 在这种情况下，细胞死亡的根本原因是组织性缺氧（histotoxic hypoxia）。一氧化碳对血红蛋白中的血红素具有高亲和力，一旦与线粒体呼吸链细胞色素中的含铁血红素黄素蛋白结合，便阻断氧化呼吸链电子转移。尽管组织氧气供应充足，但分子氧不能被还原，组织利用障碍，细胞生物氧化供能失效。在一氧化碳中毒中，碳氧血红蛋白的存在仅仅是一氧化碳暴露的标志，而不是患者死亡的直接原因。

氧输送不足的不同影响

框 2.1 中的等式表明，$\dot{D}O_2$ 与三个"Barcroft 变量"的乘积成正比。因此，无论是低张性缺氧、血液性缺氧或循环性缺氧，任何原因导致的 $\dot{D}O_2$ 下降都会引起相同程度的细胞缺氧。

下面我们将看到，由血液性或循环性缺氧引起的 $\dot{D}O_2$ 下降具有几乎相同的生理影响，但低张性缺氧引起的 $\dot{D}O_2$ 下降是非常独特和重要的。

血液性和循环性 $\dot{D}O_2$ 下降

实验和理论模型表明，［Hb］和 $\dot{Q}$ 不是唯一的

框 2.1 Barcroft 缺氧分类

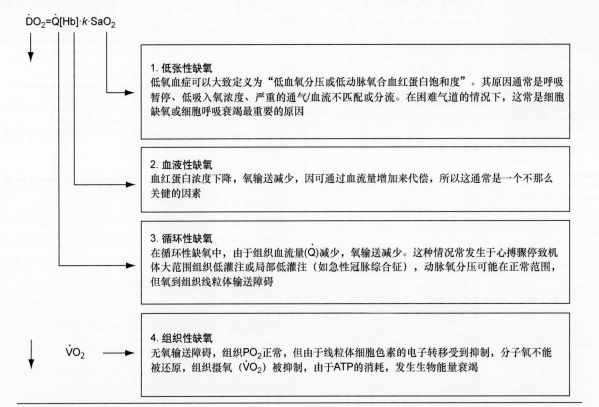

$\dot{Q}$ 是心输出量，[Hb] 是血红蛋白浓度，SaO_2 是动脉氧合血红蛋白饱和度。在这个分析中，常数 k 可以忽略。$\dot{Q}$、[Hb] 和 SaO_2 不足分别导致循环性、血液性和低张性缺氧

自变量，它仅仅是产物，它们的乘积 $\dot{Q}$[Hb] 决定氧气输送和细胞氧合。例如，如果血红蛋白浓度减半，但血流量加倍，氧气输送和细胞氧合保持不变。这是因为这些变量仅仅决定了组织中氧气的流量，除此之外没有其他意义。

低张性 $\dot{D}O_2$ 下降

低张性缺氧引起的 $\dot{D}O_2$ 下降比循环性 / 血液性缺氧引起的同等 $\dot{D}O_2$ 下降影响更大，如果从 Barcroft 分类的角度看，这似乎不合理，因为 Barcroft 分类只关注氧气输送（氧流量容积）至组织毛细血管这一过程。

从肺到组织毛细血管，氧气通过对流方式运输，而从毛细血管到细胞 / 线粒体，氧气通过扩散运输。正是毛细血管中的 PO_2 驱动氧气从毛细血管向细胞扩散。因此，低氧血症的影响是双重的：它不仅减少动脉中的氧流量（通过减少 SaO_2），同时也减少氧气通过毛细血管输送到组织的量（通过降低 PaO_2）。

细胞水平的 PO_2 约为 $3 \sim 10$ mmHg（$0.4 \sim 1.3$ kPa），线粒体水平约为 1 mmHg（0.13 kPa）。组织毛细血管中的 PO_2 可能在 40 mmhg（5.3 kPa）左右，根据 Fick 扩散定律，这种 PO_2 梯度驱动氧气从毛细血管到线粒体扩散。图 2.1 显示了不同原因（血液性 / 循环性或低张性缺氧）引起的 $\dot{D}O_2$ 下降对细胞吸收和消耗氧的能力（$\dot{V}O_2$）的影响。可见，当 $\dot{D}O_2$ 下降时，$\dot{V}O_2$ 保持恒定，直到达到临界 $\dot{D}O_2$，即 $\dot{D}O_{2crit}$，低于此值，细胞氧的摄取和利用开始降低。$\dot{D}O_{2crit}$ 表示细胞缺氧开始时的氧传递。在正常组织中，当低张性缺氧引起的 $\dot{D}O_2$ 下降到 0.4 L/min 时，细胞就开始缺氧，而如果是血液性或循环性缺氧，细胞可以耐受更低的 $\dot{D}O_2$。换句话说，细胞更容易受到低张性缺氧的影响。

根据 Fick 定律，氧扩散量不仅取决于局部压力梯度，同时也取决于毛细血管和细胞之间的距离，该距离可能在组织水肿时增加（细胞间距增大，使毛细血管从细胞中分离），另一种情况是休克导致的毛细血管衰竭（如果细胞附近的供养毛细

血管失能，那其他毛细血管距离更远）。这也许可以解释为什么在氧气扩散压力梯度降低的状态下，循环性 / 血液性和低张性缺氧的细胞摄氧量的差异被放大了，见图 2.1。

呼吸暂停时动脉氧去饱和率

我们已经看到，低张性缺氧在细胞缺氧的发展中具有特别重要的意义，在困难气道的情况下，低氧血症的主要原因是气道阻塞。所以了解低氧血症发生的机制和确定这一过程的氧分压下降速率的影响因素是很重要的。

一旦因气道阻塞发生呼吸暂停，肺泡和肺毛细血管 PO_2 即开始下降。在呼吸暂停时，肺泡与肺毛细血管之间的气体交换过程呈非线性变化。二氧化碳蓄积引起的二氧化碳分压（PCO_2）升高与 pH 值下降不断影响氧解离曲线，为动脉氧去饱和率过程增加了更多的非线性变化。动-静脉 PO_2 变化的时间差增加了数学模型的复杂性。图 2.2 显示了六种不同的生理紊乱对气道阻塞性呼吸暂停患者动脉氧去饱和率的影响。图 2.2（a）显示，在低容量肺通气中，去饱和程度被放大（这可能发生在仰卧位麻醉的患者中）。图 2.2（b）显示了呼吸暂停开始时初始肺泡氧浓度值也很重要。该过程各数值呈非线性变化，初始肺泡氧张力越低，动脉氧去饱

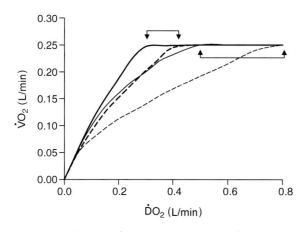

图 2.1　细胞耗氧量（$\dot{V}O_2$）与机体氧输送（$\dot{D}O_2$）的曲线关系图，实线表示循环性 / 血液性缺氧，虚线表示低张性缺氧。粗线表示组织之间的正常关系，没有明显的屏障阻止氧气从毛细血管扩散到细胞。虚线代表有明显扩散阻力的组织，如发生水肿或休克时。当 $\dot{D}O_2$ 下降时，$\dot{V}O_2$ 最初保持不变，满足正常代谢需求（0.25 L/min）。当 $\dot{D}O_2$ 降至临界点时（箭头所示），细胞内的氧气消耗下降，细胞内开始缺氧。当存在氧气扩散屏障时，低张性缺氧、循环性缺氧、血液性缺氧之间的临界点差异会增加［Redrawn from Farmery and Whiteley（2001）］

和率越快。这对于那些在完全气道阻塞之前有部分气道阻塞［因此肺泡 PO_2（PAO_2）降低］的患者具有重要意义。这也支持了对阻塞性呼吸暂停高风险患者术前进行充分预充氧的必要性。图 2.2（c）表明，虽然在呼吸暂停期间的任何时间点，分流都降低了 SaO_2 的值，但去饱和率没有改变。图 2.2（d）显示，代谢率的增加（如可能发生在败血症中，或严重气道阻塞时的呼吸困难）增加了动脉的去饱和率，并且随着低饱和度的进展而被放大。图 2.2（e）和（f）显示了在呼吸暂停时，心输出量减少和血红蛋白浓度降低是如何增加动脉去饱和率的。这在一定程度上是因为血红蛋白扮演着氧储存库的角色。心输出量的影响是复杂的，不仅动脉血氧分压下降会导致组织细胞缺氧（如图 2.1 所示），呼吸暂停、贫血、组织低灌注状态，这三个因素相互影响导致的 SaO_2 下降也会进一步加重氧运输障碍（如图 2.3 所示）。

同样值得注意的是，图 2.2 中每一生理因素的小偏差联合起来会对动脉氧去饱和率产生更大的影响。如图 2.4 所示，"典型的"高危患者即将接受麻醉诱导就是这方面的例子。

预充氧和高氧血症

在麻醉中使用预充氧，特别是高流量、高浓度给氧很常见。除了在预麻室和手术室使用外，还经常用于麻醉复苏室的患者，有时也用于术后病房。这种做法常被认为是高质量医疗保健的标志。然而，最近有证据表明，高氧与脑卒中、心肌梗死和心搏骤停等不良预后相关。虽然没有很好的证据支持在围手术期停止这种做法，但有理由考虑只对困难气道和缺氧高风险的病例保留预充氧。

传统的预充氧的目的是最大程度地增加机体氧储备，以便在发生严重缺氧之前机体能耐受更长时间的呼吸暂停。高氧血症是高浓度吸氧不可避免的后果，而不是目的。最能增加体内氧储存量的是肺和气道，通过给氧去氮，气道内氧分压增高，需要时这部分氧气也能被机体有效吸收利用。在机体氧储备中占次要作用也经常被忽视的是动静脉血氧储备，其储存量相当于给氧去氮的肺容量的一半。这种氧储备（主要是静脉血）可以通过预充氧增加近 20%，与肺的储备不同，血液是在常氧分压下储氧的，这部分的氧在一定的缺氧条件下才能被释放，也正因此，适当范围内的低氧发生时，血液氧

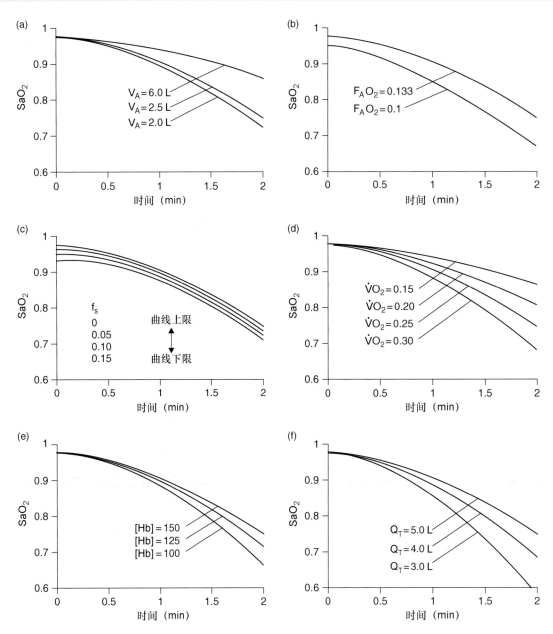

图 2.2 （a）肺容积（V_A，单位：升）对呼吸暂停时 SaO_2 随时间变化的影响。（b）初始肺泡氧浓度（F_AO_2）对呼吸暂停时 SaO_2 随时间变化的影响。（c）分流率（f_s）在 0 ～ 15% 范围内对呼吸暂停时 SaO_2 随时间变化的影响。（d）0.15 ～ 0.3 L/min 的耗氧率（$\dot{V}O_2$）对呼吸暂停时 SaO_2 随时间变化的影响。（e）血红蛋白浓度（[Hb]，单位：克 / 升）对呼吸暂停时 SaO_2 随时间变化的影响。（f）总血容量（Q_T）对呼吸暂停时 SaO_2 随时间变化的影响 [Reproduced with permission from Farmery and Roe（1996）]

储备缓冲了血氧下降的速度。

　　预充氧的坏处可以比喻为斋戒前的暴饮暴食。一项风险和获益评估表明，如果暴饮暴食可以提高之后长期饥饿下的生存率，那其风险也是可以接受的。然而，这种风险-获益分析也只有在饥饿风险是真实和可预估的情况下才有效。同样，若不进行预充氧，也应仔细评估风险及预后。

　　预充氧有两个要素：

　　一、提供 100% 的氧气：有效的预充氧包括一个密闭性良好的面罩以避免空气混杂，若面罩合适，可以看到储气囊体积随着患者呼吸而变化。储气囊是呼吸回路的重要组成部分，因为当患者的吸气峰值流速（＞ 30 L/min）超过新鲜气体流量时，气囊提供了必要的缓冲气体储备。应保持足够的新鲜气体流量以减少呼吸回路内的氮气复吸。有少量的二氧化碳复吸无关紧要，因为它对氧合作用影响不大，所以在这一点上，循环呼吸回路并不比 Bain 呼吸回路好，事实上，在相同的新鲜气体流

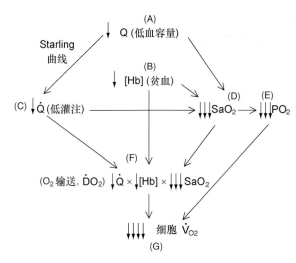

图 2.3　如（A）所示，在呼吸暂停期间，贫血和低灌注增加了动脉氧去饱和率，[Hb] 和 $\dot{Q}$ 的减少不仅直接（A-B途径）减少氧气输送（B），而且在此期间间接通过 A-C-B 途径减少氧气输送。这种直接和间接的影响结合在一起，氧气输送极度减少（B）。如图 2.1 中实线所示，氧气输送的减少可能会减少细胞的氧气摄取（B-D途径）。此外，正如图 2.1 中的虚线所示，低氧状态（C 点）是减少细胞摄氧量的独立危险因素（通过 C-D 途径）

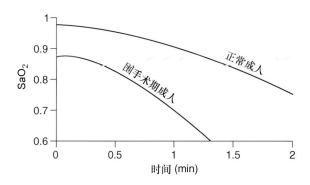

图 2.4　围手术期成年患者可见动脉氧合血红蛋白去饱和合并病理生理的细微变化。血红蛋白 = 10 g/dl，心输出量 = 4 L/min，初始 PAO_2 = 10 kpa，初始 $PACO_2$ = 8 kpa，肺泡容积 = 2.0 L，分流分数（f_s）= 0.1 [Reproduced with permission from Farmery and Roe（1996）]

量下，循环呼吸回路中管道容量大意味着氮的消除速度比 Bain 系统慢。

　　二、有效给氧去氮所需要的时间：在安静呼气结束时肺功能残气量（functional residual capacity，FRC）可能是 2000 ~ 2500 ml，也受患者体位或疾病的影响，如肥胖、怀孕或腹胀时大大减少。当吸纯氧时，吸入的氧气量呈指数变化，该给氧过程的时间常数（τ）是 FRC 或肺泡容积与肺泡通气量的比值（$V_A/\dot{V}_A$）。假设肺泡每分通气量为 4 L/min，FRC 为 2.0 L，可以估计时间常数为 2.0/4 = 0.5 min。

在预充氧过程中氧气指数变化（典型值）

- 氧摄取时间常数（τ）= $V_A/\dot{V}_A$ = 2.0/4 = 0.5 min
- 经过一个时间常数（0.5 min）后，预充氧完成 37%
- 经过两个时间常数（1.0 min）后，预充氧完成 68%
- 经过三个时间常数（1.5 min）后，预充氧完成 95%

　　因此，为确保最大的预充氧量，持续进行至少三个时间常数的预充氧是合理的。应该注意的是，FRC 较小患者将比 FRC 正常患者更快地完成预充氧，但氧存储容量也更小。增加肺泡每分通气量（4 ~ 8 次深呼吸或肺活量呼吸）可增加 PAO_2 的上升速度，这在预充氧时间有限时非常有用。在预充氧前给予阿片类药物（如芬太尼）可能延长达到目标 PAO_2 所需的时间。预充氧也将在第 8 章中讨论。

　　在任何特定的患者，肺泡每分通气量和 FRC 的大小是未知的，因此，通过测定呼气末氧浓度（FO_2）来监测去氮程度是有用的。呼气末 FO_2 为 90% ~ 91% 表明达到最大预充氧，此时 FRC 中的氧储存量约为 2000 ml。预充氧使血液和肺部的氧储备总量从 1200 ml（空气）增加到 3500 ml。

使用琥珀胆碱后的血氧饱和度下降

　　美国麻醉医师协会（ASA）困难气道分会建议，如果在全麻诱导后首次尝试气管插管失败，麻醉医师应该"考虑唤醒患者的可行性"。"唤醒"的意思是尝试诱导患者恢复自主呼吸，这被认为是安全的做法。然而，恢复自主呼吸前动脉血氧饱和度可能下降到什么水平？Benumof 结合临床数据和理论模型证明，在完全气道阻塞性呼吸暂停和"不能插管，不能通气/氧合"的情况下，静脉注射 1 mg/kg 琥珀胆碱的患者在神经肌肉功能恢复前就会出现危及生命的低氧血症。

　　图 2.5 显示，除"正常"成年人外，所有受试者在神经肌肉功能恢复 10% 之前，就出现了严重的低氧血症。

　　从这一研究中可以清楚地看到，在完全不能插管、不能通气/氧合的情况下，等自主呼吸恢复是不合适的，而是应该立即采取救援方案。Benumof

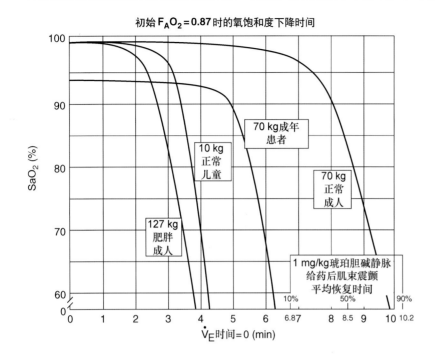

图 2.5　不同类型患者 SaO_2 与呼吸暂停时间的关系［Reproduced with permission from Benumof et al.（1997）］

指出，这种分析忽略了全麻诱导时其他药物的中枢性呼吸抑制作用，因此，该研究中自主呼吸恢复时间是被低估了的。

细胞缺氧的最终共同途径：膜电位和细胞死亡

静脉 PO_2 是代表毛细血管和组织 PO_2 的指标。在许多方面，测量静脉 PO_2（混合静脉，或器官特异性静脉，如颈静脉）比测量动脉 PaO_2 更有助于评估组织氧合。实验和临床证据表明，当颈内静脉 PO_2（以及该静脉引流区域的"组织 PO_2"）低于 20 mmHg（2.7 kPa）时，会出现意识消失。正是这种 PO_2 压力梯度驱动氧气向线粒体扩散，在线粒体中 PO_2 可能只有不到 1 mmHg。静脉氧分压下降低于 20 mmHg 时，细胞内线粒体严重缺氧，氧化还原反应停滞，电子转移无法进行（可用的分子氧不足以接收电子），也就没有足够的能量产生 ATP，细胞生物能量衰竭。

组织对缺氧的敏感度各不相同，皮质神经元尤其敏感。皮质神经元及心肌更具有临床意义，因此也是研究最多的。"缺氧会使机器停止运转并毁坏机器"，这句话意味着就神经元和心肌而言，缺氧最初会抑制细胞功能。在一段时间内，细胞的完整性及其活力保持不变。如果缺氧被逆转，细胞功能就会恢复。然而，持续的缺氧会破坏机体，特别是在神经元中，通过众多复杂的机制，一系列加速

的破坏性事件接踵而至，导致细胞死亡。这一过程的时长很大程度上取决于组织、代谢率、血流量和许多其他因素。然而对部分神经元来说，缺氧的耐受时间可能只有 4 min。

缺氧和细胞膜电位变化

通常情况下，活的细胞具有静息膜电位，而死亡细胞则没有。缺氧对静息膜电位的影响取决于缺氧的性质。缺血性损伤，如脑卒中，同时存在组织缺氧和血流不足。而在气道阻塞中，低氧血症发生在血流和葡萄糖持续供应的情况下，产生的损害可能更大。

线粒体生物能量衰竭的首要代谢特征是 ATP 的消耗和 NADH 的积累，糖酵解途径可以产生少量的 ATP，但这需要氧化烟酰胺腺嘌呤二核苷酸（NAD^+），而这种物质正常生成很少。然而，必要的 NAD^+ 可以通过丙酮酸转化为乳酸产生，从而促使无氧条件产生有限的 ATP。无氧酵解引起的细胞内酸中毒是细胞缺氧后最早被检测到的变化之一。如果缺氧的性质只是低张性缺氧，那么组织血流正常，并且有充足的葡萄糖供应，这将会加剧酸中毒。高血糖患者尤其危险。

细胞内酸中毒发生后不久，神经元的膜电位开始改变。如图 2.6 所示，细胞受影响程度不一，多是出现神经元的超极化，这被认为是由 K^+ 通透性增加导致的，但确切机制尚不清楚，可能包括

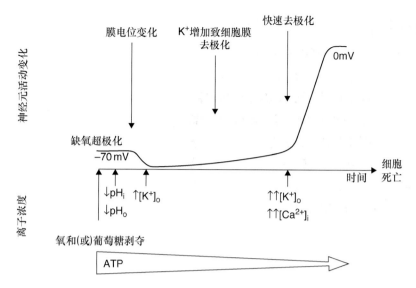

图 2.6　细胞缺氧引起的膜电位变化，细胞内和细胞外的 pH 值变化是最早被观察到的。膜电位的变化发生在 15 s 到 90 s 之间，这通常是由 K^+ 通道通透性增加引起的细胞膜超极化，K^+ 外流，导致细胞外［K^+］增加，特别是在低灌注的情况下（如缺血），细胞外间隙的离子和代谢物没能随血液循环转运。细胞外［K^+］的增加导致细胞膜逐渐去极化，进而激活电压敏感性 Ca^{2+} 通道，又进一步促进去极化。不断加重的酸中毒和去极化触发细胞内 Ca^{2+} 释放，这反过来又触发突触释放谷氨酸。大量谷氨酸的释放刺激配体门控阳离子通道，其开放与膜去极化的一个非常快的阶段相一致。此时，Na^+-K^+-ATP 酶泵停止工作，膜电位不可挽回地丧失

ATP 敏感 K^+ 通道的激活（在低 ATP 状态下电导增加）、氧敏感 K^+ 通道直接激活或 pH 敏感 K^+ 通道的激活。神经元的超极化状态使它们更不容易受到突触激活的影响，患者可能表现为意识丧失（即"机器停止"）。

由此开始，膜电位由超极化转变为慢去极化，其机制是 K^+ 通道开放使细胞内 K^+ 沿浓度梯度外流增加，使细胞膜超级化。正常情况下，外流的 K^+ 会被 Na^+-K^+ 泵转移入细胞内，但细胞缺氧导致 Na^+-K^+ 泵失效，细胞外 K^+ 浓度增加，如 Nernst 方程所预测，静息膜电位开始去极化。随着膜电位进一步去极化，Ca^{2+} 通道被激活，Ca^{2+} 内流会加速去极化进程。

到此，如果氧合恢复，这些电生理效应是可逆的，否则，一连串不可逆转的事件接踵而至。

在短时间内，膜去极化变得非常迅速。这与细胞的许多其他事件相吻合，包括：Na^+-K^+-ATP 酶失效、细胞内大量 Ca^{2+} 外流触发突触小泡释放大量兴奋性神经递质（主要是谷氨酸），作用于谷氨酸受体偶联的离子通道，通道开放进一步触发阳离子流入细胞。到此，细胞就不可能存活了，相当于机器已彻底损坏。

这些事件的时间进程并非完全一致，在高血糖和高热的条件下，因无血流灌注而缺血的神经元变化是最快的，可能只需要 1 ～ 4 min。仅缺氧而保持血流量及血糖正常情况下，根据损伤程度及事发缓急，出现不可逆性神经损伤可能在 4 min 到 15 min 不等。

小结：缺氧

氰化物和一氧化碳中毒时，尽管不出现低氧血症，但组织缺氧仍会致命。

低张性缺氧（气道阻塞）比血液性或循环性缺氧对细胞的损害更大，呼吸暂停患者的血氧饱和度下降得更快，等待自主呼吸恢复可能不是一个明智的选择。呼气末氧浓度 > 90% 表明达到最大预充氧浓度。预充氧是通过增加肺和血液中的氧气储备来达到目的，而预充氧初期的高氧血症是一个不需要的结果。

气道反射

上气道反射对麻醉医师很重要，因为通畅的气道是患者实现安全通气和氧合的保证。它也提供了一种手段，可以通过调节吸入麻醉药的浓度迅速调整麻醉深度。在麻醉诱导期间，高气道反应性增加了喉痉挛和咳嗽的风险，这可能影响吸入麻醉药的正常使用，严重时可能危及生命。在麻醉复苏阶段，喉在预防反流误吸上起着主要作用。

鼻部反射

鼻黏膜通过筛前神经和上颌神经的分支接受三叉神经（第 V 对脑神经）的感觉分支。鼻内部尚没有明确的感觉神经分支，然而，人们认为上皮下无髓鞘神经末梢介导鼻反射。空气中的化学刺激物引起三叉神经放电，这些反应可能是引起喷嚏和呼吸暂停等鼻反射的原因。反射性呼吸暂停是复杂的

潜水反射的一部分，由水溅到脸部或鼻的感觉末梢引起，也可以由气味或刺激物引起，这种反应已经在所有哺乳动物中被发现。反射性呼吸暂停与潜水反射中出现的心血管改变和喉完全闭合有关。

化学刺激、机械刺激和介质（如组胺）涂抹在鼻黏膜可引起喷嚏反射。鼻黏膜局部使用辣椒碱会阻断刺激物引起的喷嚏反射，因为辣椒碱会消耗含 p 物质的神经元的神经递质，这说明无髓鞘神经纤维可能参与喷嚏反射。对鼻和鼻咽施加压力可以刺激人类和实验动物的呼吸。此外，鼻腔刺激可通过两条传入途径引起支气管收缩或扩张。

吸入麻醉药刺激鼻黏膜，引起鼻反射。恩氟烷可能对呼吸模式的影响最为显著。开始鼻内吸入恩氟烷或异氟烷后，潮气量随着吸入时间的延长而减少。氟烷的影响最小。吸入诱导使用挥发性麻醉药可能会引起屏气、咳嗽和喉痉挛。这些反射很可能是由上气道感受器的刺激引起的。鼻子是一个重要的反射区，在麻醉过程中刺激鼻黏膜可能会引起一些常见的气道问题。

咽和鼻咽反射

鼻咽由上颌神经（Ⅴ）支配，舌咽神经（Ⅸ）的咽支向鼻咽下方的黏膜提供一般内脏感觉神经支配。刺激咽部和鼻咽部可引起强烈的反射，包括高血压和膈肌收缩。

喉反射

喉部主要由喉上神经（Ⅹ）支配，部分由喉返神经（Ⅹ）支配。喉上神经的内支包含来自喉上部分的传入纤维。喉返神经为声门下区提供传入神经支配。研究认为，有很多神经纤维的感觉分支分布在喉部几乎所有的黏膜区域及部分深部结构。在喉黏膜中已发现各种类型的神经末梢，包括黏膜和黏膜下层的有髓鞘和无髓鞘纤维。感觉单位被认为是由位于气道上皮黏膜细胞间的游离的神经末梢组成，其中后声门上区游离神经末梢密度最高，传入纤维经由喉上神经传递。会厌感觉传入区域有喉传入神经元分布，可以被水等物质刺激激活，但机械刺激最有效。

喉痉挛

喉痉挛是全身麻醉常见且有潜在危险的并发症，其定义为"喉部肌肉痉挛导致声门闭锁"，目前认为，主要原因可能是喉部肌肉异常活动导致患者肺部通气受阻或完全性气道阻塞。

喉痉挛本质上是一种保护性反射，以防止异物误吸入肺。喉部肌肉是横纹肌，参与喉痉挛的最重要的肌肉是环杓侧肌、甲杓肌（声门内收肌）和环甲肌（声带括约肌）。

在发生喉痉挛时，真声带或真假声带内收并关闭声门。全身麻醉时喉痉挛有两种诱发因素：第一，刺激性麻醉气体浓度突然增加，或血液、唾液刺激声带；第二，牵引腹部和盆腔脏器引起。有许多文献报道刺激性吸入气体引起喉痉挛、咳嗽和支气管痉挛，麻醉药也可能使受体敏化。

这种并发症并不罕见，并可能危及生命，在一项涉及 156 064 例全麻患者的大型研究中，总发生率为 8.7/1000 例。0～9 岁的儿童发病率高，其中 1～3 月龄的婴儿发病率最高，为 27.6/1000。动物实验证实，喉内收肌在生命早期就出现高兴奋性，人类也可能发生类似的神经元发育失衡。

其他危险因素包括哮喘或上呼吸道感染（upper respiratory tract infection，URTI）史和吸烟。在近期有 URTI 病史的儿童中，喉痉挛的发生率增加到 95.8/1000。

影响上气道反射敏感性的因素

使用低浓度的氨气作为刺激性化学物，通过测量吸气流模式，可重复、可靠地研究气道反应。引起气道反应所需的最低氨浓度称为阈值浓度（NH3TR）。NH3TR 值低表示上气道敏感或高反应性，而 NH3TR 值高表示上气道反射敏感性降低，气道反射受抑制。研究显示，URTI 或恢复期的受试者上气道敏感性增加直至第 15 天（图 2.7），这也与临床表现相吻合。上呼吸道感染引起急性黏膜水肿，随后上皮细胞脱落，上皮细胞的丧失可向下延伸至基底膜，并可能持续长达 3 周。病毒感染后上气道高反应性的机制可能是吸入刺激物增加了上皮内感觉受体的暴露。支气管对试验性吸入组胺的反应性也在 URTI 期间增加，并持续长达 7 周。吸入麻醉期间喉痉挛的高发生率可能是由于刺激性气体和蒸气对气道的直接影响。在一项吸入麻醉的横断面研究中，喉痉挛的发生率为 12/1000 例，但在异氟烷麻醉期间，喉痉挛的发生率为 29/1000 例。

吸烟也影响气道反应性（图 2.8）。气道反应性在戒烟 24 h 后保持不变，在接下来的 48 h 内增加并持续影响至第 10 天。众所周知，长期吸烟可能会破坏气道上皮的完整性，导致气道上皮发育不良。此外，已知唾液表皮生长因子可刺激上皮细胞增殖，但在吸烟者体内受到抑制。上皮细胞损伤或炎症导致气道敏感性增加的证据来自机械或化学损伤上皮细胞后对下气道反射的研究。臭氧和急性烟雾暴露均可增加气道反应性，使气管黏膜通透性增

加。在麻醉诱导前，雾化利多卡因可显著改善吸烟者的麻醉诱导质量。

年龄也影响喉反射，其反应性随年龄增长而降低（图 2.9）。在麻醉诱导期间或麻醉恢复室，与年轻患者相比，老年人的喉反射较不活跃，表明老年人的气道保护功能可能受损，30 岁至 90 岁，气道反射的敏感度下降了 3 倍。

麻醉药与喉反射

吸入麻醉药

在浅麻醉时气道对刺激非常敏感，既往使用的挥发性药物乙醚和氟烷可引起喉痉挛，异氟烷也具有刺激性。现代临床麻醉中，地氟烷是最具刺激性的吸入麻醉药。七氟烷的刺激性最小，不会引起咳嗽反射，是吸入麻醉诱导的首选药物。

静脉麻醉药

硫喷妥钠

早期在关于硫喷妥钠的动物模型研究中发现，大多数动物在硫喷妥钠麻醉期间会咳嗽、打喷嚏或打嗝，检查这些动物的声门可发现声带内收异常活跃，挑起会厌引起声门完全闭合。大剂量阿托品（3 ~ 5 mg/kg）会导致声带松弛，由此推断静脉应用巴比妥类药物后声门闭合可能是通过副交感神经系统介导的。硫喷妥钠麻醉诱导后的迷

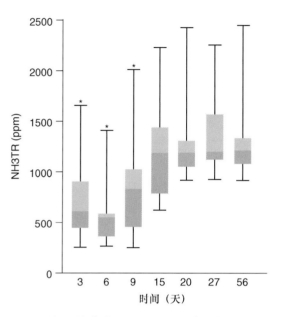

图 2.7　上呼吸道感染（URTI）对上气道反应性的影响：图中显示了上呼吸道感染志愿者的氨刺激阈值浓度（NH3TR）中位数、四分位范围及第 10 和第 90 百分位值。*$P < 0.01$（Wilcoxon）[From Nandwani et al.（1997）]

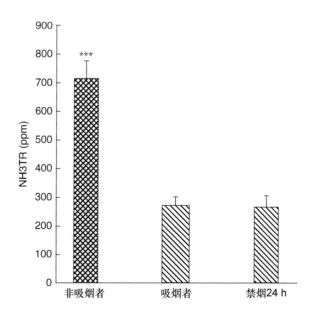

图 2.8　20 例非吸烟者和 20 例吸烟者在 24 h 禁烟前后的氨刺激阈值浓度均值（标准差）。***$P \leq 0.001$ [From Erskine et al.（1994）]

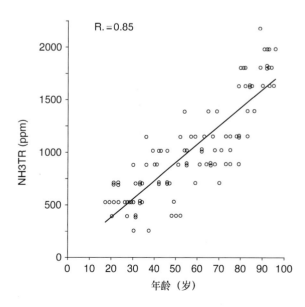

图 2.9　年龄与氨刺激阈值浓度的相关性。相关系数＋0.85 [From Erskine et al.（1993）]

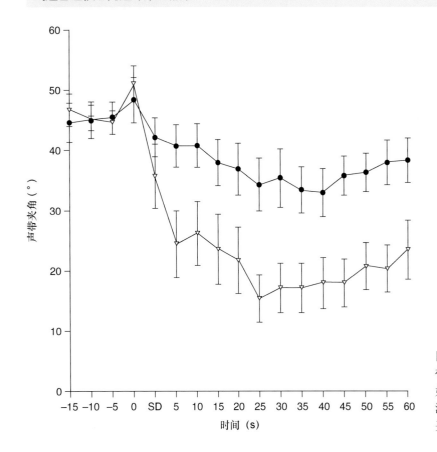

图 2.10 丙泊酚或硫喷妥钠麻醉诱导后声带夹角（平均值，标准差）。时间 0 = 开始注射硫喷妥钠或丙泊酚。SD = 注射器滴注。圆圈：丙泊酚；空心三角形：硫喷妥钠 [From Barker et al.（1992）]

走神经反射或神经敏感性增加可导致声门关闭和喉反射亢进。

丙泊酚

丙泊酚具有低气道反应性。事实上，单独使用丙泊酚进行气管插管时有良好的声门开放，而使用硫喷妥钠时 50% 的受试者出现声门闭合。与其他诱导药物相比，使用丙泊酚在气道管理、气管插管和喉罩置入时更容易耐受（图 2.10）。

阿片类药物

阿片类药物会抑制气道反应性。芬太尼抑制气道反应与剂量相关，并可减少地氟烷诱导时的气道刺激。瑞芬太尼改善儿童在七氟烷诱导时的插管条件。也有许多研究表明，瑞芬太尼和阿芬太尼可改善喉罩置入和清醒插管的条件。

苯二氮䓬类药物

苯二氮䓬类药物广泛用于内镜检查和小型外科手术的短期镇静和抗焦虑。然而，众所周知，这些药物也降低了上气道反射的敏感性，这可能会损害患者气道预防误吸的自我保护功能。已经证明地西泮（0.2 mg/kg）和咪达唑仑（0.07 mg/kg）在给药 10 min 内可显著降低上气道反射敏感性，在 60 min 内恢复基线值。咪达唑仑用药 10 min 后

给予氟马西尼（300 μg）可逆转这种情况。用药 30～150 min 后，口服地西泮对上气道反射有类似的影响。苯二氮䓬类药物也通过减少颏舌肌的紧张性收缩而影响气道通畅，颏舌肌的活动对保持舌

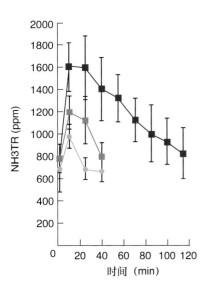

图 2.11 声带外用利多卡因、雾化利多卡因和口服苯佐卡因含片对上气道氨刺激阈值浓度（NH3TR）的影响（平均值，95% CI）。黑色方块代表直接使用利多卡因，灰色方块代表雾化利多卡因，浅灰色圆圈代表苯佐卡因含片 [From Raphael et al.（1996）]

头远离咽后壁至关重要。所以苯二氮䓬类药物不应被认为是治疗气道阻塞的安全药物。

局部麻醉药

可通过在气道内应用局部麻醉药辅助清醒插管或减少气管插管和拔管时的气道反应性。苯佐卡因含片在 10 min 内起效并在 25 min 内恢复正常。气道内喷洒利多卡因可维持局麻作用 100 min，气道雾化给药则维持 30 min。静脉注射利多卡因 1.5 mg/kg（当血浆浓度＞ 4.7 µg/ml 时）可降低气道反应性，仅导致短暂的呼吸暂停，且其他反射反应完全被抑制。

小结：反射

上气道反射对麻醉医师很重要，麻醉药能改变上气道反射的敏感性。丙泊酚与上气道反射抑制有关。年龄增长导致上气道反射敏感性的下降。吸烟会增加上气道反射的敏感性，可持续至戒烟后 2 周。

延伸阅读

Benumof JL, Dagg R, Benumof R. (1997). Critical hemoglobin desaturation will occur before return to an unparalyzed state following 1 mg/kg intravenous succinylcholine. *Anesthesiology*, **87**, 979–982.

Farmery AD, Roe PG. (1996). A model to describe the rate of oxyhaemoglobin desaturation during apnoea. *British Journal of Anaesthesia*, **76**, 284–291.

Farmery AD, Whiteley JP. (2001). A mathematical model of electron transfer within the mitochondrial respiratory cytochromes. *Journal of Theoretical Biology*, **213**, 197–207.

Langton JA, Murphy PJ, Barker P, Key A, Smith G. (1993). Measurement of the sensitivity of upper airway reflexes. *British Journal of Anaesthesia*, **70**, 126–130.

Nandwani N, Raphael J, Langton JA. (1997). Effect of an upper respiratory tract infection on upper airway reactivity. *British Journal of Anaesthesia*, **78**, 352–355.

Nishino T. (2000). Physiological and pathophysiological implications of upper airway reflexes in humans. *Japanese Journal of Physiology*, **50**, 3–14.

O'Driscoll BR, Howard LS, Davison AG. (2008). BTS guideline for emergency oxygen use in adult patients. *Thorax*, **63**(Suppl 6), 1–68.

Olsson GL, Hallen B. (1984). Laryngospasm during anaesthesia. A computer aided incidence study in 136,929 patients. *Acta Anaesthesiologica Scandinavica*, **28**, 567–575.

第3章

气道管理并发症的流行病学

Johannes M.Huitink，Tim Cook

刘玲 译 岑燕遗 陈晓文 校

概述

麻醉医师和其他气道管理人员都是训练有素的气道专家，他们努力防止对患者造成伤害，但气道管理并发症仍然可能发生。这些并发症的发生有时是由于患者因素，有时是由于管理不善，而最常见的是由于这两者的结合。最新的发展和技术本应使麻醉更安全，但气道管理过程中的并发症仍会导致手术取消、非计划入重症监护病房（ICU）、气道损伤、脑损伤甚至死亡等后果。现代麻醉已变得相当安全，在过去几十年里，由麻醉引起的死亡率至少下降了10倍。几乎可以肯定气道安全的改善在这方面的贡献。

气道并发症对麻醉所致死亡率和发病率的影响有多大目前尚不清楚，而且因地点的不同会有很大差异。在资源充足的环境中，死亡率很低，日本的一项研究报告称，在低风险人群中，与麻醉相关的死亡率为10/1 000 000，其中40%与气道相关。相反，在资源匮乏的环境中，在多哥，术后24 h死亡率为1/38；93%的死亡被认为是可以避免的，其中一半与麻醉相关，这其中又有30%归因于呼吸管理。许多与气道有关的发病和死亡是可以避免的，前提是要有训练有素的人员和足够的设备。在手术室环境外进行的气道管理相关的气道并发症比在手术室内要常见数倍。因此，尽管只有少量气道管理是在ICU进行的，但多达1/4的重大事件发生在该处。

许多特殊并发症、规避策略和管理预案在其他章节中有详细描述，本章则对气道管理过程中发生的并发症进行概括性介绍，特别是对其流行病学和模式进行重点介绍。

尽管麻醉医师几乎都在关注如何避免气道并发症，但现实情况是，严重的并发症并不常见，个别医生只会遇到很少的并发症。因此，数据库可能是有关并发症的最可靠的信息来源。在本章中，我们将重点讨论来自临床实践数据库的信息，包括：

- 英国第四届国家审计项目：气道管理的主要并发症（NAP4）
- 荷兰气道并发症的前瞻性数据库（mini-NAP）
- 诉讼数据库的数据，包括英国国家卫生服务系统（NHS）诉讼管理局（NHSLA）和美国麻醉学会封闭式索赔项目（ASACCP）的数据库。

常见的气道并发症——困难和失败气道

气道管理失败的发生率根据定义、操作人员的经验和所检查的患者群体而异：每16例未经筛选的择期患者中就有1例发生喉镜暴露困难，而在进行颈椎手术的患者中，这一比例上升到1/5。失败和并发症通常发生在ICU和急诊科，那里的失败率可能比麻醉期间高10倍。

表3.1列出了气道管理的常见并发症。初次气道操作的困难和失败应被视为并发症，特别是因为它们不可避免地出现在绝大多数气道并发症之前，导致了患者的伤害。气管插管失败可能发生在几乎所有与呼吸道相关的死亡病例中。

表3.2中描述了气道管理失败和并发症的风险因素。

操作难度也与继发并发症有关，包括气道水肿、创伤、肺误吸和气道阻塞的发展以及不能插管、不能通气/氧合（cannot intubate, cannot ventilate/oxygenate，CICV/CICO）的情况。因此，避免主要困难是避免并发症的核心所在。

表 3.1　从文献中得出的气道操作失败率的估计值。这些比例都不是固定的：在选定的群体中、在紧急情况下、在没有经验的气道管理者手中或在资源不足的环境中，比例可能要高得多

并发症	场所	大概发生率
困难		
面罩通气	麻醉科	1/100 ～ 1/50
使用 SGA 通气	麻醉科	1/10
插管（低风险组）	麻醉科	1/18
插管（高风险组）	麻醉科	1/5
面罩通气和喉镜检查	麻醉科	1/250
插管	急诊科	1/12
插管	ICU	1/3
失败		
面罩通气	麻醉科	1/600
使用 SGA 通气	麻醉科	1/50
插管	麻醉科	1/1500 ～ 1/200
	ICU	> 1/100
CICO	急诊科	> 1/100
颈前气道	麻醉科	1/5000
	麻醉科	1/50 000
	急诊科	1/400

注：CICO，不能插管，不能氧合；SGA，声门上气道

"复合性气道技术失败"

理解这一点很重要：在一个患者中，当一种气道技术失败时，其他技术失败的风险就会增加——这就是所谓的"复合性气道技术失败"。

- 面罩通气失败后，插管失败率增加 10 倍以上。
- 插管失败后，面罩通气失败率约为 1/10。
- 置入声门上气道（supraglottic airway，SGA）后，困难面罩通气的风险增加了 3 倍。

为了最大限度地减少并发症的发生，当一种技术被预测为困难时，重点评估可能用于支援的其他技术的难易程度。

国家层面并发症：来自 NAP4 的数据

NAP4 调查了英国气道管理的主要并发症。这份冗长的文件无法在此充分概括，详见延伸阅读。

NAP4 的目标是：

- 检查气道管理的主要并发症的程度。
- 描述这些问题的特点。

- 抓住反复出现的事件和原因。
- 在国家、组织和个人层面上提出改善气道管理的建议。前者是机构准备的基础，后者是个人准备的基础。

NAP4 的要点

NAP4 是一项为期 1 年的国家记录，记录了麻醉期间、ICU 或急诊科的主要气道并发症。

它仅包括导致以下情况的病例：

- 死亡
- 脑损伤
- 紧急颈前气道（emergency front of neck airway，eFONA）
- 入住 ICU 或 ICU 入住时间延长

因此，它只记录了结果最糟糕的气道事件，也就是"冰山一角"——较小的并发症或"获救事件"没有被记录。

同时进行的分母调查使我们能够计算出全国的事件发生率（表 3.3）。NAP4 研究了大约 300 万例麻醉的并发症，有 133 例麻醉并发症事件，36 例发生在 ICU，15 例发生在急诊科。

在约 300 万例全身麻醉中，有 16 例与气道相

表 3.2　气道并发症的危险因素

因素	注解
困难气道	虽然看起来很明显困难气道是导致并发症的原因之一，但它更复杂。大约有一半的困难插管是无法预测的。测试的灵敏度很低。既往困难插管是预测未来困难插管的最佳指标，因此决不能忽视。然而，大多数气道并发症发生在未被预测的患者身上，他们可能没有解剖学上的困难气道
肥胖	肥胖被反复确认为所有环境中所有类型气道管理困难的风险因素。体重指数从 35 kg/m^2 开始就可能增加风险。安全呼吸暂停时间的减少和病情发展到严重低氧血症是最大的影响因素
紧急情况	气道管理的紧迫性和压迫环状软骨等因素使失败和并发症的风险增至 10 倍
手术室外	所有手术室外的场所都与失败和并发症风险的显著增加相关。文中描述了多种原因
头颈部手术	疾病和治疗联合引起的气道结构异常使风险增加了许多倍。共用气道的需要和拔管时气道内的血液进一步增加了难度
张口度减小	减少喉镜、声门上气道和气道辅助工具的使用机会
头颈活动度减小	张口度减小。增加了 FMV 和插管的最佳定位的难度。超角度可视喉镜有助于克服这个问题
放射治疗史	增加了对 FMV 和插管的最佳定位的难度。通常与颈部活动减少有关。妨碍解剖学上的识别和 eFONA 的执行
重复失败的技术	重复已经失败的相同气道技术是不合逻辑的——在气管插管失败后，随后的尝试有大约 80% 的失败率——但在气道灾难中总能看到。也称为"过渡失败"，即未能进入困难气道流程的下一个步骤
缺乏策略	安全的气道管理需要一系列计划，每个计划都是前一个计划失败后的结果。如果缺乏一个向所有人传达的策略，就会导致重复失败的技术和混乱的气道管理
沟通问题	在气道管理失败中很常见。未能确保策略被所有参与者理解，包括过渡点
决策失误	这往往涉及选择一个糟糕的主要计划和缺乏应对失败的策略。在遇到困难时，经常看到重复、遗漏流程的步骤和使用不熟悉的技术的情况
未经培训的人员	相关培训和知识是避免气道并发症的基本先决条件。培训不等同于资历——高年资人员比低年资人员更容易出现气道管理不善的情况

注：eFONA，紧急颈前气道；FMV，面罩通气

关的死亡和 3 例持续性脑损伤。表 3.3 和表 3.4 中报道了不同损伤程度的发生率。值得注意的是此类事件的罕见性，这也是评估气道管理安全性如此困难的一个关键原因——没有任何个人或部门的实践可能揭示出高水平的安全性，对于几乎所有的随机临床试验（randomised clinical trial，RCT）来说也是如此。

在 N4P4 中确定的重要主题包括：

- 忽略了对潜在气道困难和误吸风险的评估，以及未能适当地调整麻醉技术，导致了不良的结果。
- 计划不周和缺少应对失败的预案计划在事件中很常见。应对非预期的困难和失败缺少流程。气道管理者只从一个单一的计划开始。倡导气道策略：一系列有逻辑的计划，旨在控制每一步的失败，去实现氧合、通气和防止误吸。
- 困难或失败的气道管理技术经常被反复尝试，特别是气管插管。这与从"不能插管，能氧合"到"不能插管，不能氧合"（CICO）情

表 3.3　NAP4 麻醉气道并发症的事件估计数值

	事件风险	
包括事件	46/1 000 000	1：22 000
死亡	5.6/1 000 000	1：180 000
死亡和脑损伤	6.6/1 000 000	1：150 000

表 3.4　NAP4 中气道装置并发症风险的估计数值

主要气道装备	事件	死亡和脑损伤
任何	1：22 000	1：150 000
气管导管	1：12 000	1：110 000
声门上气道	1：46 000	1：200 000
面罩	1：22 000	1：150 000

况的恶化有关。NAP4 强烈提倡将有限次数的尝试作为所有策略的一部分。

- 做出的决定和选择的技术有时是不合逻辑的，包括在已知有困难的情况下使用常规治疗，以及在有强烈困难气道指示时不使用清醒插管。缺乏判断力、技能、经验、信心和设备都是原因。

- 麻醉医师经常使用"他们常规的技术"，而这并不符合患者的利益。最佳治疗可能需要具有其他技能的同事的参与。

- 3/4 的病例的管理质量被判定为"差"或"优和劣"。在一项二次研究中，所有病例中都发现了人为因素（平均每例 4 个因素）。缺乏判断力、教育和培训是最常见的促成因素。

- 在几乎一半的报告中，插管延迟、困难或失败是主要事件，在所有病例中，都可能在某一时刻发生插管困难和失败。

- SGA（最常见的是第一代）被用于高误吸风险或明显肥胖患者时，随后发生误吸。在非吸入性 SGA 事件中，由初级医师使用及接受功能不良的气道是主要原因。使用 SGA 来避免预期的困难气管插管，而没有救援计划或策略，随之而来的问题是无流程管理的困难气道以及其中一些患者死亡。如果采用清醒插管技术或通过 SGA 进行气管插管，可能会避免死亡（见第 13 章）。

- 在整个 NAP4 中，肥胖和病态肥胖患者的比例过高。这一发现在其他重要的研究中得到了重复和强化（见第 24 章）。

- 头颈部病例占所有麻醉病例的 40%，强调了多学科沟通、高级麻醉医师和手术医生共同参与的必要性。

- 许多报道的病例涉及气道阻塞。其中，CICO 很常见。人为因素很多，包括计划、沟通、设备、团队合作和情境意识不佳。清醒状态下的气管切开术很少被考虑。当出现问题时，即使是属于流程的一部分，过渡到 eFONA 也往往很缓慢。

- 在需要时过渡到 eFONA 经常被延迟，因此 eFONA 经常失败。

- 在麻醉事件中，误吸是最常见的死亡原因（占死亡或脑损伤报告的 51%）。半数病例涉及气管插管。在许多情况下，判断失误

和忽视风险评估是造成死亡的原因。

- 所有场所都发生过未被识别的食管插管，占 1/16。有人强调，即使在心搏骤停时，也可以通过呼气末二氧化碳监测来避免误插食管的危害（将在下文进一步讨论）。

- 1/4 的事件发生在急救和复苏期间：所有事件都与气道阻塞有关，许多事件与阻塞性肺水肿有关。气道中的血液和维持过程中气道不理想是常见的诱发因素。

急诊科和 ICU

- 1/4 的气道事件发生在 ICU 或急诊科。据估计，与麻醉科相比，导致死亡或脑损伤的事件发生率在急诊科高 35 倍，在 ICU 高 55 倍。

- 61% 的 ICU 报告、33% 的急诊科报告和 14% 的麻醉科报告出现永久性伤害或死亡。

- 在 ICU，很多发病和死亡是在气道脱位之后发生的，特别是气管切开和肥胖的患者。对这种事件的延迟识别和缺乏结构化的计划是突出的原因（见第 28 章）。

- 在急诊科，大多数并发症是在快速序列诱导之后发生的。

- 不理想的治疗，包括可预防的死亡，在 ICU 和急诊科报告中特别常见。问题包括没有识别高危患者，计划不周，熟练的工作人员和设备不足或无法获得，对问题的认识迟缓，反应无序，机构和个人对管理可预见的气道并发症的策略准备不足。

- 未能在通气患者中使用呼气末二氧化碳监测或对其不能进行正确的解读（以及因此未能识别气道脱位或错位）导致了 70% 以上的 ICU 相关死亡。

从数据库和登记处得到的经验教训

　　与气道有关的数据库和登记处（无论是长期的还是作为试验一部分的短期的）都是有用的信息来源，但与通常收集大量常规病例数据的常规数据库有区别。登记处更多的是收集与某一重点领域有关的较小的数据集，如患者群体、疾病、手术或并发症。数据库和登记处之间有一定程度的重叠。两者都能提供有关气道并发症的有用信息，在某些情况下还能提供详细信息。

包含常规病例信息的数据库是有用的，因为它们通常能建立一个完整的数据集，纳入更罕见的并发症，并提供一个能够计算发病率的分母。然而，这些数据库需要非常大才能收集到足够数量的相关病例，从而发挥作用。局限性包括：收集如此大量的数据所需的精力；数据的收集往往是出于其他目的（如财务或行政目的），因此临床信息可能是次要的，导致遗漏或不正常的关联；来自单一或非典型机构的数据库可能不具有普遍性。选择性的数据库和登记处更有针对性，更多的病例可能与查询数据集的人有关。这为收集和分析提供了经济上的帮助。其局限性包括：缺乏分母，自身不能提供发病率；捕获病例的方法可能导致是否纳入所有病例的不确定性。

在过去的 10 年里，一系列与气道相关的数据库已经建立起来，现在已经开始提供关于并发症发生率和识别危害的风险因素的重要数据，并深入了解各种救援技术的有效性。表 3.5 中列出了一些例子。

表 3.5　提供有关气道并发症的流行病学和模式及其管理信息的有用的气道数据库

数据库或登记处	执业领域和开始年份	数据来源	注释
DAD（丹麦麻醉数据库）	麻醉科（丹麦）2012	来自全国 70% 以上病例的常规数据	超过 60 万个病例的详细数据。FMV 困难、插管困难、eFONA 等病例有用的发病率和风险因素
NAP4（英国第四届国家审计项目）	麻醉科，急诊科，ICU（英国）2009	英国所有医院的 1 年期登记册	捕获了 280 万次麻醉的并发症。同期进行的分母调查能够确定发病率和风险因素。https://www.nationalauditprojects.org.uk/NAP4_home
APRICOT（儿童麻醉实践观察试验：欧洲前瞻性多中心观察研究：危重事件的流行病学）	小儿麻醉（欧洲）2014	一次性收集 250 家医院的超过 3 万例小儿麻醉常规数据	一个大型数据库试验，探索麻醉期间和麻醉后立即发生的危重事件。http://www.esahq.org/apricot
ASACCP（美国麻醉医师协会封闭式索赔项目）	麻醉科（美国）1984	美国已结案的诉讼案件的滚动数据库	数据库可能涵盖 50% 的诉讼索赔，有相当大的时间延迟。不限于气道主题。https://www.aqihq.org/ACCMain.aspx
亚利桑那大学医学院登记处	急诊科（美国）2007	所有急诊科插管的单中心数据库	由 J Sakles 博士和 J Moiser 博士运作。数据记录良好，有超过 6000 例病例
NZEMN-ANZEDAR（新西兰急诊医学网络-澳大利亚新西兰急诊科气道登记处）	急诊科（澳大利亚/新西兰）2015	40 余个单位急诊科中所有插管的数据库	http://www.thesharpend.org/airway-registry
NEAR（国家紧急气道登记处）	急诊科（美国、加拿大、新加坡）2003	20 余个单位急诊科所有插管的数据库	包括 3 万例插管的数据。http://www.nearstudy.net
NEAR4KIDS（全国儿童紧急气道登记处）	儿科 ICU（美国，加拿大）2010	22 所儿科专科医院	收集所有气管插管的数据并分析困难插管的风险和发生率，包括超过 2000 例困难插管。http://www.near.edu/near4kids/welcome.cfm
PeDI（小儿困难插管登记处）	小儿麻醉（美国）2012	美国 13 家儿童医院	北美专业中心困难插管登记处，有超过 1000 例困难插管的数据
PeAR（儿科气道登记处）	小儿麻醉（欧洲）2019	最初是英国，后来扩展到欧洲	最近建立的儿科困难气道管理（以喉镜检查为主）登记处。https://w3.abdn.ac.uk/clsm/pear/home.aspx
气道 APP	针对 FONA 麻醉科/急诊科/ICU/PHEM（全球）2016	自我报告的病例	一个新颖的开放平台，用于在线或使用智能手机 APP 报告 eFONA 的匿名数据。目前约有 200 例病例。http://www.airwaycollaboration.org/
RCoA-DAS FONA 数据库	针对 FONA 麻醉科/ICU/急诊科（英国）2020	自我报告的病例	2020 年到期

对于数据库和登记处来说，过去 10 年中数字容量的扩展是一个巨大的好处，但随之而来的是保护个人数据和有效信息管理的责任。

这些数据库中值得注意的发现（在某些情况下与随机临床试验和 meta 分析的结论相矛盾）包括：比以往报道的气道困难率更高，困难气管插管的预测性较差（NAP4），避免多次插管的临床重要性（Sakle 团队和 APRICOT），以及可视喉镜在儿童气道抢救中的价值（PeDI 和 APRICOT）。

从死亡事件和个案中得到的经验教训

导致死亡的气道并发症经常在地方、区域、社区、法律，甚至国家登记处等多个层面上被回顾。它们可能出现在媒体或学术出版物上。除登记处和国家审计外，这种回顾通常是由个体临床医生分析的单一病例。学习病例可能有价值，也可能没有价值。通过对这些病例的系统性收集和分析，可以确定共同的主题（图 3.1）。NAP4 就是这样一个过程的例子。

偶尔会出现一些非常突出的病例，对它们的分析促进了国家或国际层面的交流学习，Elaine Bromiley 的病例（https://emcrit.org/wpcontent/uploads/ElaineBromileyAnonymousReport.pdf）和 Gordon Ewing 的病例（https://www.scotcourts.gov.uk/search-judgments/judgment?id ＝ 328 e86a6-8980-69d2-

可变的预吸氧，预充氧不足
喉部视野不佳（通常为 2b 或 3 级）
最初不能插管，能氧合
多次多人尝试直接喉镜插管
未能使用 SGA 进行救援或尝试使用第一代 SGA
　进行救援
多次尝试
从 A-B-C-D 计划缓慢过渡
从能氧合向不能氧合恶化
eFONA 执行延迟
eFONA 不专业的尝试

45～60 min

图 3.1　气道管理主要并发症发生的典型时间轴。值得注意的是，气道最初看起来是可控的，反复尝试相同的操作，未能通过气道管理算法取得改变，最后发展为 CICO（Reproduced with permission from Wiley from Cook TM. Strategies for the prevention of airway complications-a narrative review. Anaesthesia 2018；73：93-111.）

b500-ff0000d74aa7）就是这样的两个例子，他们的死亡原因分析值得所有气道管理人员学习。

"致死病例回顾"的一个局限性是，回顾那些以有利结果解决的困难病例，可以学到同样多的东西，甚至更多。这种情况很少发生。

从诉讼中得到的经验教训

气道管理主要并发症的另一个知识来源是诉讼数据库，美国、英国和丹麦都有对这些数据的分析。这些分析的优势在于它们关注那些对患者来说足够重要而引发诉讼的事件。这些分析有几个主要的弱点：案例通常至少有 10 年之久；诉讼的触发可能与伤害或过失的严重程度无关；没有分母，所以无法计算事件的发生率。如果理解了这些局限性，这些数据可能会有很大的价值。

麻醉是一个低诉讼率的专业（与外科医生和产科医生相比，索赔率低 40 倍），与气道有关的索赔占所有麻醉索赔的不到 10%。然而，它们特别重要，因为在麻醉索赔中，它们是与最大的患者伤害和最大的医疗法律费用密切相关的索赔，而且经常影响年轻患者，其中许多患者没有预测到困难气道。我们应该了解索赔案件中说明的可避免的伤害，以及教授的避免伤害的策略（见延伸阅读）。

表 3.6 提供了美国和英国法律体系中与气道创伤相关的诉讼分布的比较。

从部门层面得到的经验教训："Mini-NAP4"

即使是一家中等规模的医院，每年也只能提供大约 15 000 ～ 20 000 次麻醉，大多数麻醉医师每年的麻醉量为 250 ～ 500 例患者。这意味着当地的数据收集系统在收集最严重和不常见事件的数据方面是不可靠的。然而这也意味着他们能够很好地收集更频繁的所谓"小事件"的数据：在麻醉医师看来，这些事件往往是小事，但却具有潜在的意义，因为它们是更严重的事件的前兆，对患者很重要，而且可能具有卫生经济意义。令人惊讶的是，在这个领域发表的文章很少。

"Mini-NAP4"研究（见延伸阅读）是收集此类数据的一个例子。所有的案例都进行了前瞻性研究：研究人员在每天结束时采访所有的麻醉医师，

表 3.6 美国麻醉医师协会封闭式索赔项目（ASACCP）1991 年、1999 年报告的气道创伤索赔与英国国家卫生服务系统诉讼管理局（NHSLA）收到的索赔的比较

	ASACCP 1991	ASACCP 1999	NHSLA 1995—2007
占所有麻醉索赔的百分比	5%	6%	3%*
死亡	12%	8%	14%
对索赔人的付款	60%	54%	61%
喉部损伤	33%	33%	36%
咽部损伤	14%**	19%	32%
食管损伤	14%**	18%***	14%****
困难气道	42%	39%	9%*****

* 分母经调整后不包括牙齿损伤（根据 ASACCP）。
** 咽部和食管损伤合计为 28%，但没有细分：假设为 50∶50。
*** 90% 是穿孔。
**** 所有都是穿孔。
***** 可能是由于方法问题而低估了真正的发病率。
From Cook TM，Scott S，Mihai R. Litigation following airway and respiratory-related anaesthetic morbidity and mortality：an analysis of claimsagainst the NHS in England 1995—2007. Anaesthesia 2010；65；556-563. Reproduced with permission from Wiley.

以确定所有问题，所有发生缺氧的案例（在中央手术室监测系统中确定）都会被调查原因。事件分为气道问题（不可避免的事件，不会导致伤害）和并发症（可避免的事件，有可能导致或已导致实际伤害）。伤害程度是分级的，"严重"伤害相当于 NAP4 的入选标准。结果见表 3.7，其中包括为

表 3.7 在荷兰的一个学术教学中心，对 2803 名患者进行了为期 2 个月的连续前瞻性研究，得出气道管理问题和并发症的发生率

事件（N = 2803）	发生情况	发生率（%）	发生率（比率）	潜在的解决方案
去饱和度＜93%	44/2803	1.57%	1∶64	HFNO
意料之外的插管问题	29/2803	1.03%	1∶97	治疗选择（triage）
支气管痉挛	12/2803	0.43%	1∶234	—
因气道并发症导致非计划性入住 ICU	12/2803	0.43%	1∶234	治疗选择
喉痉挛	11/2803	0.39%	1∶255	—
SGA 漏气	6/2803	0.21%	1∶467	第二代 SGA
意外的食管插管	5/2803	0.18%	1∶561	—
气道阻塞	5/2803	0.18%	1∶561	—
不能面罩通气	5/2803	0.18%	1∶561	治疗选择
误吸	3/2803	0.11%	1∶934	治疗选择，第二代 SGA，胃部超声
紧急外科气道	2/2803	0.07%	1∶1402	CICO 套件
气道中的血块	2/2803	0.07%	1∶1402	—
鼻出血	1/2803	0.04%	1∶2803	—
死亡	1/2803	0.04%	1∶2803	治疗选择
不能插管，不能氧合	1/2803	0.04%	1∶2803	CICO 套件
牙齿损伤	1/2803	0.04%	1∶2803	—

HFNO，高流量鼻给氧

减轻这些并发症可能做出的改变。64 例中有 1 例发生缺氧，100 例中有 1 例插管困难，561 例中有 1 例发生食管插管意外和气道阻塞，2803 例中有 1 例发生 CICO，这些事件都值得注意。有 24 个事件（0.9%）应被纳入 NAP4，包括 1 例死亡、1 例 CICO、2 例 eFONA 和 12 例非计划性入住 ICU。插管困难占事件的 23%，面罩通气失败占 3%，误吸占 1.8%，喉痉挛占 7%。值得注意的是，事件在健康患者和男性、年龄大于 40 岁或小于 10 岁的患者以及体重指数（BMI）较高的患者中最常见（有一半的事件发生于体重指数大于 26 kg/m^2 的患者）。超过 2/3（69%）的事件发生在诱导期，12% 发生在维持期，14% 发生在手术后。

这是一项重要的研究，类似的研究在其他国家也在进行。理想情况下，每个科室，也许每个气道管理者都会知道他们自己的此类事件的发生率。

并发症发生的时间

超过一半的气道问题和并发症发生在麻醉诱导期间。然而，多达 1/5 的主要气道并发症发生在急救和恢复期间，这一时期需要适当的照顾，特别是对于高风险的患者，包括气道内有血的患者。术后并发症的发生率较低，但例如晚期气道肿胀可能难以处理，不应低估。

特殊的并发症

食管插管

如果说有一种并发症是气道操作者应该努力避免的，那就是未被识别的食管插管。当原定的气管插管不慎放入食管时，将导致严重的低氧血症，如果没有在 3 ～ 5 min 内发现并纠正，将导致脑损伤或死亡。在现代医疗领域，许多人认为这种事件是不可想象的。但在 NAP4 中，未被确认的食管插管占报告的 6%，其中有 8 人死亡。这样的死亡报告仍在继续。

大多数检测气管导管错位的临床工具是不可靠的，包括导管"雾化"和胸部听诊。然而，二氧化碳检测仪的敏感度接近 100%，因此，只要二氧化碳检测仪的迹线平坦，就应该假定气管导管在食管内，直到这种可能性被积极排除。重要的是，即

使在心搏骤停期间，通过正确放置的气管导管通气也会导致可见的（减弱的）二氧化碳分析仪轨迹。在英国，已经发起了一个"无痕迹错误位置"（no trace wrong place）活动，以强调二氧化碳分析仪在检测食管插管中的作用（https://www.youtube.com/watch?v = t97G65bignQ&t = 15s）。在所有进行插管的场合使用二氧化碳分析仪波形，并配合适当的培训，有可能消除这种并发症。在熟练掌握的情况下，超声检查也可用于快速检测食管插管（见第 7 章）。

胃内容物的肺误吸

在 NAP4 中（与以前的历史报告一致），误吸是麻醉报告、死亡和脑损伤的最常见的主要原因。大多数病例包括可避免的伤害，并且是由于判断失误或培训缺失造成的。约有一半的病例涉及气管插管（通常涉及对饱胃管理的准备不充分），一半涉及 SGA（包括对病态肥胖者、饱胃患者的使用，以及绝大多数病例是使用第一代 SGA）。

避免误吸首要要评估误吸的风险，如果确定了这种风险，就必须选择适当的麻醉技术。胃超声的出现可能是对这种并发症产生重要影响的一个机会。这个问题将在第 7 章和第 11 章讨论。

高风险患者群体

肥胖症

NAP4 揭示了肥胖是主要气道并发症的一个危险因素。肥胖者和病态肥胖者在所有部位的并发症发生率都明显过高（2 ～ 4 倍）。许多其他研究也证实了这些结论。肥胖患者的口咽部可能变形，颈部伸展受限，合并症的发生率较高：肥胖是困难面罩通气、SGA 插入、插管和 eFONA 操作的风险因素。虽然单个气道操作的难度可能会随着肥胖而增加，但肥胖患者最主要的风险是气道阻塞的可能性增加，以及呼吸暂停时的缺氧率急剧增加。所有的气道管理人员都应该更加谨慎地对待肥胖患者。这将在第 24 章进一步讨论。

头颈部手术

NAP4 还强调头颈部手术是风险增加的一个关键领域，占所有报告病例的 40% 以上。第 25 章和

第 26 章详细讨论了这一主题。

与特定气道装置有关的并发症

面罩通气

尽管技术不佳也可能导致胃胀气、反流和胃内容物吸入，但此处面罩通气失败是最大的并发症。当面罩通气失败时，可能会导致低氧血症和其他气道技术的失败。在发生困难时，有令人信服的证据表明，使用肌肉松弛剂可以改善面罩通气的容易度。

声门上气道

SGA 的并发症发生率很低。SGA 造成的软组织损伤包括舌缺血和神经病变，包括单侧和双侧喉返神经、舌下神经和舌神经损伤。这些神经麻痹分别表现为声带麻痹、半舌麻痹和舌麻痹。大多数会在几周至几个月内缓解。其机制可能是直接 SGA 对神经的机械压迫。虽然降低 SGA 套囊的压力会减少这些事件是合乎逻辑的，但这些事件非常罕见，所以要进行测试并不现实。氧化亚氮会渗入 SGA 套囊，特别是如果其为硅胶材质。

最佳做法如下：

- 选择适当的 SGA 尺寸。
- 监测 SGA 套囊压力，避免压力 > 60 ～ 70 cmH$_2$O。
- 使用氧化亚氮时，在 20 min 后例行测量套囊压力，如果氧化亚氮的浓度增加，则再次测量套囊压力。
- 避免极端的颈部位置，特别是伸展过度。
- 如果手术时间过长，要格外小心，对于 3 h 甚至 8 h 是否为安全上限的问题，意见不一。

直接喉镜

单次尝试直接喉镜插管很少会造成伤害。然而，多次尝试会导致气道水肿，并可能发展到 CICO 的情况（图 3.1）。进行气管插管时应非常小心。直接的声带损伤和杓状软骨脱位可永久损伤患者的嗓音，这可能对他们有很大的影响。使用小导管（如内径 6.0 ～ 6.5 mm），采用无创伤的尖端，并在第一时间放置在喉部的最佳位置，可以合理地减少这些并发症，后者也许是常规使用可视喉镜的一个论据。据报道，气管插管后，声带肉芽肿的发

生率高达 1%，但希望这只是历史上的数据。

探条、交换导管和管芯

当使用探条和管芯行气管插管时，受伤的风险会增加。咽部、食管和气管的穿孔都有描述（表 3.6）。这些都可能导致中耳炎，并可能是致命的。使用柔软的、非刚性的探条，避免使用托举手势，并确保刚性管芯不进入声门，这些都是这种完全可以避免的并发症的重要预防措施。

当使用探条和交换导管（Aintree 插管、气道交换导管）时，重要的是不能超过隆嵴（距嘴唇 23 ～ 25 cm）。如果要通过这些设备吸氧（尽管一般没有必要），这一点尤其重要，因为如果交换导管楔入支气管树，会有很大的气管创伤风险（见第 15 章）。

在插管过程中，塑料颗粒可能会从插管导管上磨切下来，特别是当大的交换导管与小的管芯一起使用时。这种情况的临床意义尚不清楚，但它是不可取的，也是可以避免的。

可视喉镜

可视喉镜最常见的并发症是软腭或后咽部的损伤。

可视喉镜插管的损伤机制与传统的插管不同，在可视喉镜下，超角度喉镜片或可塑形带管芯气管导管可能在推进中无法直接或通过视频看到后咽部的"盲点"，从而导致组织损伤。尽可能通过直接观察使导管进入气道，然后立即切换到视频屏幕来观察其进一步的推进，可以减少（或消除）这种损伤。确保可塑形带管芯气管导管沿着超角度可视喉镜（hyperangulated videolaryngoscope）的镜片运行，不仅可以减少对后部结构的伤害风险，还有助于成功插管（见第 17 章）。

如果发生裂伤，轻度的裂伤可以保守处理，更严重的裂伤则可以通过止血和一期修复来治疗。

双腔管

由于双腔管（double-lumen tubes，DLT）的大小和插管的相对困难，DLT 与更大的并发症风险有关。气道损伤，包括声带损伤、牙齿损伤、鼻腔损伤或气道出血，是较为特殊的问题。

可视喉镜和 DLT 内集成摄像头的 DLT 都有可

能减少并发症，但还需要更多的研究来证实这一点。

气管造口术

气管造口术可能是并发症风险最大的气道手术。植入时可能出现并发症，但这可能被夸大了。更重要的是在使用过程中出现并发症的风险，移位（特别是在重症监护和肺部通气的患者）和阻塞（特别是在病房）是危重气道事件中的突出问题。这些将在第 29 章讨论。

紧急颈前气道（eFONA）

eFONA 是所有气道管理程序的最后一条共同途径。当使用穿刺技术时，最大的操作风险是来自失败和高压通气的气压伤，在紧急情况下风险会大大增加（见延伸阅读）。当使用切开技术时，最大的风险是失败和出血。然而，到目前为止，最严重的并发症是缺氧性脑损伤或因延误而死亡：无论在外面还是在医院，患者不是死于 eFONA，而是死于延误或未能执行。

按解剖位置分类的并发症

口腔和口咽部

喉镜操作中的牙齿损伤——通常是由于上颌切牙的受压——是对麻醉医师最常见的投诉之一。然而，在最近的一项前瞻性研究中，牙齿损伤只发生在 1/2803 的病例中。术前仔细询问病史和记录牙齿状况，沟通风险和适当的轻柔护理都是必不可少的。

嘴唇、口腔黏膜、口底、上颚、悬雍垂和舌的轻微擦伤和撕裂伤都比较常见，这是由气道装置的直接组织损伤造成的，尤其是喉镜或气管导管。在气道操作过程中，谨慎的技术可以减少损伤的发生。伤害应该记录在案，并与患者讨论。

超角度可视喉镜能够以较小的力量作用于软组织，使喉部更容易观察，而这是否会使软组织损伤变小尚不清楚。

鼻腔

经鼻气管插管或器械操作过程中出现鼻出血较常见（30% ～ 50%），建议使用血管收缩剂。其通常是自限性的，但也有严重失血的报道。在用力的情况下插管时，可能会发生鼻甲骨断裂或撕脱，或咽后撕裂。长期的鼻腔插管与自限性鼻窦炎有关。

通过使用润滑剂、鼻腔血管收缩剂，使用小的温热的气管导管，避免用力，甚至用柔性光学支气管镜（flexible optical bronchoscope，FOB）引导放置，可以将并发症降到最低。

黏膜擦伤、撕裂和血肿可通过保守治疗解决，如鼻腔湿化和压迫。巨大的鼻中隔血肿有导致鼻中隔穿孔的危险。咽部裂伤可能会愈合而无后遗症，但应观察咽后血肿或脓肿的发展，这可能会导致气道受损。

喉部和咽部

暂时性喉部损伤在气管插管中很常见：97% 的插管，无论多么短暂，都可能导致某种程度的喉部微小损伤，包括声带红斑、肉芽肿、溃疡或声带不活动。暂时性的吞咽困难、咽喉疼痛、声音嘶哑、清嗓子动作（throat clearing）和误吸常见。然而，绝大多数症状在几天内就会消失。多达 1% 的患者会继续经历与慢性声带损伤有关的发音障碍。放置 SGA 后，咽喉疼痛的情况大约减少了 6 倍，不那么严重，而且解决得也比较及时。

声带麻痹发生在 0.033% ～ 0.07% 的插管中。虽然很罕见，但占单侧声带不活动病例的 4% ～ 7.5%，占双侧声带不活动病例的 9% ～ 25%。手术（颈动脉内膜切除术、颈椎前路和甲状腺手术）所占的比例要高得多（24% ～ 56%）。

喉返神经在环状软骨外侧的气管-食管沟中走行，其内部分支在环状软骨和甲状软骨之间进入喉部，靠近环杓关节。这一喉内段特别容易受到气管导管气囊和甲状腺内层之间的压迫，特别是当气囊太高，气囊压力超过毛细血管灌注压力时，会影响血流并造成神经损伤。导管操作或插管过程中神经的拉伸也被认为是一种损伤的机制。在机器人辅助喉切除术中，机器人喉部牵引器应每 2 h 释放一次，以防止水肿和神经损伤（见第 33 章）。当怀疑单侧声带不活动时，耳鼻喉科的检查和喉部的观察可以确定诊断。

神经麻痹可能会自发恢复，但在 6 ～ 12 个月后或如果肌电图显示有去神经化的征象，则恢复的可能性不大。中线单侧麻痹很少需要干预，然而麻痹的声带处于旁侧或外侧位置而导致声门闭合不全的患者可能会受益于不动声带的内侧化，从而改善声门闭合和功能（发声和防止误吸）。

27

杓状软骨脱位和半脱位

单侧声带不活动也可因环杓关节的机械性破坏（完全脱位）而发生。环杓关节损伤可引起杓状软骨关节炎、关节粘连和固定异常。在插管过程中，后脱位是最常见的情况，但更罕见的还有由喉镜或气管导管直接向前压迫后杓状软骨造成的前脱位。

环杓关节脱位的表现类似于真正的声带麻痹，伴有声音嘶哑、呼吸困难和声带疲劳。全身麻醉下的直接喉镜检查可能有助于鉴别诊断，因为关节触诊可以评估关节的被动活动度。

插管的晚期并发症

非即时性并发症（＞1天至＜7天）和长期并发症（＞7天）并不常见。

获得性气管软化症可能是由气管或气管造口管堵塞引起的。气管软化是由套管压力升高引起的压力性坏死、管道移动引起的机械性侵蚀、慢性炎症、感染和可能低血压减少组织灌注等因素共同造成的。这些因素导致了气管管壁变薄和破坏。临床表现包括轻微的呼吸困难、慢性咳嗽和喘鸣、气道受损和最终的呼吸衰竭。处理方法包括气管造口术、支架置入和手术切除病变部位。

气管-无名动脉瘘是气管造口术和长期插管的一种罕见但具有破坏性的并发症。气管前壁压力性坏死通过气管前部时，可导致气管和无名动脉之间的瘘管连接。瘘管呈现单发式出血，随后出现大量咯血。如果存在气管造口，立即对气管造口套囊进行过度充气可能会挽救生命。如果失败，应通过气管造口用气管导管取代气管造口导管：套管可以在出血部位的远端充气以保护气道，并施加指压，通过造口插入手指压迫气管前壁和胸骨上的无名动脉。立即转移到手术室进行确定性手术是最重要的。

气管狭窄是长期插管的一个罕见后果，通常是在ICU。虽然教科书中提到，插管1周后，气管狭窄的比例高达1%～21%，但实际情况是，具有临床意义的气管狭窄非常罕见。现代化的气管导管和护理措施将腔内压力维持在30 cmH_2O以下，可能的话，＜20 cmH_2O可能是有益的。对有症状的病例的处理包括球囊或硬质支气管镜扩张、激光或手术切除气管。

气管-食管瘘是一种同样罕见的长期插管并发症，其机制类似于气管软化症和气管-无名动脉瘘。气管后壁的侵蚀导致气管与食管之间出现瘘管。风险因素包括糖尿病、感染和鼻胃管的存在。瘘管导致食物吸入、喂食时咳嗽、复发性吸入性肺炎、套囊漏气或胃胀。诊断是通过放射影像学或内镜确认的，治疗是通过手术方式进行。

避免并发症的发生

避免气道管理的并发症是一个很大的主题，最近已进行了回顾性研究——见延伸阅读。这里我们只强调一些"高层次"的原则。

1. 由于所有的气道管理模式都不乏单独失败的情况，而且每次失败都会增加复合失败，所以每次麻醉都需要向所有团队成员传达相应的策略（见第4章）。这需要个人和组织做好准备（见第34章）。失败往往是在没有准备好的情况下发生的！

2. 评估和分类是准备工作的基础。评估的目的是确定增加的风险：
   a. 操作上的困难
   b. 吸入风险
   c. 复杂性
   所选择的技术（策略）应与所识别的风险相一致。

3. 适当的分类。Huitink开发了"气道复杂性"的概念作为分类的一种手段。使用这种方法，在患者的气道管理中发现了许多复杂因素（表3.8，框3.1），临床医生的气道管理方法以整体复杂程度为指导。在一项前瞻性研究中，复杂性因素的数量与严重不良事件的发生之间存在着强烈的关联性。来自诉讼以及NAP4和mini-NAP4的证据也支持这

表3.8　复杂性因素

— 操作性的气道障碍
— 呼吸暂停耐受性低
— 时间压力
— 心血管不稳定
— 非手术室地点
— 不熟悉的团队
— 低技能
— 团队疲劳
— 患者因素，如以前有困难气道病史、内科综合征、高ASA分级、操作开始时低氧
— 设备的技术问题

框 3.1　复杂性因素的重要性

- 时间紧迫，呼吸暂停耐受性低的患者的气道管理往往需要紧急干预，没有足够的时间来获得完整的病史或气道评估。
- 时间紧迫可能是增加失误的一个重要因素。
- 危重患者和急诊患者更有可能出现血流动力学不稳定，这导致了这种情况下气道管理的复杂性。
- 气道管理的地点可能会影响护理工作，例如患者是在急诊科、ICU 还是手术室插管。不同的团队进行不同的气道操作，所有这些操作的地点都很重要。
- 施行插管的操作者的技术水平已被研究认定为气道并发症的一个风险因素。技术水平与喉镜检查插管的尝试次数成反比，技术水平越高，尝试次数越少。
- 在紧急插管过程中，高年资人员能将并发症发生率降低 4 倍：这是许多争论的根源，因为无论经验水平如何，第二个麻醉医师的协助都可能会有助于插管。
- 当高级气道患者存在两个以上的复杂性因素时，出现严重并发症的风险很高。

一概念。当复杂性和背景表明风险较高时，就需要高级气道管理技术和更高资历的工作人员。这种方法在延伸阅读中有详细讨论。

4. 确保有合适的团队在场。首先，气道管理通常需要一个团队而不是个人的表现。当情况复杂时，可能需要特定的技能组合，团队可能需要改变或扩大，以确保涵盖适当的技能组合。最资深的临床医生并不总是具有正确的技能组合的那个人。见第 34 章和第 36 章。

5. 在任何时候都要努力保持氧合。气道管理只是达到目的的一种手段，目的即是充分的氧合和通气。在气道管理前和过程中均应补充氧气，特别是在高风险和已经缺氧的患者中。见第 8 章。

6. 在没有指征时不要插管。与其他气道管理方式相比，插管本身与更多的并发症有关。插管不应该是一个"不假思索的默认"，而是一个积极的决定。

7. 在有必要的情况下进行插管。在许多情况下，插管是有必要的。在这些情况下，仅仅因为插管困难而避免插管是不明智的，特别是当使用不同的技术而没有后备策略来应对失败时。

8. 不要重复失败的技术。在困难气道事件中限制某项技术的尝试次数是一个基本目标。如果一项技术失败过一次，那么如果重复使用而不改变，很可能会再次失败，而且成人和儿童麻醉、重症监护和急救医学都有明确的证据表明，这种重复是不成功的，而且是有害的。反复的失败会浪费宝贵的时间和氧气储备，并造成轻微的气道创伤，进而发展为水肿和气道阻塞（图 3.1）。这不仅会影

响正在尝试的技术的成功率，也会影响后续救援技术的成功。一般情况下，除非有积极的变化（设备类型、设备尺寸、方法等），否则不应重复使用这些技术。仅仅更换操作者是远远不够的，除非新的操作者在技术上有明显的提升。如果"最好的方法"已经失败，再重复这种做法就没有必要，也没有好处。

9. 如果面罩通气困难，在插管过程中和采用 eFONA 之前，肌肉松弛显然是有必要的，可以挽救失败的气道。

10. 把握好人为因素。这是第 36 章的主题，也是许多其他章节的内容。个人和组织的准备、设备管理、计划、沟通、领导和团队合作都有贡献。精心设计、执行核对清单和认知辅助工具的使用，可能会预防和帮助管理气道困难和并发症。

总结

虽然很罕见，但在气道管理过程中会发生急性或慢性损伤。对所有高级气道从业人员来说，不仅要充分了解并发症的机制，而且要了解其发生的原因、促成因素和缓解因素。

延伸阅读

Cook TM. (2018). Strategies for prevention of airway complications – a narrative review. *Anaesthesia*, **73**, 93–111.

Cook TM, Scott S, Mihai R. (2010). Litigation related to airway and respiratory complications of anaesthesia: an analysis of claims against the NHS in England 1995–2007. *Anaesthesia*, **65**, 556–563.

Domino KB, Posner KL, Caplan RA, Cheney FW. (1999).

Airway injury during anesthesia: a closed claims analysis. *Anesthesiology*, **91**, 1703–1711.

Duggan LV, Ballantyne Scott B, Law JA, et al. (2016). Transtracheal jet ventilation in the 'can't intubate can't oxygenate' emergency: a systematic review. *British Journal of Anaesthesia*, **117**, i28–i38.

Cook TM, Woodall N, Frerk C. (Eds.) (2011). *Fourth National Audit Project of the Royal College of Anaesthetists and Difficult Airway Society. Major Complications of Airway Management in the United Kingdom. Report and Findings.* London: Royal College of Anaesthetists. ISBN 978-1-9000936-03-3. Available at: https://www.nationalaudit projects.org.uk/NAP4_home.

Huitink JM, Lie PP, Heideman I, et al. (2017). A prospective, cohort evaluation of major and minor airway management complications during routine anaesthetic care at an academic medical centre. *Anaesthesia*, **72**, 42–48.

Jaber S, Amraoui J, Lefrant JY, et al. (2006). Clinical practice and risk factors for immediate complications of endotracheal intubation in the intensive care unit: a prospective, multiple-center study. *Crit Care Med*, **34**, 2355–2361.

Mort TC. (2004). Emergency tracheal intubation: complications associated with repeated laryngoscopic attempts. *Anesthesia & Analgesia*, **99**, 607–13.

第4章 气道管理的规范计划

J.Adam Law，Thomas Heidegger

岑燕遗 译 刘玲 谢乐华 校

概述

规范的气道管理方法有利于在整个手术过程中确保患者的安全。通过对患者的评估策略，临床医生能以最安全的方法来管理气道，并决定是否需要额外的设备或人员来实施所选择的方法。在临床医生实施过程中遇到困难气道问题时，依靠预先制订的规范的方法将利于逐步解决问题，从而尽可能缩短操作时间并避免过多的尝试性操作。

气道管理前的患者评估

尽可能对所有患者进行气道评估是很重要的，包括对以下部分的评估：

1. 识别在气道管理中有重大技术困难的解剖学预测因素。在很大程度上，这将为气道管理提供最安全的方法。
2. 评估在气道管理过程中可能加重病情或危及患者安全的重要生理问题。这些可能会影响或改变预先制订的气道管理方法。
3. 了解手术相关的背景问题，如临床医生和团队的技术水平和经验，相关经验是否可帮助处理问题，相关设备的可用性状态等。与生理问题一样，背景问题也可改变预先制订的方法。

下面将更详细地探讨这些问题。

困难的解剖学预测因素

术前的气道检查旨在确定术中可否使用正常的技术手段成功地管理气道。其通常始于寻找实施计划中的主要技术的困难气道预测因素。因此，对于计划的气管插管，可以通过直接喉镜（direct laryngoscopy，DL）和可视喉镜（video laryngoscopy，VL）评估患者气道的困难程度。此外，还应进行后备方案评估，如面罩通气（face mask ventilation，FMV）或声门上气道（supraglottic airway，SGA）的使用是否存在困难。同样，对于计划使用 SGA 的病例，应评估患者使用 SGA 的困难，其次应评估 FMV 和气管插管的难度。尽管通常没有进行常规检查，但评估患者的快速颈前气道（front of neck airway，FONA）通路是有意义的。表 4.1 列出了已公布的困难 DL 和 VL、FMV、SGA 使用和 FONA 的预测因素，并在第 5 章中进行了更详细的回顾。从气道检查中收集到的信息应结合患者的病史、原麻醉记录，或困难气道数据库（如果有）进行综合分析。

有阻塞性气道病变的患者需要进行进一步的评估。常规检查无法看见的解剖特征，尤其是已知或疑似声门或声门上阻塞性病变可行术前鼻内镜进行评估。已知或疑似声门下病变需做进一步影像学检查，如 CT 或 MRI。鼻内镜检查和虚拟成像将在第 6 章中进行讨论。

临床医生必须记住，在全身麻醉期间，可能出现清醒气道无法预料的情况。

生理问题

在气道管理过程中，患者的许多生理问题可能会构成风险（表 4.2）。这些问题可能会改变预计的气道管理方法（如全身麻醉后的气管插管 vs. 清醒时的气管插管）；在其他情况下，气道管理方法可能不会改变，但可能需要关注额外的生理问题（如术前合并的低氧血症需要予以吸氧技术处理，并须在气道管理之前处理）。少数情况下，严重的生理功能紊乱可能需要推迟气道管理，以等待基础条件改善。

背景问题

背景问题与临床医生或组建的团队、环境或

表 4.1　气道管理困难的解剖学预测因素

直接喉镜检查困难的预测因素

- 张口受限
- 牙弓狭窄
- 下颌前突受限
- 甲颏距离短
- 下颌顺应性差
- 改良 Mallampati Ⅲ 级或Ⅳ级
- 头部和上颈部伸展有限
- 颈围增加
- 肥胖症
- 牙齿不整齐
- 面罩通气困难
- 使用直接喉镜检查的经验不足

可视喉镜检查困难的预测因素

- 张口受限
- 气道内有血液或胃内容物
- 下颌前突受限
- 甲颏距离短
- 颈部放疗史、颈部病变、颈部活动受限、颈部过粗或既往颈部手术史
- 肥胖症
- 改良 Mallampati Ⅲ 级或Ⅳ级
- 使用可视喉镜检查经验不足

面罩通气困难的预测因素

- 胡须或其他原因导致面罩密封问题
- 男性
- 无牙者
- 年龄 > 50 岁
- 下颌前突受限
- 改良 Mallampati Ⅲ 级或Ⅳ级
- BMI > 26 kg/m²
- 有鼾症或阻塞性睡眠呼吸暂停病史
- 颈部放射病史
- 插管困难

SGA 插入或使用困难的预测因素

- 张口受限
- 上呼吸道阻塞或扭曲的病变气道
- 固定的颈屈曲畸形
- 环状软骨受压
- BMI > 29 kg/m²

颈前气道插入困难的预测因素

- 女性
- 年龄 < 8 岁
- 粗颈
- 肥胖症
- 气管移位
- 覆盖的病变，如颈部放疗后或其他组织硬结
- 固定的颈屈曲畸形

BMI，体重指数

表 4.2　在气道管理过程中可能对患者造成风险的生理问题

- 饱胃
- 不耐受呼吸暂停：
  - 由于功能余气量减少或耗氧量增加，预测呼吸暂停导致快速氧合降低（例如，肥胖、败血症或孕妇）
  - 较大的每分通气量（例如，代偿性的代谢性酸中毒）
- 血流动力学不稳定：
  - 休克状态，包括低血容量和右心室衰竭

者患者因素有关（表 4.3），也可能影响如何选择最佳的气道管理技术。

用于气道评估的床边筛查工具因敏感度低且阳性预测值差而受到批评。这些研究大多只涉及困难的 DL 和 DL 辅助插管的预测因素，较少涉及 FMV。此外，困难的 VL、SGA 和 FONA 的预测证据也较少。无论敏感度如何，气道检查都可发现明显的解剖问题（如张口受限或固定的屈曲畸形.），最好通过清醒气道插管来处理。反过来处理，则是筛查出绝大部分容易处理的气道，剩下小部分就是意料之外的困难气道。尽管如此，这小部分意料之外的困难气道仍构成了所有困难气道的大多数。

即使气道检查后预测没有困难（或不能准确预测困难），进行气道检查也是一种重要的强制认知策略，使临床医生决定在遇到意料之外的困难气道时该如何处理。实际上，进行气道评估仍然是一种标准的做法。

决定如何管理预期的困难气道

困难预测的管理与选择

当患者的评估表明有可能出现困难气道时，临床医生必须决定如何最好地进行管理。概括地说，有以下几种选择：

1. 尽管预测会有困难，在全麻诱导后，在自主通气或呼吸暂停期间，仍可通过另外准备工作进行气道管理。
2. 进行清醒的气道管理时，可以通过鼻腔、口腔或颈前入路进行气道局部麻醉，必要时给予镇静剂。
3. 避免或推迟气道管理。

表 4.3　可能影响气道管理方法的背景问题

与主治医生或团队相关的问题

- 经验和技能：当预测有困难时，临床医生必须对所拟行的技术有足够的经验，方可达到满意的成功率。若无足够的经验，确保清醒患者的气道安全，并在此过程中保持患者的自主呼吸通畅，可能会更安全。
- 获得专业的帮助：当发现在保护气道方面可能存在技术困难时，患者发生呼吸暂停将会引起焦虑和压力。在此期间，如果有同事在旁协助，或在遇到重大困难时可以召唤附近的同事前来帮助处理，可以减轻这种压力。熟练的协助可以在技术上有所帮助。当预测有困难时，缺乏熟练的帮助可能会影响插管的决策，从而提高了清醒插管的可行性。

与环境相关的问题

- 设备：当预测有困难时，如缺少必要的设备来确保全麻快速诱导后插管，可能会提高清醒插管的可行性。

与患者相关的问题

- 患者合作：在某些情况下，尽管在评估了技术难度的解剖学预测因素后，清醒插管可能被认为是最安全的方法，但这可能由于缺乏患者的配合而被排除。
- 高危情况：与此类似，复苏期间的危急情况可能会妨碍清醒插管，因为需要迅速处理其他优先复苏事项

在预测困难时如何进行的决策

许多已发表的指南着重强调遇到无意识患者的困难气道管理。虽然很难提供一个成功预测困难气道的方法，但接下来的内容至少代表了一个思考过程。

当预测无技术困难时，通常在全麻诱导后进行气道管理。这对患者来说更加舒适（对临床医生亦然），并能提供最佳的管理条件，特别是应用了神经肌肉阻滞药的情况下。虽然在许多情况下，临床医生也会计划采用 SGA，但下面的讨论主要针对预测困难的喉镜检查和气管插管。

预测存在喉镜检查或气管插管困难时的全身麻醉

事实上，在许多患者中尽管预测到喉镜检查和插管困难的解剖学因素，但还是在全麻下进行气道管理。一般有两种情况：

1. 当预测 DL 或 VL 和插管存在中度困难，但全身麻醉期间的气道管理被认为安全时，可以选择全身麻醉。须经过慎重考虑，满足以下条件后才可行：
   - 预测喉镜 / 气管插管难度适中，此时临床医生使用常规的喉镜检查 / 插管技术并非不可行。如通过合理使用 DL 和探条或 VL（通常使用大拐角镜片）将有助于成功的气管插管。
   - 尝试两次插管仍未成功时，可采用后备手段（如 FMV、SGA 和 FONA）维持氧合，或作为最终的处理方案以确保成功。

   - 不存在显著的生理或环境预测因素，例如饱胃或可能的呼吸暂停不耐受。
   - 预测在可接受的尝试次数内成功，例如不超过 3 次尝试。如果预测的难度表明需诸多人力物力或需多次尝试，则提示需要清醒插管技术。
   - 如果遇到困难，临床医生须有应对方案，且在全麻诱导前已经向所有团队成员介绍了此方案。
   - 若需要，可以随时提供适当的帮助。
   - 特别注意所选方案的实施细节，特别是在气道管理过程中的预充氧合和呼吸暂停期间的氧合。

2. 尽管患者不配合使用优选的清醒技术或因紧急情况（如复苏）预测存在困难插管，但仍不可避免地需要进行全身麻醉。前一种情况在儿科患者中并不少见，但在成人患者中，只有在以下情况下才可实施：
   - 当时处理相对于延期处理可使患者更加受益。
   - 在可行的情况下，已经获得了患者或代理者的知情同意。
   - 制订了详细的计划，包括气管插管失败和供氧失败的计划。
   - 可获得实质性帮助。
   - 已进行简要说明。
   - 为紧急 FONA（eFONA）进行"两手准备"，并通过触诊或超声进行环甲膜的定位，同时配备必要的设备和人员，以便在需要时迅速开展程序。

在这两种情况下，全身麻醉的诱导都可以进行消除或维持自主通气。尽管这两种情况都有理论上的优势，但经过比较之后没有发现哪种方法具有绝对的优势：

- 全身麻醉，消除自主通气。静脉诱导全身麻醉与神经肌肉阻断药相结合，通常可以优化气道管理条件。因此，在患者在呼吸暂停期间，临床医师必须控制气体交换和气道通畅，以确保气道的安全。

- 全身麻醉，保持自主通气。这通常是通过挥发性麻醉药实现的，但也可使用全凭静脉麻醉技术，或用氯胺酮进行分离性麻醉来实现。理论上的好处是，患者可维持自主通气和合适的气体交换。然而，所有的挥发性麻醉药均以剂量依赖的方式削弱自主呼吸，导致了既不能维持气道的通畅，也不能避免胃内容物或血液的误吸。此外，患者的气道反射不一定被抑制，因此气道器械操作或分泌物可能会引发反流和喉痉挛等反应，尤其是在浅麻醉状态时。

预测存在喉镜检查或气管插管困难时的清醒技术

当气管插管被预测为非常困难时，清醒插管具有额外的安全性，因为患者在手术过程中保持气体交换、气道通畅，并防止吸入胃内容物、血液或分泌物。所有气道途径都可用于清醒气管插管。清醒的口腔或鼻腔插管最常借助气道表面麻醉进行。清醒的 FONA 是通过局部浸润麻醉来实现的。由于经常复合使用镇静剂，"清醒插管"这一术语有时会被误解。

临床医生对使用清醒气管插管的个人要求有所不同。虽然没有绝对的指征，但以下情况可能会降低采用清醒插管的限制：

1. 预计无法进行喉镜检查和气管插管时，尤其是使用临床医生采用的常规气管插管技术（通常是 DL 和 VL）。如果这些技术没有机会成功（如张口度极度受限，或严重的颈椎屈曲畸形），则清醒气管插管是有必要的，因为：
   - 不能使用常规有效和熟悉的技术。
   - 困难的解剖学预测因素重叠（如 DL 和 FMV 的预测因素），导致 DL 是不可能被

预测的，并且在后备阶段使用 FMV 或 SGA 也可能会困难重重。

2. 喉镜检查和气管插管预测是困难的（尽管并非不可能），而备用技术（如 FMV、SGA 和 FONA）也预测是困难的（图4.1）。在这种情况下，多次尝试可因备用技术失败和无法维持氧合而受到影响，因此增加了清醒气管插管的可行性。

3. 喉镜检查和气管插管预计会因生理和（或）环境风险因素而变得困难（尽管并非不可能）（图4.2）。即使仅预测到了中等技术难度，严重的生理或背景问题预测因素重合在一起，也会降低清醒气管插管的门槛。

4. 当预测存在气管插管困难，且在全身麻醉情况下可能安全进行管理时，若有保持或教授技能的需求，则可能需要采用清醒方法。当然，这需要得到患者的同意，并且所选择的技术应该最大程度上提升患者的舒适度。

5. 即使没有技术困难的解剖预测因素，有时使用清醒插管也能更安全地处理严重的生理紊乱问题（如明显的血流动力学不稳定或明显的呼吸暂停不耐受）。如果患者合作且时间允许，通常选择清醒的 VL 或 DL，辅之以局部麻醉和最低程度镇静。

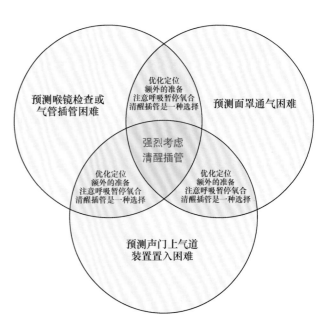

图 4.1 预测有一种以上的气道管理方式出现困难，就需要进行额外的准备和计划，如果可行，可以使用清醒气管插管

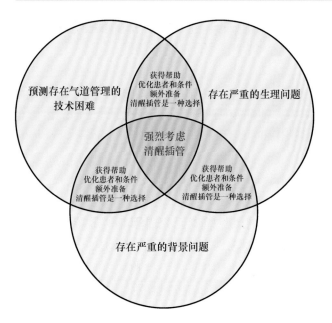

图 4.2 当气道管理的技术困难与重大的生理或背景问题相一致时，需要进行额外的准备和计划，如果可行，甚至包括使用清醒气管插管

6. 在某些部门公布的协议中，可能会强制要求针对某些预测的困难气道因素使用清醒插管。这解决了使用清醒插管技术门槛的差异问题，可能有助于减少意外的困难插管发生，并有助于保持整个团队的清醒插管水平。

预测喉镜检查或气管插管困难时的替代路径

当预测气管插管困难时，在进行风险评估后，可以考虑采用替代方法：

1. 使用局部或区域麻醉技术代替气管插管可能是安全的，其前提是：
   - 区域麻醉技术是可靠的，适用于计划中的手术。
   - 在手术切皮前评估阻滞效果是否确切。
   - 向团队介绍术中阻滞失败或其他并发症的处理预案。
   - 在后备计划需要时，术中能很好地管理患者的气道。

如果无法满足以上条件，则在手术切皮前确保气道通气会更安全。

2. 可以考虑使用 SGA 或 FMV 来避免预期的气管插管困难，但要注意：
   - 如果常用 SGA 来完成这种手术病例，那么这种方法（即使患者存在已知的或预

计的困难气道）通常是成功的。
   - 如果较少使用 SGA 来完成这种手术病例，为了避免困难气管插管而刻意选择 SGA，反而是危险的。

在这两种情况下，临床医生必须意识到，如果术中 SGA 发生故障，常规的气管插管作为备选预案可能难以实施，甚至无法实施，特别是术中体位不理想者。无论如何，在某些紧急情况下（如因胎儿窘迫而进行剖宫产的插管失败），使用 SGA 继续进行手术的获益可能超过风险。

3. 推迟气道管理，直到有其他医生前来协助或转移到资源更充足的地方。等待获得更好的设备和经验丰富的、更熟练的人员支援，可能会提高气道管理的安全性。在获得上述条件之前，临床医生必须权衡等待支援的益处与推迟气道管理的风险。

4. 推迟气道管理以处理患者的基础疾病，或完全避免进行气管插管。根据其疾病特点，无论病情管理水平如何，一些危重患者在气道管理过程中，都可能存在危急的生理失代偿风险（如药物对生理可预测的影响，正压通气伴右心衰竭或严重的低血容量等）。

5. 无气道管理的氧合。在高危病例中，如果时间、设备和技术允许，可在无需气道管理的情况下通过体外膜氧合（extracorporeal membrane oxygenation，ECMO）实现氧合。它曾经被认为是一种不寻常的选择，但随着其使用性、便携性和静脉系统应用方面的改进，它的可行性已较前提高。

预测存在困难气道时安全实施计划的方法

无论计划采用何种气道管理方法，其前提必须是可安全实施。这需要完善的患者、临床医生和设备准备工作，以及向整个团队沟通计划的策略。

患者体位的摆放

对于清醒插管的患者，坐位或半坐位是最理想的体位。在全身麻醉期间，患者一般是仰卧位，如无禁忌，则将耳郭与胸骨切迹对齐。病态肥胖患者可能需要用毯子或商用固定架来达到这个体位。在血液动力学允许的情况下，头高足低的仰卧位或

头后仰位可延缓呼吸暂停后发生的氧合降低情况。

处理对患者生理上的威胁

生理上的威胁和技术上的困难对患者来说可能同样危险，必须有方案进行处理。

- 不耐受呼吸暂停：
  - 操作前进行预充氧或者再次吸氧。
  - 气道管理中出现的呼吸暂停氧合情况（见第8章）。
- 避免误吸：
  - 在全身麻醉前，可给予患者胃肠减压和药物预防。将手术台调为头高足低仰卧位，并采用压迫环状软骨的快速诱导插管技术，此外确保负压吸引处于可用状态。
  - 采用清醒插管时，良好的气道局麻很重要，这可防止激活患者的咽喉反射，同时避免患者深度镇静。
- 血流动力学：
  - 适当的监测。
  - 良好的静脉通道，必要时进行输液。
  - 在诱导期间或诱导后立即给予血管活性药。
  - 在气道管理前，可能需要给予血管活性药。
  - 根据需要调整诱导药物的类型或剂量。

气道设备

当预测气管插管困难时，无论计划是清醒插管还是麻醉后插管的方法，主要和备用气道管理技术（包括插管失败和氧合失败）所需的设备都应在场，或经检查后处于待用状态。按照计划使用的顺序排列设备，如遇到气道困难，可以成为下一步操作的醒目提示。当遇到重大气道困难时，有另外的临床医生在场协助处理，可起到利于操作者解决管理技术问题、减轻认知负荷压力的作用，这个作用是难能可贵的。

安全须知

对于预测的困难，在操作前应向整个气道团队介绍和讨论，包括计划中的主要和备用技术（包括气管插管失败和氧合失败的计划）以及转换要点。除了指导预期的情况外，这能确保主治医生考虑预期的处理，亦确保制订预期外的后备方案。附带检查清单的"气管插管套件"可以帮助理顺并减少气管插管相关的不良事件（见第36章）。

全身麻醉诱导后规范的气道管理方法

所有临床医生都必须准备好处理那些在全麻诱导后遇到的困难气道，无论是意料之中的还是意料之外的，都要按照规范的方法去处理。尽管许多已发布的应对意外困难气道的指南所采用的算法看起来有所不同，但基本信息是相似的。

每次尝试插管都应尽可能避免插管失败。每一次尝试都应该注意患者和临床医生的体位有所不同，再选择最合适的方法去尝试喉镜检查，并在需要时使用辅助设备（如导管或探条）促进气管插管。首次尝试成功是最理想的，因为已发表的文献表明，尝试两次或以上的话，患者发病率会随着尝试的次数而增加。虽说大多数此类数据来自手术室外的病例，但指导原则也适用于手术患者。尽量减少尝试，避免多次插管对咽部和喉部脆弱部位不必要的创伤。一般来说，使用一种技术失败之后应换成另外的技术或设备，最好能解决前一次尝试中遇到的困难问题。在尝试失败后，只有在患者氧合正常的情况下，才能进一步尝试气管插管。

主要方法失败

气道管理的主要方法包括使用气管插管、SGA或FMV。FMV失败后通常会改为使用SGA或气管插管，而使用SGA失败后则会改为气管插管或FMV（图4.3）。FMV和SGA的失败分别在第12章和第13章中进一步讨论。

直接喉镜辅助下的气管插管困难或失败

使用DL进行气管插管困难通常是由未能观察到声门或周围的情况造成的。这是由于术前喉镜检查失败，或瘫痪患者虽然体位正确但无法配合检查，导致临床医生无法通过DL直视患者的喉部结构（见第14章）。标准技术包括摆放患者体位，将弯曲的DL喉镜片完全放入会厌谷，使镜片接合其下的舌骨会厌韧带，沿喉镜柄的长轴方向提起。喉部的外部操作手法、抬高头部或使用直/弯曲喉镜片直接提起会厌也可能有所帮助。当只看到喉部后端或会厌时（即改良Cormack-Lehane分级2b级或3a级），使用探条有利于提高DL插管的成功率。

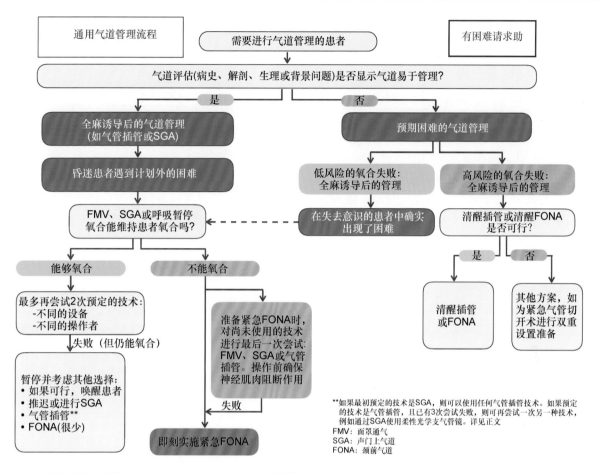

图 4.3　一种常见的气道算法，用于处理失去意识患者中遇到的气道困难以及预期的气道困难管理（Adapted with permission from Law JA et al. The difficult airway with recommendations for management-Part 1-Difficult tracheal intubation encountered in an unconscious/induced patient. Canadian Journal of Anesthesia 2013；60：1089-1118，and Law JA et al. The difficult airway with recommendations for management-Part 2-The anticipated difficult airway. Canadian Journal of Anesthesia 2013；60：1119-1138.）

可视喉镜辅助下的气管插管困难或失败

VL 已被纳入最近的相关气道管理指南，它通常能比 DL 更好地观察喉部，特别是在使用广角镜片时。使用大拐角的 VL 需要使用弯曲的气道导入器（通常是一根管芯），按照弯曲的镜片外形来进行气管导管的塑形。部分观点认为镜片在靠近口咽的位置可以获得更近的视野，从而看到更大、更深入的喉部画面。使用 VL 时插管失败通常是由于放置失败而非看不到喉部，如果操作水平欠佳，会更容易出现问题。

困难或失败的声门上气道放置处理

SGA 放置后通气失败可能是该气道装置型号不合适，气道定位不良，气囊充气失败，会厌下折，甚至是喉痉挛。如果此时患者氧饱和度正常，纠正手段有：逐步取出装置后，通过"上-下"

（up-down）手法解除会厌下折，重新置入或更换 SGA 的型号或类型。与气管插管一样，尝试放置 SGA 的次数应该是有限制的，尽管有合理的证据支持尝试更换 SGA 的型号或类型。如果 SGA 已建立且在通气的过程中出现困难或失败，应通过气管插管（无论是否采用 FMV 干预）进行治疗。

困难或失败的面罩通气处理

虽然在气道管理教学培训中没有经常强调，但有效的 FMV 对于困难气道的规范管理至关重要。在许多指南的算法中，使用 FMV 进行氧合的成功与否决定了后续操作方案。有效的 FMV 可通过胸廓起伏和呼气末二氧化碳波形监测来判断。困难或无法维持的 FMV 可以通过口咽通气道、双手扣面罩、抬起下颌、头尽量后仰（如无禁忌）和持续气道正压通气来处理。如果应用 FMV，应减轻或释放对环状软骨的压迫，并排除阻塞异物的存在。尤其在儿童中，在困难的面罩通气导致胃部充气后，胃减压可能有助于面罩通气。随着神经肌肉阻滞的应用，FMV 操作起来会更容易。

多次尝试后气管插管失败

一般而言，气管插管最多尝试 3 次后仍未成功，特别是使用了两种完全不同的设备（如 DL 和大拐角 VL）时，表明需要口头宣布"插管失败"。只要患者的氧合仍然可容易地通过 FMV 或 SGA 维持，操作者可以为下一步制订从容的计划。多数已发表的气道指南支持以这种方式限制初次插管尝试，以避免多次徒劳和潜在有害的插管尝试，尤其是重复使用同一设备操作时。

在当今的临床实践中，气管插管最多 3 次仍未成功是不常见的，应视为严重困难气道情况。一旦出现此情况，操作者应立即向他人求助。

一旦确定插管失败，部分指南建议将 SGA 置入作为下一步操作，而另一些指南则将 SGA 置入作为临时选择。无论如何，在插管失败的情况下，只要氧合不受影响，大多数指南都支持"停下来想想"式的思考，并包括一系列后续操作的建议（图4.3）。可选方案有：

1. 让患者从全身麻醉中苏醒过来。虽然尚未有公布的研究表明这种处理方法是有益的，但已发表的指南普遍支持该做法。一旦苏醒过来，患者可以选择推迟手术，或立即接受清醒气管插管，局部麻醉，或接受FONA（极少数情况下）。有以下几点注意事项：

   - 大多数危重症患者不适合唤醒。
   - 一旦神经肌肉阻滞药作用消退或逆转，如果其他麻醉药仍起作用，自主通气未必能恢复。
   - 严重的低氧饱和度可能妨碍患者恢复意识或自主通气。

2. 放置 SGA 之后可以执行以下操作：

   - 患者可以在留置 SGA 的情况下从全身麻醉中苏醒。
   - 气管插管失败后，替换为 SGA 通气继续进行手术，只有在极少数情况下才需要这样做。NAP4 报告明确指出，这样做可能与显著的发病率相关。因此，需要术前谨慎进行风险-获益评估，并针对术中

SGA 通气失败制订计划。

   - SGA 可用于临时处理，直至有人员过来协助或更换其他设备，再尝试进行气管插管。
   - 经 SGA 进行气管插管（见下文）。

3. 再次尝试气管插管，需注意：

   - 必须稳定氧供，且必须考虑全局问题，如镇静催眠状态的维持，最合适的神经肌肉阻滞效果和避免胃内容物的反流误吸。
   - 再次尝试气管插管时，所采用的替代技术都应与那些已经失败的技术不同，可以理想地解决由困难解剖或设备限制导致的失败问题，并且有较高的成功率，而不加重气道的损伤。
   - 只有在具备必要设备和专业技能的情况下，才能进行进一步的尝试。单独或联合其他设备来使用使用柔性光学支气管镜（flexible optical bronchoscope，FOB）可能是有益的。
     - 通过 SGA 进行 FOB 插管：有几种类型的 SGA 有足够宽的气道管以容纳气管导管（例如 i-gel、Ambu Aura-i 或 AuraGain）。将润滑良好的气管导管置入 SGA 中，并以 FOB 引导气管导管沿着喉部进入患者气管。然后通过 FOB 确定气管导管位置并固定好气管导管，再移除 FOB 和 SGA。对于口径较窄的 SGA（例如 cLMA 和 PLMA），将 Aintree 插管导管（Aintree intubation catheter，AIC）（Cook Medical LLC，Bloomington，IN）安装在纤细的 FOB（最大外径 4 mm）上，并将导管组合通过 SGA 进入气管。将气管导管连接到 AIC 之前，先退出 FOB 和 SGA。所有的技术都依赖于 SGA 被准确放置在喉部入口，但在管理困难气道的患者时往往不是这样。
     - FOB 联合 VL 插管：这种联合插管法需要两名临床医生及两种设备协同工作，这是一种非常成功的技术，在第19 章中有描述。
     - FOB 本身：在麻醉患者中，这通常需要协助建立一个通畅的腔道，以便推

进 FOB。另一人可托起下颌或向前轻柔牵引患者的舌头，也可使用插管口腔气道。

4. 虽然这种情况很少发生，但在仍然氧合良好的患者中，若气管插管失败，可以选用 FONA。这可能不是择期手术的正确选择，但可能适用于急诊手术或复苏情况下。

氧合失败："无法插管，无法氧合"的情况

尽管对 FMV、SGA 放置和气管插管进行了充分尝试，但仍未能给呼吸暂停患者供氧（或通气），即为"无法插管，无法氧合"（Cannot Intubate，Cannot Oxygenate，CICO）。遇到 CICO 的默认策略是尽快进行 FONA。对于 FONA 在 CICO 中的定位和技术建议各不相同，将在第 20 章中详细讨论。简而言之，大多数指南建议通过环甲膜入路，用手术刀为成人患者进行环甲膜切开术。在紧急情况下，环甲膜穿刺术联合高频通气成功与否影响了 CICO 状态患者的并发症发生率。

尽管许多指南主张在 CICO 情况下进行最后一次 FMV 或 SGA 置入尝试，但指导原则是在仍然有生命体征的患者身上及时使用 FONA。因此，SGA 放置或 FMV 作为"最后一搏"的尝试时，应和 FONA 同时进行准备，从而不延误 FONA 的快速开展。也就是说，在执行 FONA 之前，应该尝试进行 SGA。如果尚未给药或药效消失，应及时给予神经肌肉阻滞剂。

由于 FONA 的开展往往为时已晚，无法将患者从脑损伤或死亡中拯救出来，因此，最近的一些指南支持在无意识的患者中遇到气道管理困难时采用"时刻准备"原则。因此，如果第一种主要技术尝试（如气管插管）不成功，应主动求助；如果可行，也应考虑唤醒患者。但如果第二种技术尝试（例如 FMV）也失败了，则立即获取进行 FONA 的设备，并向气道管理团队简要汇报可能迫在眉睫的 FONA 需求。第三种气道管理方式的失败（例如使用 SGA）将触发 CICO 情况和宣布 FONA 的发生。

成功施行紧急 FONA 之后，给予患者充分氧合后，可以从容地尝试经口或经鼻气管插管。术后允许患者完全清醒后拔管，或如果预计患者需要长期的 FONA，则请外科会诊，以评估是否需要将环甲膜切开术转为气管切开术。

困难气道患者的拔管

针对气道相关发病率开展的大规模研究的结果一致，即多达 1/4 的事件与拔管或气管导管交换相关。特别原本是困难气管插管或现在考虑拔管困难时，拔管必须非常小心。考虑再次插管有风险的患者，可在拔管前把气道交换导管置入气管内，使气道可在需要时快速重建。第 21 章详细探讨了这一主题。

结论

一个规范又循序渐进的气道管理规划是必不可少的。气道规划应兼顾预期和未预期困难气道的管理。在气道管理之前对患者进行评估，包括解剖、生理和背景问题的评估，从而识别潜在的困难情况以及预期没有困难的患者，将有助于确保患者的安全。未预期困难气道可能是最常见的气道困难情况（因为大多数床旁气道筛查工具敏感度低），所以适当的准备对每次气道干预至关重要。有效的气道管理取决于以往对各种技术和设备的操作经验、设备的可用性、团队合作沟通，以及遵守指南或本土标准化协议。

延伸阅读

Amathieu R, Combes X, Abdi W, et al. (2011). An algorithm for difficult airway management, modified for modern optical devices (Airtraq laryngoscope; LMA CTrach): a 2-year prospective validation in patients for elective abdominal, gynecologic, and thyroid surgery. *Anesthesiology*, 114(1), 25–33.

ANZCA. (2016). *Guidelines for the Management of Evolving Airway Obstruction: Transition to the Can't Intubate Can't Oxygenate Emergency* [cited 2018 January 22]. Available at: http://www.anzca.edu.au/getattachment/resources/profes sional-documents/ps61_guideline_airway_cogniti ve_aid_2016.pdf.

Apfelbaum JL, Hagberg CA, Caplan RA, et al. (2013). Practice guidelines for management of the difficult airway: an updated report by the American Society of Anesthesiologists Task Force on Management of the Difficult Airway. *Anesthesiology*, 118(2), 251–270.

Chrimes N. (2016). The Vortex: a universal 'high-acuity implementation tool' for emergency airway management. *British Journal of Anaesthesia*, 117(Suppl 1), i20–i27.

Cook TM, Woodall N, Frerk C; Fourth National Audit Project. (2011). Major complications of airway management in the UK: results of the Fourth National Audit Project of the Royal College of Anaesthetists and the Difficult Airway Society. Part 1: anaesthesia. *British Journal of Anaesthesia*, **106**(5), 617–631.

Cook TM, Woodall N, Harper J, Benger J; Fourth National Audit Project. (2011). Major complications of airway management in the UK: results of the Fourth National Audit Project of the Royal College of Anaesthetists and the Difficult Airway Society. Part 2: intensive care and emergency departments. *British Journal of Anaesthesia*, **106**(5), 632–642.

Duggan LV, Ballantyne Scott B, Law JA, Morris IR, Murphy MF, Griesdale DE. (2016). Transtracheal jet ventilation in the 'can't intubate can't oxygenate' emergency: a systematic review. *British Journal of Anaesthesia*, 117(Suppl 1), i28–i38.

Frerk C, Mitchell VS, McNarry AF, et al. (2015). Difficult Airway Society 2015 guidelines for management of unanticipated difficult intubation in adults. *British Journal of Anaesthesia*, **115**(6), 827–848.

Heidegger T, Hagberg CA. (2018). Algorithms for management of the difficult airway. In: Hagberg CA, Artime CA, Aziz MF (Eds.), *Hagberg and Benumof's Airway Management*. 4th ed. Philadelphia: Elsevier. pp. 203–214.

Heidegger T, Schnider TW. (2017). 'Awake' or 'sedated': safe flexible bronchoscopic intubation of the difficult airway. *Anesthesia & Analgesia*, **124**(3), 996–997.

Heidegger T, Gerig HJ, Ulrich B, Kreienbuhl G. (2001). Validation of a simple algorithm for tracheal intubation: daily practice is the key to success in emergencies – an analysis of 13,248 intubations. *Anesthesia & Analgesia*, **92**(2), 517–522.

Law JA, Broemling N, Cooper RM, et al. (2013). The difficult airway with recommendations for management – part 1 – difficult tracheal intubation encountered in an unconscious/ induced patient. *Canadian Journal of Anaesthesia*, **60**(11), 1089–1118.

Mosier JM, Joshi R, Hypes C, Pacheco G, Valenzuela T, Sakles JC. (2015). The physiologically difficult airway. *The Western Journal of Emergency Medicine*, **16**(7), 1109–1117.

Norskov AK, Rosenstock CV, Wetterslev J, Astrup G, Afshari A, Lundstrom LH. (2015). Diagnostic accuracy of anaesthesiologists' prediction of difficult airway management in daily clinical practice: a cohort study of 188 064 patients registered in the Danish Anaesthesia Database. *Anaesthesia*, **70**(3), 272–281.

Piepho T, Cavus E, Noppens R, et al. (2015). S1 guidelines on airway management: Guideline of the German Society of Anesthesiology and Intensive Care Medicine. *Anaesthesist*, **64**(Suppl 1), 27–40.

Rosenblatt W, Ianus AI, Sukhupragarn W, Fickenscher A, Sasaki C. (2011). Preoperative endoscopic airway examination (PEAE) provides superior airway information and may reduce the use of unnecessary awake intubation. *Anesthesia & Analgesia*, **112**(3), 602–607.

第 5 章

麻醉前气道评估

Carin A. Hagberg，Gang Zheng，Pierre Diemunsch

陈磊　译　张灿洲　黄玉侥　校

概述

根据世界多数麻醉学会的建议，麻醉前气道评估对于所有接受麻醉的患者至关重要。充分的气道评估为制订气道管理策略提供了基础信息。传统的气道评估侧重于患者的气道特征，以对困难气道的危险因素进行分层，其中直接喉镜检查和插管、声门上气道（SGA）的放置及面罩通气的成功是具有挑战性的。气道评估的主要目标是确保识别潜在问题并充分准备安全措施。随着技术的进步，更多先进的气道工具和技术不断添加到工具箱中，例如经鼻高流量湿化氧气和各种视频辅助气管插管工具及其相应的附件。这些新工具正在拓宽我们的认知并推进气道管理方法。气道评估也应反映这些变化，风险分层策略应侧重于使用现有的先进气道工具和技术的临床可行性及其相应的失败风险因素。在实践中，气道管理的失败往往是多种错误复合加剧的结果。因此，评估人为因素的影响，包括环境、团队和人员对气道管理的影响，应该是一种常规做法，本章也将对此进行讨论。

常规气道评估策略

常规的气道评估包括回顾患者病史、诊断影像和床边交互式气道检查。这些评估旨在评估直接或可视喉镜检查和气管插管、SGA 置入、面罩通气困难，以及肺误吸风险增加、呼吸暂停不耐受和肺部供氧障碍的潜在风险。框 5.1 列出了麻醉前气道评估的推荐项目。

病史

应评估患者病史的潜在危险因素。与困难气道相关的临床状况可能源自面部和上呼吸消化道先天性异常、气道病变（例如头颈部创伤、气道感

染、肿瘤或获得性气道缺陷）和慢性疾病。

先天性疾病

在麻醉儿科诊所，通常可以看到患有先天性综合征并伴有气道管理困难的儿童。在这些综合征患者中发现的与气道管理困难相关的一些常见临床特征包括：因 Klippel-Feil 综合征行颈椎融合致颈椎活动受限及短缩，患 Pierre Robin 综合征和 Treacher Collins 综合征出现下颌发育不良导致的巨舌症和舌后坠，Beckwith-Wiedemann 综合征和 Goldenhar 综合征引起的巨舌症和张口受限。唐氏综合征（21 三体综合征）与多种气道问题有关，包括巨舌症、短颈和寰枢椎不稳定。同一患者可能同时存在多种畸形特征。评估困难气道是基于异常情况及其对气道管理的影响。然而，对于呼吸道异常的患者，例如 Hurler 综合征中的黏多糖贮积症和唐氏综合征中的声门下狭窄，困难气道的预测主要基于既往诊断、气道阻塞史（如明显的睡眠呼吸暂停）或床边内镜检查结果。

气道病理学

在头颈部患者中可以看到与既往手术及获得性组织缺陷相关的各种气道病变。这些患者的气道管理面临的主要挑战是气流阻塞、插管路径或

气道解剖结构变化。如果疾病进展，患者以前的气道病史不太可能有提示作用。此外，由于疾病部位不同，常规的气道评估在评估疾病对气道的影响时可能并不可靠。对于口腔或口咽部有疾病的患者，直接目视检查通常足以制订管理计划。对于深部气道病变的患者，床旁内镜检查（见第 6 章）和查阅影像学检查是必不可少的。评估头颈部病变患者的气道需要特别的注意事项和方法。这方面的一个例子是头颈部病变患者的新 TRS 评分。在该系统中，用肿瘤、放射和手术（Tumour, Radiation and Surgery，TRS）三个组成部分评估气道，每个组成部分的等级为 0 ～ 2，分别反映肿瘤、放射治疗和手术对气道管理的轻微、中等和严重影响（表 5.1）。累积分数不仅表明气道管理的潜在困难，而且作者还将其作为"气道超时"工具，供整个团队在管理气道之前执行。

CT 是头颈部手术患者最常用的成像方式。CT 扫描的结果用于描述病理的范围以及它如何影响气道。由于疾病对气道的影响可能是不对称的，应始终检查所有三个平面（横断面、冠状面和矢状面）的一系列图像。除了各种气道病变外，对气道基本正常的患者，扁桃体（尤其是舌扁桃体）、鼻咽间隙和下咽体积可以通过 CT 成像进行评估。肥大的舌扁桃体在下咽腔产生占位效应，因此增加了喉镜检查和声门可视化的难度（图 5.1a ～ c）。

然而，由于 CT 成像在空间分辨率上的限制、成像方法的变化，以及图像采集时呼吸周期相位的变化，不能依靠 CT 成像来准确测量气道的口径和充分估计各个解剖部位的组织水肿程度。

与困难气道相关的全身状况

气道管理可能会因慢性疾病的影响而变得复杂。特别相关的三种疾病是类风湿关节炎、强直性

脊柱炎和阻塞性睡眠呼吸暂停。

类风湿关节炎的特征是关节的破坏性炎症，主要影响小关节。颞下颌关节和（或）环杓关节及颈椎的受累可能对气道管理产生重大影响。在类风湿关节炎患者中，寰枢关节可能受到横韧带松弛和齿突病变的影响。

尽管多达 40% 的类风湿关节炎患者存在寰枢关节半脱位的影像学证据，但临床综合征并不常见。四种寰枢椎半脱位亚型已有描述：前方、后方、垂直和侧方移位，最常见的是前方。当存在半脱位时，在气道管理期间颈部活动应降至最小。然而，颈部活动范围因亚型而异。表 5.2 总结了寰枢椎半脱位的一些临床特征。常规术前 X 线检查以排除颈关节半脱位是有争议的。

关于类风湿关节炎全面颈部状况的评估，影像学检查结果与临床症状或伤害风险之间的相关性较差，因此价值有限。严谨的临床评估是安全护理的基石。

环杓类风湿关节炎患者可出现呼吸困难和声音嘶哑，因局部组织水肿或环杓关节僵硬导致气管导管通过困难。用力插入气管导管可能导致杓状软骨脱位。床边内镜检查对于验证气道状况很重要。当涉及颞下颌关节时，有限的张口限制了普通或可视喉镜检查的能力。

强直性脊柱炎是一种以疼痛为症状的慢性炎症性关节炎，影响脊柱和骶髂关节，可导致脊柱融合。发病高峰年龄为 20 ～ 30 岁，在男性中更为普遍。强直性脊柱炎对气道管理的影响主要是由于颈椎活动范围受限。此外，10% 的患者开口受限。强直性脊柱炎的诊断依赖于临床查体和放射学检查。然而，床边气道评估通常会提供足够的信息来制订气道管理策略。

阻塞性睡眠呼吸暂停（obstructive sleep apnoea，

表 5.1 头颈部肿瘤患者 TRS 气道评估工具

分数	T（肿瘤）	R（放射治疗）	S（手术）
0	小肿瘤无呼吸道症状	轻微的皮肤变化，无颈部活动限制	不涉及气道的简单颈部手术
1	口咽部大肿瘤，呼吸困难但无喘鸣	皮肤变色和增厚，无颈部活动障碍	上呼吸道小手术，无需重建手术
2	巨大的喉部肿瘤导致喘鸣	急性或慢性放射相关并发症，包括毛囊性丘疹、皮炎、皮肤脱落和水肿，或组织纤维化，丧失活动能力或解剖标志	广泛的上呼吸道切除，并使用各种皮瓣进行复杂重建

Modified from Truong A et al.，2018.

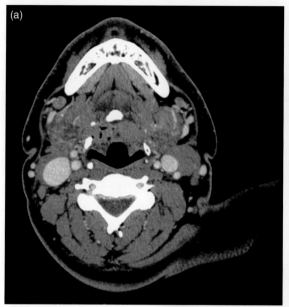
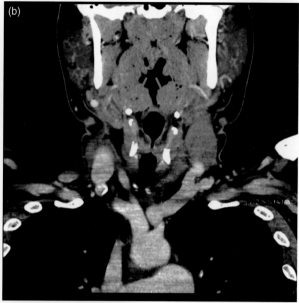
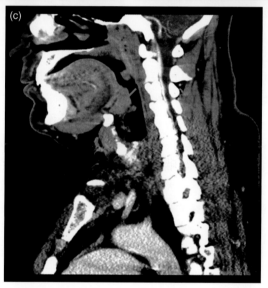

图 5.1　（a～c）气道解剖大体正常患者的气道 CT 成像。箭头显示横断面（a）、冠状面（b）和矢状面（c）中明显肥大的舌扁桃体

表 5.2　寰枢椎半脱位亚型

亚型	患病率（%）	变化	X 线表现	预防
前方	80%	C1 在 C2 上向前移位。横韧带 / 齿突尖韧带破坏	齿突与寰椎弓之间的间隙＞3 mm	避免屈曲
后方	5%	C1 在 C2 上向后移位。齿突破坏	从侧屈角度看齿突缺失	避免伸展
垂直	10%～20%	齿突通过枕骨大孔移位。C1 侧块破坏	侧视图上 McGregor 线上方齿突移位＞4.5 mm	避免伸展
侧方 / 旋转	5%～10%	C1 从 C2 横向或旋转移位	张口齿状面视图上 C1/C2 错位＞2 mm	—

OSA）是一种常见且诊断不足的睡眠障碍。男性、高龄、肥胖、饮酒和颅面畸形被认为是易感因素。随着老年人口的增加，未确诊 OSA 的患者人数也在大幅增加；多达 90% 的中度至重度 OSA 患者未被诊断出来。通过多导睡眠图可作出明确诊断。疾病的严重程度通过使用呼吸暂停低通气指数进行分层来确定。不建议进行 OSA 的常规术前检查。与多导睡眠图相比，包括柏林、STOP-Bang 和 STOP

问卷以及 Epworth 嗜睡量表在内的几种工具在诊断 OSA 方面的准确性已得到评估：总体而言，这是次优的。在所有筛查工具中，STOP-Bang 问卷是术前筛查最有效和最为广泛接受的工具（表 5.3）。

对有 OSA 风险的患者的风险评估应侧重于阻碍气道管理的因素、外科手术对气道管理的影响以及气道管理的可用性资源。

气道检查

常规气道检查包括面部结构的外部整体评估和床边查体评估。

外部整体评估包括面部的大体解剖结构、鼻孔的通畅性、上切牙的长度以及上颌牙齿是否位于下颌牙齿之前。床边查体测量气道仪器放置的空间可利用率和可行性。评估测试或工具的选择由麻醉医师决定。Mallampati 分级、张口度评估、甲颏距离测量和颈部活动性评估是最常见的床边查体。

张口度是选择插管技术和气道管理工具的最相关信息之一。它测量全张口时的最大切牙间距离。应以厘米为单位进行测量，但在实践中，考官的手指可以测量 "手指宽度张口" 值。

Mallampati 分级最初于 1985 年提出。该 3 分制主要用于通过直视观查口鼻柱、悬雍垂和软腭估测舌体积与口腔和口咽容积的比例。1987 年，通过增加硬腭可视化作为最高级别，将其修改为四分分级。这种修改后的系统称为改良 Mallampati 分级或 Samsoon 和 Young 改良 Mallappati 分级。测量 Mallampati 分级时，患者应直立，面向检查者，最大程度张口，舌头突出。

甲颏距离（thyromental distance，TMD）用于估计下颌骨底的大小。该测量的重要性在于评估直接喉镜检查期间允许舌位移的下颌空间。测量时，指示患者闭上嘴并完全伸展颈部，以读取下颌和甲状腺切迹顶部之间的最大距离。在实践中，大多数医生通过手指宽度测量距离。由于检查人员手指的大小不同，记录的测量结果的准确性往往令人怀疑。

胸骨下颏距离（sternomental distance，SMD）测量下颌与胸骨切迹上缘之间的距离。测量时，指示患者闭上嘴并完全伸展颈部。该测量的主要目的是检查颈部伸展的能力，因此，其临床应用与评估颈部活动范围部分重叠。实际上，SMD 的测量比颈部活动范围的评估要少。

下颌前突试验用于评估颞下颌关节的功能。它用于评估在进行喉镜检查时向前提升下颌骨的容易程度。检查时，指示患者将下牙置于上牙之前，或尽可能高地用下牙来咬合上唇。不能这样做表明颞下颌关节的功能降低。下颌骨活动性差提示直接喉镜检查困难。

颈部活动范围是通过下颌接触胸部的能力来测量颈部屈曲，通过测量下颌（嘴自然张开）和水平表面（如地面）之间的角度来测量颈部伸展。在实践中，该检查通常由检查者的主观判断完成。

一般来说，床边气道评估测试具有低灵敏度、高变异性和中等特异性。测试的准确性和可靠性通常取决于患者的努力和合作。应强调多次床边查体的应用。表 5.4 中列出了常用的常规气道评估工具和推荐的相应值。

从 NAP4 研究中吸取的一个重要教训是，麻醉医师在建立紧急颈前气道（eFONA）时出现延迟和高失败率。在麻醉实践中，执行 eFONA 的不情愿和缺乏经验是普遍存在的问题。然而，环甲膜的评估传统上不包括在常规气道评估中。临床经验和研究表明，无法通过触诊识别环甲膜是一个常见问题。在实践中，尽管这是最后一项措施，但在

表 5.3　评估阻塞性睡眠呼吸暂停的 STOP-Bang 问卷和评分

测量	问题	分数	
		否	是
STOP			
打鼾	打鼾声音是否很大？	0	1
疲劳	是否经常感到疲劳、疲倦，或在白天睡觉？	0	1
观察	是否有人观察到你睡觉时停止呼吸或喘息？	0	1
压力	是否患有或正在治疗高血压？	0	1
BANG			
体重指数	BMI 是否大于 35 kg/m²	0	1
年龄	年龄是否大于等于 50 岁	0	1
脖子	颈围	0	1
	男性＞ 43 cm		
	女性＞ 40 cm*		
性别	是否为男性	0	1

BMI，体重指数。

总分：5 ～ 8 ＝阻塞性睡眠呼吸暂停高风险，3 ～ 4 ＝中等风险，0 ～ 2 ＝低风险

* 译者注：原文为女性＞ 4 cm，应为女性＞ 40 cm

表 5.4　常规气道评估的组成部分

组成部分的评估	评估结果	价值的意义
张口度	≥4 cm 或 3 指宽	张口受限可能预示着喉镜检查困难
改良 Mallampati 分级	Ⅰ级：可见咽腭弓、悬雍垂和软腭 Ⅱ级：可见悬雍垂和软腭 Ⅲ级：可见软腭和悬雍垂根部 Ⅳ级：仅硬腭可见	Ⅲ级或Ⅳ级提示喉镜下声门开口暴露的难度增加
甲颏距离	≥6 cm 或 3 指宽	<6 cm 被认为是一个较短的甲颏距离，表明直接喉镜检查难度增加
胸骨下颏距离	≥12.5 cm	<12 cm 被认为是短胸骨距离，可能提示颈部伸展程度降低
下颌前突	易于进行下颌前突或咬上唇	在直接喉镜检查中，不能向前突出增加了向前提升下颌骨困难的风险
颈部活动范围	从 35° 正常的寰枕伸展	颈部伸展受限与声门开口可视化困难相关

气道管理中，执行 eFONA 应被视为常规操作，因此，对潜在进入路径的评估也应是常规操作。在这一实践领域，超声发挥了重要作用（见第 7 章）。

随着超声技术的进步，上气道超声已用于麻醉前识别环甲膜，评估解剖变异、气道创伤和气道病理。因为它可以作为一种床旁护理（point-of-care）设备使用，所以超声可以进行床边气道评估，并促进气道管理。气道超声作为气道评估和风险分层的一种模式的潜力可能在未来 10 年内得到发展。第 7 章介绍了超声在气道管理中的细节。

新的气道评估技术

常规的气道评估方法可以通过新的工具和技术进行提升。计算机辅助气道分析，包括根据患者 CT 或 MRI 数据重建的数字三维模型或三维打印模型，已用于手术计划和气道分析。这些模型提供了现场测量结构的便利，并使临床医生能够分析复杂气道患者的面部和气道特征。它们甚至可能使拟议气道技术的体外实践成为可能。这些技术是非侵入性的，能够对（静态）气道进行全面评估，并且只需要极少的患者准备。与需要放射学专家进行解释的 CT 或 MRI 研究相比，三维气道模型易于理解，易于用于规划已有气道病理的患者的管理策略，并可用于教学、研究和患者教育。

锥形束计算机断层扫描（CBCT）正在为评估气道解剖、力学和病理学的可视化提供帮助。上气道长期阻塞通常会改变呼吸模式并改变颅面结构，导致 OSA、通气困难和气道器械管理困难。这种解剖学变化包括上颌弓狭窄、反咬、下颌生长旋转和下颌后缩。CBCT 可用于自动或半自动重建整个或部分气道，并评估气道异常和阻塞的机制。

虚拟内镜检查涉及使用数字技术重建患者气道的虚拟模型。与 3D 打印一样，它可以用来创建一个模型，在该模型中，临床医生可以进行虚拟"飞越"（fly through）并练习可能用于临床实践的气道技术。第 6 章介绍了虚拟内镜检查。

气道评估的未来方向

新的气道管理技术和工具不断涌现。可视喉镜，包括与其他技术的结合，为以前无法控制的情况提供了解决方案。高流量鼻氧合使我们能够延长呼吸暂停期间的氧合时间，以进行简短的外科手术，避免了气管插管或喷射通气的需要（见第 8 章）。Tritube 和 Ventrain（Ventinova，Eindhoven，荷兰）（第 18 章）可以通过口径非常小的气管导管对气道严重狭窄的患者进行控制通气。这些新设备正在扩展我们在管理复杂气道方面的方法，并为因先前手术、气道创伤或癌症而导致获得性气道缺陷的患者提供新的解决方案，这些患者以前对于麻醉医师和外科医生是一项挑战。这种技术及其发展需要整合到我们的气道评估策略中。

旨在促进通信和信息共享的应用软件也将在改进气道评估和管理方面发挥作用。气道管理失败导致患者预后不良总是由复合错误造成。共享气道信息的传统方式依赖于患者报告或"困难气道信函"，通常很少或根本没有提供帮助理解困难的机制。先进的信息跟踪系统（具有适当的数据保护机制）在麻醉前气道评估方面具有巨大潜力。这样的系统可以使医生共享或交换关键信息，例如治疗历史、成像、气道模型和多媒体记录，例如来自先前内镜评估或气管插管的气道仪器视频剪辑。

总结

气道评估的主要目标是确保识别潜在问题并充分准备安全措施。常规气道检查强调患者的气道特征，然而，气道管理的失败往往是综合多种错误的累积结果。常规的气道管理方法一直在发展，与此同时，重要的是要测试可用于评估的新技术，并在适当的情况下将其整合到气道评估中，以反映这一进展。

延伸阅读

Alsufyani NA, Flores-Mir C, Major PW. (2012). Three-dimensional segmentation of the upper airway using cone beam CT: a systematic review. *DentoMaxilloFacial Radiology*, **41**, 276–284.

American Society of Anesthesiologists Task Force on Perioperative Management of Patients with Obstructive Sleep Apnea. (2014). Practice guidelines for the perioperative management of patients with obstructive sleep apnea: an updated report by the American Society of Anesthesiologists Task Force on Perioperative Management of Patients with Obstructive Sleep Apnea. *Anesthesiology*, **120**, 268–286.

Anderson J, Klock Jr AP. (2018). Airway assessment and prediction of the difficult airway. In: Hagberg CA, Artime CA, Aziz MF (Eds.), *Hagberg and Benumof's Airway Management*. 4th ed. Philadelphia: Elsevier. pp. 185–196.

Bradley P, Chapman G, Greenland K. (2016). Part 2. The traditional approach to normal and difficult airway assessment. In: Bradley P, Chapman G, Crooke B, Greenland K, *Airway Assessment*. ANZCA. Available at: www.anzca.edu.au/documents/pu-airway-assessment-2016 0916v1.pdf (Accessed 2 March 2019).

Chrimes N. (2016). The Vortex: a universal 'high-acuity implementation tool' for emergency airway management. *British Journal of Anaesthesia*, **117** (Suppl 1), i20–i27.

Chung F, Abdullah HR, Liao P. (2016). STOP-Bang questionnaire: a practical approach to screen for obstructive sleep apnea. *Chest*, **149**, 631–638.

Cook TM, Woodall N, Harper J, Benger J. (2011). Major complications of airway management in the UK: results of the Fourth National Audit Project of the Royal College of Anaesthetists and the Difficult Airway Society. Part 2: intensive care and emergency departments. *British Journal of Anaesthesia*, **106**, 632–642.

Kapur VK, Auckley DH, Chowdhuri S, et al. (2017). Clinical practice guideline for diagnostic testing for adult obstructive sleep apnea: an American Academy of Sleep Medicine clinical practice guideline. *Journal of Clinical Sleep Medicine*, **13**, 479–504.

Pearce A, Shaw J. (2011). Airway assessment and planning. In: *4th National Audit Project of the Royal College of Anaesthetists and Difficult Airway Society. Major Complications of Airway Management in the United Kingdom. Report and Findings*. Editors Cook TM, Woodall N, Frerk C. London: Royal College of Anaesthetists. pp. 135–142. ISBN 978-1-9000936-03-3. Available at: https://www.nationalauditprojects.org.uk/NAP4_home.

Truong AT, Truong DT, Rahlfs TF. (2018). TRS score: proposed mnemonic for airway assessment and management in patients with head and neck cancers. *Head & Neck*, **40**, 2757–2758.

Woodward LJ, Kam, PCA. (2009). Ankylosing spondylitis: recent developments and anaesthetic implications. *Anaesthesia*, **64**, 540–548.

第6章 麻醉前气道内镜检查——真实与虚拟

William Rosenblatt, Imran Ahmad

张灿洲 译 陈磊 梁欣 校

在格陵兰的气道三柱模型中（见第14章），中柱（即口咽以外的气体通道）的大部分空间气道检查者肉眼无法看到。耳鼻喉科医生长期重视并常规检查的这一气道的解剖和功能区域经常被麻醉医师或其他临床医生在制订气道管理计划时忽视。Ovassapian 发现，在其他方面表现正常的患者中，舌扁桃体增生（图6.1）是导致患者直接喉镜检查出现意外困难的主要原因。此外，从声门上喉部（图6.1）、舌根和声门本身延伸至中柱的病理病变也可能导致无法看到声门或无法插管。幸运的是，大多数有这些病理改变的患者在进入手术室时就已经被检查清楚。然而，非对照试验的数据表明，临床医生在预测困难方面准确性可能较差——在有相关病理的患者中，有17%的病变干扰了常规气道管理，而在根据临床检查预测困难气道的患者中，有63%的患者没有遇到困难。

已有证据表明，对中柱进行彻底检查可以减少被错误认定为困难或容易管理气道的患者人数。需要注意的是，这一结论适用于没有舌扁桃体肥大的患者，尽管这一群体还没有被研究过，但预期会有类似的结果。

耳鼻喉科医生通常在最初的诊断和规划评估中检查中柱区域，特别是当已知或怀疑有病变时，可以通过CT、MRI或超声成像，使用上气道镜或内镜检查。虽然可以预期这些检查的描述将有助于气道管理人员，但耳鼻喉科医生的解释往往是不相关的，甚至在某些方面具有误导性。耳鼻喉科专家的检查重点是疾病的程度、功能的保护和择期手术的即时性，例如气道阻塞水平和可能的进展、病理性出血、干扰口服营养等。这些检查不会关注可能会影响气道管理的因素，例如面罩通气的可行性、放置声门上气道或气管插管。所有的成像方式都可

能具有欺骗性，要么低估了重要病理的作用，要么因为它们只捕获了单一的时间点。此外，它们是静态图像，通常患者仅仰卧（CT、MRI），或仅坐位（镜检和鼻内镜检查），头和颈部处于中线位置，这可能不是麻醉时采用的位置。因此，虽然这些检查可能对气道管理者有帮助，但在制订气道管理方案时，它们不是决定性的。

鼻内镜检查

术前内镜气道

幸运的是，麻醉医师可以随时使用床边、即时评估的技术进行中柱的评估，而且在许多情况下，这些技术完全符合现有的技术规范。内镜下对上气道评估可以在术前评估诊所、等候区或者手术室的床边快速而安全地进行。无需过多的患者准备就可以可使用柔性光学支气管镜（FOB）或鼻内镜。Rosenblatt 等发现，在1/4的病例中，术前内镜气道检查（preoperative endoscopic airway examination，PEAE）改变了仅根据临床数据制订的气道管理计划。与临床决策相比，大多数检查是可靠的，并提示常规麻醉诱导和气道管理。相反，在一小群患者中，PEAE发现了从病史和体格检查中未被怀疑的显著病变，并选择了清醒插管。

执行 PEAE 时，使用小的支气管镜或鼻内镜，外径 < 4 mm 的设备对患者来说是最舒适的。可以用局部血管收缩剂（如羟甲唑啉、去氧肾上腺素）和棉签或软导管注射器进行局部麻醉（如50 mg利多卡因喷雾、凝胶或软膏）。有些患者可以忍受非常小的内镜而不需要局部麻醉。鼻子以下区域（即咽部和下咽）通常无须做局部麻醉准备，因为内镜

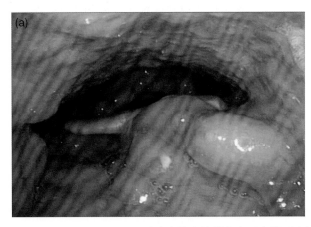
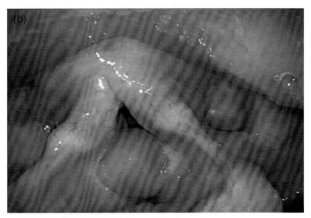

图 6.1 导致直接喉镜检查出现意外困难的发现。(a)舌扁桃体增生；(b)会厌囊肿

通过的这些区域虽然与敏感的咽后壁相切，但只要控制内镜使其不接触，几乎不会引起呕吐反射。内镜插入鼻孔，保持镜子方向始终位于鼻甲下方（图6.2）。患者有梗阻或出现疼痛时，应进一步准备和（或）尝试检查对侧鼻孔。当内镜尖端通过鼻甲时，患者通常会感到一些不适（通常是压力）。一旦到达鼻咽，检查就会变得顺畅。通过有目的地触碰后鼻咽壁，可以解决内镜物镜的起雾问题。在这个位置，内镜的铰链端向下偏转并继续检查。一般来说，一旦看到会厌，就能获得大部分解剖信息。如果操作者需要通过声门，检查应缓慢而谨慎地进行，顺从患者的呼吸相，吸气时会厌从咽后壁抬起时通过声门，过程中尽量避免接触杓状软骨和真假声带。可以让患者深呼吸，抬起下颌或重复字母"e"可能会提高声门的可见度。

虽然检查可能会提供明显的信息，有助于临床医生的气道管理决策，但作者总是寻求三个不同的信息：

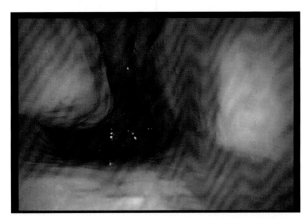

图 6.2 通过下鼻甲下方的柔性气管镜的路径

1. 通往喉部的气道通畅吗？
2. 有无任何声门上气道置入困难的发现？是否应该在插管失败后使用声门上气道作为抢救设备？
3. 如果使用叶片式的工具（如直接喉镜或可视喉镜），是否有引起接触部位损伤或出血的可能？

任何这些发现都应该提示操作者采用患者清醒状态下的气道管理方法。

虚拟内镜检查

虽然内镜是一项麻醉医师熟悉的技术，并且诊断性鼻内镜应该很容易掌握，但其他技术可以提供类似的信息，且没有潜在的患者不适和并发症，如鼻出血。如果有合适的成像，三维 CT 重建数据可以用于创建虚拟内镜。

多年来，放射科医生一直致力于使用图像导航和显示软件来创建虚拟的内镜图像，以帮助病理诊断和指导气管支气管树的活检。在此基础上，虚拟内镜被引入麻醉实践，以评估和规划有气道病变患者的气道管理。

来自先前获得的 CT 检查的医学数字成像和通信（Digital Imaging and Communications in Medicine，DICOM）数据文件被导入软件中，例如免费的 OsiriX Lite Viewer v5.5 32-Bit（Pixmeo Sari，Bernex，Switzerland），并用于构建相关气道解剖结构的三维"飞越"（fly-through）视频。其结果是以所有麻醉医师都熟悉的形式对患者上气道进行解剖学上的精确描绘，这有助于制订气道管理策略，甚至在麻醉医师与患者面对面接触之前就能完成（图6.3～6.5）。重要的是，与 PEAE 不同，虚拟内镜还可以用于气管支气管树的深部成像，以检查声门下、气管和支气管可能引起关注的病变。

有头颈部病变的患者，术前虚拟内镜视频可以更好地了解气道解剖结构，并能够规划清醒或麻醉患者的灵活内镜插管的最佳路径。在灵活插管之前，在高保真支气管镜模拟器上进行"虚拟热身"的概念已被证明可以提高临床效能和插管时间。

虚拟内镜检查是一种新兴且令人鼓舞的技术，尽管支持其使用的文献才刚刚开始出现。El-Boghdadly 等证明，在查看传统 CT 图像时添加虚拟内镜视频可将麻醉医师对气道病理学的诊断准确率提高 13%，并导致一半病例的气道管理发生变化，其中 90% 需要更加谨慎计划。总体而言，这表明安全性有所提高。

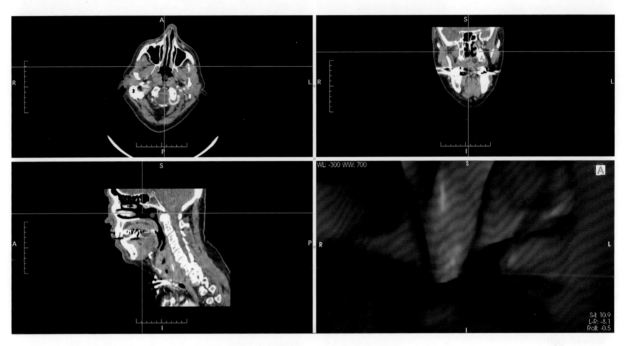

图 6.3　腭咽 CT 及虚拟内镜视图

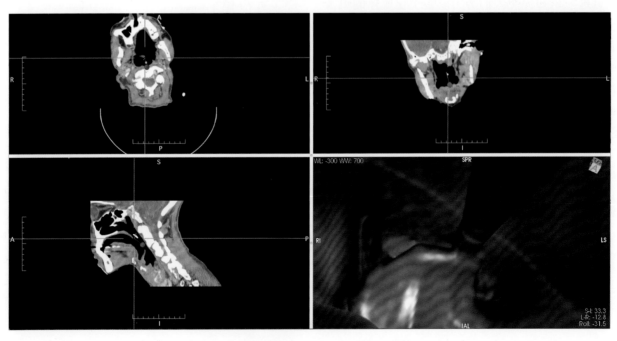

图 6.4　会厌和鼻胃管的 CT 和虚拟内镜视图

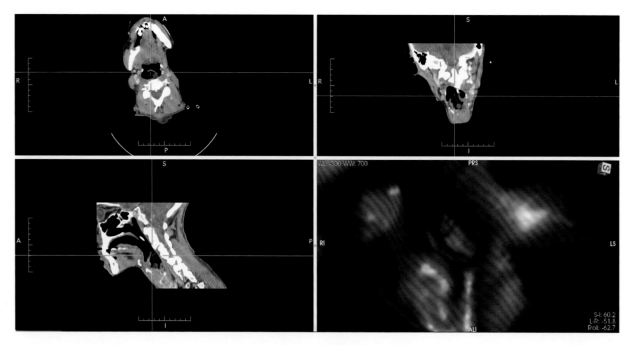

图 6.5　声门的 CT 和虚拟内镜视图

　　"飞越"视频的质量取决于上传的 DICOM 数据文件的质量，视频里通常没有自然颜色，气道壁过度平滑。基于捕获的原始 CT 数据的分辨率，可能无法重建一些小病变，三维的解剖通常是静态的，不能反映呼吸周期的动态变化。虚拟内镜技术的许多这些限制可能会通过改进的数据采集和处理技术得到解决。

　　麻醉医师的常规检查无法触及患者的大部分气道这一认知促使人们努力改善中柱成像的可及性。术前内镜气道检查和虚拟内镜检查对于任何气道管理者来说都是两个有前途的工具。在缺乏这些技术提供的信息的情况下，麻醉医师必须提高警惕并高度怀疑头颈部病变患者可能存在阻塞性病变。对于此类患者，应优先考虑常规气道管理的替代计划（例如清醒插管）。

延伸阅读

Ahmad I, Millhoff B, John M, Andi K, Oakley R. (2015). Virtual endoscopy – a new assessment tool in difficult airway management. *Journal of Clinical Anesthesia*, **27**, 508–513.

El-Boghdadly K, Onwochei DN, Millhoff B, Ahmad I. (2017). The effect of virtual endoscopy on diagnostic accuracy and airway management strategies in patients with head and neck pathology: a prospective cohort study. *Canadian Journal of Anaesthesia*, **64**, 1101–1110.

Ovassapian A, Glassenberg R, Randel GI, et al. (2002). The unexpected difficult airway and lingual tonsil hyperplasia: a case series and review of the literature. *Anesthesiology*, **97**, 124–132.

Rosenblatt W, Ianus AI, Sukhupragarn W, Fickenscher A, Sasaki C. (2004). Preoperative endoscopic airway examination (PEAE) provides superior airway information and may reduce the use of unnecessary awake intubation. *Anesthesia & Analgesia*, **112**, 602–607. http://doi.org/10.1213/ANE.0b013e3181fdfc1c

Samuelson ST, Burnett G, Sim AJ, et al. (2016). Simulation as a set-up for technical proficiency: can a virtual warm-up improve live fibre-optic intubation? *British Journal of Anaesthesia*, **116**, 398–404.

第7章

气道管理中的超声检查

Wendy H.Teoh，Michael Seltz Kristensen

李观海　译　劳期迎　陈磊　校

对于预测有困难气道、病态肥胖或颈部病变的患者，在开始进一步的气道管理或麻醉诱导之前，超声检查是识别和标记气管和环甲膜不可或缺的工具。评估识别气管和环甲膜的能力是麻醉诱导前气道检查的基本部分，就像识别困难插管或面罩通气困难的预测因素一样。我们从文献中了解到，临床上各种方法的成功率低得令人失望，尤其是在病态肥胖和颈部异常的患者中（8%～39%），而超声检查在这些患者中的成功率达到80%～100%，并且也提高了环甲膜切开术的成功率。

在本章中，我们详细描述了一种系统性的方法，该方法将使临床医生能够在麻醉诱导前识别和标记气管和环甲膜，从而在随后的气道管理中，必要时做好颈前气道通路的准备。这种准备也有利于进行选择性气管切开术。通过超声，我们可以描绘出从舌尖到气管中部，以及胸膜水平（表7.1）的气道情况。超声检查在气道的管理中有许多指征（表7.2），我们将讨论其中最重要的一个，其余的可以参考延伸阅读。胃的超声检查越来越受到关注和讨论。

气道–超声技术方面

组织/空气边界

当超声波穿过组织到达空气时，会出现一条强烈的白线，即组织/空气边界，因为空气对超声波有极高的阻力（图7.1）。在这条线之外的一切都是伪影。这意味着我们可以用超声了解从口腔到气管中部的这段距离，即从皮肤到气管前腔表面的组织。

表 7.1　与气道管理相关且超声可见的解剖结构

口
舌
口咽
下咽部（喉咽）
舌骨
会厌
声带
甲状软骨
环甲膜
环状软骨
气管
食管
肺
胸膜
膈肌
胃窦

Reproduced with permission from www.airwaymanagement.dk

软骨

软骨的超声波透过性良好，因此出现低回声（黑色），环状软骨和气管环通常终生都是软骨状的（图7.1），而甲状软骨在儿童时期就开始钙化，因此对超声波的穿透能力逐渐降低。

肺滑动

当超声探头放置在肋间隙上时，靠近肋间隙的两根肋骨可见为两条高回声（光）线，带有下方阴影（图7.2）。在两根肋骨之间稍深一点，一条高回声水平线代表脏层和壁层胸膜，称为胸膜线。可以看到胸膜线的水平运动，称为肺滑动，与患者的呼吸或通气同步。该运动代表了内脏胸膜

表7.2 气道超声的临床应用

评估可能影响气道管理的异常情况

诊断睡眠呼吸暂停

确定胃内容物的性质和体积

预测最佳的单 / 双腔管直径

引导喉返神经的阻滞

确定环甲膜切开术的环甲膜

确定气管切开术的气管

气管、支气管或食管插管后的确认

排除 / 诊断气胸

声带麻痹的鉴别

诊断胸膜或肺部疾病

预测成功拔管 / 脱离呼吸机

气道超声检查的主要应用。本章中只描述了以粗体显示的部分，其余部分请参阅延伸阅读。
Reproduced with courtesy from www.airwaymanagement.dk

的运动。当应用 M 模式扫描时，相应的特征图像被称为"沙滩征"，因为胸膜线下的区域看起来像沙滩，而上面的平行线看起来像波浪（参见视频 http://www.airwaymanagement.dk/ultrasonography-in-airwaymanagement）。

肺搏动

每一次心搏都会轻微地推动肺，这在超声检查中是可见的，表现为胸膜线与脉冲同步的一个小的双运动。在呼吸或通气的肺中，这是很难看到的，因为肺滑动占主导地位；在未通气的肺中，则很容易看到（图 7.3）。

环甲膜和气管的定位

当非侵入性方法进行通气和氧合失败时，尽

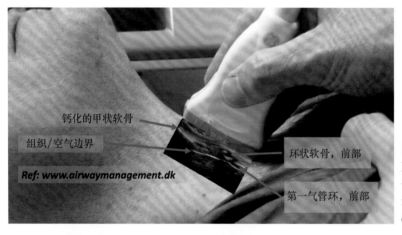

图 7.1 显示组织 / 空气边界为白色（高回声），软骨为黑色（低回声），甲状腺软骨钙化部分为白色（Reproduced with permission from The Scandinavian Airway Management course www.airwaymanagement.dk.）

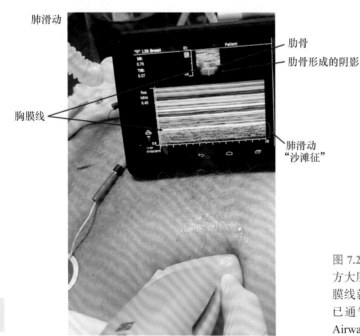

图 7.2 扫描右肺和胸膜，上方小屏幕图像为 A 模式，下方大屏幕部分为 M 模式。放置探头时可见到两根肋骨，胸膜线就在肋骨深处。可见肺滑动，表明肺与胸膜壁接触并已通气（Reproduced with permission from The Scandinavian Airway Management course www.airwaymanagement.dk.）

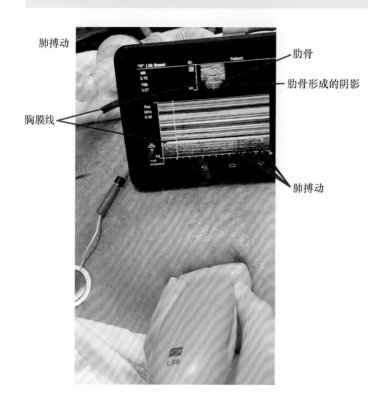

肺搏动

胸膜线

肋骨

肋骨形成的阴影

肺搏动

图 7.3　扫描右肺和胸膜，上方小屏幕图像为 A 模式，下方大屏幕部分为 M 模式。放置探头时可见到两根肋骨，胸膜线就在肋骨深处。可见肺搏动，但无肺滑动，提示肺与胸膜壁接触，但未通气（Reproduced with permission from The Scandinavian Airway Management course www.airwaymanagement.dk.）

管环甲膜切开术是普遍推荐的方法，但麻醉医师试图挽救生命的环甲膜切开术的成功率并不令人满意。无法通过外部可视化或触诊来识别环甲膜是环甲膜穿刺成功率低的重要原因，而气管旁假性通道是尝试环甲膜切开术时最常见的并发症。为了提高急诊环甲膜切开术的成功率，建议对所有患者在麻醉诱导前识别环甲膜。如果不能通过检查和（或）触诊进行识别，则可以借助超声检查，这大大提高了成功率。超声引导不仅能显示环甲膜的位置，还能显示皮肤和气道管腔之间的组织深度。研究表明，如果环甲膜的中点用超声检查确定，并用笔标记，即使患者的头颈部位置发生改变，当患者的头部回到进行标记的原始位置后，原始标记仍然是准确和正确的位置。超声检查已被证明可以提高环甲状腺切开术在人体尸体和临床病例报告中的成功率。

已有两种技术可以系统地、逐步地识别环甲膜：

1. 纵向珍珠串技术。

2. 横向 TACA（Thyroid-Airline- Cricoid-Airline）技术，即甲状软骨–空气线–环状软骨–空气线–技术。

珍珠串技术是发表得最多的技术，在一项关于尸体的研究中证明了其优于触诊技术，该研究表明它能够提高环甲膜切开术的成功率和防止导管错位。同样的技术也可以用于确定气管切开术中气管环之间的最佳间隙。我们推荐将纵向技术作为初始

学习和使用的技术，因此，每一位麻醉医师在处理困难气道时，应当把它作为一个常规处理的措施；当遇到颈部很短或颈部屈曲畸形的患者，没有空间将超声探头放置在纵向位置时，横向 TACA 技术可能是唯一成功的技术。当纵向和横向技术同时应用时，识别出环甲膜的成功率接近 100%。

纵向珍珠串技术

1. 操作者站在患者右侧，识别胸骨，并将超声探头横向放置在患者颈部，正好位于胸骨上切迹的头端，可见气管为马蹄形黑色结构，后呈白色线（图 7.4，第一行）。

2. 将超声探头向患者的右侧滑动（朝向操作者），此时超声探头的右边界位于气管的中线。因此，气管环的超声波图像在屏幕上被截断成一半（图 7.4，第二行）。

3. 探头的右端保持在气管中线上方，把探头左端向上旋转 90°进入矢状面，从而对气管中线进行纵向扫描。在白色的高回声线（空气/组织边界）的前面，可以看到一些黑色（低回声）的环，类似于一串珍珠。深色的低回声"珍珠"是气管环的前部（图 7.4，第三行）。对于颈短的患者，大部分的气管环可能在胸骨的后面。

4. 超声探头纵向保持在中线，并向头侧滑动，

53

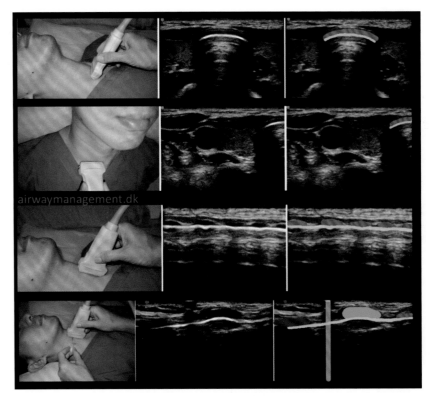

图7.4 识别环甲膜和气管环间隙的纵向珍珠串技术：详见正文。橙红色＝气管环，浅蓝色＝组织/空气边界，绿色＝环状软骨，紫色＝甲状软骨远端，黄色＝针滑入探头和皮肤之间的阴影（Reproduced with permission from The Scandinavian Airway Management course www.airwaymanagement.dk.）

直到环状软骨进入视野（与其他气管环相比，可以看到更大、更细长且位于前方的深色"珍珠"）。更远的头侧，甲状软骨的远端部分也可以看到（图7.4，第四行）。现在可以通过用笔标记探头两端中点的皮肤来描绘气道的纵向中线。

5. 保持超声探头不动，另一只手在超声探头和患者的皮肤之间移动穿刺针（作为标记，因为它能够在超声图像中显示为一道阴影），直到在中间看到穿刺针的影像，使穿刺针针尖出现在甲状腺软骨下端和环状软骨的头侧端（图7.4，第四行）。

6. 拿开超声探头，针平放于皮肤表面上，针尖位置则是环甲膜的中心，用笔在皮肤上标记。环甲膜的中点在两条线的横截面上。

该技术的视频见于 http://airwaymanagement.dk/pearls。

横向 TACA（甲状软骨–空气线–环状软骨–空气线）技术

1. 大概估计甲状软骨在颈部的水平，并将超声探头横置于其上方，扫描确定甲状软骨为高回声三角形结构（图7.5，第一行）。

2. 向尾侧移动超声探头，直到确定环甲膜：这是一条高回声的白线，是由膜内部黏膜和空气/组织边界的回声引起的，下方通常带有平行的白线（伪影）（图7.5，第二行）。

3. 进一步移动探头，直到发现环状软骨（图像下表现为一个黑色的字母"C"形，内侧呈一条白线）（图7.5，第三行）。

4. 最后，将超声探头稍微向后移动，直到再次确定环甲膜的中心（图7.5，第四行）。

5. 在探头两端和中点的皮肤上做标记，然后移开超声探头，将这四个标记连接起来，在环甲膜的中点形成一个"十"字。该中心可以用笔在皮肤上进行横向和矢状面标记。通过识别甲状腺和环状软骨的特征性形状，可以识别环甲膜的头缘和尾缘。

该技术的视频见于 http://airwaymanagement.dk/taca。

联合使用这两种技术，用纵向技术确定气管的走行，用 TACA 技术验证，然后标记环甲膜的中点，并进行环甲膜插管切开术。环甲膜切开术可在 1 min 内操作完毕，视频见于 http://airwaymanagement.dk/US_guided_cannula_cric。

确认气管、食管或支气管插管

超声探头横向放置在颈部，从颅底到胸骨上切迹之间。超声影像上可见一个气管环，食管通常位于气管左后方（图 7.6）。当气管导管插入气管时，要么会导致气管前壁短暂地"闪烁"，要么根本看不到，而插入食管时，会使正常塌陷的食管变得膨胀，导致"双气管征"（图 7.6）。如果导管位于食管内，可以在开始通气前拔出并重新插入。插管后，将探头放置在两侧肋间隙，观察到双侧肺滑动（图 7.2）可确认插管位置正确。如果导管的尖端在右主支气管，则可观察到右肺滑动，左肺搏动（图 7.3），可以逐渐拔出气管导管，直到有双侧肺滑动。

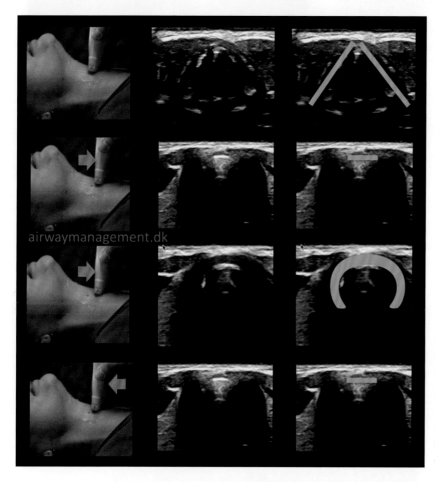

图 7.5　横向 TACA：识别环甲膜的甲状软骨-空气线-环状软骨-空气线技术：详见正文。蓝色三角形＝甲状腺软骨，蓝色水平线＝"空气线"＝环甲膜，蓝色"躺着的字母 C"＝环状软骨的前部（Reproduced with permission from The Scandinavian Airway Management course www.airwaymanagement.dk.）

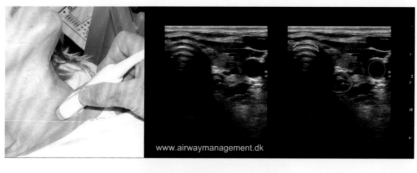

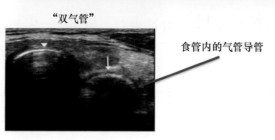

"双气管"

食管内的气管导管

图 7.6　气管插管时的超声检查。探头放置在颈静脉切迹的头侧。食管位于气管左后方（用紫色表示）。蓝色的曲线代表气管环的前部，红色的圆圈代表颈总动脉。下方图像显示导管位于食管内，形成了"双气管征"（Reproduced with permission from The Scandinavian Airway Management course www.airwaymanagement.dk.）

排除术中气胸

检测到肺滑动或肺搏动（图 7.2 和 7.3）证实了探头所在点的壁层和脏层胸膜之间存在接触，从而排除了胸廓的那个位置存在气胸。在仰卧位患者中，胸膜腔内的游离气体将克服重力上升，积聚在前胸壁的下方。因此，当扫描仰卧位患者的胸部前表面时，肺滑动或肺搏动的存在排除了被检查侧的气胸。如果有气胸，通常会在 M 模式下看到"条形码征"，这仅有平行线，表明没有发生运动，因为胸膜层之间没有接触。

确定胃内容物的性质和体积

胃超声可以确定胃内容物的性质（空的、清亮的液体或固体）和体积。在仰卧位和右侧卧位，使用凸阵探头获得上腹区胃窦的横截面图，胃窦的检查结果与整个器官的检查结果相关。因此，胃窦的检查结果使检查者能够准确地预测整个胃的内容物（图 7.7）。根据定性研究结果，首先对内容物的类型进行评估：空腹中无内容物、有清亮液体的低回声均质内容物，有黏稠液体或固体的不均匀和（或）高回声内容物。识别空腹或含有固体物质的胃对误吸风险有明显的影响（分别为低风险和高风险）。在存在透明液体的情况下，容积评估可以帮助区分基线胃分泌物（0 级或 1 级胃窦，< 1.5 ml/kg；误吸风险可忽略不计）和高

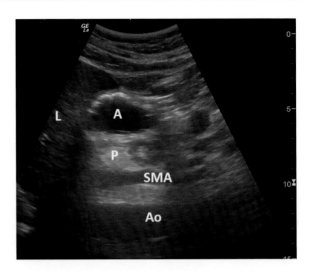

图 7.7　右侧卧位上腹区胃窦的横断面图。A，胃窦；L，肝；P，胰腺；Ao，主动脉；SMA，肠系膜上动脉（Reproduced with permission from Anahi Perlas, University of Toronto, Canada.）

于基线容积［2 级胃窦和（或）> 1.5 ml/kg，可能会增加误吸风险］。如果液体不可见，则表明胃窦为 0 级（空），如果在右侧卧位的胃窦中可见液体，则表明胃窦为 1 级。如果在仰卧位和右侧卧位均可见液体，则表明胃窦为 2 级。胃容积可以通过测量胃窦的横截面积（cross-sectional area, CSA）来精确确定：胃容积（ml）= 27 + 14.6× 右侧卧位 CSA（cm^2）- 1.28× 年龄。或者，可以使用表格和流程图，通过测量胃窦面积来评估胃容量和饥饿状态（表 7.3 和图 7.8）。

表 7.3　该表用于根据胃窦超声测量的横截面积（CSA）测定胃内容物的容积

右侧卧位 CSA（cm^2）	年龄（岁）						
	20	30	40	50	60	70	80
2	31	18	5	0	0	0	0
3	45	32	20	7	0	0	0
4	60	47	34	21	9	0	0
5	74	62	49	36	23	10	0
6	89	76	63	51	38	25	12
7	103	91	78	65	52	40	27
8	118	105	93	80	67	54	41
9	133	120	107	94	82	69	56
10	147	135	122	109	96	83	71
11	162	149	136	123	111	98	85

（续表）

右侧卧位 CSA（cm²）	年龄（岁）						
	20	30	40	50	60	70	80
12	177	164	151	138	125	113	100
13	191	178	165	153	140	127	114
14	206	193	180	167	155	142	129
15	220	207	194	182	169	156	143
16	235	222	209	200	184	171	158
17	249	236	224	211	198	185	173
18	264	251	239	226	213	200	187
19	278	266	253	240	227	214	202
20	293	281	268	255	242	229	217
21	307	295	282	269	256	244	231
22	323	310	297	284	271	259	246
23	337	324	311	298	285	273	260
24	352	339	326	313	301	288	275
25	366	353	340	327	315	302	289
26	381	368	355	343	330	317	304
27	395	382	369	357	344	331	318
28	410	397	385	372	359	346	333
29	424	411	398	386	373	360	347
30	439	427	414	401	388	375	363

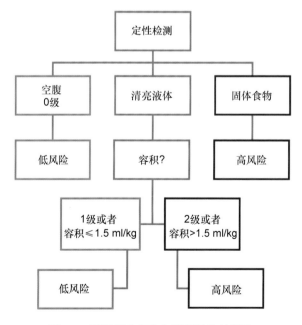

图 7.8　解释胃内容物和误吸风险的算法

鸣谢

Anahi Perlas，医学博士，教授，麻醉科，多伦多大学，多伦多西部医院，大学健康网络，加拿大。感谢其对胃超声的贡献和图片描述。

Michael Friis-Tvede，医学博士，哥本哈根大学医院，感谢其在 www.airwaymanagement.dk 上传和管理视频。

延伸阅读

Kristensen MS. (2011). Ultrasonography in the management of the airway. *Acta Anaesthesiologica Scandinavica*, **55**, 1155–1173.

Kristensen MS, Teoh WH. (2018). Front of neck: continued discovery of this anatomy essential for airway management. *British Journal of Anaesthesia*, **120**, 895–898.

Kristensen MS, Teoh WH, Graumann O, Laursen CB. (2014). Ultrasonography for clinical decision-making and intervention in airway management: from the mouth to the lungs and pleurae. *Insights into Imaging*, **5**, 253–279.

Kristensen MS, Teoh WH, Rudolph SS. (2016). Ultrasonographic identification of the cricothyroid membrane: best evidence, techniques, and clinical impact. *British Journal of Anaesthesia*, **117**(Suppl 1), i39–i48.

Mallin M, Curtis K, Dawson M, Ockerse P, Ahern M. (2014). Accuracy of ultrasound-guided marking of the cricothyroid membrane before simulated failed intubation. *American Journal of Emergency Medicine*, **32**, 61–63.

Perlas A, Van de Putte P, Van Houwe P, Chan VW. (2016). I-AIM framework for point-of-care gastric ultrasound. British Journal of Anaesthesia,**116**, 7–11.

Teoh WH, Kristensen MS. (2014). Ultrasonographic identification of the cricothyroid membrane. *Anaesthesia*, **69**, 649–650.

第 8 章

氧合：气道管理前、中、后

Søren Steemann Rudolph，Anil Patel

杨汉宇　译　李佳阳　杨柳　校

概述

　　缺氧是患者麻醉过程中最严重的危险之一，长时间缺氧可导致心律失常、血流动力学失代偿、缺氧性脑损伤，甚至脑死亡。在气道管理过程中预防缺氧是所有管理气道的临床医生的首要任务。患者在诱导期、维持期和全麻恢复期都可发生缺氧。为应对气道管理中缺氧的风险，建议所有患者在全麻诱导、气道管理或拔管前进行预充氧，预充氧是气道管理的重要组成部分。

　　在本章中，我们将回顾预充氧和围插管期氧合技术，以减少气道管理中严重缺氧的风险。

预充氧

　　预充氧是在全麻诱导和气道管理之前给氧，被认为是最基本的措施。预充氧的主要目的是在呼吸暂停期间延迟氧合血红蛋白去饱和的发生，通常被称为"安全呼吸暂停时间"。安全呼吸暂停时间可以定义为呼吸 / 通气停止后动脉氧饱和度降低至临界值（SaO_2 88% ～ 90%）的一段时间。动脉氧饱和度在 88% ～ 90% 是氧合血红蛋白解离曲线上的拐点，超过这个拐点，PaO_2 进一步下降将导致 SaO_2 快速下降（约为每分钟 30%）（图 8.1）。

　　在呼吸暂停期间，耗氧量约为（200 ～ 250）ml/min［约 3 ml/（kg·min）］。预充氧的生理目的是增加体内氧的总储存量，从而延长缺氧耐受的时间。这是通过增加氧在肺、血液、组织液的储存并结合肌红蛋白来实现的。最显著的增加发生在肺中，用氧气代替功能残气量（functional residual capacity，FRC）中的氮（通常称为吸氧排氮法）可以将氧气储存从 450 ml 呼吸空气增加到 3000 ml 100% 呼吸氧气。

　　FRC 是体内最重要的氧气储存，简单来说，

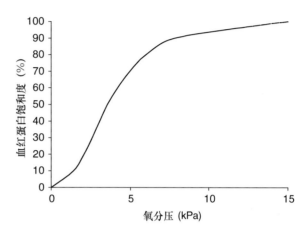

图 8.1　氧合血红蛋白解离曲线

FRC 越大，安全呼吸暂停时间越长。在健康的预充氧患者中，与呼吸空气 1 min 相比，安全呼吸暂停时间可达 8 min。有多种情况会减少安全呼吸暂停时间，包括：

- 导致 FRC 降低的情况（如肥胖、怀孕、腹腔内疾病、通气 / 灌注不匹配）。
- 气道阻塞。
- 耗氧量增加。
- 贫血。
- 血红蛋白异常。
- 预充氧不充分。

危重患者经常同时存在多种这类情况。

疗效和效率

　　预充氧的疗效是指使呼气末氧浓度（ETO_2）＞ 90% 的能力，并且取决于麻醉回路、氧流量、FRC 和肺泡通气量（$\dot{V}A$）。

　　预充氧的效率定义为动脉血氧饱和度下降的速度，这是预充氧中最重要的因素，即安全呼吸暂停时间的延长。其取决于：①预充氧的功效（氧气

59

在呼吸暂停开始时存储）；②呼吸暂停期间额外的氧气与血红蛋白结合的能力（例如通过呼吸暂停氧合）；③耗氧量（在许多情况下会增加，包括脓毒症、发热、怀孕、肥胖和婴儿）。

例如，对于孕妇，需考虑预充氧的疗效和效率。由于 FRC 减少（肺充盈减少），需要增加肺泡通气（肺泡快速充盈）来增加预充氧的疗效。但由于 FRC（氧储存减少）和耗氧量增加，氧饱和度快速降低，预充氧的效率较低。

ETO_2 监测是临床实践中评估预充氧期间肺脱氮的金标准，是衡量疗效的指标。$ETO_2 > 90\%$ 时可实现最佳疗效，但无论采用何种方法或预充氧持续时间如何，在某些患者中都可能无法实现。

方法

预充氧的方法可分为慢速和快速两种技术。脱氮速率取决于吸入的氧气浓度、相对于 FRC 的吸入潮气量和呼吸频率。

慢速技术：潮气量呼吸技术。通过紧密贴合的面罩提供 100% 氧气，并要求患者以正常潮气量呼吸 3 min 或更长时间。如果难以实现良好的密封，可使用双手面罩技术达到更好的密封。可以通过要求患者在预充氧开始前完全呼气来增强预充氧。

快速技术：深呼吸技术。通过紧密贴合的面罩提供 100% 氧气，并要求患者在 60 s 内进行 8 次深呼吸。肺泡氧含量迅速增加，但总组织氧含量可能没有慢速技术那么高。该技术的一个重要缺点是，在许多麻醉回路中，肺活量（高达 5 L）可能远远超过回路储气囊的容量（通常为 2 L），在吸气和持续吸气期间储气囊将完全排空，用力吸气会导致肺不张，从而抵消预充氧的好处。使用超大储气囊、增加氧气流量或在此期间使用快速充氧可能会抵消这种技术的缺陷。

设备

氧气输送装置可分为低流量和高流量系统。主要区别在于低流量氧气系统依靠吸入室内空气来满足患者的吸入流量和容量需求，而高流量氧气输送系统旨在通过提供大的氧气罐或流量来满足患者的全部吸气需求。低流量装置包括标准鼻导管、简单面罩、部分循环呼吸器面罩、非循环呼吸器面罩

和气管造口环（图 8.2）。这些设备输送的 FiO_2 取决于输送的氧气与环境空气的混合程度。这反过来又取决于患者的通气模式（潮气量、吸气峰流速、呼吸频率和每分通气量）、储氧设备的大小和氧气流量。因此，这些设备提供的 FiO_2 不可预测，与高流量设备相比，不适合进行最佳预充氧。

低流量氧气输送系统可以组合使用（例如鼻导管和非循环呼吸器面罩）或以非常高的流量使用，以提供有效的预充氧。非循环呼吸器面罩可以通过将氧流速提高到 30 ～ 60 L /min 来提供 $FiO_2 \geq 0.9$，而球囊面罩（bag-valve-mask，BVM）在 15 L/min 流量下能提供相同的 FiO_2。

高流量氧气输送系统具有足够大的流量和储气罐，无论患者的呼吸模式如何，都可以提供足够的吸入气体。高流量设备包括麻醉回路、呼气口上带有单向阀的人工复苏球囊、由加气雾化器或空氧混合器驱动的气雾面罩和 T 型管，以及 Venturi 面罩（图 8.2）。这些设备提供了一个固定的 FiO_2，并且大多数设备能够提供 1.0 的 FiO_2。高流量设备预充氧的主要限制是成本、可利用性和体积。

体位

患者应尽可能坐着进行预充氧。

在自主呼吸的患者中，完全仰卧位会导致膈肌向头侧移动，从而导致肺的下部及其周围部位肺不张。由此产生的 0.5 ～ 1.0 L 的 FRC 减少将增加通气 / 灌注不匹配（导致缺氧）并降低肺顺应性。随着体重指数（BMI）的增加及妊娠期 FRC 和肺顺应性降低，氧合指数（PaO_2/P_AO_2）呈指数下降。

几项研究表明，正常体重和肥胖患者抬高床头或头高足低位可减少肺不张，可使缺氧耐受时间延长 20% ～ 30%。

头抬高的另一个好处可能是在直接喉镜检查时喉部能够更好地暴露，改善插管的便利性并减少插管相关并发症发生的概率（见第 14 章）。

提高平均气道压

使用高 FiO_2 进行预充氧会导致再吸收性肺不张，而将 FiO_2 降低至 0.8 可防止再吸收性肺不张形成，但缩短了安全呼吸暂停的持续时间。即使是健康患者，体位和全身麻醉也会增加肺不张和

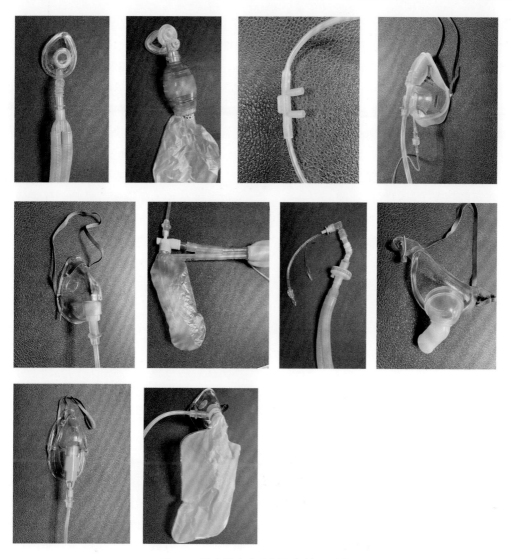

图 8.2　低流量和高流量氧气输送系统

肺内分流，进一步损害肺气体交换。肥胖患者和孕妇的肺不张程度更大。在预充氧过程中，如果患者在高 FiO_2 下潮气量呼吸 3 min 后，饱和度未超过 93% ～ 95%，则可能存在临床意义显著的生理分流，进一步提高 FiO_2 可能是无益的。增加平均气道压可部分克服生理分流，从而提高预充氧效果，延长安全呼吸暂停时间。在预充氧过程中，持续气道正压（continuous positive airway pressure，CPAP）面罩可增加平均气道压。CPAP 面罩可以连接到无创呼吸机或标准呼吸机，或者通过使用标准气囊面罩上的呼气末正压（positive end-expiratory pressure，PEEP）阀。这两种技术都能减少肺不张，延长安全呼吸暂停时间，尤其适用于危重患者。

有证据支持在手术室、急诊科和重症监护室进行预充氧时增加平均气道压力。研究一致表明，

CPAP 改善氧合，没有负面心血管效应或明显的胃注气。

延迟序列插管：不能预充氧的患者

在一些患者中，精神状态的改变可能会阻止充分的预充氧，他们可以归类为"不能预充氧"。这可能是由于低氧、高碳酸血症或潜在的疾病引起的激动性谵妄。这些患者通常病情危重，在没有充分预充氧的情况下进行麻醉可能会导致危及生命的不良事件。在这些患者中，延迟序列插管（delayed sequence intubation，DSI）技术可以作为传统预充氧的替代方法。该技术特别适用于医院外和急诊科的插管（见第 30 章）。

DSI 是程序镇静，其中的程序是预充氧，它可

提供一个平静受控的环境，以便在无法控制的患者的气道管理之前优化预充氧。氯胺酮是 DSI 的理想药物，因为它保留了气道反射和呼吸驱动。

给予等份的氯胺酮直至患者分离麻醉，之后可以使患者摆好体位并且使用上述技术进行预充氧。必要时也可以进行胃管插入等操作。当达到最佳预充氧时，如果需要，将进一步给予诱导药以及肌肉松弛药。或者，如果预计喉镜置入困难，可以在保留自主呼吸的情况下进行气道管理。

DSI 仅得到有限的观察数据支持，但在这些研究中，DSI 可有效改善插管前的氧合。

窒息氧合

在正常呼吸期间，大约 250 ml/min 的氧气从肺泡扩散到血流中，200 ml/min 的二氧化碳从血流返回肺泡。在呼吸暂停期间，氧气继续以 250 ml/min 的速率使用，而只有 8 ~ 20 ml/min 的二氧化碳从血流进入肺泡。氧气去除和二氧化碳扩散到肺部的不同速率产生了从咽部（大气压）到肺泡（负压）的压力梯度。如果上气道通畅，这将反过来通过大量气体运动促进氧气从咽部流入肺泡。

自 20 世纪 50 年代以来，无呼吸供氧（apnoeic oxygenation）被冠以不同的名称，如弥漫性呼吸、呼吸暂停扩散氧合和通气质量流。可通过以下途径进行无呼吸供氧：

- 鼻导管。
- 口腔导管。
- 一种鼻咽或口咽导管，其末端位于声带上方。
- 鼻腔或口腔导管，其末端位于越过声带的气管内。
- 左、右主支气管中的双侧支气管内导管。
- 通过喉镜叶片的侧通道输送氧气。

鼻导管是最常用的，可以是简单的低流量装置（鼻用规格），也可以是更特殊的高流量装置。高流量鼻导管有许多制造商生产，可以在大范围的 FiO_2 浓度和流量（0 ~ 70 L/min）下输送湿化的鼻氧，下面将进一步讨论这种技术。

使用标准鼻导管的窒息氧合通常使用的鼻氧流量为 5 ~ 15 L/min。通常，预氧合同时使用面罩和简单的鼻导管（后者的氧流速高达 5 L/min）。麻醉诱导后，插管期间继续使用鼻氧，氧流速增加到 10 ~ 15 L/min。

随着二氧化碳水平的升高，标准的窒息氧合只能应用有限的时间，这可导致严重的呼吸性酸中毒。通常喉镜检查和气管插管可以在几分钟内完成，在这种情况下，高碳酸血症是允许的。虽然没有高碳酸血症的明显副作用的报道，但延长窒息氧合只适用于情况良好的病例，对于颅内压升高、血流动力学不稳定和心律失常的患者应避免使用。

在手术室对择期手术患者进行的研究表明，通过各种途径（鼻、颊、鼻咽、气管或支气管内给药）进行窒息氧合，可延长安全呼吸暂停时间，减少氧饱和度降低的发生率，且无不良反应。

高流量鼻氧

高流量鼻氧（high flow nasal oxygen，HFNO）设备多年来一直用于危重患者的管理，该技术对于预防插管和机械通气脱机后的管理十分有用。

最近，该技术已被引入麻醉实践，为手术前和手术期间的安全气道管理提供了许多新的机会。为了防止损害鼻黏膜和患者的舒适，HFNO 需要气体被加热和加湿。这些是高流量氧气输送设备（因为氧气流量大于峰值吸气流量），它们能够输送任何所需的 FiO_2，最高可达 1.0（图 8.3）。

在流速约为 30 L/min 的预充氧期间 HFNO 与自主呼吸的好处包括：①减少呼吸做功；②冲洗咽部死腔；③提供呼气末正压（PEEP）；④改善气道黏膜纤毛清除功能；⑤恒定的 FiO_2。现代高流量鼻氧插管柔软舒适，适合患者佩戴。流速可以缓慢增加到 70 ~ 80 L/min，每 10 L/min 流量提供大约 1 cmH_2O 的 PEEP。

当在呼吸暂停期间使用 HFNO 时，被称为经鼻加湿快速通气换气（transnasal humidified rapidinsufflation ventilatory exchange，THRIVE）。在某些情况下和某些患者群体中，已被证明在麻醉期间具有显著的潜在益处。

呼吸暂停期间二氧化碳的上升速率通常被认为是 0.5 KPa/min 左右，但使用 HFNO 可能会降低到 0.15 ~ 0.2 KPa/min。在呼吸暂停期间观察到的 HFNO 与传统的窒息氧合相比增加了二氧化碳清除率，其原理是通过下级气道中的心肺振荡将气体移动到下级气管，在那里，来自 HFNO 的湍流气体能够将其通过患者的呼吸道清除到体外。这种效应显著减缓了 $PaCO_2$ 的上升，并可以显著延长呼吸

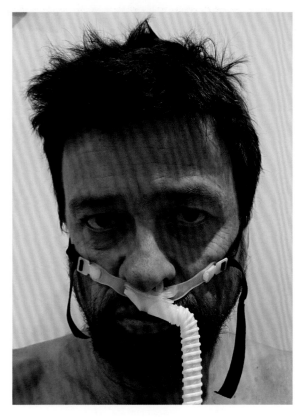

图 8.3　高流量加湿鼻氧

暂停氧合的安全持续时间，使其成为一些患者手术的一种可行的技术。HFNO 比其他预充氧方法具有更好的效率和效果。

高流量鼻氧在麻醉中的应用

在清醒气管插管、支气管镜检查、经食管超声心动图检查、胃肠内镜检查和清醒气管切开术过程中，HFNO 被用于清醒镇静和自主呼吸，以改善氧合和降低去饱和的风险。最近一项对具有气道管理学术和临床经验的国际专家的调查显示，目前大多数人在清醒气管插管中使用 HFNO。

两项随机对照试验比较了在急诊手术中接受快速序列诱导（rapid sequence induction，RSI）的成年人中面罩和 HFNO/ THRIVE 的预充氧情况。更准确地说，这可被称为过氧合，即一个清醒的自主呼吸患者从预充氧开始，全身麻醉诱导、神经肌肉阻滞，随后呼吸暂停、喉镜检查、插管确认，以及最后的肺通气。在第一项研究中，两组在插管后立即的 PaO$_2$ 相似，HFNO 组呼吸暂停时间更长，插管更慢。第二项研究显示，对照组中 12.5% 的

患者饱和度降至 93% 以下，而 HFNO 组中没有。这些早期研究提供了 HFNO 比传统标准面罩预充氧更有益的可能性，但还需要更多的证据。

在共用气道的情况下，当在喉部或气管上进行手术时，气管导管的存在可能会使手术更加困难（第 26 章）。使用窒息 HFNO/THRIVE 可以为呼吸暂停的患者提供通畅的手术通道。迄今为止，已有 12 项研究描述了耳鼻喉科医生在共享气道显微喉镜和咽喉镜检查过程中使用窒息 HFNO 的情况，包括成人喉部良性和恶性病变，头颈部病变，包括下咽阻塞和声门下狭窄。

与任何气道手术一样，麻醉医师和外科医生共同做决定是必要的。窒息 HFNO 不能挽救全气道阻塞，不能取代良好的气道管理或计划，需要了解设置、设备、适应证和禁忌证。窒息 HFNO 可能不能如预期的那样延长呼吸暂停时间，应该始终有一个后备的氧合计划。窒息 HFNO 的疗效在不同组之间有所不同，并且可能在儿科、BMI 增高（特别是超病态肥胖）、严重分流和限制性肺病中受到限制。

支持在手术室外（包括重症监护室、急诊部和院前急救）使用 HFNO 的证据缺乏说服力，也不够成熟。虽然目前的证据表明，在正常或轻度低氧血症的危重患者中，使用 HFNO 预充氧并在整个插管过程中持续使用可减少低氧血症事件的发生，但在严重低氧血症的患者中尚未发现这一点。重要的是要知道 HFNO 能支持氧储备，但它不能克服气道阻塞或真正的分流。

危险分层

在气道管理过程中，并非所有患者都有相同的缺氧风险。接受择期手术麻醉、无肺部病理、血红蛋白充足、代谢需求低、室内空气脉搏血氧饱和度为 100% 的患者可被视为低危患者。相比之下，急诊手术麻醉患者、生理分流患者、耗氧量增加患者和呼吸供氧时脉搏血氧饱和度 ≤ 90% 的缺氧患者为高危患者。脉搏血氧饱和度为 93% 或更低的患者在呼吸暂停期间，氧饱和度可能会继续降低。手术室外麻醉和气道管理是缺氧的另一个危险因素。这些患者通常是非禁食、呼吸储备减少和生理分流的危重患者，尽管进行了预氧合，仍将继续缺氧。意外困难插管的风险较高，首次插管尝

试失败率明显增加，大量高危意外事件的风险较高（见第 28 章）。具有每组特征的一些患者可被归类为中危。低、中、高危患者的处理原则见表 8.1，麻醉和手术过程中氧合维持原则见图 8.4。

表 8.1　一种实用的氧疗方法

危险等级	患者因素	SpO$_2$	预供氧	出现呼吸暂停
低	正常体重 禁食 无心肺疾病 择期手术	96%～100%（室内空气）或 96%～100%（紧急气道供氧）	床头抬高 高流量系统或增强低流量系统 3 min 肺活量呼吸 8 次 EtO$_2$ 85%～90%	如果长时间的喉镜检查或紧急情况，使用简单的鼻导管或高流量鼻导管进行呼吸暂停氧合
中	BMI > 40 kg/m^2 怀孕 心肺疾病 急诊手术	供氧时 91%～95%或 3 min 预充氧后 91%～95%	同上 CPAP/PEEP 鼻导管吸氧	同上 手动 / 机械通气
高	BMI > 40 kg/m^2 重症疾病 精神错乱 / 不能预充氧	< 90% 缺氧	同上 考虑 DSI 方法	同上 考虑清醒插管和自主呼吸

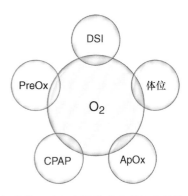

图 8.4　在气道管理过程中提供或改善氧合的技术。PreOx，预充氧；CPAP，持续气道正压；ApOx，窒息氧合；DSI，延迟序列插管

延伸阅读

Hermez LA, Spence CJ, Payton MJ, et al. (2019). A physiological study to determine the mechanism of carbon dioxide clearance during apnoea when using transnasal humidified rapid insufflation ventilatory exchange (THRIVE). *Anaesthesia*, **74**, 441–449.

Higgs A, McGrath BA, Goddard C, et al.; Difficult Airway Society; Intensive Care Society; Faculty of Intensive Care Medicine; Royal College of Anaesthetists. (2018). Guidelines for the management of tracheal intubation in critically ill adults. *British Journal of Anaesthesia*, **120**, 323–352.

Patel A, Nouraei SAR. (2015). Transnasal Humidified Rapid-Insufflation Ventilatory Exchange (THRIVE): a physiological method of increasing apnoea time in patients with difficult airways. *Anaesthesia*, **70**, 323–329.

Sakles JC, Chiu S, Mosier J, Walker C, Stolz U. (2013). The importance of first pass success when performing orotracheal intubation in the emergency department. *Academic Emergency Medicine*, **20**, 71–78

Simon M, Wachs C, Braune S, et al. (2016). High-flow nasal cannula versus bag-valve-mask for preoxygenation before intubation in subjects with hypoxemic respiratory failure. *Respiratory Care*, **61**, 1160–1167.

Weingart SD, Levitan RM. (2012). Preoxygenation and prevention of desaturation during emergency airway management. *Annals of Emergency Medicine*, **59**, 165–175.

清醒气管插管

第9章

Charlotte Vallentin Rosenstock，Iljaz Hodzovic

李佳阳 译 杨汉宇 潘秋宁 校

概述

清醒气管插管是指在使用或不使用镇静药物的情况下，能保证清醒时有自主呼吸患者的气道畅通。清醒插管被认为是困难气道管理的金标准技术。与全身麻醉后可用的气道管理方法相比，它在气道开放管理方面将保留许多选择，对于预计气道管理困难的患者，应考虑采用这种方法。

由于缺乏可靠的预测试验，麻醉医师预测气道管理困难的能力是不确定的。甚至在有明确指示的情况下，麻醉医师明显不情愿进行清醒插管，这也进一步阻碍了决策过程，有时会导致严重的气道并发症或死亡。困难气道管理造成伤害的可能性再怎么强调也不为过，而且有相当多的证据支持。

清醒插管需要麻醉医师掌握四个关键要领：①持续氧合；②主题化（topicalisation）；③设备操作技能；④镇静。实验室和临床培训应为麻醉医师提供练习设备操作技能和清醒插管的机会。在这一章，我们会针对插管的"清醒"方面进行讲述。插管技术的细节将在其他章节中讲述（见第16章和第17章）。清醒状态下的气管造口术或环甲膜切开术将在第20章进行讨论。

决策

是否进行清醒气管插管这一决定应由最资深麻醉医师的技术、设备的可用性以及对患者气道的全面评估来指导。

笔者使用以下指征来指导决定是否进行清醒气管插管。预计使用面罩或声门上气道（SGA）氧合困难是清醒插管的明确适应证。所有可预测气管插管困难的患者均应考虑清醒插管：影像学和鼻内镜检查的更多信息可能是有价值的。当存在误吸风险增加、呼吸暂停耐受力降低（如肥胖）或预测困难颈前气道（front of neck airway，FONA）时，对那些可预测插管困难的患者来说，需要清醒气管插管变得更加明确。既往有气道困难记录的患者也应考虑进行清醒插管。

建议：如果认为患者可能不容易供氧，即使这种可能性很小，也应考虑清醒气管插管。这可能包括患有阻塞性睡眠呼吸暂停、病态肥胖、开口受限或病理性头颈部疾病患者即将发生的气道阻塞。

清醒插管的相关准备

知情同意

知情同意过程是清醒气管插管过程的重要组成部分。当临床医师判断需要进行清醒气管插管时，应向患者清楚地说明操作过程，以确保患者知情同意。操作前，需要详尽地记录患者对清醒气管插管的同意和讨论总结。

并发症。拒绝同意。

解决方案。患者拒绝治疗是一个禁忌证。

然而，在与患者讨论并解释为什么清醒插管是一种更安全的选择之前，应准备好清醒气管插管的理由，这样很少有人会无视你的要求。并且向患者解释，他们可以继续控制术程，如果感到任何不适，他们可以随时叫停，得到处理后才会继续。

操作

清醒气管插管前进行细致的准备工作可能会增加插管的成功率。确定操作人员、患者和所使用设备的屏幕显示的位置。它们应该对齐，以便使操作者、患者和屏幕在同一视线内，而操作者只需要极小的头部运动就能将注意力重新集中在每个部分（图9.1和9.2）。大多数麻醉医师最喜欢两种操作姿势：

- 面对面体位：这是笔者在全清醒状态下使用光学可弯曲支气管镜（FOB）进行引导插管的首选体位（图9.1）。这种设置使患者能够坐直（特别是对有呼吸困难的患者而言），并鼓励患者沟通，目测患者的镇静水平和舒适度。这也不大会引起患者的紧张不安。

建议：一开始，面对面体位可能对操作者来说比较困难，但经过几次操作后，优势就会体现出来，很少有人会回到头端体位。

- 头端体位：一些操作者发现站在患者的头端位置更容易操作，因为这种体位与麻醉患者的直接喉镜检查相似。然而，这种体位可能会降低患者体位的灵活性（头高位难以实现），并降低目测和与患者沟通的能力。在进行清醒可视喉镜引导插管时，它可能是唯一的选择。对于清醒可视喉镜引导插管，一个可接受的折中方案可能是患者坐直后坐在帆布躺椅上，通过调整推架位置，将头端降低至所需的水平，目的是使患者和操作者均感到舒适（图9.2）。

实施清醒气管插管最安全的环境是在手术室，因为手术室足够大，如果需要，可以容纳额外的设备及麻醉和手术人员。

在决定插管入路时（鼻腔 vs. 口腔），影响因素包括手术入路、目前气道病理因素、术后气道管

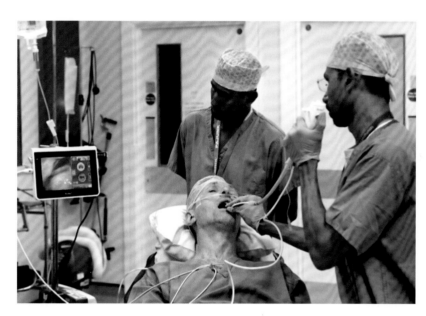

图 9.1　清醒状态下 FOB 引导插管时面对面体位。坐起的程度可根据患者的情况和操作者的偏好进行调整

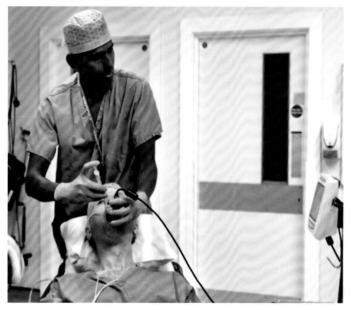

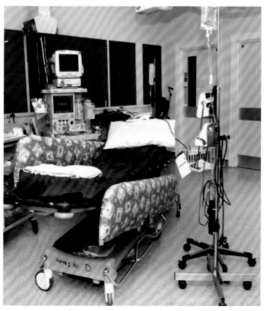

图 9.2　使用躺椅设置进行清醒状态下 FOB 和可视喉镜引导插管的头端体位

理方案和术者的偏好。没有证据支持其中一种插管方式优于另一种。

设备

喉镜

清醒气管插管可以使用任何已知的插管方法（详见第 32 章），但在这一章中，我们将重点关注 FOB 和可视喉镜引导插管。

目前的证据表明，清醒时可视喉镜引导插管比 FOB 引导插管更快，且成功率、安全性和患者接受度相当。目前，没有证据支持使用任何独立的可视喉镜设计进行清醒插管，但由于研究很少，这可能只是反映了缺乏证据。从逻辑上讲，一种带镜片的设备可以在组织周围移动，而不需要组织移位。

建议：学习清醒可视喉镜引导插管时，请准备好 FOB 和可视喉镜。先尝试使用可视喉镜。如果您或您的患者对操作感到不适，请停止操作，并用 FOB 固定气道。对不同的患者重复此步骤，直到使用可视喉镜完成插管。一旦学会，你会发现清醒可视喉镜引导插管是一个非常有用的附加技能。

导管型号

气管导管的尺寸、类型和斜角位置对清醒插管的容易程度有重要影响。

标准 PVC 气管导管不推荐用于经鼻或经口清醒气管插管，因为与 Parker 气管导管（Bridgwater，CN，USA）、插管型喉罩气管导管（LMA Fastrack TT，Teleflex，Beaconsfield，UK）和软钢丝加强气管导管相比，PVC 气管导管更容易撞击声门结构，更难以插管（图 9.3a）。当将气管导管推进至 FOB 或探条或管芯时（当用于辅助可视喉镜引导气管插管时），气管导管的斜面应朝向后方（图 9.3b）。

并发症。引导气管插管困难。

解决方案。在进入气道前将导管斜面朝向后方，并保持该方向穿过气道（railroading）。这比用 90° 逆时针旋转、使导管斜面侧向外侧并推进其前进的过程更具有优势。如果导管被限制在鼻内或撞击到杓状会厌皱襞，则在推进导管后尝试旋转导管可能不起作用。可尝试软头、锥形气管导管，如

ILMA 或 Parker 导管等（图 9.3a）。

氧合技术

现有令人信服的证据支持清醒插管时进行供氧。氧饱和度降低的发生率不一，但可能高达 60%，这在可视喉镜和 FOB 引导下的插管中都是相似的。在许多国家，给氧是使用镇静药物时必要的护理标准。

清醒气管插管时使用高流量（> 30 L/min）加湿的鼻腔给氧越来越受欢迎，是笔者的首选技术（图 9.4）。在清醒气管插管中，其他氧气管理的技术，包括鼻镜（nasal specs）和鼻导管，也有报道。

局部麻醉（topicalisation）和神经阻滞

有关清醒下进行气管插管的几种局部麻醉技术已有描述。这些技术包括局部麻醉使用喷雾剂、SAYGO 技术（一种清醒插管技术）、经气管注射及舌咽和喉上神经阻滞。很少有证据支持一种局部麻醉技术优于另一种。神经阻滞与较低的患者舒适度和全身毒性相关，不应由经验不足的操作者进行。

利多卡因是最常用的麻醉剂。2%、4% 和 10% 的利多卡因已用于口腔和鼻腔局部麻醉。有证据表明，2% 和 4% 的利多卡因在这种情况下使用效果相似。虽然使用 9.3 mg/kg 瘦体重的剂量没有任何局部麻醉毒性的表现，但英国胸科学会建议在支气管镜检查中局部给药的利多卡因最大剂量为 8.2 mg/kg。在一般情况下，气道麻醉应该通过更适度的剂量来实现。

可卡因是一种局部麻醉药和血管收缩药的结合剂，曾被认为是鼻腔局部用药的合适药物，但与之相关的心肌梗死和冠状动脉痉挛的报告提示最好避免其使用。

建议在经鼻插管前使用血管收缩剂以减少出血的发生率并改善视野。联苯卡因（co-phenylcaine，5% 利多卡因和 0.5% 去氧肾上腺素）具有与可卡因相当的麻醉作用和鼻血管收缩特性，且不会增加心血管毒性的风险。

在手术开始前 40 ～ 60 min 给予抗唾液剂，如格隆溴铵 0.1 ～ 0.2 mg 可改善视野，但其对清醒气管插管有利的证据是有限的。

(a)

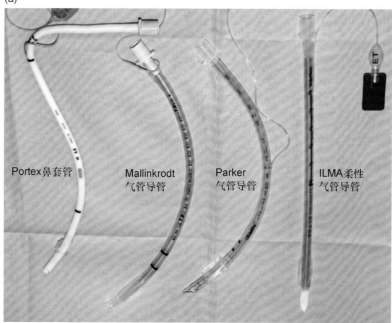

Portex鼻套管　Mallinkrodt 气管导管　Parker 气管导管　ILMA柔性 气管导管

(b)

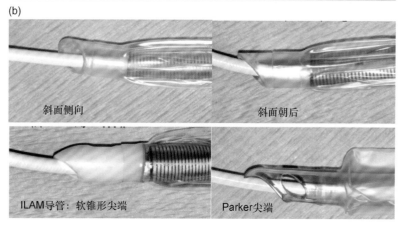

斜面侧向　斜面朝后

ILAM导管：软锥形尖端　Parker尖端

图9.3 （a）用于清醒FOB引导插管的气管导管。（b）导管推进过程中气管导管尖端的位置。当气管导管的斜面侧向外侧时注意气管导管的尖端与FOB存在一个大间隙

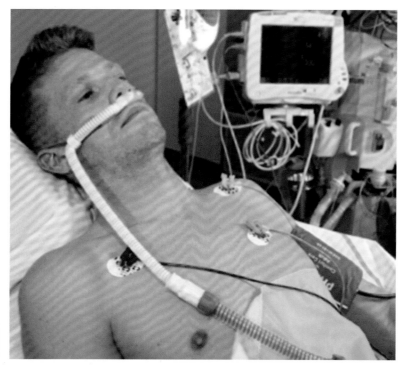

图9.4 清醒插管时的氧合技术：高流量加湿的鼻腔给氧（如图）。通过鼻镜或鼻导管的低氧流量是一种替代方法（未显示）

并发症。气道内过多的分泌物或血液。局部麻醉不充分导致气道堵塞和无法接受手术。清醒时在可视喉镜引导下进行插管时不接受可视喉镜刀片。

解决方案。在进行实际操作前，充分对气道进行局部麻醉，使你能够使用机器抽吸除去大部分分泌物。使用一种不同于你已经使用过的局部麻醉应用技术（例如：4% 或 10% 利多卡因漱口，用棉签在舌根处涂抹利多卡因凝胶）。

其中一名笔者使用雾化的 10% 利多卡因，保持喷嘴尖端在口咽部的上部，并在第一阶段吸气时大量使用。成功应用的标志是在应用过程中出现咳嗽。清醒可视喉镜引导插管时，试着在对口咽的局部定位完全满意后再放置刀片。在使用局部麻醉药时要非常细致和足量（剂量调整后）。

清醒可视喉镜引导插管中，一旦刀片就位，使用显示器引导喷嘴的位置，就会麻醉喉和气管。

特定的神经阻滞

这些阻滞很少使用。它们需要多次双侧注射，可能会失败，而且比局部麻醉更容易出现并发症。然而，如操作熟练，它们可提供优良的气道麻醉。

蝶腭神经节位于鼻后上、中鼻甲之间，可通过鼻内用浸湿的棉签或喷雾剂进行局部麻醉。起效缓慢，需数分钟。

舌咽神经位于腭舌弓下方的黏膜深处。它为咽部、下咽和吞咽反射的传入臂提供感觉。舌内侧回缩，局部喷几滴 10% 利多卡因或黏膜下注射 1 ~ 2 ml 利多卡因即可麻醉。颈动脉位于神经深处，所以须小心。

喉上神经的内支为喉上部提供感觉。它穿过舌骨，恰在大角外侧，然后进入甲状舌骨膜。把针从舌骨大角处取出，穿过这层膜就可以用 2 ml 的局部麻醉剂进行神经阻滞。

经环甲膜穿刺，注射 2 ~ 3 ml 2% ~ 4% 的利多卡因，可在喉部以下和气管的大部分进行局部麻醉，由于患者咳嗽，声带以上也可出现利多卡因。虽然不是喉返神经的特定阻滞，但它提供了有效的喉下和喉上麻醉。

镇静

在许多情况下，患者是不需要镇静麻醉的。临床医生的技术、温柔和对患者的安慰可能是所需

要的。

计划行清醒气管插管的患者可能因气道或呼吸系统病变而出现呼吸窘迫，并且可能已有意识障碍。在使用镇静药物之前，需要仔细评估这些情况。如有这种情况，完全不要使用镇静药物。即使是少量的镇静药物也可能导致完全气道阻塞，从而危及患者。应有备用计划并随时准备。

当需要镇静时，最好的状态是患者感到舒适，但仍能在操作过程中配合。在这种情况下经常使用"清醒镇静"这一术语。我们建议在治疗过程中患者由一个人监护，全权负责管理并在必要时监测镇静状态。麻醉医师的目标应该是一名乐于配合、定向并保持安静的患者。

对镇静药物的要求是起效快，达到舒适的效果好，对气道张力和呼吸的影响最小，停药后恢复快。联合使用抗焦虑药和镇痛药似乎是清醒插管的合理选择。然而，需求可能因情况而异。大多数证据支持使用两种药物，即右美托咪定［10 min 内推注 0.7 ~ 1.0 μg/kg，然后以 0.3 ~ 0.7 μg/（kg·h）的速率静脉输注］或瑞芬太尼［推注 0.75 μg/kg，然后以 0.0075 μg/（kg·min）的速率静脉输注］。麻醉医师必须具备使用单药治疗或联合用药以及滴定剂量以达到预期效果的经验。

并发症。尽管有细心的指导，但由于患者缺乏依从性，局部麻醉和镇静也需要全身麻醉。过度镇静会引起呼吸抑制、低氧血症和气道阻塞。其他包括误吸、低血压和心动过缓。

解决方案。避免使用镇静药物作为对局部麻醉不足的补偿。时间和耐心才能使患者达到合作、定向和保持安静的状态。避免单一的镇静用药操作者。准备好人员和仪器以备故障备用计划。

清醒插管的实施

在进行插管之前，可以简单地通过询问患者是否感觉口腔和喉部被麻醉来测试局部麻醉效果。这可以通过使用木板触碰舌根、悬垂、双侧咽腭口和咽后壁来评估。用吸痰导管刺激后鼻孔。在进行插管操作之前，用吸痰导管不仅可以测试局部麻醉情况，同时也能清除分泌物。

可视喉镜引导

清醒可视喉镜引导气管插管是清醒 FOB 引导

插管的一种有价值的替代方法。一个主要的优点是在日常临床实践中，可视喉镜的使用频率远高于 FOB。可视喉镜引导下的气管插管可提供更广阔的声门视野，有助于解剖标志的识别，并可在整个插管过程中看到气管导管，减少气道创伤。喉镜检查时的直视范围也有助于分泌物和血液的清除。然而，如果患者的张口度非常受限，或者口腔内有占位性病变，那么清醒可视喉镜引导下的插管就不可实现，包括一些口腔接触面受限的患者（体重指数高、强直性脊柱炎的颈部固定屈曲畸形、肥胖足月的孕妇）。可视喉镜在喉镜片设计和使用方法上有所不同，在最适合于清醒插管的设备上缺乏证据。研究最多的是 GlideScope、Airway scope、C-MAC Mac 镜片和 McGrath V 系列。在这种情况下，不同类型的可视喉镜可能适用于不同类型的困难气道。

FOB 引导

根据方法的不同，所遵循的解剖学标志也不同。手术的类型可能决定是否采用鼻腔或口腔途径。然而，如果让麻醉医师来决定，没有经验的操作者可能会倾向于使用鼻腔途径，因为通往气管的路线更直接。鼻腔内插管可能比较困难。管子的类型、大小和长度，以及合适的前进空间是成功的关键。对于口腔途径，通常使用的口腔导管如 Berman（见第 16 章）或 Ovassapian 气道（这是对局部麻醉一个很好的测试）。一旦 FOB 离开插管导管，操作者应寻找解剖学标志。如果看不到标志，重新调整导管的位置以及患者的舌和颌突可以提高能见度。有时需要助手用纱布拭子托下颌或轻轻地拉舌头。由于先前的手术、放疗、水肿、咽/喉的恶性或感染性过程，解剖标志可能扭曲或丢失。在解剖结构扭曲的情况下，寻找气泡可以将插管器具引导到气管入口。在鉴别气管环和隆嵴后，就可以进行气管插管。当确认气管导管尖端在隆嵴上方适当距离后就可以移除 FOB，然后气管导管连接到麻醉回路和气囊充气。只要局部麻醉效果良好，气囊充气的耐受性就良好。只有在二氧化碳曲线确认气管插管的位置和气囊充气后，才可进行全麻诱导。建议在全麻诱导前检查气管导管的位置适用于 FOB 和可视喉镜引导的清醒插管。

并发症。上呼吸道的血液或分泌物可以堵塞或使声门结构的视野模糊。气道丧失。气道损伤。

解决方案。对助手进行全面的培训和指导可以减少操作过程的并发症。万一因分泌物或血液进入气道而导致失败，放置 SGA 可以保持声门结构没有分泌物，通过 SGA 保持持续的氧合，使 FOB 引导的气管插管可以继续进行。重要的是，在改用这种技术之前，要确认 SGA 导管和气管导管的兼容性（长度和直径）（见第 13 章）。

拔管

任何存在困难气道的患者进行拔管均需要与气管插管相同水平的计划和谨慎。延迟拔管、使用专门的气道辅助设备或技术或气管造口术可能都是合适的。这与清醒气管插管后并无不同。这个主题将在第 21 章讨论。

延伸阅读

Ahmad I, El-Boghdadly K, Bhagrath R, et al. (2020). Difficult Airway Society guidelines for awake tracheal intubation (ATI) in adults. *Anaesthesia*, **75**(4), 509–528.

Alhomary M, Ramadan E, Curran E, Walsh SR. (2018). Videolaryngoscopy vs. fibreoptic bronchoscopy for awake tracheal intubation: a systematic review and meta-analysis. *Anaesthesia*, **73**, 1151–1161.

Cook TM, Woodall NM, Frerk CM; Fourth National Audit Project. (2011). Major complications of airway management in the UK: results of the Fourth National Audit Project of the Royal College of Anaesthetists and the Difficult Airway Society. Part 1: anaesthesia. *British Journal of Anaesthesia*, **106**, 617–631.

Frerk C, Mitchell VS, McNarry AF, et al. (2015). Difficult Airway Society 2015 guidelines for management of unanticipated difficult intubation in adults. *British Journal of Anaesthesia*, **115**, 827–848.

Hinkelbein J, Lamperti M, Akeson J, et al. (2018). European Society of Anaesthesiology and European Board of Anaesthesiology guidelines for procedural sedation and analgesia in adults. *European Journal of Anaesthesiology*, **35**(1), 6–24.

Joseph TT, Gal JS, DeMaria SJ, et al. (2016). A retrospective study of success, failure, and time needed to perform awake intubation. *Anesthesiology*, **125**, 105–114.

Meghjee SPL, Marshall M, Redfern EJ, McGivern DV. (2001). Influence of patient posture on oxygen saturation during fibre-optic bronchoscopy. *Respiratory Medicine*, **95**, 5–8.

Roth D, Pace NL, Lee A, et al. (2018). Airway physical examination tests for detection of difficult airway management in apparently normal adult patients. *Cochrane Database of Systematic Reviews*, **5**, CD008874.

第10章 用于气道管理的药物

Lars S.Rasmussen

李牧遥 译 蓝岚 蔡坤成 校

气道管理方面的困难可能与解剖学因素、气道病理性质和不良体位有关，但我们不能忽视麻醉医师在其中的重要性。经验和技能是必不可少的，麻醉医师可以通过药物管理气道，这反过来又可以大大增加首次气道操作的安全性。本章将介绍用于气道管理的麻醉药物的最佳选择、时间和剂量。

第一步是制订气道管理策略，包括预备方案。麻醉药物的使用即在该策略下随时优化调整。气道评估的结果和麻醉医师的经验将指导决定是用全身麻醉还是用有/无镇静药物辅助的局部麻醉来管理气道。

全身麻醉可以通过维持患者自主呼吸或进行控制通气来进行管理。大多数麻醉药物会降低气道的张力，在这种状态下，下颌松弛和气道反射的抑制均利于通气装置的置入。当声带完全外展，没有声带运动或咳嗽时，气管插管会更容易进行。这可能会减少喉部损伤并发症，包括声音嘶哑和喉咙疼痛。但相应的潜在缺点是将无法维持自主呼吸或保持气道通畅。

用于气道管理的局部麻醉可以与镇静剂结合使用。使用镇静剂是为了缓解患者的焦虑和不适，更好地促进气道管理，但是术程中一旦将局部麻醉改为全身麻醉，将可能出现镇静药物使用过度的风险。镇静是药物引起的意识改变，在此期间，患者能够有目的地对口头命令作出反应。由于患者对镇静剂的反应不同以及药物起效时间的延迟，对麻醉医师而言，为获得目标镇静水平进行动态镇静剂滴定是一项不小的挑战。

快速逆转（恢复自发通气和气道张力）是可行的，特别是阿片类药物和苯二氮䓬类药物，它们有对应的直接拮抗剂。但丙泊酚或巴比妥类药物则不然。对于一些神经肌肉阻断药（肌松药），舒更葡糖也可以提供快速逆转效果。

预计无气道管理困难

催眠药和阿片类药物

在这种情况下，最重要的是在首次尝试时就在最佳时间内给予足够的药物来建立气道。再次尝试将降低成功率，大大增加并发症出现的风险，包括低氧血症、误吸、牙齿损伤和食管内插管。所有的麻醉剂都会抑制意识水平，而且大多数麻醉剂都会影响自主呼吸，但它们对气道反应和气道肌张力的影响是不同的。麻醉医师必须仔细评估袋式面罩通气是否可行，以及在全身麻醉诱导后无法通气的情况下备用方案的可实施性。

袋式面罩通气、喉镜检查和气道装置置入都需要充分降低肌张力，在没有确定达到所需的麻醉深度之前，麻醉医师不应尝试这些操作。麻醉深度不足是没有经验的麻醉医师遇到气道管理困难的一个常见原因。这在服用大剂量阿片类药物或酒精的患者和儿童中尤其常见。大剂量的丙泊酚对抑制反应和降低肌张力很有效，尤其是在与快速起效的阿片类药物（如瑞芬太尼）结合使用时。其他催眠药（如巴比妥类药物、依托咪酯和苯二氮䓬类药物）在降低肌张力方面的效力较低，可能需要联合使用肌松药来促进气道管理。氯胺酮可以保留患者的自主呼吸，使用这类药物不容易出现上呼吸道梗阻，尽管分泌物增加可能是一个问题。肌松药可以创造适宜的条件，但麻醉医师必须熟悉各类药物起效时间和相应的合适剂量（表10.1）。

肌松药的使用和逆转

如果使用肌松药，通常以快速起效为宜。琥珀胆碱的起效时间大约是45 s。对于罗库溴铵，剂量增加到1 mg/kg可以将起效时间缩短到60 s左右。这使得在快速诱导中常常选择罗库溴铵而不是

表 10.1　肌松药

药物	插管剂量（mg/kg）	起效时间（min）	大约持续时间（min）
琥珀胆碱	1	1	8*
罗库溴铵	0.6	1.5	40
维库溴铵	0.1	2.5	40
顺阿曲库铵	0.15	4	50
米库溴铵	0.2	2.5	20*

* 如果血浆胆碱酯酶异常，药物消除时间将延长

琥珀胆碱。然而，罗库溴铵的一个缺点是其作用维持时间的个体差异性较大。琥珀胆碱由于存在严重的副作用，包括高钾血症、心律失常和恶性高热的风险，应谨慎使用。

如果使用肌松药，强烈建议进行神经肌肉监测，以指导麻醉医师了解肌松药起效、失效和需要逆转的时间。起效时间取决于药物的类型和剂量，但也可能受到与心输出量有关的分布的影响。对于老年人和有消除障碍的人，包括肾或肝功能障碍以及胆碱酯酶异常（对于米库溴铵和琥珀胆碱）者，肌松药作用时间是难以预测的。喉部肌肉、膈肌、眼轮匝肌的神经肌肉恢复较快，而上气道肌肉和拇收肌的恢复则较慢。由于这个原因，使用拇收肌的神经肌肉监测比使用面部肌肉更好。

以往认为，在确定袋式面罩通气可用之前，不能使用肌松药。最近的证据表明，瘫痪的患者更容易使用袋式面罩通气，这包括最初存在某种困难的患者。

神经肌肉阻滞的拮抗无论是用新斯的明（常规为 50 μg/kg，同时复合抗心律失常药物）还是用舒更葡糖（用于罗库溴铵或维库溴铵），都应该在量化的神经肌肉监测的指导下进行，并在患者苏醒前完成。T1 : T4 > 0.9 可以判定拮抗是充分的。人工评估 T1 : T4 为 0.4 ~ 0.7 是不敏感的，而且有可能出现拮抗不充分和相应带来的气道和呼吸并发症。

气管插管

合适的条件有利于快速诱导插管。用肌松药进行药物性肌肉松弛有助于气管插管，已被常规使用。另外，也可以通过联合使用大剂量的镇静药和阿片类药物来实现，但肌松药可以改善插管的条件，减少镇静药过量使用的副作用。大剂量丙泊酚和瑞芬太尼的组合可用于无肌松药的气管插管，年轻健康人通常需要 2 mg/kg 丙泊酚和 4 μg/kg 瑞芬太尼。对于老年人，须适当降低剂量（丙泊酚降至 1 mg/kg，瑞芬太尼降至 1.5 μg/kg）。

声门上气道置入

如果使用了足够剂量的丙泊酚，不需要肌松药就可以快速置入声门上气道。其他诱导药物在其中作用较丙泊酚小。单独使用阿片类药物、氧化亚氮和静脉注射利多卡因都能进行声门上气道的置入。肌松药可用于插入困难或首次尝试的成功至关重要的情况。

在非预期的气道管理困难中重新建立自主呼吸

在全麻诱导后立即恢复气道张力和自主呼吸是一个巨大的挑战，无论是否有神经肌肉阻断。即使是作用时间最短的药物也会严重抑制通气，这是真正的紧急情况，有出现威胁生命的低氧血症的风险。在使用 1 ~ 1.5 mg/kg 的琥珀胆碱后，8 ~ 10 min 后可以重新恢复自主呼吸，但假性胆碱酯酶水平低的患者（如老年人、孕妇、败血症、营养不良）持续的时间可能要长得多。罗库溴铵可以在注射后几分钟内用舒更葡糖（16 mg/kg）拮抗，但寻找药物、抽取和注射药物均需耗费时间。当麻醉诱导后不久，由于气道困难而试图唤醒患者时，在药物抵消和拮抗所需的时间内，气道管理措施须更加积极。

预计有气道管理困难

保持自主呼吸

这里的一个关键问题是，在气道管理（例如气管插管）期间是否应该保持自主呼吸。吸入麻醉可以做到这一点，丙泊酚或氯胺酮也可以通过

小剂量注射或滴定来实现。无论哪种技术，都需要熟悉所选的药物并谨慎使用（表 10.2）。反射会受到一定程度的抑制，气道张力也会减弱，但要滴定剂量以达到允许插管的麻醉水平是困难的。因此，将这些技术与局部麻醉相结合可能是有利的。任何自主呼吸技术都具有挑战性，因为如果患者麻醉不充分，可能会导致剧烈的咳嗽、喉痉挛或呕吐，如果患者麻醉过深，可能会发生气道阻塞或呼吸暂停。

吸入性麻醉

七氟烷是推荐使用的药物，因为它不会引起气道刺激，而且耐受性好。浓度应逐渐增加到 8%，面罩必须很好地贴合，以最大限度地吸收，并确保可靠地监测呼气末挥发性浓度。呼气末浓度约为两个最低肺泡有效浓度（MAC）（在年轻人中约为 5%）下通常能满足气道管理需求，达到这一目标浓度需要 5 min 左右，但对于呼吸衰竭的患者来说，所需时间会延长。因此，吸入式诱导需要时间及患者的配合。出现气道阻塞时，时常需要插入经鼻或经口通气道来缓解。局部麻醉有其应用价值，但不应在浅麻醉期间使用，因为可能会发生喉部痉挛。在吸入气体中添加氧化亚氮可加速麻醉，但对有严重呼吸障碍的患者来说，有缺氧的危险。

局部麻醉

局部麻醉在需要保持自主呼吸的情况下非常有用，例如，由于气道病变，张口受限或肿瘤，袋式面罩通气可能不太足够。

1% 或 2% 的利多卡因是一个很好的选择，可用于吸入、喷洒、雾化、双侧舌咽和喉上神经阻滞，或经环甲膜注射。4% 和 10% 的利多卡因也可以在局部麻醉时使用。外用丁卡因是一种有效的替代方法。

吸入雾化局麻药是一种简单的技术，将雾化器连接到口罩或面罩上。吸入 15 ～ 30 min 后，口咽部和气管将充分覆盖局麻药。

也可以直接在口腔、咽部、舌和鼻的黏膜上喷洒或浸润局麻药。用浸有利多卡因的棉签进行局部麻醉需要 5 ～ 15 min。

可以在扁桃体前柱基部或扁桃体后柱基部附近注射来阻断舌咽神经。在扁桃体前柱基部进行注射时，将患者舌头偏向对侧，将针头插入 0.5 cm，每侧注射 2 ml 2% 利多卡因。在靠近扁桃体后柱基部的地方进行注射时，需要患者张大嘴巴，压舌后在黏膜下注射 5 ml 2% 的利多卡因。

喉上神经可以在舌骨大角附近被阻断，在针接触到舌骨后，应向外退针，直到针头即将滑出舌骨，用 2 ml 2% 利多卡因即可阻断神经。

通过环甲膜注射 2 ～ 3 ml 2% ～ 4% 的利多卡因对喉部和气管的麻醉非常有效。

无论何时使用利多卡因，都应使用最低剂量。在注射过程中，不应超过 3 mg/kg，而在联合使用肾上腺素时，不应超过 7 mg/kg。利多卡因局部使用时最大剂量可达 8 mg/kg，但极少用至该剂量。

表 10.2　在气道管理期间用于镇静的静脉药物的常规剂量。患者的反应因人而异，需要熟练地进行滴定，对于老年人、身体不适的患者和有气道阻塞风险的患者，可能需要大幅减少剂量

药物	负荷剂量（mg/kg）	泵注速率［mg/（kg·h）］
丙泊酚	0.5 ～ 1	0.5 ～ 3
咪达唑仑	0.01 ～ 0.05	0.02 ～ 0.1
瑞芬太尼	不推荐	0.005 ～ 0.01
维库溴铵	0.15 ～ 0.5	0.5 ～ 2

延伸阅读

Bouvet L, Stoian A, Rimmelé T, et al. (2009). Optimal remifentanil dosage for providing excellent intubating conditions when co-administered with a single standard dose of propofol. *Anaesthesia*, **64**, 719–726.

Mencke T, Echternach M, Kleinschmidt S, et al. (2003). Laryngeal morbidity and quality of tracheal intubation: a randomized controlled trial. *Anesthesiology*, **98**, 1049–1056.

Wang H, Gao X, Wei W, et al. (2017). The optimum sevoflurane concentration for supraglottic airway device Blockbuster™ insertion with spontaneous breathing in obese patients: a prospective observational study. *BMC Anesthesiology*, **17**, 156

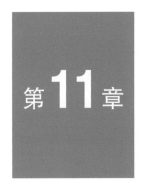

第11章 如何避免胃内容物误吸到肺的并发症

Richard Vanner，Takashi Asai

杨丹 译 蔡坤成 张灿洲 校

问题

全麻期间肺误吸胃内容物可能是致命的。如果是吸入酸性液体或胆汁，可引起肺炎同时伴支气管痉挛和肺水肿，吸入颗粒物质会引起气道阻塞或大面积肺不张，不过这种情况较为少见。相反，如果误吸后 2 h 内没有出现相应的症状、体征或低氧血症，那么呼吸系统并发症就不太可能发生。在一个报告中表明，在那些误吸的患者中，其中 64% 的患者没有发展为呼吸系统后遗症，有 20% 的患者需要在 ICU 进行超过 6 h 的呼吸机通气治疗，5% 的患者死亡。

自从 1956 年的一份报告发现肺误吸是全麻期间最常见的死亡原因之后，在减少它的发病率方面我们已做出重大努力。英国孕产妇死亡机密调查（Confidential Enquiries into Maternal Deaths，CEMD）是一项重要的三年期国家审计项目，是误吸造成死亡相关的气道管理数据（图 11.1）。在 20 世纪 50 年代，在紧急剖宫产手术中，大多数误吸发生在通过面罩自主呼吸的过程中。1963 年，CEMD 推荐使用气管插管来保护肺部。然而，在随后的 6 年时间中，因误吸导致的死亡增加了 50%，尽管除了一个病例之外其他都是计划气管插管的病例。使用硫喷妥钠和琥珀胆碱诱导后，在气管插管之前的面罩通气期间也会发生误吸。环状软骨压迫（压迫环状软骨）虽然在 1961 年首次描述，但并没有被使用。在 20 世纪 70 年代和 80 年代，各种防止肺误吸的方法几乎同时被采用：预充氧、快速序贯诱导插管、压迫环状软骨、抗酸治疗、禁食策略和区域麻醉。采用这一套方案之后，因误吸导致的孕产妇死亡率下降，但因低氧血症和其他气道问题导致的死亡率却增加了。

20 世纪 80 年代和 90 年代具有里程碑意义的研究报告称，择期全身麻醉肺误吸发生率为 1：4000，急诊全身麻醉为 1：900，全身麻醉药导致的死亡率为 1：70 000。2011 年，英国第四届国

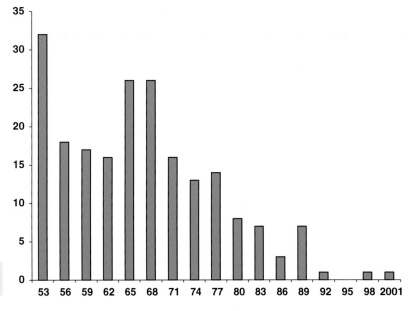

图 11.1 英格兰和威尔士每份孕产妇死亡机密调查报告的肺误吸孕产妇死亡率。每三年报告的中位年份以 x 轴表示，案例数以 y 轴表示

家审计项目（the 4th National Audit Project，NAP4）（见第 3 章）报告称，肺误吸仍然是麻醉气道并发症导致死亡或脑损伤的最常见原因。误吸占此类死亡原因的 50%，和占死亡或永久性脑损伤原因的 52%。

在过去的几十年里，麻醉期间引起误吸的最常见原因已经发生了变化。在 20 世纪 80 年代和 90 年代初使用声门上气道（supraglottic airways，SGA）之前，我们通常在神经肌肉阻断药物的辅助下进行常规气管插管。此时的肺误吸多见于急诊病例，主要发生在麻醉诱导期间、气管插管前及插管后。最近的两次国家审计数据［NAP4 包括 23 例，20 世纪 90 年代的澳大利亚麻醉事件监测研究（Anaesthesia Incident Monitoring Study，AIMS）在前 5000 例中包括 133 例误吸］都表明，在禁食的择期手术患者中，肥胖因素和第一代 SGA 的使用是目前最常见的误吸原因。

避免误吸的发病率

术前评估

NAP4 报告指出，"在许多情况下，错误的判断可能是根本原因，其中包括对风险（患者和手术）评估不足，以及未能使用气道设备或技术来增加对误吸的保护。"AIMS 建议普遍使用一个简单的指南可以预防 60% 已报道的误吸病例。因此，在麻醉期间规划气道管理时，麻醉医师应常规评估肺误吸和困难气道的风险。

应根据（至少）患者、手术、麻醉因素和气道装置来预测肺误吸的风险（表 11.1）。如果是急诊手术，应确认距离最后一次进食的时间。AIMS 中与误吸相关的因素见表 11.2。实际上误吸风险是一个连续事件，麻醉医师应该掌握适当的气道管理技术。

误吸风险及气道设备的选择

NAP4 中 93% 的误吸病例和 AIMS 中 75% 的误吸病例至少有一个误吸的风险因素。特别是，几乎所有使用 SGA 呼吸的患者发生误吸的风险都会增加。因此，风险评估影响麻醉技术。尽管气管插管和神经肌肉阻滞有其自身的风险，但 SGA 常规气道管理不应用于有禁忌证的情况。

表 11.1　误吸的风险因素

患者因素
（a）饱胃
- 急诊手术
- 禁食时间不足
- 胃肠道梗阻

（b）胃排空延迟
- 系统性疾病，包括糖尿病
- 最近发生过创伤
- 术前使用阿片类药物
- 颅内压升高
- 既往做过胃肠手术，包括减肥手术
- 怀孕期间，产程中和产后 48 h 内

（c）食管下括约肌功能不全
- 食管裂孔疝
- 反复反流
- 消化不良
- 上消化道手术史
- 怀孕 20 周后

（d）食管疾病

（e）病态肥胖

（f）镇静或无意识状态

手术因素
- 上消化道手术
- 截石位或俯卧位
- 腹腔镜检查

麻醉因素
- 浅麻醉
- 正压通气
- 手术时间 > 2 h
- 困难气道

设备因素
- 第一代声门上气道设备

虽然禁食后平均胃容量为 26 ～ 30 ml，但有的可以达到 180 ml。使用超声评估胃内容物容量是一种经过验证的、具有临床意义且日益重要的工具。第 7 章对此进行了详细讨论。在一项对 200 名禁食的择期患者的研究中，7% 的患者胃容量 > 100 ml，其中 1 名患者（术前 150 ml）在没有其他风险因素的情况下拔管后出现了反流。因此，当选择 SGA 进行气道管理时，即使误吸风险较低，使用第二代 SGA 设备也可能是明智的（见第 13 章）。

术前计划

对于择期手术病例，患者应在术前禁食，使胃几乎排空。禁饮透明液体一般限制在 2 h 内，在一些儿科手术中将这一时间缩短到 1 h。长时间的

表 11.2　133 例误吸病例的风险因素

误吸（n = 133）

1. 急诊手术	21
2. 浅麻醉	18
3. 腹部病症，急性和慢性	17
4. 肥胖	15
5. 术前应用阿片类药物	13
6. 神经系统缺损和镇静	10
7. 截石位	8
8. 困难插管 / 气道	8
9. 反流症状	7
10. 食管裂孔疝	6

From Kluger MT，Short TG. Aspiration during anaesthesia：a review of 133 cases from the Australian Anaesthetic Incident Monitoring Study（AIMS）. Anaesthesia 2002；54：19-26. Reproduced with permission from Wiley.

饥饿会增加胃酸量。低脂肪含量的中、小型餐食 6 h 内可从胃中排空。

很少有证据支持胃减酸疗法或甲氧氯普胺（胃复安）等促动力药物的普遍使用，但前者在产科和有胃食管反流症状的患者中常规使用。

当患者误吸风险增加，且预测气管插管困难时，使用区域麻醉避免全麻是明智的，但并不总是可行的。例如，小肠梗阻患者接受紧急剖腹术时，区域麻醉既不有效也不安全，因为可能会导致患者在仰卧位清醒时发生大量反流和误吸。如果计划进行全身麻醉，应考虑在清醒时保护气道，但如果使用局部麻醉，这种技术也有误吸的风险（见第 9 章）。

当患者误吸风险增加，且预测气管插管无困难时，应计划进行快速序贯诱导（rapid sequence induction，RSI）。在英国，压迫环状软骨常规用于 RSI，但其价值尚未得到证实，一些麻醉医师避免压迫环状软骨，因为担心它会增加气道困难。NAP4 确定了几例没有应用 RSI 的病例，尽管使用 RSI 有很强的适应证，但随之而来的是患者受到伤害或误吸死亡。NAP4 报告指出，"插管保护气道失败导致的麻烦比插管过程造成的麻烦要多，同样的情况也适用于 RSI。没有病例报告显示压迫环状软骨进行的 RSI 导致重大并发症。"在一整年的数据中，只有 1 例压迫环状软骨时发生误吸的病例报告。这是一个小肠梗阻的病例，在麻醉诱导前没有

插入鼻胃管（nasogastric tube，NGT）。报告还指出，"压迫环状软骨 RSI 并不能 100% 防止胃内容物反流和误吸，但仍然是那些有风险的患者的适用标准。"总之，快速序贯诱导和插管应该继续作为保护气道的标准技术来教学。"

Birenbaum 最近在法国进行的大型随机对照试验比较了作为 RSI 的一部分的真实或对照组环状软骨压迫，没有显示出任何好处或坏处。他们研究了 3472 名需要 RSI 的患者，每个患者至少有一个误吸风险因素，包括有反流或高体重指数（body mass index，BMI）的择期禁食患者。环状软骨压迫可能更接近 15 N 而不是 30 N。两组之间的误吸发生率（分别为 0.56% vs.0.52%）或插管困难发生率（4% vs. 3%）无统计学差异。这项重要的研究似乎表明，在风险较低的患者（如有反流史或 BMI 较高的禁食患者）中，环状软骨压迫是 RSI 不必要的一部分，应保留给那些有误吸高风险的患者。

高风险病例中 RSI 的应用

患有小肠或胃流出道梗阻的患者发生肺误吸的风险最高。在 2019 年对 1 万名麻醉医师进行的一项国际调查中，60% 的麻醉医师会在肠梗阻的情况下使用 NGT，70% 的麻醉医师会使用头高倾斜体位，71% 的麻醉医师会使用环状软骨压迫。麻醉诱导前要通过一个粗的 NGT 吸出胃内容物。双腔 NGT（Salem 排液管）比单腔 NGT 排空胃内容物更有效，因为单腔 NGT 可能会吸引黏膜并阻塞管的末端。然后在头高体位进行 RSI。其包括预充氧、静脉诱导（含或不含阿片类药物），随后应用大剂量速效神经肌肉阻断药（琥珀胆碱或罗库溴铵），再压迫环状软骨，然后用带套囊的气管导管插管。NGT 没有受到环状软骨的压迫（图 11.2），因此在诱导期间通过将其连接到一个袋子，使其与大气压相通，从而能够排出液体或气体。NGT 降低了胃内容物的压力，而头高倾斜体位降低了食管内容物的压力，从而增加了环状软骨压迫的效果。

过度压迫环状软骨会增加气道困难。大于 30 N 的作用力可能导致面罩通气困难、喉镜检查困难、喉部变形并增加插管失败的概率。在患者清醒时，压迫环状软骨力量大于 10 N 时患者会感到不舒服，可引起干呕，本身会导致肺误吸（或在极少数情况下，如果不解除环状软骨压迫，会导致食管破裂）。压迫环状软骨的力量在清

醒患者应＜ 10 N（＜ 1 kg），患者意识丧失后增加到 20 ～ 30 N（2 ～ 3 kg）（图 11.3）。这些力量可以事先在称量秤上练习，或使用更容易获得的注射器压缩技术：使用 50 ml 注射器，将 50 ml 空气压缩到 33 ml 需要 30 N 的力量。使用正确的体积进行练习很重要，因为较小的体积可能会导致施加的力量不足（cf. Birenbaum，2019）。英国困难气道协会（Difficult Airway Society，DAS）和产科麻醉医师协会 2015 年的指南都建议在 RSI 期间使用环状软骨压迫，并建议在插管困难时解除压迫。通过这种方式，压迫环状软骨在大多数气道通畅的患者中可以防止误吸，因为环状软骨压迫对气道的影响是完全可逆的，对那些气道困难的患者没有伤害。

在 RSI 期间习惯上避免面罩通气，以尽量减少胃胀气和相关的反流风险增加。然而，压迫环状软骨可阻止气体进入胃部。自 2015 年以来，DAS 指南建议使用低压面罩通气，以帮助在呼吸暂停期间维持氧合。

应避免重复气管插管，以防止面罩通气条件恶化和误吸风险增加。可视喉镜可以减少插管的尝试，能够监测环状软骨压迫的正确位置及其对气道的影响，并在必要时调整操作。

使用呼气末二氧化碳波形图确认气管插管成功后，环状软骨压迫的释放可导致大量反流。即使气管套囊已充分充气，仍可能发生微量误吸，因此任何反流的物质均应立即吸出。

环状软骨压迫阻塞食管的哪个部位？

从解剖学上讲，压迫环状软骨不会阻塞食管，因为这一压迫始于环状软骨的尾缘。被压缩的是下咽部的环状软骨后部分，位于环咽肌内。环咽肌是食管上括约肌，像吊带一样附着在环状软骨的两侧，因此，即使喉头侧向移动，它也始终位于环状软骨的后面。此处的管腔呈月牙形，比食管腔宽。图 11.2 显示了环状软骨后面的结构，并显示了当环状软骨和颈椎椎体这两个凸形结构因环状软骨压

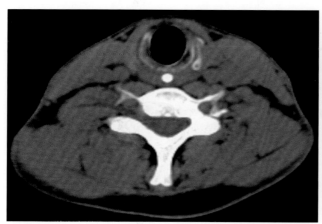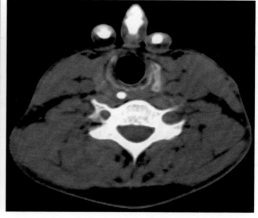

图 11.2　14FG NGT 灌注造影剂的受试者环形软骨水平的颈部横切面 CT 扫描。第一个没有环状软骨压迫，第二个有环状软骨压迫（Permission from Wiley，Vanner RG，Pryle BJ. Nasogastric tubes and cricoid pressure. Anaesthesia 1993；48：1112-1113.）

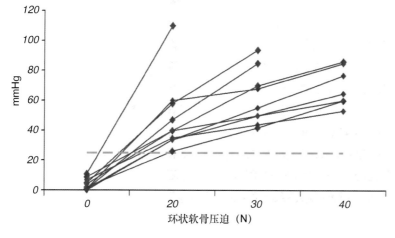

图 11.3　在尸体中发生的反流。在 10 具尸体上，用带有压力传感器的"环状块（cricoid yoke）"实施环状软骨压迫（x 轴），每增加一次，就会增加食管处盐水压力，直至发生反流（y 轴）。虚线表示可能的最大胃压（Permission from Wiley，Vanner RG，Pryle BJ. Regurgitation and oesophageal rupture with cricoid pressure: a cadaver study. Anaesthesia 1992；47：732-735.）

迫挤压在一起时，两者之间只有部分咽腔被挤压，而 NGT 双侧被挤压。环状软骨也有侧向运动，咽部的其余部分受到脊椎一侧横突前的肌肉的压迫。图 11.2 清楚地显示了环状软骨压迫后的肌肉受压情况。最近有人提出用直接压迫左侧气管旁食管替代环状软骨压迫，但在广泛推荐之前需要更多的评估。

低风险病例

对于有风险因素但被认为肺误吸风险较低的患者（如有反流史或 BMI 高的禁食患者），可以使用经气管插管但不压迫环状软骨的 RSI。对于低误吸风险的患者（如开腹手术），如果因手术原因需要进行气管插管，则不需要 RSI。当不需要气管插管时，可以使用面罩或 SGA。SGA 的刺激性较小，所以可以保持较浅的麻醉深度，但如果患者在过浅的麻醉期间因紧张而咳嗽，也有误吸的风险。在紧张时膈肌收缩通常会增加食管下括约肌的压力，但在全身麻醉时这种效果会消失。

误吸的治疗

表 11.3 描述了在麻醉期间发生反流和可能误吸时治疗患者所需的步骤。

表 11.3　反流和可能误吸的治疗——根据临床情况的紧急程度，几种要素可同时进行

- 吸引 SGA 末端
- 吸引口咽部
- 如果气管导管中有呕吐物，可移除 SGA*
- 头低位限制肺误吸
- 左侧卧位（如果可以）
- 100% 纯氧通气
- 如果 SGA 移除或者面罩通气，可以进行环状软骨压迫
- 仰卧位 RSI 和气管插管
- 气管吸引管
- 支气管镜检查并去除食物颗粒
- 支气管痉挛的治疗
- 插入胃管并去除胃内容物
- 如果有症状或体征，行胸部 X 线检查
- 如果有明显的误吸或者发展为低氧血症，转入 ICU

* 如果液体量小，可考虑经 SGA 插入吸引管或柔性光学支气管镜检查。如果需要，经 SGA 或不经 SGA 插管

拔管及术后护理

在人工气道移除中或移除后可能会发生肺误吸。现今，在剖宫产术中，气管拔管后因误吸导致的死亡比麻醉诱导更常见。

根据 AIMS，许多病例在急诊或麻醉复苏室中采用坐位或仰卧位拔管时发生误吸。因此，AIMS 建议急诊患者的气管拔管应该是在患者清醒且侧卧的情况下进行。虽然这种做法过去是常规做法，但最近的一项调查发现，即使在紧急情况下，头高位或坐姿拔管的情况也有所增加。有一些肥胖患者有这些问题，也可能对所有患者都是如此。带有小头罩的现代手推车也可能妨碍摆侧卧体位。

术后肺误吸的风险因素包括饱腹、肠梗阻、高龄和肥胖。全身麻醉后常见的肌松恢复不完全是引起吸入性肺炎的重要原因，应确保肌松完全逆转。残留的麻醉药、受抑制的意识水平和应用阿片类药物会进一步增加误吸风险。与麻醉时使用 SGA 相比，气管插管后的误吸风险也更高，因为喉部反射在拔管后受到抑制，且气管拔管后至少 1 h 内喉部功能不能恢复。

延伸阅读

Asai T. (2016). Videolaryngoscopes: do they have role during rapid-sequence induction of anaesthesia? *British Journal of Anaesthesia*, **116**, 317–319.

Birenbaum A, Hajage D, Roche S, et al. (2019). Effect of cricoid pressure compared with a sham procedure in the rapid sequence induction of anesthesia The IRIS Randomized Clinical Trial. *JAMA Surgery*, **154**, 9–17.

Kluger MT, Short TG. (2002). Aspiration during anaesthesia: a review of 133 cases from the Australian Anaesthetic Incident Monitoring Study (AIMS). *Anaesthesia*, **54**, 19–26.

Salem MR, Khorasani A, Zeidan A, Crystal GJ. (2017). Cricoid pressure controversies. *Anesthesiology*, **126**, 738–52.

Vanner RG, Asai T. (1999). Safe use of cricoid pressure. *Anaesthesia*, **53**, 1–3.

Warner MA, Warner ME, Weber JG. (1993). Clinical significance of pulmonary aspiration during the perioperative period. *Anesthesiology*, **78**, 56–62.

第12章

面罩通气

Adrian Matio

刘玲 译 岑燕遗 陈晓文 校

基本面罩通气技术

成人面罩通气（face mask ventilation，FMV）是一种气道管理技术，由受过不同程度培训的医护人员在手术室内外使用，用于为无意识的患者提供氧气和通气。

FMV 设备包括面罩、口咽和鼻咽通气道、抽吸装置和正压气体输送系统。后者可以由施救者的呼气力（口对面罩通气）、手（麻醉回路的呼吸囊或自旋式复苏器袋子）或机器（任何机械呼吸机）驱动。面罩是最古老的专门为吸入式麻醉设计的气道管理装置。约翰·斯诺（John Snow）的面罩（1847 年）具有现代面罩的所有特征：一个对称的圆顶，一个柔软的边缘以提供紧密的气体密封并增加患者的舒适度，以及一个连接呼吸回路的连接器（图 12.1）。

正确处理面罩至关重要，因为握力既要产生气密性，又要产生最佳的气道操作。通用的左手"E-C"型技术的实施是将拇指和示指放在面罩顶上（"C"），中指和环指放在下颌骨上，小指放在下颌角上（"E"）。它从未被验证用于正压通气的可靠性（图 12.2），而是从麻醉作为一种单一药

物吸入技术管理自主呼吸患者的时代延续下来的。

气道开放操作

气道开放操作是一种非可视的技术，通过托起或伸展实体解剖结构（下颌骨、颈椎和舌骨）来拉伸与之相连的软咽组织（软腭、舌、会厌和咽侧壁），从而提供上气道通畅性。实体−软组织连接越牢固，正确的气道开放操作就越有效（如舌根和会厌阻塞）。连接越弱，操作效果越差（例如阻塞性睡眠呼吸暂停患者在吸气和呼气时软腭阻塞）。鼻腔阻塞不受气道开放操作的影响，需要口咽或鼻咽气道来纠正。

仅双手气道开放操作在口对口通气方面得到了验证。手放在下颌和前额 / 枕骨上，在矢状面出力并与头颈部伸展一致，使之达到最大。双手放在下颌角上，在横向平面上应用下颌推力，使颞下颌关节最大限度地半脱位。这两种技术都会使下颌抬高，将下颌牙置于上颌牙之前，并增加下颌和胸骨之间的距离，使上气道开放。此外，它增加了下颌和颈椎之间的距离，使上气道扩大（图 12.3）。将这两种技术与张口（有或没有口咽气道）结合起来，就产生了最有效的技术：三联气道开放操作。

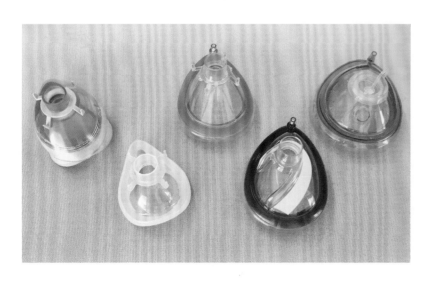

图 12.1 面罩（从左到右）：早期的透明面罩（约 1960 年），具有解剖学形状的软密封面罩，通用的现代面罩，符合人体工程学的不对称面罩，专业的内镜面罩（Picture taken by the author, at the Wood LibraryMuseum of Anesthesiology, Schaumburg, Illinois, with their kind support.）

转动头部使其侧向一边也被证明是可能有效的。气道开放操作可用于部分或完全上呼吸道梗阻的患者。

最大程度的气道开放操作受到解剖学（正常组织允许的最大活动度）或病理变化学（如创伤或骨质结构和关节的退行性改变）的限制。颈椎正常的患者的头部最大伸展度大约为45°。这可以通过水平线（手术台的纵轴）和面罩的纵轴在垫子水平的角度来估计。在正常麻醉的志愿者身上，在下颌-上颌切牙水平上测得的下颌前移最大值是16.2±3.2 mm。这些测量值可以作为面罩通气尝试的客观技术指标。如果不能产生一个可测量的气道开放操作，则表明在通气尝试前需要使用气道辅助工具。

辅助工具

现代口咽通气道是在1933年被描述的。咬合部分可以打开口腔，并能绕过鼻腔和腭咽部的梗阻来促进口腔通气。弯曲的部分支撑着舌头。插入错误尺寸的口咽通气道或在轻度麻醉的情况下可能导致医源性气道阻塞、喉痉挛或反流。尺寸和位置正确的鼻咽通气道具有清除鼻腔阻塞及绕过软腭和舌根部阻塞的好处。潜在的并发症是鼻腔出血、损伤和气道阻塞。

测量面罩通气的充分性

不可靠的、主观的通气效果指标，如面罩圆顶上方或呼吸囊周期性出现冷凝雾气，在医院内和医院外都被常规使用。在吸气和呼气的过程中，使用一个僵硬的、可自行充气的复苏袋对通气技术的效果反馈有限。在创伤和肥胖的患者中很难观察到胸部扩张和听诊到双侧呼吸音。氧饱和度下降是通气失败的一个晚期标志。

客观的通气结果指标是潮气量、气道压力和呼气末二氧化碳浓度。有效的通气是指有平台的呼气末二氧化碳浓度，可接受的气道压力（＜20～25 cmH$_2$O，以减少胃胀气）和令人满意的潮气量（4～5 ml/kg，足以维持长时间的氧合）。如果有肺活量测定追踪法，可以加速诊断呼气流量限制。

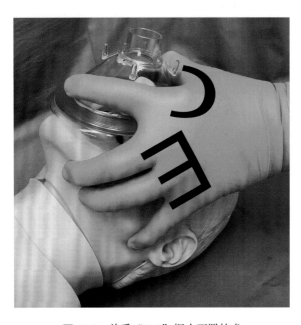

图12.2 单手"E-C"握力面罩技术

一种常规的单手面罩通气技术

最佳的FMV应该产生有效的密封性和完全托起下颌（积极的上气道开放），并且应该用客观的技术和有效的标记来评估。第一步是将患者的头部置于嗅花位，颈椎下段屈曲，颈椎上段伸展（图12.3），或在肥胖患者中采取斜坡位（被动上气道开放）。给予肌肉松弛剂可能有助于FMV的尝试。

在面对大面罩、大体型患者或手较小的医生时，"E-C"手法用在对称的面罩上产生不对称密封性，效果不理想。一般的"E-C"手法密封不完善，因为"C"不能控制整个面罩顶，并且"E"不能产生和保持颈椎的最大伸展或颞下颌关节的半脱位，气道开放并不理想。不完善的密封迫使医生将面罩推到下颌或使用头带，使颈部弯曲，影响气

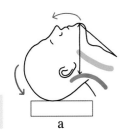
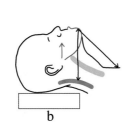
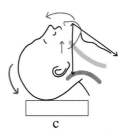

图12.3 气道开放操作使下颌抬高，将下颌牙置于上颌牙之前，并增加下颌-胸骨和下颌-颈椎的距离（a.头部伸展，b.托起下颌，c.在前面提到的两个动作的基础上增加张口："三联气道开放操作"）

道操作并诱发医源性气道阻塞。

托下颌法是一种用拇指和示指之间的指蹼握住面罩更有力的方法。它是通过一个新的不对称面罩或去掉钩环的对称通用面罩来实现的。手掌控制面罩整体，中指、环指和小指伸向下颌，产生最佳力度，使头部在矢状面内伸展（图 12.4）。

面罩通气困难

预测

在一般人群中，有 5%～9% 的人发生过 FMV 困难。通过对患者的检查，可以发现许多预测 FMV 困难的因素。

- 严重气道阻塞的预测因素来自软组织过度塌陷，如男性患者、体重或颈围增加、打鼾、阻塞性睡眠呼吸暂停、年龄增加、牙齿缺失、马氏分级Ⅲ～Ⅳ级或肿瘤。
- 技术难度的预测因素与气道操作和密封性有关，并与下颌前伸能力受限、急性或慢性颈椎病、有胡须、甲颏间距短、没有牙齿、脖子粗或放射治疗史有关。

- 其他预测因素可能是针对操作者的，如手小或技术不佳，或面罩大小不当或与患者接触不佳。
- 预计 FMV 困难的类别有产科、病态肥胖、饱腹、颈椎病和入院前患者。

管理

当 FMV 困难时，应该使用口咽或鼻咽通气道。最好的通气技术是双手"E-V"技术，用拇指和鱼际沿面罩两侧纵向放置以形成对称的密封，用示指、中指、环指和小指沿下颌骨伸展头部、推颌和张口，即"三联气道开放操作"（图 12.5）。拇指和示指形成一个"V"形，中指、环指和小指形成一个"E"形。对称的手-设备和手-颌的互动优化了 FMV 的操作。第二位医生控制呼吸囊通气，或由呼吸机提供通气。手小的医护人员应常规使用双手方法。

双手方法可以用两人四手方法来加强，其中助手站在患者一侧，面对位于患者头部的主要操作者。助手的双手加强主要操作者的双手密封和下颌推力。当诱导前诊断出 FMV 困难或在麻醉或无意识的患者中 FMV 尝试失败时，尽早使用声门上气道或气管插管可能会解决这种情况。

Han（2004 年）描述了文献中使用的传统 FMV 量表。它有四个难度级别：①单手通气；②单手并

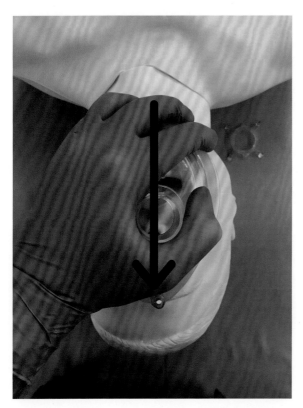

图 12.4　单手托下颌法在矢状面应用，以达到最佳的头部伸展

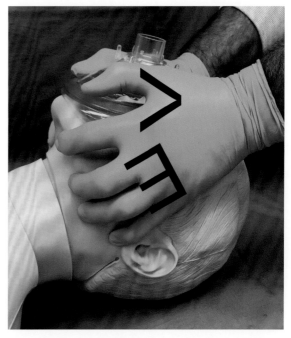

图 12.5　双手"E-V"握法对称地施加在面罩和下颌上，以实现最佳的三联气道开放操作

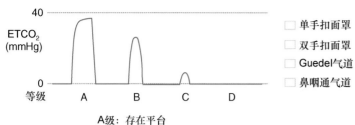

A 级：存在平台
B 级：无平台，ETCO$_2 \geqslant$ 10 mmHg
C 级：无平台，ETCO$_2 <$ 10 mmHg
D 级：无 ETCO$_2$

图 12.6　Lim 使用呼气末二氧化碳监测的客观面罩通气分级（A，有效；B，充分；C，不充分；D，无效）

使用气道辅助工具；③使用气道辅助工具不充分、不稳定面罩通气或需要两名操作者；④通气失败。这种主观评分法反映了费时费力的困难 FMV 战术，随着操作的失败，技术从简单到复杂不断升级。但它也忽略了困难 FMV 预测因素（承认并解决预期困难的尝试）和客观通气效果指标（快速诊断和解决意外困难或失败的 FMV）。未确诊的困难 FMV 延长呼吸暂停时间，消耗预氧合所提供的缓冲，并增加了随后的晚期气道管理尝试。

Lim 和 Nielsen 提出了一个基于最佳呼气末二氧化碳监测的 FMV 难度的客观标准：（A）存在平台；（B）没有平台，ETCO$_2 \geqslant$ 10 mmHg；（C）没有平台，ETCO$_2 <$ 10 mmHg；（D）没有 ETCO$_2$。其分别代表有效、充足、不充分和失败的通气（图 12.6）。通气和氧合状态均可用呼气末二氧化碳预测。

结论

评估基本（FMV）、高级（声门上、声门）和侵入性（声门下）的气道管理难度应该同时进行。这些结果应被纳入气道管理策略，以优化上气道仪器和药物（镇静剂、诱导剂、肌肉松弛剂）的使用。FMV 被误认为是一种简单的技术，缺乏对单手技术的严格验证，以及缺乏对客观技术和通气效果指标的常规使用，在很多情况下会导致一种非最优的方法。最佳的第一次 FMV 尝试应该根据患者的预测因素、操作者的局限性和临床情况来确定。

FMV 的难度应像其他气道管理技术一样，客观地加以界定。有效的尝试，如潮气量为 4～5 ml/kg，可接受的气道压力（< 20～25 cmH$_2$O），并有一个呼气末二氧化碳平台，意味着 FMV 可以支持氧合很长一段时间而没有并发症。如果尝试无效（低潮气量、高气道压和呼气末二氧化碳快速上升而不出现平台）或尝试失败（缺乏测量），都应触发适当的应对反应。利用这些原则，临床医生可以挑战他们的常规处理，重新确定 FMV 的难度，并制订专门的 FMV 策略。

延伸阅读

Fei M, Blair JL, Rice MJ, et al. (2017). Comparison of effectiveness of two commonly used two-hand mask ventilation techniques on unconscious apnoeic obese adults. *British Journal of Anaesthesia*, 118, 618–624.

Kuna ST, Woodson LC, Solanki DR, et al. (2008). Effect of progressive mandibular advancement on pharyngeal airway size in anesthetized adults. *Anesthesiology*, 109, 605–612.

Langeron O, Masso E, Huraux C, et al. (2000). Prediction of difficult mask ventilation. *Anesthesiology*, 92, 1229–1236.

Lim KS, Nielsen JR. (2016). Objective description of mask ventilation. *British Journal of Anaesthesia*, 117, 828–829.

Matioc A. (2019). An anesthesiologist's perspective on the history of basic airway management. The 'modern' era, 1960 to present. *Anesthesiology*, 130, 686–711.

Paal P, Goedecke V, Brugger H, et al. (2007). Head position for opening the upper airway. *Anaesthesia*, 62, 227–230.

第 13 章

声门上气道

Tim Cook

刘玉英 译　周延然　严冰　校

声门上气道（supraglottic airway，SGA）指一类气道装置，旨在辅助麻醉期间建立和保持气道畅通。SGA 更广泛应用于院内及院外的气道救援、心肺复苏以及作为困难气管插管的辅助设备。因此，充分了解目前可用的设备和技术是现代临床麻醉的基础。SGA 的角色在本书的许多其他章节中都有描述，本章旨在填补其他部分未提及的信息，包括存在争议的领域。

1998 年以前，几乎所有全身麻醉都是在面罩或气管插管条件下进行的，经典喉罩（classic laryngeal mask airway，cLMA）于 1988 年引入，并迅速改变了世界上许多地方的麻醉方式。在许多国家，SGA 在大多数麻醉病例中用于维持气道通畅，但使用情况在不同国家有很大差异，随后出现了大批与 cLMA 竞争的新一代 SGA。这些设备在上市前后评估程度差异很大，自临床应用后，一些型号已经被多次修改，因此理解一些文献对设备特点的解释必须慎重，以确保所报告的设备是当前生产的设备。目前各型 SGA 之间使用比较的临床试验太少，对其临床应用没有确切结论。目前 ProSeal-LMA（PLMA），i-gel 和喉管（laryngeal tube，LT）是研究最广泛的新型 SGA。LMA-Supreme 和 LMA-Protector 也得到了越来越多的临床数据支持。

大多数 SGA 被设计成尖端位于食管入口，能有效地"堵塞"食管。喉头周围的密封是通过一个远端的气囊实现的，它的作用是抬高舌根、抬高会厌和密封口咽。一部分气囊环绕喉入口，而另一部分只是覆盖在上面。所有传统的 SGA 都是置入会厌下，但置入不当可能导致会厌向下折叠和气道阻塞，所以设计的挑战之一就是将远端部分置于环状软骨后的同时不会使会厌移位。

有效性、安全性和新型 SGA

如上所述，SGA 可能有多种应用场景，每种不同应用需要不同的设计和特点。在临床麻醉中，cLMA 最初只用在短小手术中，选择一些瘦高体型的患者，通常保留自主呼吸。

SGA 可用于大多数操作，禁忌证包括：

- 大多口腔或咽喉部病变。
- 饱胃和其他高误吸风险患者。
- 肺顺应性下降，气道压力高于咽部密封压力的患者。
- SGA 干扰手术入路的手术。
- 手术中操作影响 SGA 正常位置。

这些都是相对禁忌证，需要具体判断和解释。因此，使用情况将因设备型号、临床医生的经验和个人意见而不同。

SGA 越来越多地用在长时程复杂手术、肥胖患者、腹腔镜腹部手术（甚至传统开放式腹部手术）的机械通气中，甚至用于俯卧位手术患者。

扩大使用范围为患者提供了潜在的好处，但其有效性和安全性也存在问题。在低危患者中，cLMA 提供了一个通畅的气道，并在 95% 的使用中实现了呼吸机辅助呼吸。但因通气顺应性下降（如肥胖、腹腔镜检查等）以及低通气和胃部胀气发生率的增加，cLMA 和很多其他 SGA 对机械通气的有效性受到质疑，这也引起了大家对 SGA 在这些情况下使用安全性的担忧。

在过去的 20 年里，市场上推出了超过 40 种新型 SGA，大多是简单地模仿 cLMA 并与之竞价，这是医疗采购及医院管理人员所喜闻乐见的。麻醉医师感兴趣的则是那些有效性和安全性更好，能改善临床应用的设计。

有效性取决于许多因素，包括置入难度、在整个麻醉过程中操作简便并足以保持气道通畅，且患者在复苏期耐受良好。机械通气期间的有效性需要喉罩的通气口在喉上，并且与咽喉密封良好（气道密闭）。

安全性则反映了在麻醉的所有阶段和麻醉后并发症发生的风险。预防误吸需要对咽和食管有好的密封（食管入口封闭），一方面防止气体泄漏到食管和胃，另一方面也防止反流物质从食管进入气道。一个功能良好的食管引流管可以使反流物质绕过咽喉部排出体外：既保护气道，又可提供患者发生反流的早期指征。

现在有许多不同型号的SGA可供选择，而麻醉医师会理智考虑，选择他们认为最安全的型号，随着SGA临床应用范围的扩大，这一点越来越重要。比较不同型号SGA的随机对照试验通常是针对气密性而不是临床用途，所以不足以说明其疗效，并且限于研究样本量，临床随机对照试验不能直接解决其安全性问题，需要其他方法来说明。SGA的临床随机对照试验的另一个问题是大部分研究是由经验丰富的医生进行管理，患者选择也都是低风险（体型瘦高、ASA 1～2级）患者的低风险手术（简短、仰卧和非腹腔镜手术）。这些研究有助于我们了解该设备的基本功能，但将这些研究的结果（即使是在meta分析中）完全推广为临床广泛应用（无论是有效性还是安全性）是不可能的。成千上万的临床实际应用和并发症登记的数据可能为大家提供更有用的安全信息。

SGA 的分类

SGA基于结构和放置位置不同有不同分类，这些分类对设计师来说很有用，但对喉罩的临床使用并没有什么帮助。

这里将SGA分为第一代和第二代，这也是使用最广泛的分类。第一代SGA（例如cLMA）是简单的气道导管。相比之下，第二代SGA具有独特的设计特点以降低误吸风险（特别是机械通气时更有意义）。值得注意的是，在这个分类中没有"第三代SGA"，当某种SGA被描述为第三代时，它只是一个营销工具。

表13.1列出了部分人们感兴趣的SGA类型并插图说明。

作为SGA的模板，首先列举的就是cLMA，接着是第二代设备，因为第二代SGA的临床应用比第一代更广泛。

经典喉罩

经典喉罩（cLMA）是由英国的Archie Brain

表 13.1 SGA 类型：第一代和第二代 SGA

类型	评价
第二代 SGA	
ProSeal LMA	文中详述。硅胶制成可重复使用，气管和食管密闭性好，有较大的食管引流管，有良好的临床证据基础
i-gel	文中详述。首个无卷边第二代SGA。一次性使用，置入简易，咽喉痛发生率低。中度气道密闭性，食管密闭性一般。是较好的插管引导辅助设备，广泛用于心肺复苏和院外急救
LMA Supreme	文中详述。一次性PVC设备，设备主干坚硬弯曲，食管引流管位于正中，被两个较小的气道腔包围，气道密闭性中等，不适合用于FOB引导插管
LMA Protector	文中详述。一次性使用硅胶设备，半刚性弯曲杆，气道密闭性高。通气管较大，便于引导插管，引流管较大
Ambu AuraGain	塑胶SGA，具有ProSeal和ILMA的一些特点，半刚性弯曲杆。临床应用证据有限
SLIPA	文中详述。非典型第二代SGA，没有食管引流管，设计了相对较大的内部容积，在发生反流时可充当"蓄水池"。气道密闭性相对较高，型号选择评估复杂，同时因顾虑设备相关创伤，影响市场占有率
Guardian CPV	一次性使用的硅胶SGA，与PLMA的设计非常相似，也是第一个使用前端气囊面罩的，临床应用证据有限
Baska 面罩	无前端气囊，硅胶材质。三个管腔：一个气道管开口于前端膜部；两个开口通向面罩远端后部，一个作为食管引流管，另一个设计用于持续吸引。临床有效性及安全性因设计的变化和现有临床证据基础较少，尚无定论

（续表）

Eclipse	无气囊设计，与 i-gel 没什么不同。一次性使用，设计选用了两种不同的材料，软性材质利于气囊的密闭性，半刚性阀杆便于置入。新入市场，目前尚无临床使用证据
Combitube 和 Easytube	第二代 SGA 的先驱，Combitube 由两个管子组成，类似于两个不同长度的气管连接在一起，具有远端和近端气囊。如果较长的管（气管–食管）进入声门，远端管充气，该导管被用作气管导管。如果远端导管进入食管（98% 的情况下都是这样），后一气囊在咽部充气，通过咽部较短的导管末端孔进行通气。前几年流行在院外使用，特别是北美。因成本、高创伤发生率和"通气失败危险"的可能而被临床弃用，现在多被其他产品替代。Easytube 是一款非常类似的设备，最近才推出
Laryngeal tube suction II/LTS-D	文中详述。PVC 材质，是喉管的延续设计，通气管后方平行设计食管引流管。有可重复使用和一次性使用版本
Gastro-LT 和 LMA Gasto	相对较新的 LTS-D 和 LMA Protector，分别具有显著扩大的食管引流管和缩小的通气管，设计用于容纳消化道内镜，从而方便上消化道内镜手术
第一代 SGA	
cLMA	文中详述。现代 SGA 的模板。具有非常广泛的临床应用基础
LMA Unique（uLMA）	一次性使用版的 cLMA，由硅化 PVC 材料制成。性能与 cLMA 相似，但失败率和创伤有所增加
柔性 LMA	文中详述。前端气囊部分同 cLMA，钢丝加固的阀杆具有灵活性，能在共用气道手术中使用而不发生移位，有广泛的临床应用基础
所有 LM	术语"喉罩（laryngeal mask, LM）"指的是基于不同制造商制造的"喉罩气道"的设备。有许多版本，包括柔性 LM，所有这些都与最初的 LMA 不同。许多在临床实践中评价很差或没有评价
AirQ blocker	这是一种"改版喉罩"（一种高性能无气囊 LM），它包含一个短的后通道，以促进胃管（orogastric tube, OGT）或"食管堵塞管"（一种短气囊导管）的通过。通道没有外延的气囊部分，所以除了通过胃管之外没有其他功能，如果没有通过胃管，也不会提供实际的益处。因此，它是第一代设备
喉管	文中详述。一种有近端和远端气囊（设计位于口咽部和食管）的狭窄的气道管，在这些气囊之间有通气孔，已有一个设备家族，其范围与 LMA 家族相匹配，临床应用证据不确切
CobraPLA 和 Tulip	CobraPLA 是一种一次性软塑料喉罩，设计用于麻醉期间。它有一个宽的管状设计，近端（咽部）有一个球样结构，远端有一个软的塑料头（形状像眼镜蛇头），设计用于固定和密封下咽，头部的前表面应紧靠喉部，并有一个软格栅，用于气道内固定时，软格栅很容易移位 Tulip airway 是一种一次性使用的喉罩，包括位于上气道的导管和密封在口咽内的环状套囊。气道不延伸到下咽或食管，在这方面，它非常类似于带套囊口咽气道（cuffed oropharyngeal airway, COPA），后者在 20 世纪 80 年代早期可用，但已被 cLMA 取代，常用于复苏期间的气道管理，必要时辅助，而不用于麻醉期间 Cobra PLA 和 Tulip 气道的一个问题是，密封了口 / 下咽但不密封喉以下区域。因此，特别是在机械通气过程中，有人担心其使用可能导致胃膨胀。如果发生反流，没有出口，则可以判断设计增加了肺误吸的风险（零代 SGA）
为插管设计的喉罩	
ILMA	文中详述。有一次性使用和可重复使用版本，包括特殊的气管导管和稳定装置，以协助插管可取出的喉罩类型
LMA Classic Excel	设计基于 cLMA，但具有更宽的阀杆及容易拆卸的连接器，并将格栅替换为会厌提起设计，仅在北美发售
Ambu Aura-i	为常规使用和气管插管设计的第一代 LM
Ambu AuraGain	为常规使用和气管插管设计的第二代 LM
iLTS-D	一种专门为插管设计的 LT。第二代唯一插管用喉罩

FOB，柔性光学支气管镜；ILMA，插管型 LMA；SLIPA，流线型咽通气道

(a)

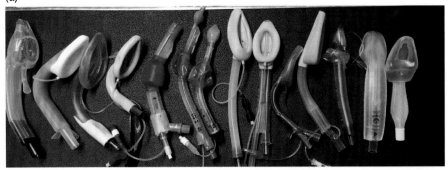

(b)

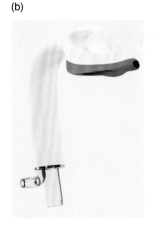

图 13.1 （a）SGA 图示。从左至右：Baska mask，LMA Protector，Ambu Aura-i，ILMA，Gastro-LT，laryngeal tube suction Ⅱ，LT，cLMA，ProSeal LMA，LMA Supreme，Guardian CPV，CobraPLA，i-gel，SLIPA。（b）Eclipse

博士在 20 世纪 80 年代设计的，并于 1988 年上市，已用于全球超过 2 亿的麻醉病例，并有几千项关于该设备的研究发表，因此，cLMA 被认为是其他型号评价的基础，如图 13.2 所示，它也是"LMA 家族"的几个成员之一。

cLMA 由一个透明的硅胶管连接远端一个椭圆形的硅胶面罩组成，硅胶面罩中空气球样，前端呈袖状开口，并进行了背侧表面加固以预防折叠。透明的硅胶管远端有两个软硅胶条预防舌体妨碍喉罩插入和置入后会厌堵塞。正确放置喉罩的方法是使通气硅胶管开口面向前方，气囊尖端位于食管起点，气囊环绕喉部入口，侧气囊位于梨状窝，气囊

近端位于舌根部。面罩由外侧的咽下收缩肌和下方的环咽肌固定位置，适量充气可实现喉部周围的低压密封。

cLMA 的设计使用次数可达 40 次。由于先导管阀门内有金属，使用标准喉罩的患者不能行 MRI 检查，MRI 兼容的喉罩配有不含金属的阀门，并用黄色对外部充气球囊进行标示。

实践和临床应用

cLMA 有 8 种大小可供选择（1、1.5、2、2.5、3、4、5、6）适用于新生儿到成人，表 13.2 例举了不

表 13.2 cLMA 的特征

型号	患者分类	体重范围（kg）	最大套囊容量（ml）	气道长度（mm）	能通过的最大气管导管
1	新生儿	< 5	4	108	3.5
1.5	婴儿	5～10	7	135	4.5
2	儿童	10～20	10	140	5.0
2.5	儿童	20～30	14	170	6.0
3	儿童 / 小体型成人	30～50	20	200	6.5
4	成人	50～70	30	205	6.5
5	成人	70～100	40	230	7.0
6	大体型成人	> 100	50	—	—

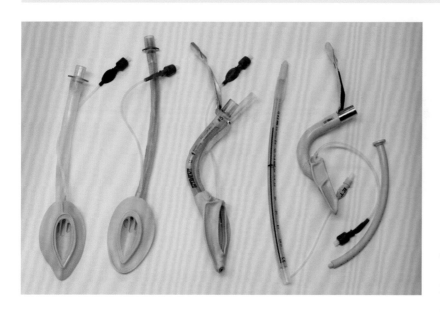

图 13.2　LMA 家族，从左至右依次为：cLMA、柔性 LMA、ProSeal LMA（带导入器）、ILMA 气管导管、ILMA 和 ILMA 稳定器

同大小喉罩的特点。无论成人或是儿童，临床上经验性地根据患者体重大小选择喉罩型号，西方女性通常选择 4 号，男性选择 5 号，儿童最大选 3 号。体型相对较小的亚洲人选小一号可能更加合适，对部分特殊患者，选择更大尺寸的喉罩也许能改善气道的密闭性，但也可能会增加轻微的气道损伤。

cLMA 设计用于自主呼吸或机械通气时，可以在麻醉中替代面罩或气管插管，其引入改变了麻醉的常规做法，现在麻醉维持中也很少使用面罩了。良好的病例选择是喉罩成功、安全使用的第一要素，其次就是良好的插入技术。

重要的是，像所有的 SGA 一样，cLMA 不能可靠地防止胃内容物的反流误吸，并且禁用于没有禁食或可能饱胃的患者。cLMA 在咽部的压力大小为 18 ~ 22 cmH$_2$O，在食管的压力大小为 30 ~ 50 cmH$_2$O，但没有食管引流管。CLMA 的设计阻止了咽部分泌物进入喉部，为患者安全通气提供了一定的保护。

cLMA 置入所需的麻醉深度大于放置口咽通气道所需的麻醉深度，但小于其他几种喉罩或气管插管。在插入之前，患者应该没有睫毛反射及对提下颌没有对抗。与硫喷妥钠相比，丙泊酚能大大减少气道反射，是最理想的麻醉诱导药，另外，添加速效阿片类药物、静脉注射利多卡因（最高可达 1.5 mg/kg）和氧化亚氮均可改善插入条件，肌松药不是必需的。气道局部麻醉或双侧声门上神经阻滞下也可置入 cLMA。选择 cLMA 具有血流动力学波动小的优势。

放置时患者最好保持仰头抬颏（或称"嗅花位"），置入前检查喉罩无异物并可完全放气，若不能保持完全放气状态，则表明可能存在泄漏。

通常设备的前缘越小，在插入时就越不容易被舌头或会厌钩住，这两种情况都可能影响设备的放置。完全放气后末端硅胶囊紧缩使 cLMA 能够滑到环状软骨后面，并且喉罩后部应得到良好的润滑。在插入过程中，非插管的手可托住头部，以防止头部屈曲。将示指放在喉罩管腔和前端面罩的连接处，握笔式握着喉罩，患者张口，也可选择其他物件来提颏或托下颌辅助张口，插入前端气囊，使其后部压在硬腭上，然后示指朝向枕部推进，使 cLMA 沿着口腔顶部、咽后部置入（图 13.3）。喉罩顺利滑入到感觉稍有阻力时停止，此时应已到达环咽肌。一旦完全插入，在拔出插管手指时，另一手应握住以固定导管。

在连接麻醉机呼吸回路之前，喉罩气囊应该充气，如果放置正确，cLMA 导管后部的黑线会保持正中，随着前端气囊膨胀充气，该设备会从患者口中升起约 1 ~ 2 cm，表 13.2 是厂商推荐的最大充气量，临床使用时给最大推荐充气量的一半就已足够。在气囊充气期间或充气后可测量囊内压，并维持在 60 ~ 70 cmH$_2$O。实际应用时多是充气 10 ml，囊内压低于 30 cmH$_2$O 即可实现气道密封。长时间保持高囊内压可引起咽、喉黏膜或神经损伤，予最大推荐充气量常导致囊内压＞ 120 cmH$_2$O。如果在麻醉期间，特别是麻醉前 30 min 使用氧化亚氮，可能扩散到喉罩气囊内，导致囊内容量和压力增加。舌体损伤（特别是选择大型号喉罩）、舌下神经和喉返神经损伤的报道很少，这些损伤以及术

(a)

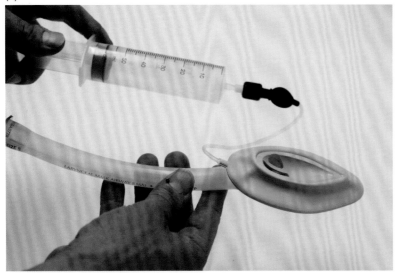

(b)

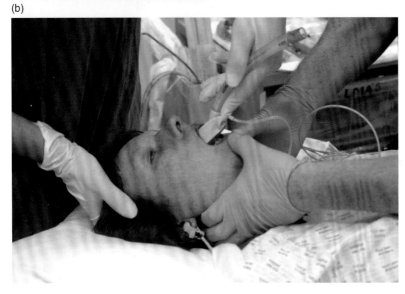

图 13.3　cLMA 插入技术。（a）完全放气并检查设备；（b）插入，用一只手保持头部和颈部的位置，用另一只手向后方和尾部推入 cLMA

后喉咙痛和声音嘶哑，都可以通过小心操作定位和维持气囊压低于 70 cmH$_2$O 来最小化。

cLMA 置入后即可手动评估能否通气，正常在压力低于 20 cmH$_2$O 的情况下可顺利通气，如果听到气体泄漏，考虑替换其他型号。气道噪声、呼气受阻致储气袋充盈不良或容积肺活量测定呼气流量曲线呈齿状等都是呼气时气道阻塞的表现，提示喉罩位置不当，应进一步查看原因或重新放置气道。

使用胶布或绑带固定喉罩减少脱出或移位的发生，建议使用牙垫（将纱布卷起放在磨牙之间）直到喉罩被拔除，这在苏醒期尤为重要。

喉罩扭转、尖端向后翻转、会厌折叠或尖端误入声门均可导致喉罩对位不良，谨慎操作可以减少对位不良的发生率。尖端气囊堵塞声门可出现类似喉痉挛一样的高气道压、呼气延长和喘鸣。而cLMA 的尖端向后翻转位于喉后方时，自主呼吸时

偶然会出现声带缩短引起的胸腔外气道部分梗阻，以及控制通气时出现声带反常运动。若食管开口位于喉罩通气腔内，机械通气可能导致胃胀气，喉罩位置不正确的发生率可能超过15%，也可能因临床表现不明显而被忽略。

手术结束时使用 cLMA 的患者可由机械通气自然过渡到自主呼吸，通常浅麻醉下也可耐受，并建议保持仰卧位，可先不拔除喉罩转送到恢复室，期间连接吸氧管、Venturi 或 T 型氧袋吸氧，其中 T 型氧袋（全称：LMA-T- 氧气增强储备袋，LMA-T-Bag Oxygen Enhancement Device）是首选，这是一种经济实惠的可充气塑料储氧袋，以最小2 L/min 的气体流量提供高浓度氧，也可通过视听评估患者呼吸状况，必要时实现快速机械通气。

虽然不是所有的研究都支持这一点，但普遍共识和建议是在患者恢复意识和气道反射之前，不

应尝试拔除牙垫和喉罩。尽管拔除喉罩时气囊不抽气通常也没有副作用，并能很好地耐受，但仍然推荐在抽空套囊后拔除喉罩。咽部分泌物会与在喉罩拔除时一起带出，所以除非分泌物过多，不然没有必要提前进行气道吸引。拔除体位可选择仰卧位或侧卧位。有关儿童 cLMA 拔除时间没有确切依据，一些临床医生倾向于在患儿出现躁动之前拔除，部分出现呛咳、体动或有吞咽动作时拔除喉罩很可能引起屏气、喉痉挛、反流误吸和缺氧。

使用后，cLMA 应立即彻底清洗并用高压灭菌器消毒（气囊完全放气后在 137°C 消毒 3 min），然后储存在无菌包装中（见第 37 章）。

尽管过小的张口度也会影响 cLMA 的放置，但喉镜暴露或气管插管困难程度的预测因素与放置 cLMA 的难易程度无关。另外，对于牙槽骨缺失的无牙患者，使用 cLMA 可能难以获得稳定的气道。

使用 cLMA 患者气道阻力大小类似于传统单腔气管导管通气压力（4 号 cLMA *vs.* 7.0 ～ 8.0 mm 单腔气管导管），cLMA 正确对位可减少通气压力及会厌折叠，而错误对位时，cLMA 旋转机械牵拉声带可能会增加喉部通气阻力，因此气道压也会增加。

头颈部的活动对 cLMA 在喉部的位置影响不大，但头颈屈曲或旋转将增加喉密封压和套囊内压，头颈部后伸则相反。

自引入以来，cLMA 的应用范围逐渐扩大，使用禁忌证也逐渐减少，目前逐渐扩大临床应用范围是否恰当仍没有确切结论，但喉罩对麻醉管理的影响还是很大的，其安全性也得到广泛认同。1993 年的一项大型研究显示，30% 的手术患者使用了喉罩。2002 年一研究报告称，有 65% 的患者使用了喉罩，其中有一半是机械通气。

据报道，自主呼吸时气道相关危重事件的发生率为 0.16%，机械通气时为 0.14%，慎重选择的择期手术患者误吸发生率为 1/11 000 ～ 1/5000，这些数据的准确性尚不清楚，但与报告的气管插管误吸发生率相似（1/4000 ～ 1/2000）。

meta 分析已有比较 cLMA 和气管插管或面罩辅助的研究。与面罩辅助通气相比，喉罩氧合更好，也可减少麻醉医师的手部疲劳。相比于气管插管，其优点包括更稳定的血流动力学、更少的麻醉维持药物需求及更好的恢复质量（氧合更好，咳嗽更少），减少成人咽喉痛发生率，同时通过减少声带机械牵拉和神经损伤减少喉部并发症发生率。

使用 cLMA 时能否机械通气仍存在争议，主要关注点是 cLMA 能否可靠预防反流误吸及机械通气过程中的胃胀气。喉罩反对者提出，cLMA 已被证明使用时食管括约肌压力下降，更重要的是，机械通气过高的气道峰压也会增加胃食管充气的风险。但也有数据说明，使用喉罩发生口咽漏气时，大约 95% 的病例中气体都是漏入口腔。尸体研究也表明，与无保护的气道相比，cLMA 的确对预防食管液体反流误吸有一定的保护作用。较大的病例系列报告，44% ～ 95% 的病例使用机械通气，并不增加误吸或气道相关事件风险。已经证实，与使用 cLMA 相关的误吸十分罕见，也几乎没有使用 cLMA 发生误吸出现长期后遗症的报道。机械通气下的患者选择及喉罩放置正确定位都很重要，如果位置不佳，则不该勉强通气，维持较小的通气压力，避免超过 20 cmH$_2$O。一些第二代 SGA 具有较高的气密性，同时有排气管设计，比 cLMA 更适合机械通气。

在腹腔镜手术中使用 cLMA 也是有争议的，理论上机械通气、腹内压升高和截石位都会增加误吸的风险，一些小型临床试验支持 cLMA 用于妇科腹腔镜检查，并建议机械通气、使用肌松药或保留自主呼吸都是可接受的。虽然缺乏安全性证据，但在多达 1500 例临床病例中，没有发生误吸的病例。

尽管有这些很好的临床数据支持，但危险因素分析提示，气道相关死亡事件最常见的原因就是吸入性肺炎，这些病例有一半涉及 SGA 的使用，大多是第一代设备。不当的病例选择和不良的通气是常见的原因。

cLMA 的另一个重要的用途就是维持气管拔管后的气道通畅，气管拔管可能与不良的血流动力学和呼吸道并发症相关，特别是咳嗽和血氧饱和度下降，而使用 cLMA 可以减少这些并发症（该技术将在第 21 章中介绍）。

cLMA 在临床的应用范围很广，在部分选择性病例的开腹手术、腹主动脉瘤手术、剖宫产手术、神经外科手术和心脏外科手术中都有报道。在重症监护室，cLMA 已用于特殊病例的短时间机械通气、作为桥接拔管的工具或从机械通气中脱机的辅助设备，以及经皮扩张性气管切开术。然而，成功的临床应用并非证实其安全，甚至有效。"能做"并不等于"应该做"，在许多进一步的细节设计中，第二代 SGA 可能更合适。

cLMA 在困难气道中的应用

下面介绍一些 cLMA 在不同类型困难气道管理中的使用，但值得注意的是，二代喉罩在不同场景困难气道管理方面的应用可能已经取代了 cLMA。

cLMA 用于心肺复苏和新生儿复苏

在 20 世纪 90 年代和 21 世纪初，cLMA 在心肺复苏和新生儿复苏中发挥了重要作用。而现在，第二代喉罩中最好的产品已经普遍取代了一代喉罩的地位（见第 31 章）。

第二代 SGA

最常见的第二代 SGA 包括：

- 食管引流型喉罩
- i-gel
- LMA Supreme
- LMA Protector
- Laryngeal Tube Suction Ⅱ（有可重复使用和一次性使用版本）
- LT 和 LMA 系列胃型通气道
- 流线型咽通气道（SLIPA）

其他第二代设备包括 Baska、Eclipse、Combitube 和 Easytube：表 13.1 列出了主要设计特点，图 13.1 展示了其中一些设备。

食管引流型喉罩（ProSeal LMA，PLMA）

PLMA 于 2001 年 1 月引入英国，是由 Archie Brain 博士在 cLMA 的基础上改进设计的，旨在改善机械通气，提高安全性，便于判断喉罩对位情况。

与 cLMA 相比，PLMA 有一个更软、更大的碗状气囊，还有平行于通气管的食管引流管和一个完整的牙垫（图 13.4）。这些改进设计增加了设备的气密性，使泄漏的气体能够通过食管引流管排出，也便于胃管（orogastric tube，OGT）通过。引流管可以早期诊断 PLMA 的对位不良，而 cLMA 不能（框 13.1）。

正确放置后，PLMA 引流管连接食管开口，通气管连接气管开口（图 13.5）。气道和食管的封闭性都增加了，这就造成了消化道和呼吸道的功能性分离。引流管可引流泄漏到食管的气体防止胃胀，也有助于排出反流的胃内容物。

PLMA 大小的选择与其他喉罩一样，有 1 ～ 5 号可选，1 号没有气囊。

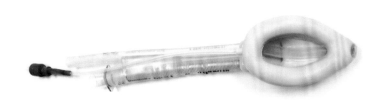

图 13.4 ProSeal LMA

框 13.1 检查 ProSeal LMA（PLMA）定位的方法

留意放置过程中的任何阻力或障碍，这可提示气囊面罩尖端可能发生折叠。

气囊充气至气囊压 60 ～ 70 cmH₂O。

评估插入深度，通常超过一半的咬口应该在切牙之外。

机械通气后评估吸气和呼气流量有无阻塞，观察呼气末二氧化碳和呼气量测定。顺应性差或呼气流量减少提示可能有声带机械性阻塞。

在引流管上放置凝胶［或肥皂液体薄膜（a film of soapy liquid）］：①如果它在通气时立即吹起（或充气，或随着呼吸节律看到薄膜振荡），PLMA 可能位于声门开口，胸部的压力变化导致凝胶移位可证实这一点。②通气回路压力 < 20 cmH₂O 时吹起凝胶，提示 PLMA 推入深度不够，设备可以向前推进以解决泄漏，也可将其拔除并重新置入。

意料外的通气压力高也可能表示尖端折叠。

如果在放置过程中有阻力，即使通气成功，也应进行进一步排除尖端折叠的试验：轻轻按压胸骨上切迹，这会增加食管内的压力，如果这种压力没有传递到引流管，气囊面罩的尖端可能发生了折叠，胃管不能自由通过，用 30 cm 左右的引流管即可证实这一点，如果尖端折叠，应重新放置

(a)　　　　　　　　　　　　　　　　(b)

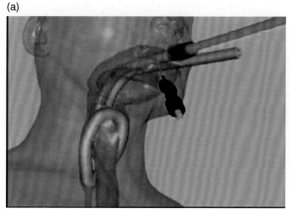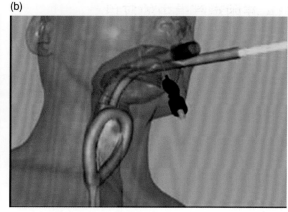

图 13.5 （a）ProSeal LMA 位于声门上的气道端；（b）食管引流端示意图

PLMA 置入时可以使用或不用随包装提供的导入器（图 13.2），不使用导入器，放置技术与 cLMA 相同（见上文），使用导入器，插入技术与 ILMA 相同（见下文）。没有确切证据表明哪一种方法更好，另一种重要的替代方法是先将一根探棒（或胃管）插入食管，然后将 PLMA 引流管置入食管。插入后前端气囊充气，虽然最大容量建议由制造商提供，但首选气囊压力维持在 60～70 cmH$_2$O。如果需要，可以使用一个润滑的胃管通过引流管进行胃部引流。

PLMA 置入后如果对位良好，则尖端（引流管远端开口）恰好位于环状软骨后面。若对位不良，可能有以下三种情况：

- 如果放置太浅，气体将通过引流管排出，导致通气不足。
- 如果设备尖端堵塞声门，气道阻塞，患者用力呼气，胸腔内压增加，导致凝胶从引流管中流出。
- 如果在插入过程中尖端折叠，则喉罩引流管的功能丧失。胃管不能顺利插入喉罩尖端可以诊断这种错位。

如表 13.3 所示，在喉罩引流管上放置少量凝胶可以诊断引流管错位，这有助于早期修正错位以保证发挥最佳功能。

PLMA 放置和通气成功率可达到 99%，首次成功插入率（85%）略低于 cLMA（92%），平均插入时间也会多几秒。但如果使用探条引导，PLMA 首次插入成功率几乎为 100%，没有增加创伤或后遗症，在其他技术失败或气管插管失败后救援时，特别推荐这种放置技术。

PLMA 的气囊密闭压力中值约为 32 cmH$_2$O，几乎是 cLMA 的 2 倍，在 20% 的病例中超过 40 cmH$_2$O，使用肌松药与否的结果是相似的。

PLMA 气囊密闭性更好，使得许多放置 cLMA 失败的病例顺利得以机械通气，且气囊作用于咽喉部，黏膜压力也小于 cLMA。

由于胃管通过引流管是否顺畅与喉罩的位置相关，如果喉罩对位良好，胃管置入成功率几乎是 100%。另一方面，如果对 PLMA 的对位存在疑问，则可通过实验性插入胃管来诊断，若放置失败，则需重新调整 PLMA。

PLMA 的设计目的是降低反流风险，如果发生反流，则降低误吸可能性。这也得到大量来自临

表 13.3　检查 PLMA 定位的方法

位置	咬口位置	胸腔压力	胸骨上切迹压力	密闭压力	其他
正确位置	＜ 50%（常＜ 25%）口内可见	—	凝胶落入引流管	中位值 32 cmH$_2$O	轻松通过胃管
覆盖声门	—	凝胶落入引流管	—	—	气道梗阻
气囊折叠	可有＞ 50% 可见	—	—	可高可低	置入阻力大 可疑气道梗阻 胃管不能通过
覆盖咽部	＞ 50% 可见	—	—	低（＜ 20 cmH$_2$O）	

床使用、解剖学和临床研究数据支持，但也未经证实或无法明确证实。尸体解剖研究也证实维持 70 ～ 80 cmH₂O 的气囊压力，引流管能有效引流。

综合考虑所有可用证据，与 cLMA 相比，PLMA 减少了误吸风险，因此有理由推荐 PLMA 作为常规使用选择。但是，若非作为临时急救设备使用，SGA 不应用于有重大误吸风险的病例。

与 PLMA 相关的并发症包括轻度气道阻塞和置入困难，还没有数据说明此类并发症发生率是否比 cLMA 的发生率更高，但使用 PLMA 时，机械通气的并发症更少。

有几项研究比较了 PLMA 与其他不同型号 SGA 的性能，到目前为止，PLMA 在所有研究中的表现与其他型号持平甚至更优，这也使其成为高质量第二代 SGA 的质量比较基准。

根据已有证据，PLMA 是对于特定患者超适应证扩展应用的合适选择，这些扩展应用包括用于中度肥胖患者、腹腔镜手术、部分开腹手术、作为困难气道的辅助设备和插管失败后的急救设备。在这种情况下使用时要仔细评估风险和获益，对该设备及其局限性有良好的理解，同时有在低风险情况下丰富的使用经验和优秀的技术。

其他使用进展包括有报道将 PLMA 用于超肥胖患者桥接插管，以及俯卧位和急诊手术。

厂商推荐的产品寿命为 40 次消毒，使用成本与 cLMA 非常相似。

i-gel

i-gel 是由医用级弹性凝胶制成的无气囊、一次性使用 SGA，特征（和潜在优势）包括一个较短的无阻隔通气管（宽通气道及低通气阻力）、椭圆形外形（稳定）及符合人体解剖的碗状结构（良好的咽部密封性）、咬口结构设计（预防通气阻塞）和一个引流管（预防反流）。有全年龄段儿童适用尺寸设计，但相比成人而言，使用评价数据相对较少。

i-gel 在表面润滑后，患者仰颌抬颈便于置入，由于有一定体积，张口提颏有助于顺利放置，和 cLMA 置入方法相似，i-gel 也可沿着口腔顶部及后咽放置，到环咽肌停止。还可使用旋转插入技术：将设备横向插入，在前方遇到阻力时旋转并推送到位。

由于摩擦力非常低且无需充气，有证据表明，无论是经验丰富的医生还是新手，i-gel 都非常容易插入。对大多数患者，咽部的密封压力大约在 24 ～

28 cmH₂O，但 2% ～ 5% 的患者因密封压力过低而不能通气，需更换尺寸。i-gel 的尖端比许多其他类型的喉罩短，所以插入后前端不能到达环状软骨后。这有两个后果：首先，食管密封压较低（13 ～ 21 cmH₂O），只能依靠引流管来降低误吸风险；其次，与其他类型喉罩相比，患者使用后吞咽和发音困难发生率更高。尽管引流管更小，但 i-gel 胃部引流和 PLMA 一样可靠，虽然前端气囊密封压并不会随着设备变暖而增加，但在所有喉罩置入患者体内后 10 ～ 15 min，设备气密性都很可能随着咽部适应设备形状而得到改善。

在一次性使用 SGA 中，i-gel 与 cLMA 相比具有简便易用、改善机械通气条件和安全性更好等优点，这些设计特点使其成为 cLMA 的流行替代产品，广泛应用于心肺复苏术和院外气道管理（见第 30 章和第 31 章）。另外，i-gel 也适用于气道救援，其短而宽的通气道特别适合作为直接（引导 7.0 mm 气管导管）或柔性光学支气管镜（FOB）引导插管的导管。尽管 i-gel 作为直接插管辅助设备，与许多其他型号相比成功率更高，但在可行的情况下，应选择经 FOB 引导插管。

i-gel 的并发症报道相对较少，很少有使用后咽喉损伤和疼痛的情况，短暂的神经损伤和舌后坠有报告，但发生率也很低。

LMA Supreme 和 LMA Protector

LMA Supreme 和 LMA Protector 也是一次性使用 SGA，分别由 PVC 和硅树脂制成。它们的设计结合了 PLMA（改良的气道密封性、带引流管及整体咬口）及 ILMA（带刚性解剖杆，无需将手放入患者口中即可靠插入）和 LMA Unique（一次性使用）最实用的部分。LMA Supreme 有各种尺寸可供选择，而 LMA Protector 的尺寸目前仅适用于成人，制造商的适应证使用建议与 PLMA 相同。

与 PLMA 相比，LMA Supreme 放置更加便利，但其他优势尚未证实，同时因主体结构使用质硬 PVC 材料，可塑性差，可能导致轻微气道损伤的发生率增加。使用硅树脂材料的 LMA Protector 就好很多，插入后，设备表面标示距离上唇 0.5 ～ 2.0 cm 提示正确的插入深度，胶带固定点也设计了标示。LMA Supreme 气道密封压达到 24 ～ 28 cmH₂O，早期研究表明，LMA Protector 气道密封压可能更高，气道前端在喉部的位置也与 cLMA 或 PLMA

相似。这两种型号引流管大小也相似，胃管都可以顺利通过。

LMA Supreme 的一个缺陷是引流管位于导管中心，而通气孔位于两侧，过于狭小（5 mm）。这在 LMA Protector 中得到了改进，为便于引导插管使用，还增大了中央通气腔内径。这两种设备适用范围与 PLMA 相似，但没有体现出更多优势，同时生产成本却明显高于其他可重复利用喉罩类型。

LMA Protector 有一个"外置套囊"（cuff pilot）来代替外置球囊（pilot balloon），如图 13.6 所示，套囊压可直观显示气囊压力是否正常。

Laryngeal Tube Suction Ⅱ

在 2002 年，一种新的喉管（LT）上市（见下文），同时还有改良设计后带引流功能的 LTS，引流管在通气管的后面，用以放置胃管及防止通气时胃膨胀。虽然该设计的目的是提高安全性（与 cLMA 到 PLMA 的设计步骤类似），但这也导致 LTS 体积更大，更难插入，且可能造成损伤，因此，喉管的两个主要优势也随之丧失。2005 年，LTS 被进一步改进，称为 LTS-Ⅱ，前端增加了一个细长的轮廓和不对称的食管球囊。和 LTS 一样，LTS-Ⅱ 在灭菌后可重复使用多达 50 次，LTS-Ⅱ 的尺寸选择和插入技术与 LTS 相同。另外也有 LTS-D 是为一次性使用设计的型号。

LTS 很容易插入，并有较好的气道和食管密封性，它既适用于部分麻醉患者，也适用于院外的心肺复苏急救。放置过程倾向于轴向旋转，放置后其相对较小的通气孔可能不能正对声门上方，加之通气管内径小，使得它非常不适合用作引导插管，无

论是直接或使用 Aintree 辅助换管（见下文）。

不过最近，一种为辅助插管而设计的喉管型号 iLTS-D 已经问世。

LT 和 LMA 系列胃型通气道

LT 系列和 LMA 系列都有用于上消化道内镜检查的 SGA，该类型引流管内径增大到可以通过胃肠镜，同时通气管缩小到最小内径，一些小型的病例报道证明了它们的有效性，临床操作上也比气管插管更快速，但尚缺乏实质性的研究证实其安全性。

流线型咽通气道

流线型咽通气道（SLIPA）是一种设计新颖的一次性、无袖、靴形的第二代 SGA，带一种模拟"加压咽喉"形状的软塑料气道，其设计类似于靴子的鞋尖放在下咽部。设备中部的外侧突起位于梨状窝，使舌根部向前移位，从而改善气密性，减少会厌引起的气道阻塞，稳定设备的位置。

SLIPA 仅基于第二代 SGA 的基本设计理念设计，没有引流管，但是其中空的内部类似于一个保护性蓄水池，可容纳约 50 ～ 70 ml 反流液体。

有 6 种尺寸，选择主要是基于身高，但主要目标是使喉罩的最大直径与患者喉部最大直径相匹配，可以通过测量甲状软骨的最大宽度来估测（单位为毫米）。

由发明者进行的早期队列和病例对照研究得到了更好放置的结论（90% 的首次插入成功率，咽部气密性相当或高于 cLMA），一些小型临床试验也得到了类似结果。有一项临床试验提示胃饱胀增加，同时损伤、出血和气道保护能力都是潜在的问题。

其他第二代 SGA

Baska mask、Eclipse、Combitube 和 Easytube 介绍如表 13.1 所示。用于插管的第二代 SGA 如图 13.7 所示。

第一代 SGA

表 13.1 列出了几种第一代 SGA 的特点，下面简要介绍几种。

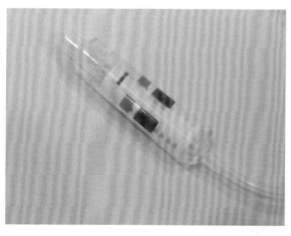

图 13.6　LMA Protector 上的外置套囊，使气囊内压力安全范围可视化

柔性（增强型）LMA（fLMA）

柔性或增强型 LMA 与 cLMA 是相同的，除了

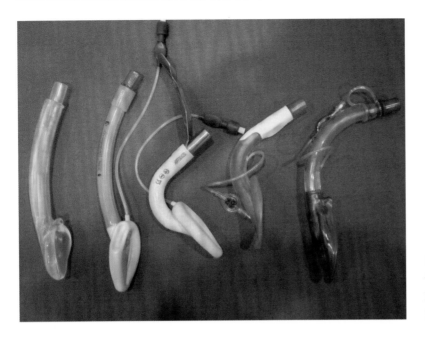

图 13.7　适用于或设计用于插管的声门上气道设备。从左到右：i-gel，LMA Classic Excel，ILMA，Ambu Aura-i，AirQ。图示没有 Ambu AuraGain

通气管，其他部分由柔软的硅树脂组成并有螺旋钢丝加固，这意味着通气管更灵活，弯曲时也不容易扭结。与 cLMA 不同的是，fLMA 通气管在必要时可移除，以改善手术入路，而无需更换面罩，这在面部手术中特别有用。有一次性使用和可重复使用版本，大小有 2 ～ 6 号可选。

　　fLMA 的主干长而窄，因此使用 fLMA，气道阻力略高于气管导管，这会增加自主呼吸时的呼吸做功（虽然没有临床意义）。长而窄的主干也使 fLMA 不适合用以辅助气管插管，且通气管中的金属丝也不适合用于 MRI 检查。

　　fLMA 放置技术与 cLMA 相同，但需要注意插入细节，防止对位不良，若暴力插入导致对位不良，可能会降低气道保护。设备性能同 cLMA 标准，改良后的 LMA Flexyplus 具有更刚性的弯曲远端柄，以简化插入和定位，同时保持近端柄的灵活性，但其临床应用尚未经评估。

　　fLMA 特别适用于头颈部，尤其是口腔内手术。与气管插管相比，在眼科手术中较少引起眼压升高，较少出现咳嗽和气道并发症。在颌面和耳鼻喉科手术中的应用在第 25 章和第 26 章中有介绍。

LM：一次性和重复使用

　　自 2003 年许多 cLMA 专利失效以来，许多厂商生产了 cLMA 和 fLMA 的一次性和可重复使用的竞争性产品。由于 LMA 作为术语被注册，较新的型号被称为 LM。制造商提出，生产一次性设备的主要动力是关注到可重复使用设备的无菌条件，自 2001 年以来，这一直是英国的一个问题，人们担心蛋白质物质的消除和朊病毒传播的风险（变异型克-雅病，variant Creutzfeldt-Jakob Disease，vCJD，详见第 37 章）。现在因为 vCJD 已经从食物链中消失了十多年，这种相关性已经减弱了。因感染风险而在临床中改用一次性塑料制品是否有科学依据值得怀疑，同时一次性塑料制品对环境的影响也越来越重要。cLMA 的市场利润也是此类设备激增的另一个原因。

　　由于专利限制，所有的 LM 都不同于 LMA，而且各型号 LM 之间也有很大的差异。LM 系列在通气管远端没有格栅，设备体成角、部分型号加大前端气囊，特别是一些较大的尺寸，在放置时可能包住舌头或折叠会厌。许多一次性 LM 是 PVC 材料制成的，这增加了气囊硬度，可能会增加创伤。现在也有硅胶制的一次性或可重复使用的版本，氧化亚氮不会扩散到 PVC 气囊。

　　并没有证据证实 LM 可以替代 LMA，LM 也不是临床最佳选择。有限的数据表明，LM 和 LMA 并不能相互替代，一项对 27 种可用的 LM 的系统综述报告，与 cLMA 使用的比较研究只有 2 种型号有大量论文发表，但这些证据都提示所研究的 LM 型号表现不如 cLMA。另一个纳入约 400 名患者的临床研究表明，Ambu Aura LM 与 cLMA 表现相当。对于其他 25 种型号，没有公开数据发表。一份来自英国国家卫生服务中心基于证据的采购说明也表达了很难确定众多竞争型号相对 cLMA 的优缺点，该文件列出了超过 25 种 LM 型号，共报告了 18 个设备间的比较试验，且部分研究质量不佳，这与仅 cLMA 就有超过 2500 篇文章形成鲜明对比。

喉管（LT）

LT 结构包括一个细长的气道管、一个小的气球样气囊（远端气囊）、管中部包绕一个较大的不对称袖套（近端气囊）（图 13.1）。两个囊都是通过连接管外接球囊充气，通过球囊可以监测囊内压。放置时可沿舌头的长轴置入，气囊近端和远端分别位于口咽和食管入口，充气可膨胀密封，通过气道管口通气。

它设计用于自主呼吸、机械通风和气道救援等场景，也获得了临床应用的成功。主要优点是狭窄的外形很容易放置，但同时前端气囊面罩的缺乏也增加了轴向旋转的风险，容易出现对位不良。由于气道阻塞，这对自主呼吸的影响大于机械通气。在机械通气过程中，LT 相对于 cLMA 和 PLMA 的优势不明显，在麻醉中应用不多。但由于新手也很容易放置，在心肺复苏中有潜在的应用价值（见第 31 章）。

LT 有一系列型号，对应 LMA 系列，但受产品更新迭代的影响，LT 系列的临床应用缺乏有力的证据基础。

LMA Unique、CobraPLA 和 Tulip

The LMA Unique、CobraPLA 和 Tulip 气道在表 13.1 中简要介绍。

SGA 在儿童中的应用

在 10 kg 以下，特别是 5 kg 以下的儿童中使用 SGA 的风险更高已成共识，也是一项更专业的技术，近来大数据也证实了这一点。

与成人相比，儿童 SGA 最佳型号的选择依据要少很多。在全年龄段的多项随机对照试验表明，与 cLMA 相比，PLMA 更好。一项网络 meta 分析比较了气道密封、首次置入失败率、整体失败率和口咽损伤出血风险，PLMA、i-gel 和 CobraPLA 的气道密封效果最好。i-gel 是唯一显著降低口咽出血风险的设备，但也是少数失败风险增加的设备（6%）。所以作者总结说，PLMA 是"对儿童最好的 SGA"。

SGA 的临床选择

有几项研究显示，无论是在成人还是儿童，大多数麻醉医师很少在意临床工作中所使用的 SGA 类型，关注度最高的是设备成本，而临床使用证据关注度最低。其中一项调查中，常见的回答是"我手里拿什么就用什么"，这种关于 SGA 临床应用的学术"盲点"是不符合要求的，因众多数据说明了不同设备的性能、故障率和可能的安全性存在差异，当 SGA 超适应证使用时，这些不良反应发生率更高。

在困难气道管理中，SGA 也是重要的救援设备，应及时选择最佳型号。了解各类型的特点并利用其最佳特性，可提高常规临床应用及困难气道管理的效率、有效性和安全性。

SGA 和困难气道

SGA 可作为气道管理挽救手段，有计划的气管插管或气管插管失败的气道管理手段。

气道急救

面罩通气失败或气管插管失败后，SGA 在 90% 以上病例中可以实现补救性通气。肥胖患者或紧急情况下未预料的困难气道，第一代 SGA 往往不是最佳选择，气道管理指南，包括英国困难气道管理指南（2015）推荐，在第二代 SGA 可用且麻醉医师使用熟练的情况下尽可能选择第二代。

如果在快速诱导中选择 SGA 作为气道补救手段，了解环状软骨如何阻碍 SGA 放置及影响正常通气这点很重要，例如 cLMA 的尖端正常位于环状软骨后，所以按压环状软骨时 SGA 难以正确放置，此时不应按压环状软骨，以使 cLMA 放置到位。cLMA 放置到位后可再次按压环状软骨，但可能会影响有效通气。相反，尽管放置 PLMA 时也需要停止按压环状软骨，但是置入成功后再次按压环状软骨可正常通气。

经 SGA 辅助插管

尽管不同设备的对位成功率不同，但在 SGA 对位良好时，经 SGA FOB 下 90% 的声门可见。ILMA、LMA Classic Excel、Ambu Aura-i、iLTS-D 都是专为气管插管设计的 SGA，i-gel、PLMA、LMA Protector、AirQ device 也适用于插管，而另一些如 LMA Supreme

及其他喉管则因为通气管狭窄而不适用。i-gel、AirQ 等有较宽大的通气管，可以直接放置气管导管，SGA 型号通气口较窄者也可使用 Aintree 导管辅助插管，其被纳入多种气道急救方法中。这里简要介绍使用 ILMA 和 Aintree 导管辅助插管。

经 SGA 插管

经 SGA 盲法插入插管导丝或者气管导管是不可靠的（成功率为 10% ～ 20%），且有气道和食管损伤风险，不建议使用。选择性经 SGA FOB 辅助插管则有 90% 的成功率，将在第 16 章中描述。

插管型喉罩

插管型喉罩（ILMA）于 20 世纪 90 年代末开始应用（图 13.2），是由 Archie Brain 博士设计，无论是否为困难气道，有一个插管专用辅助通道并可通过一个中等大小的气管导管。体短、硬、带解剖弯曲，即使是新手也很容易放置。有塑料一次性

版本可选，但评价不如金属和硅胶可重复性使用的设备。

通过 ILMA 辅助插管的条件包括：了解其管干结构、选择专用的 ILMA 气管导管（图 13.2），以及最佳的技术，包括确保 ILMA 在尝试插管前对位在声门上。通过 ILMA 插管可盲法或在 FOB 引导下进行，经过培训的人员首次尝试成功率分别约为 75% 和 97%。该技术中最困难的部分是在插管后取出 ILMA，如果操作错误，将导致引导管从气管导管上撕裂，从而不能充气。在过去 10 年中，ILMA 已经变得不那么受欢迎，但插管成功率至少与其他型号一样高，且成功率明显高于盲插。插管期间的不良事件通常与不按推荐使用有关。ILMA 的使用限制包括成本高及硬质管可能导致口腔黏膜损伤，这限制了其常规使用。如果正确使用，成功率很高。

使用指导见框 13.2。

框 13.2 经 ILMA 插管

- 麻醉后，插入 ILMA，并给予 100% 的氧气。按照常规的 LMA 插入，面罩的尖端紧贴硬腭，气道沿着硬腭、软腭和咽后壁推进，直到尖端位于食管入口。ILMA 放置时最好握住手柄向内旋转。
- ILMA 位置优化：可以通过手控或机械通气进行测试，并通过"医生的直觉"或肺活量测定来评估其位置是否最佳。ILMA 通气孔与声门上的对合情况和通气状态直接相关，所以有必要调整喉罩到最佳通气位置。
- 如果通气状态不是最佳的，可以通过轻轻向内和向外移动 ILMA 来重新定位。如果还不能改善通气，可以通过将 ILMA 回退 6 ～ 8 cm 并重新放置来避免会厌向下折叠。
- 一旦达到最佳通气状态，应握住 ILMA 的手柄并轻提设备，使其紧贴声门。麻醉回路可断开，为插管做准备。
- 插入 ILMA 气管套管：推荐使用 ID 6 mm 导管，除非有充分的理由使用更大的。气管套管接头应部分插入，以便插管成功后取出。
- 盲插：将 ILMA 气管套管插入，纵线面向头侧，直到套管的水平黑线进入 ILMA 管干——此时气管导管尖端正好通过 ILMA 管向上推动会厌，气管导管继续前进大约 6 ～ 8 cm。当气管导管进入气管时，前进过程应该没有阻力，如果有阻力，应拔出气管导管，并重新优化定位喉罩的位置。
- 建议在条件允许的情况下，经 ILMA 插管尽量选用 FOB 引导。有两种方法："导管为先"时，优化 ILMA 放置后，将 ILMA 气管套管插入水平定位黑线外 2 ～ 3 cm 处以抬升会厌进入气管，后通过 FOB 将套管定位到隆嵴。"明视优先"时，FOB 装套气管导管后，明视下通过会厌进入气管，再引导气管导管进入。患者解剖结构正常，声门正好位于会厌下的非困难气道，前一种技术可能更快，但后一种方法在复杂气道和声门、气管移位的患者中更好。
- 气管导管插入后，气囊充气直到机械通气时不漏气。值得注意的是，可重复使用的 ILMA 气管导管（粉色末端和球囊）有一个低容高压套囊，而一次性使用型号（白色末端和球囊）是一个中等大小和压力的套囊。
- 实现机械通气，可通过二氧化碳标记和肺部听诊确认气管导管位置，再进行一段时间的氧合。
- ILMA 移除：ILMA 并非设计用于超过几个小时的长时间使用，成功插管后，在多数情况下应移除，若操作不当，这可能是全过程风险最高的操作。另外，应注意气管导管的插入深度，气管导管接头取下并保留以备以后使用。将 ILMA 稳定杆放入气管导管中（注意它不是一个"推杆"），并在气囊放气 ILMA 被移除时稳定 ILMA 气管套管位置。ILMA 被完全移除时，操作者可以抓住口腔中的气管导管。
- 有必要在完全移除 ILMA 之前移除稳定器，否则 ILMA 气管套管的气囊在稳定器和 ILMA 主干之间可发生撕裂，导致漏气。
- 一旦完全移除 ILMA，气管导管即可重新连接麻醉呼吸回路并进行机械通气。
- 注意：如果 ILMA 气管套管先导管脱出，可以插入一个小的换管导丝或换管套管（如 18G），通常在固定先导管之前气囊需重新充气，然后更换气管导管

经 Aintree 导管辅助插管

Aintree 导管（Aintree Intubation Catheter，AIC）是一个狭窄的 56 cm 长的管，外径约为 6.5 mm，内径为 4.5 mm，其设计是为了方便经 FOB 引导将喉罩替换为气管插管，该技术在框 13.3 和图 13.8 中介绍。

框 13.3 经 AIC 插管

- AIC 需选择合适尺寸的 FOB（＜4.5 mm）。
- 在喉罩和导管支架之间可放置一个橡胶隔膜，通过此隔膜可使用 FOB，建议全程持续通气并增加吸入氧浓度。喉罩置入时加强护理与优化通气（能改善喉罩与声门的对位）同样重要。
- FOB 和 AIC 组合，都进行适当表面润滑，插入喉罩定型杆后置入喉罩。如果声门暴露良好，FOB 顺利通过并前进正好看到隆嵴。如果声门暴露不佳，则应暂停并取出 FOB/AIC，并重新放置喉罩后再尝试。
- 在不移动 AIC 的情况下移除 FOB，同时保持 AIC 在相同的插入深度。
- 移除喉罩，同样保持 AIC 不变。
- 一条合适的气管导管可通过 AIC 顺利插入，导管放置到位即可移除 AIC。可通过二氧化碳描记和听诊来确定气管插管的正确位置。
- 气管导管的选择应适用于 FOB 引导插管（见第 16 章）。对于大多数型号的气管导管，ID 7.0 mm 是合适的，ID 6.5 mm 的 ILMA 配套气管导管也合适

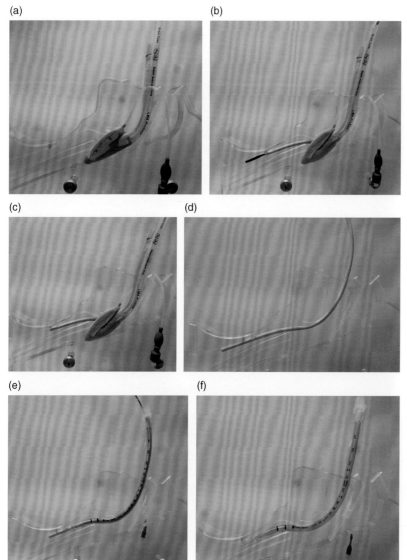

图 13.8 （a～f）使用 Aintree 导管（AIC）将喉罩更换为气管导管。该技术在框 13.3 中介绍

延伸阅读

Asai T, Shingu K. (2005). The laryngeal tube. *British Journal of Anaesthesia*, **95**, 729–736.

Caponas G. (2002). Intubating laryngeal mask airway. A review. *Anaesthesia and Intensive Care*, **30**, 551–569.

Cook TM, Lee G, Nolan JP. (2005). The ProSeal™ laryngeal mask airway: a review of the literature. *Canadian Journal of Anaesthesia*, **52**, 739–760.

Keller C, Brimacombe J, Bittersohl P, Lirk P, von Goedecke A. (2004). Aspiration and the laryngeal mask airway: three cases and a review of the literature. *British Journal of Anaesthesia*, **93**, 579–582.

Mihara T, Asakura A, Owada G, et al. (2017). A network meta-analysis of the clinical properties of various types of supraglottic airway device in children. *Anaesthesia*, **72**, 1251–1264.

NHS Purchasing and Supply Agency, Centre for Evidence-based Purchasing. (2008). *Buyers' guide: Laryngeal masks.*

Schmidbauer W, Bercker S, Volk T, et al. (2009). Oesophageal seal of the novel supralaryngeal airway device I-Gel in comparison with the laryngeal mask airways Classic and ProSeal using a cadaver model. *British Journal of Anaesthesia*, **102**, 135–139.

Theiler L, Gutzmann M, Kleine-Brueggeney M, et al. (2012). i-gel™ supraglottic airway in clinical practice: a prospective observational multicentre study. *British Journal of Anaesthesia*, **109**, 990–995.

Verghese C, Brimacombe J. (1996). Survey of laryngeal mask airway usage in 11,910 patients: safety and efficacy for conventional and non-conventional usage. *Anesthesia & Analgesia*, **82**, 129–133.

第14章

气管插管：直接喉镜插管

Keith Greenland，Richard Levitan

陈祝桂 译 周成茂 刘玉英 校

"知己知彼，百战不殆。"

——孙子兵法（公元前 5 世纪）

选择直接喉镜进行气管插管，充分了解上气道的解剖及熟悉直接喉镜的使用，是成功实现气道管理和保证患者安全的前提。通过直接喉镜检查辨别正常和困难气道的机制可以通过两个理论来说明："两个弯曲理论"和"三轴线理论"。这对困难气道有预测作用，减少非意料困难气道的发生。

在多种气道管理操作指南中强调了气道评估和操作前的准备工作，包括 NAP4（译者注：英国皇家麻醉医师学会和困难气道协会第 4 届国家审查项目）也强调了插管前的气道评估和准备。这些内容在第 5 ～ 7 章中详细介绍，读者在阅读本章之前应该先熟悉这部分章节。

直接喉镜暴露成功的关键因素

包括：

1. 头部和颈部的正确体位。

2. 正确地置入喉镜。

两个弯曲理论是三轴线理论的另一种表达，有助于理解气道在头颈部不同位置的结构（图

14.1）。这个理论将气道分为两个弯曲：

1. 第一个弯曲，或称口咽弯曲。

2. 第二个弯曲，或称喉气管弯曲。

如何通过患者体位调整主要弯曲

当成人处于仰卧位时（例如没有枕头，患者垂直注视，头部不伸直，例如在头颈躯干线性水平行呼吸辅助的常见体位），每条弯曲的弯曲半径都很小，这使得气道变得很狭窄，气道操作困难。

当外耳道和胸骨切迹位于同一水平面，便是气道管理的最佳体位。可在幼儿头下垫小头圈，较大的儿童和成人只用一个枕头，而肥胖的患者需使用几个枕头或楔子垫在上半身和头下形成"斜坡"（图 14.2）。

在"嗅花位"中，同时有下颈椎屈曲和上颈椎伸展，两个弯曲变平（图 14.1B），这使气道操作更容易，从而提高了直接喉镜检查成功的机会。

"嗅花位"的另一种替代方法是将上身抬高25°，"头高位"（head-up）。这可以旋转口角到气管的弯曲，使其与操作者在直接喉镜检查时的观察角度一致。当患者在坡道上有后仰困难时（例如，无意识的肥胖患者），这种姿势可用于紧急气道管理。

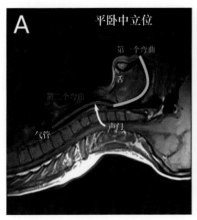
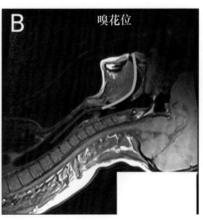

图 14.1　气道（实弯曲）在 MRI 上的扫描图像，显示第一个弯曲（绿色实线）和第二个弯曲（红色实线）。（A）"正头位"（无枕头）：两个弯曲半径较小。（B）"嗅花位"：头部抬升（下颈椎屈曲），头部伸直（上颈椎伸展），可见两个弯曲变平

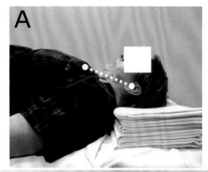

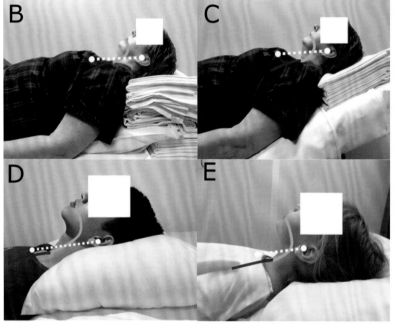

图 14.2 在气道管理过程中的头颈部位置。（A）肥胖患者标准抬头：外耳道和胸骨切迹不在同一水平面上（白色虚线），导致第二个弯曲（红色实线）没有变平坦，直接喉镜检查效果较差。（B）肥胖患者，仰卧位，肩颈支撑物使头抬高：外耳道和胸骨切迹在同一水平面上（白色虚线），使第二个弯曲变平坦（红色实线），容易进行直接喉镜检查。（C）肥胖患者头高位：与倾斜位相似，外耳道和胸骨切迹在同一水平面（白色虚线），使第二个弯曲变平坦（红色实线），容易进行直接喉镜检查。（D）非肥胖患者，标准枕头：外耳道和胸骨切迹在同一水平面上（白色虚线），使第二个弯曲变平坦（红色实线）。（E）垫着小枕头的儿童（即头部相对于胸部前后径较小）：外耳道和胸骨切迹在同一水平面上（白色虚线），使第二个弯曲变平坦（红色实线）

标准 Macintosh 喉镜片的功能

喉镜片将舌向左推移，通过托起下颌骨和压缩下颌骨间隙中的组织来压平第一个弯曲。操作者将喉镜片向前向远端推动（不靠近上颌牙齿）以便：①通过挑起舌骨会厌韧带向前抬高会厌。②向前推移下颌下组织。③将舌体向左推移。其结果是为操作者提供足够的空间来暴露声带，并将气管导管插入气管内。

Macintosh 喉镜片的正确使用方法

镜片最好沿着口角放置在舌的右侧，将舌推移到左侧（图 14.3A），这与将镜片放在舌体上（图 14.3B）形成对比，后者因需要压迫舌和颌下组织而更费力。

另一种方法是磨牙后入路法，即将患者的头部转向左侧，将镜片插入右磨牙上方或后方。这种方法减少了需要移位的颌下组织的体积，推荐用于舌体肥大或有上牙损伤风险的患者。

直接喉镜检查困难的解剖学原因

对直接喉镜检查困难的理解可基于以下几点：

①两个弯曲不能被拉平的原因。

②阻碍喉镜片置入和操作的因素。这些因素可以总结为困难气道的三轴模型。

气道的三轴模型

在这个模型中，气道被分为三部分（图 14.4）。

- 口轴线——由下颌骨和下颌下组织形成。
- 咽轴线——由咽腔形成。
- 喉轴线——由颈椎形成。

影响口轴的因素

影响喉镜片移动的常见因素包括：

1. 口咽腔空间缩小（如下颌骨较小或甲颌间距过短），限制了组织可移动的空间。

2. 下颌软组织的顺应性降低（如血肿、感染、

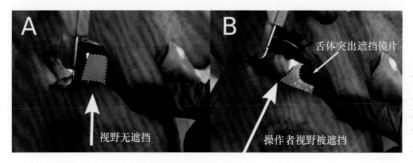

视野无遮挡

舌体突出遮挡镜片

操作者视野被遮挡

图 14.3　（A）喉镜片使舌外侧移位，提升下颌下组织，提供宽视野（黄色阴影区域）；患者头部的操作者视野无遮挡。（B）喉镜片放置在舌体上的视野减小，原因是：（1）舌体在镜片前，位移较小；（2）舌突出喉镜片周围，影响操作者视野

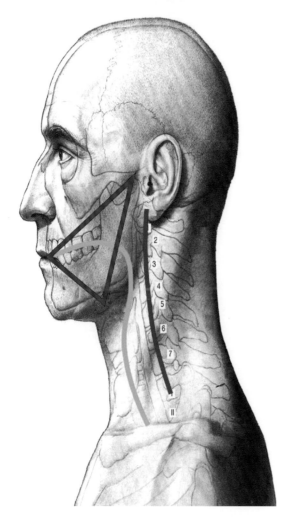

图 14.4　三轴：口轴线——下颌骨和下颌下组织（蓝色三角形）；咽轴线——气道通道（绿线）；喉轴线——颈椎（红线）（Reappraisal of Adult Airway Management，K.B. Greenland Australasian Anaesthesia 2011 Publisher：Australian and New Zealand College of Anaesthetists 630 St Kilda Road Melbourne VIC 3004 ISBN 978-0-9775174-7-3 ISSN 1032-2515.）

肿块或下颌下组织放疗病史），使得下颌活动更困难。

影响喉轴的因素

这些问题通常会导致上气道狭窄或扭曲，包括：

1. 咽喉肿瘤。
2. 舌扁桃体肥大。

影响咽轴的因素

当颈椎活动度降低时就会出现这些情况，并影响能否实现"嗅花位"。问题包括：

1. 强直性脊柱炎。
2. 佩戴颈部固定装置。
3. 肥胖症，尤其是那些颈背脂肪垫（"水牛背"）过大的患者，头部后仰受限。

使用替代性喉镜片解决困难

通过了解两个弯曲模型和三轴模型，可以合理地使用不同的喉镜片。

McCoy 杠杆式喉镜片在其弯曲位置，向舌根部施加压力，将会厌向前提起。因此适用于有后轴问题（例如，佩戴颈部固定装置），而下颌骨和颌下组织正常的情况。相反，当出现前轴问题（下颌较小及下颌活动受限）时，Miller 直喉镜可能会成功，因为其较低的外形可以在相同的力量下对颌下组织产生更大的压力，可用来直接抬起会厌。

气道辅助工具的使用

如果第一个弯曲只是部分变平（例如，Cormack-Lehane 三级），则可使用一个带有弯曲的装置，如探头、导管或光学导管作为插管辅助工具，以通过远端的弯曲部分。

在喉结的外部施加压力使声门区域下降，使第一个弯曲的远端部分变平，有助于喉部进入直视线。

直接喉镜检查和气管插管前的准备

适应证：

- 维持氧合状态。
- 维持通气（控制 PCO_2）。
- 维持气道通畅。
- 防止肺部误吸胃内容物、血液等。
- 进入下气道进行气管内换气。

准备工作：

- 与身边专业人员就气道管理策略进行密切沟通。
- 适当的监测。
- 可靠的静脉通路。
- 测试气管插管套囊的完整性。
- 备用喉镜光源，选择镜片和不同尺寸气管导管。
- 吸引装置。

患者的体位：

- 如果可能，在麻醉诱导前将患者置于"嗅花位"。

用麻醉回路或其他能够提供 > 90% FiO_2 的设备进行预充氧，或使用密封面罩进行 3 ～ 5 min 辅助呼吸直到呼出氧气浓度（FeO_2）> 90%。如果时间不足，患者可以进行 5 ～ 8 次纯氧条件下的呼吸辅助。对于插管期间有低氧血症风险的患者，诱导前持续气道正压通气和持续给氧是有利的。

喉镜检查期间可以通过简单的鼻导管吸氧（诱导前氧流量为 2 ～ 4 L/min，诱导后增加到 15 L/min）或给予湿化高流量鼻导管吸氧（high flow nasal oxygen，HFNO；氧流量高达 70 L/min）。这些技术在第 8 章和第 28 章中进一步讨论。重要的是，窒息氧合技术只有在气道通畅时才是有益的，助手应该通过提高下颌骨来确保气道通畅。当喉镜检查困难时，在两次插管尝试之间应该常规恢复面罩通气。

麻醉和麻醉诱导的药物在第 10 章中展开讨论。

直接喉镜气管插管

- 左手握住喉镜手柄，靠近镜片的铰链处，用两指轻握手柄和镜片的底部。新手操作的一个常见错误是用力握住手柄，并以过

大的力气接触舌头。这可能会妨碍镜片的尖端以最佳方式插入并使舌头移位。从悬雍垂到会厌时，镜片的插入速度要缓慢，以避免镜片过度插入声门。

- 助手可以打开嘴并向下推开下颌。如果单独操作，用右手打开患者的嘴，用中指将上颌前牙向头侧推开，用示指将下颌牙向骶尾侧推。
- 将喉镜片插入舌右侧，沿口腔底部进入会厌前的开口，同时用镜片将舌扫向左侧。
- 在插入过程中识别舌根、会厌和会厌前的开口。
- 不要让舌尖越过镜片的凸缘，以免舌面遮挡视线。
- 沿着口咽中线将喉镜片放入会厌谷深部，并向前上提喉镜片。这样可以将镜片从上颌前牙抬起来，镜片尖端抬起舌骨和会厌。将镜片尖端置于会厌口处，严格地在中线上，它将收紧舌咽喉韧带，会厌前移，使喉部暴露出来。

当使用 Miller 镜片时，镜片尖端放在会厌的下方，用于直接提起会厌。

导管尖端从右侧插入，保持操作者的手不在视线范围内，一旦操作者看到管子的尖端通过声门，就将导管插入，直到插管标记与声门开口持平。

如果视线不佳，请检查镜片的位置是否最佳，必要时进行调整。

操作者可通过对甲状软骨施加向后、向上、向右的压力（backwards, upwards, rightwards pressure, BURP）来改善视野，以抵消操作者在喉镜检查时施加的力量（称为"双侧喉镜检查"或"最佳外部喉部操作"，如图 14.5 所示），这也可由助手实施。

如果喉镜检查仍然困难，而氧饱和度保持良好，可以使用导管芯或探条引导气管导管尖端绕过会厌进入气管。

- 将管芯插入气管导管，管芯应是直的（以保持直视视野清晰），在套囊的近端有一个 35° 的弯曲角度（以符合通过会厌所需的弯曲度）。当使用管芯时，有造成气道创伤的风险，包括气管穿孔，因此绝不能让管芯进入气管。在插管过程中，当管尖到达声门时，应逐渐抽出管芯，使气管导管而不

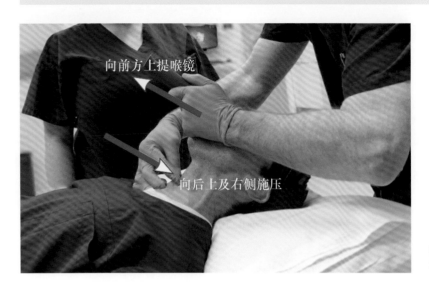

向前方上提喉镜

向后上及右侧施压

图14.5　向后、向上、向右施加压力，以扭转喉镜检查过程中施加的力，并改善喉部视野

是管芯进入声门。

- 可以将一个探条插入气管后引导气管导管插入，探条可单独插入，也可在需更换的导管上端置入。探条也可能造成气道创伤，因此平切牙插入深度不应大于25 cm，以确保前端在隆嵴以上。引导气管导管插入时可能需要在探条上逆时针旋转90°，以便导管尖端顺利进入喉部入口，而不会卡在杓状软骨上。

探条或塑形导管尖端应越过杓间切迹（即喉部上方和食管下方的分界线），之后从下方接近声门，以便操作者能看到其通过声门裂，因影响喉部视野，不建议从视线前方直接插入探条或导管。

气管插管位置的重要问题

食管插管

有以下几种技术来检测食管-气管插管的位置。然而，没有一种方法被证明是100%可靠的。几种常用的技术包括：

临床观察

- 看到气管导管穿过声门。缺点：①操作者需要看到至少部分声带，这在插管时可能被掩盖。②无法对已留置的气管插管进行评估。
- 气管插管内的水珠。缺点：变异性高，个体差异大。
- 胸部听诊（五点听诊：肺根尖、腋窝和上腹部听诊）。缺点：在多达15%的食管插管中可能被误诊。
- 胸部运动。缺点：①肥胖和肺部疾病导致胸部运动减少或消失。②食管插管同样会产生一定程度的胸部运动。
- 呼吸气囊的应力性。缺点：可变性大，不一致。

监测

- 6次肺通气后呼气末二氧化碳（二氧化碳仪——数字或波形，比色法二氧化碳探测器对于区分气管和食管插管是非常可靠的方法。比色法二氧化碳测定需要呼出的二氧化碳为正且大于2 kPa（15 mmHg），而呼气末二氧化碳测定法检测到的水平要低得多。呼气末二氧化碳测定波形对于导管位置的连续监测非常有意义，但缺点是在心搏骤停时只观察到微弱（无波形）痕迹。
- 食管检测装置。一个压缩的气球或注射器被连接到管子上。如果导管在气管内，装置内的吸力将会塌陷，而如果导管在食管内，球或注射器将不会重新膨胀。缺点：①哮喘发作，气管分泌物过多或气管塌陷时可能出错。②发生食管插管但胃内有空气时出错。③对导管位置的持续监测无效。
- 超声探头横置于带有气管和食管的颈静脉切口上，如果导管进入食管，将显示"双气管征"。优点：与二氧化碳测定术不同，食管插管可以在开始通气前检测到。缺点：要求有其他助手（参见第7章）。

探讨
- 胸部 X 线片。需要注意的是，只在一个平面上拍摄的 X 线片不能排除食管插管的可能性。
- FOB 检查，以识别气管环和隆嵴。

综上所述，临床观察并不是一致可靠的。虽然插管时直接观察到气管导管进入声门是有用的，但二氧化碳测定法仍是确认气管导管正确位置和监测最可靠的方法。如果插管后没有呼气末二氧化碳波形，应考虑气管导管位置错误（"没有波形＝错误的位置"），直到证实导管位置无误。

支气管插管

如果单纯使用胸部听诊判断气管导管位置，因只有当气管尖端超出隆嵴 2 cm 时才能听到单侧呼吸音，临床医生可能常会忽略了患者出现的支气管插管。避免支气管插管的步骤是基于对正常气管解剖结构的了解，以及气管插管尖端在不同的临床情况下是如何移动。

在头底足高平卧位，颈部屈曲和气腹时，气管插管尖端可能深入支气管内。例如，当将头部从完全延伸移动到完全屈曲时，气管导管尖端可移动到 6.4 cm。在这些情况下，气管套囊可能在隆嵴上方，但尖端在右主支气管内。胸部听诊检测双侧肺部通气，特别是使用大容量 / 高压力通气与手控通气时。当随后使用较低容量的机械通气和压力时，右肺优先通气，左肺通气不足。后者会导致部分左肺塌陷、通气 / 灌注不匹配和缺氧。患者一定程度的喘息可能会导致误诊为气管插管继发的急性哮喘（图 14.6）。

减少支气管插管风险的一个简单措施是女性将插管深度降至 20 cm，男性插管深度降至 22 cm。虽然这不会完全避免支气管插管，但很少有患者需要进一步调整气管导管深度。

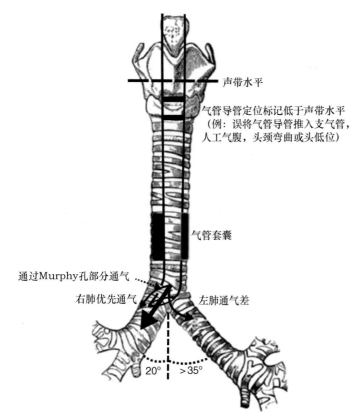

声带水平

气管导管定位标记低于声带水平（例：误将气管导管推入支气管，人工气腹，头颈弯曲或头低位）

气管套囊

通过Murphy孔部分通气

右肺优先通气　左肺通气差

20°　＞35°

气管管口在隆嵴处的部分阻塞可能是间歇性的，并随膈肌和(或)心脏运动引起的纵隔运动变化。呼气末二氧化碳波形反复提示下气道阻塞（参考哮喘患者呼气末二氧化碳波形）

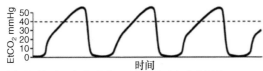

注：正常的呼气末二氧化碳波形不能排除支气管内插管

图 14.6 气管插管误入支气管，常见右肺优先通气，特别是在低通气量或低通气压力时［Capnography trace © Farish SE, Garcia PS（2013）Capnography primer for oral and maxillofacial surgery：review and technical considerations. Journal of Anesthesia & Clinical Research 4：295. doi：10.4172/2155-6148.1000295.］

超声检查可以帮助判断双肺通气是否正常（见第 7 章）。

如果出现氧合不良、气道压力高和低或向上倾斜的二氧化碳测定波形，应考虑支气管插管（注意正常的二氧化碳测定痕迹不排除支气管插管）。

为了避免支气管插管造成缺氧，推荐遵循图 14.7 所示的步骤。

如果确认气管导管插入支气管，应退至气管，

- 停止刺激和手术
- 停止使用可疑的药物和胶体
- FiO₂ 已更改为 1.0
- 手动通气以评估：
  √ 通气的充分性
  √ 设备功能
- 确保 SaO₂ 读数准确
- 通过以下任一方式检查气管插管的位置：
  ◇ 检查气管导管标记在声带的附近或上方
    √ 如果 C&L 分级为 1 级或 2 级：直接喉镜检查
    √ 如果 C&L 分级为 3 级或 4 级：可视喉镜检查
  ◇ 通过纤维支气管镜检查或胸片检查气管插管尖端的位置
- 抽出导管套囊空气：排除因导管套囊充气堵住支气管开口，或充气不均匀导致气管导管尖端开口紧贴气管壁黏膜
- 气管导管向下插入气管，以确保通畅

图 14.7 支气管插管的诊断步骤

并使用较大潮气量复张已塌陷的肺。

总结

理解两个弯曲理论和三轴模型有助于解释正常和困难的直接喉镜检查。为了优化气道的喉镜检查，胸骨切迹和外耳道应在相同的水平。在大多数成年人中，"嗅花位"可以达到这一点。直接喉镜镜片应沿口腔方向推进，同时把舌推向外侧。监测呼吸末端二氧化碳波形是排除食管插管的一种方法。如果只是通过肺部听诊检查气管导管位置，有可能漏诊支气管插管。

延伸阅读

Greenland KB (2008). A proposed model for direct laryngoscopy and tracheal intubation. *Anaesthesia*, **63**, 156–161.

Greenland KB (2010). Airway assessment based on a three column model of direct laryngoscopy. *Anaesthesia and Intensive Care*, **38**, 14–19.

Greenland KB. (2012). Reappraisal of adult airway management. In: Riley R (Ed.), *Australasian Anaesthesia 2011*. Melbourne: Australian and New Zealand College of Anaesthetists. pp. 57–65.

Levitan RM, Heitz JW, Sweeney M, Cooper RM. (2011). The complexities of tracheal intubation with direct laryngoscopy and alternative intubation devices. *Annals of Emergency Medicine*, **57**, 240–247.

第15章 气管导管引导器、管芯和换管器

Massimiliano Sorbello, Iljaz Hodzovic

严冰 译 陈祝桂 周延然 校

气管导管引导器（通常称为"探条", bougies）、管芯和换管器（airway exchange catheter，AEC）是广泛使用的气道辅助设备，用于改善困难情况下的气道管理。它们易于使用，相对便宜，并且在大多数情况下有不低于 90% 的成功率。

探条是一根长 60～80 cm、外径 4～5 mm 的窄管，可辅助气管插管。在气管插管时，将探条插入气管作为引导器，气管导管沿探条置入气管（称为"气管导管导轨"）。探条的尖端通常是弯曲或有角度的（"折点"）（图 15.1）。它也被用于辅助声门上气道（supraglottic airway，SGA）的插入，可视喉镜（videolaryngoscope，VL）引导下的插管，并作为紧急颈前气道（emergency front of neck airway，eFONA）的辅助手段。

管芯是一根长 30～50 cm 的硬质或半硬质气道辅助工具，在插管前插入气管导管中。它利于气管导管的塑形，因此在插管期间可能有帮助（图 15.1）。

换管器是一根长 80～110 cm 的半硬质空心管，旨在辅助气道装置（SGA，以及单腔或双腔气管导管）更换或管理"危险"（"at-risk"）拔管（图 15.1）。

使用探条、管芯和换管器会产生相关的严重气道创伤风险，并且换管器会产生气压伤的风险，需要受过培训后谨慎使用这些设备。

探条和换管器的用处可能被低估了，结果是没有得到充分的培训，这可能是由于大家认为这类基本技术很简单，不需要进行严格的学习和培训。

气管导管引导器（探条）

辅助直接喉镜引导下插管

历史

- 1949 年：Macintosh 使用橡胶弹性尿道扩张器（探条），以改善喉镜暴露受限患者的气管导管置入。
- 1973：Venn 介绍了一种尖端弯曲的"Eschmann 气管内导管导入器"，它在硬度和可塑性之间达到了适当的平衡。

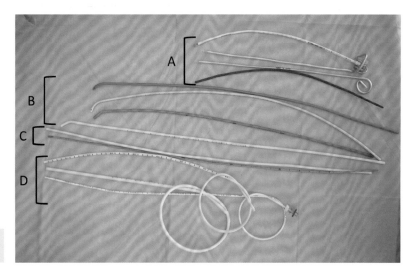

图 15.1 气道导管概述。A. 可塑形管芯；B. 气管导管引导器（探条）；C. 气管导管引导管；D. 换管器

- 1996：Frova 设计了第一个使用更加硬质材料的空心一次性引导器。
- 当前：有许多类型的探条，它们均有些细微的区别（表 15.1）。

探条是直接喉镜引导下气管插管非常有效的辅助手段。据报告，第一次尝试插管的成功率约为 90%，在两次尝试后会上升到 94% ～ 100%。在未预料到的困难插管中应用时，成功率为 80% ～ 90%。

当直接喉镜检查的视野仅限于会厌或喉镜检查的视野良好但气管导管置入有困难时（Cook 改良 Cormack-Lehane 分级 3a 级），应用探条辅助插管是最有效的。但探条在 Cormack-Lehane 分级 3b 级（会厌位于咽后壁上）和 4 级（只有舌基部可见）的患者中成功率不高，还可能因盲法放置气管导致气道损伤（图 15.2）。

具有可转向或可操纵尖端的探条是最近才被引入的。这些或许可以提高直视插管和可视喉镜插管的成功率。然而，它们需要相对严格的训练来掌握。因此，在常规插管过程中，它们可能会降低插管速度，并增加气道创伤的风险。其在气道管理实践中的地位还有待确定。

最佳使用技巧

- 握住探条距离其尖端 25 ～ 30 cm 的位置，这样可以提高对探条尖端的可控性。
- 弯曲探条远端 20 cm 处，使其曲度模拟气道的曲度。这与 Cormack-Lehane 分级 2b 级（仅喉的后部结构可见）和 3a 级（仅会厌可见）的患者能否成功插管尤其相关。根据使用的材料和形状记忆的不同，探条可能需要弯曲成不同的曲度。
- 探条可用于 Cormack-Lehane 分级 1 ～ 2a 级（声门可见）的患者，以最大限度地减少喉镜牵引，以减少潜在的气道创伤。
- 探条置入气管不超过切牙 20 ～ 24 cm（成人）。这确保了探条尖端的位置在隆嵴上方，并可能显著降低气道创伤的风险。
- 将气管导管套在探条上，导管斜面朝向患者后方并以这个角度推进气管导管。在气管导管推进过程中，逆时针旋转 90° 可能

表 15.1　气管导管引导器（探条）

设备	材料	颜色	长度（cm）	OD/ID Fr（mm）	空心 / 接口	尖端	注意点
Eschmann（Venn）GEB（Smiths Portex）	编织聚酯纤维（内）玻璃纤维（外）	金棕色	60	15 Fr（5）	无	可弯曲（35）38°	适用于 ID 6.0 mm 的 TT。可重复使用
ET Introducer（Smiths Portex）	PVC	黄色（1992）天蓝色（2006）	60 70	15 Fr（5）	＜1 mm	可弯曲	用于空心管腔＜1 mm
Frova（Cook Medical）	中等密度 PET	浅蓝色	70	14 Fr（4.7）/3	有（3 mm）/2	可弯曲 2×2 cm	适用于 ID 5.5 mm 的加强型金属套管。提供弯曲塑形包装
Frova（Pediatric）	聚氨基甲酸酯	黄色	35	8 Fr（2.7）/2	有/2	可弯曲 1×1 cm	适用于 ID 3.0 mm 的 TT
VBM（Coudé）	硬质 PET	橙色	65	15 Fr（5）	有/2	可弯曲	适用于 ID 6.0 mm 的 TT
METTS（VBM）	PVC-金属芯	浅绿色	40/65	8/12/14 Fr	无	易弯曲	可塑形，适用于 ID 6.0 mm 的 TT
METTI（VBM）	PVC-塑料芯	深绿色	80	12/14 Fr	无	易弯曲	适用于 TI，以及 TT 的 ID 为 4.5/5.5 及以上的 TI
Pocket Introducer（VBM）	硬质 PET	蓝色	20 → 65	15 Fr	无	可弯曲	可折叠，待扩展

（续表）

设备	材料	颜色	长度（cm）	OD/ID Fr（mm）	空心/接口	尖端	注意点
S-Guide（VBM）	PVC-部分金属增强	白色，橙色尖端	65	15 Fr（5）	有/3	可弯曲35°	软尖端＋易弯曲＋可塑段（"气道舞蹈"）
ET introducer（SunMed）	低密度PET	浅蓝色紫色	70	10/15 Fr	无	可弯曲或伸直	
Bougie To Go（SunMed）	低密度PET	浅蓝色	60	15 Fr	无	可弯曲	卷起包装的
Introes Pocket Bougie	特殊混合物PTFE（聚四氟乙烯）	白色	60	14 Fr（4.7）	无	易弯曲	两端均可使用，需要预弯曲
Interguide（Intersurgical）	NA	绿色	53/70	6/10/15 Fr（2/3.3/5）	无	可弯曲	
Universal Stylet Bougie（Intersurgical）	低密度PET＋金属嵌件	白色绿点	65	15 Fr	无	可弯曲	六角形横截面-管芯及探条功能
DEAS（DEAS）	硬质PET	浅蓝色	53.5/70/83	2/3.3/5	有/2	可弯曲	
Vented Introducer（P3）	NA	蓝色/黄色	47/60/75/80	5/10/14/15 Ch	有/2	伸直、固定角度或可弯曲	
Flexible Tip（P3）	尼龙＋硅胶头	黄白相间	66	15 Fr/5	无		易弯曲/尖端可操纵，磷涂层（UV）
Boussignac（Vygon）	PVC	透明绿色/橙色	50/60/70	NA	有（双）	可弯曲40°	
CoPilot探条（Occam设计）	PET	橙色	60	15 Fr	无		
Cobralet探条（Occam设计）	PVC	橙色	60	15 Fr	有/3	可弯曲或固定角度	预成型的
COBRA探条（Occam设计）	PVC-金属丝	橙色	60→73	15 Fr	无	可调节的	弹簧探条可改变形状或长度
Pro-Breathe（PROACT Medical）	PVC	黄色	47/60/80	5/10/15 Fr	无	可弯曲	尖端含钡
Probreathe vented（PROACT Medical）	PVC	蓝色	75	14 Fr	有/2	可弯曲	
AviAir（Armstrong Medical）	NA	橙色	75/80	10/14/15 Fr	有（14和15 Ch）	可弯曲会发光	尖端能发光，左侧有标记，有记忆和灵活性
Tracheal introducer（SUMI）	PVC	蓝色/绿色	60/70/100	3.3/5	无	可弯曲	

Fr，法码；ID，内径；NA，无信息；OD，外径；PET，聚乙烯；PTFE，聚四氟乙烯；PVC，聚氯乙烯；TI，气管插管；TT，气管导管；UV，紫外线

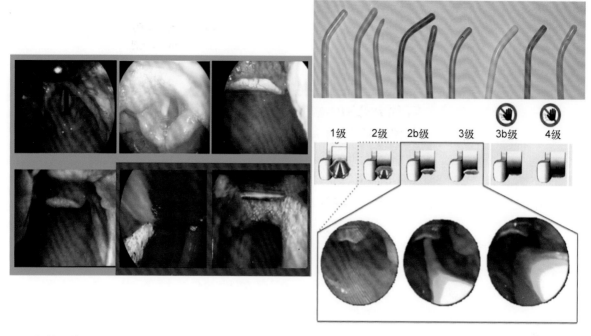

图 15.2 气管导管引导器（探条）的适应证：注意用于 3b 级和 4 级（Cook 改良 Cormack-Lehane 分级），即当会厌无法脱离咽壁或根本不可见时，不太可能有效，强烈反对使用。右上图说明了探条的形状和材料上的变化（Some images courtesy of Giulio Frova）

达到同样的效果，但在旋转过程中，导管可能碰到杓状会厌襞。

一种彩色的探条已有描述（"交通灯探条"），当探条插入深度接近安全限制（显示橙色）或已经达到（显示红色）时，探条会产生不同的颜色来强调。该方法可以防止插入过深，但目前还没有上市。

一些使用者提倡在插管前预先将气管导管套入一个可弯曲的探条以加快插管速度，而且对于没有辅助的气道管理人员特别有用。它可能有助于棘手的插管，但在真正困难的插管中，气管导管的存在可能会妨碍探条操作。

探条是一次性使用还是可重复使用？

最初的 Eschmann 橡胶弹性探条已经使用了 50 多年，很少有气道创伤的报告。由于交叉感染的问题，一些医院将这种可重复使用的探条作为一次性设备。

一些一次性探条已经被引入临床实践，但其效能或安全性很少甚至没有对照性临床证据。成功率通常低于 Eschmann 可重复使用探条，而接近 Frova 探条。一次性探条更硬，气道创伤的可能性更大，已有严重气道创伤的报告。如果在放置过程中出现卡顿现象（"hold-up" sign），气道创伤的可能性会增加（见下文）。

应避免使用成功率无记录和有潜在气道创伤的一次性探条。

确认在气管内的位置

当无法看到探条进入气管时，确认探条位置的传统技术包括"咔咔"声（"clicks"，当探条尖端触及气管环时感觉到）和远端卡顿（"hold up"，当探条尖端楔入较小的支气管时）。90% 的病例出现"咔咔"声，100% 的病例出现卡顿现象，这是正确的盲法放置探条的可靠指标。然而，特别是使用一次性探条时应特别谨慎。卡顿现象可引起严重的气道创伤或支气管痉挛。在动物模型中，小至 0.8 N（0.08 kg）的力即会导致气道穿孔，目前的证据反对使用卡顿现象作为正确置管的指标。气管插管后二氧化碳监测仍然是确认气管导管位置最可靠的方法。

气道创伤和隐患

据报道，包括 Frova 引导器在内的几种探条的并发症发生率约为 5%。出血是迄今为止最常见的并发症，但会厌和声门损伤、气管和支气管穿孔、重症监护和死亡也已有报告。大多数报告与使用一次性探条有关，很可能与其硬度增加有关。

由于许多可用的探条尚未测试其潜在气道创

伤的风险，因此需非常谨慎：避免使用未经测试的设备，避免插入深度＞25 cm，避免使用卡顿现象作为指标，避免使用空心导管进行氧气输送。同时建议在整个气管插管过程中放置喉镜。一次性探条不应与双腔管一起使用，因为曾在使用后气道中发现了碎片。

可重复使用的 Eschmann 探条最多可以使用 5 次。它只能进行低水平的消毒，因此很难跟踪其使用情况。尽管没有数据支持或阻止其重复使用，但有人担心存在交叉感染的风险。

辅助可视喉镜引导下插管

可视喉镜在处理困难气道方面的优势已被充分证实，但可能需要气道辅助装置辅助可视喉镜引导下插管。当声门完全可见而气管导管推进仍有困难时，探条或管芯可能有助于引导气管导管进入气管，特别是当使用大拐角可视喉镜时。探条可以提高多达 1/3 的可视喉镜引导插管的速度和成功率，一些人提倡常规使用，特别是在紧急情况下和院前处置中。当与大拐角可视喉镜一起使用时，探条需要弯曲以匹配镜片曲度（图 15.3），插管期间该探条弯曲保持的程度取决于探条和环境因素，如温度。探条的外径狭窄可以提高机动性（与有管芯塑

形的气管导管相比），但也是可视喉镜引导下插管首选硬质管芯的原因，下面将对此进行讨论。具有灵活尖端的管芯可能会带来好处，但目前仍被低估了（见第 17 章）。

联合使用探条和可视喉镜相关的气道创伤

在可视喉镜引导下插管期间，导管相关气道创伤的发生率小于直接喉镜检查，最近的一项观察性研究显示，使用带有 Frova 探条的可视喉镜进行 543 例气管插管的气道损伤发生率为 0.8%。第 17 章讨论了插管过程中的盲点和创伤问题。

探条辅助 SGA 插管或 SGA 放置

探条已用于辅助 SGA 插管。技术包括盲法探条放置或与柔性光学支气管镜（flexible optical bronchoscope，FOB）结合。通过 SGA 盲法尝试气管插管的成功率非常低，有气道损伤的风险，不被推荐。通过 FOB 指导的 SGA 放置探条有很高的成功率，但需要两名熟练的操作人员。使用 Aintree 插管导管可能是一种更好的技术，见第 13 章。

探条也可用于辅助放置双管 LMA（ProSeal LMA）——其在第 13 章中描述。

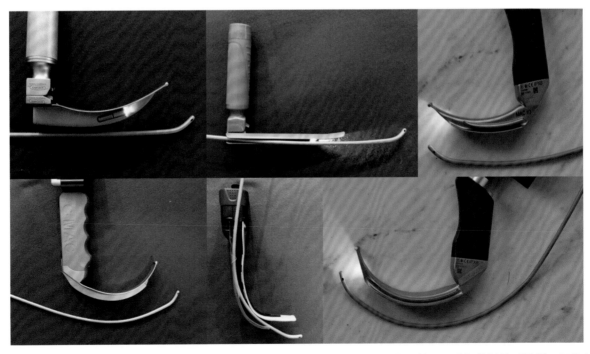

图 15.3　使用不同的直接喉镜（MacIntosh，Miller 镜片）和通道／非通道可视喉镜组装和塑形气管导管引导器。探条必须弯曲，在每个喉镜片的下方，以匹配可视喉镜的曲率，达到其目标

探条在紧急颈前气道中的使用

许多国家气道管理指南提倡将手术刀-探条作为紧急颈前气道（eFONA）的一种技术选择（在第 20 章中描述）。

管芯

管芯是在插管前插入气管导管的硬质气管引导管。它可用于直型、弯曲或非硬质管道，也可加强弯曲导管的弧度，特别是在应用大拐角可视喉镜插管时。传统上，探条盛行于英国，而管芯在世界其他许多地方更受欢迎，尤其是在北美。随着可视喉镜使用的增加，这种差异正在减少。

使用管芯的主要缺陷是它的硬质尖端可能会导致严重的气道损伤。为了避免这种情况，管芯的远端尖端不应插入超过导管侧孔或靠近气管导管尖端约 1.5 cm 处。在插入气道导管时应持续观察其通过。当导管尖到达声门时，随着气管导管的推进，管芯应逐渐收回，使管芯尖端不会到达声门开口。

标准管芯是塑料覆盖的可塑金属导丝（图 15.4）。预先塑形，大多是硬质的，管芯越来越多地由个别可视喉镜制造商生产，在可视喉镜引导插管过程中使用（图 15.4）。管芯的设计使管芯的曲率与大拐角可视喉镜镜片的曲率相匹配。这使得管芯塑形导管在插管时能够沿着可视喉镜镜片的远端运行，这种技术极大地简化了插管（见第 17 章）。

可使用可变形的管芯，以创建一个动态曲线，使气管导管的曲率与实现插管所需的曲率相匹配（图 15.4）。

换管器

换管器（AEC）是一种长、窄、半硬质的空心管，插入原位气道装置，以便将一种气道装置（气管导管或 SGA）更换为另一种或管理"危险"拔管。虽然探条可用于同样的目的，但探条通常太硬太短，换管器更适合此作用。换管器的空心管腔可以在手术过程中或术后给氧，但这是一种高风险的策略。

更换气管导管

换管器由一系列材料制成（包括较硬的导管体和较软的远端尖端的组合，以减少直接创伤的风险），其长度和直径各不相同（表 15.2）。设计用于双腔管更换的换管器比用于单腔管的更长（约 100 cm vs. 约 80 cm）。

在"危险"拔管期间使用

在困难气道患者拔管前，可以将换管器放置在气道中，清醒的患者可以耐受长达 72 h。局麻药

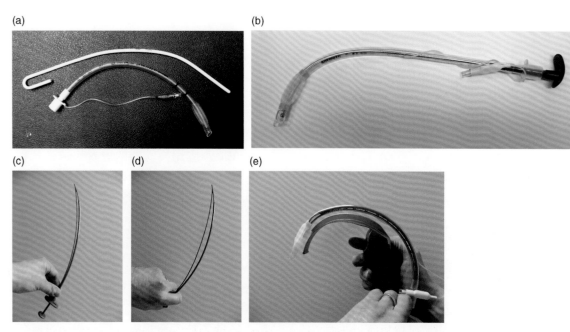

图 15.4 管芯。（a）标准可塑形管芯；（b）提前插入气管导管中，用于带角可视喉镜的预制管芯；（c～e）可变形的管芯；（c）处于"未激活位置"；（d）通过推动近端而被激活，使其弯曲；（e）当气管导管中的管芯完成所需的曲率时，它会使导管弯曲

表 15.2　换管器

设备	材料	颜色	长度（cm）	外径 Fr（mm）	空心	双腔管	注意点
Endoguide（Teleflex Medical）	聚四氟乙烯 PVC	白色	525/700/830	15 Fr（5）	是	是（限制尺寸）	用于塑形的是锡丝
VBM	PET	浅蓝色	80	11/14/19 Fr	是	是（限制尺寸）	
Aintree 插管导管（Cook Medical）	PET	浅蓝色	56	19 Fr	是（4.7 mm）	否	FOB 插管专用
AEC（Cook Medical）	PET	黄色	83	8/11/14/19 Fr	是（1.6/2.3/3/3.4 mm）	是（限制尺寸）	
Arndt AEC（Cook Medical）	PET	黄色	（50/65/78）70	（8 Fr）14 Fr	是 [0.38 英寸（约 0.97 cm）尖端]	是（限制尺寸）	导线引导支气管镜端口
AEC soft-tip（Cook Medical）	PET/ 柔软的尖端	紫绿相间	100	11/14 Fr	是（2.3/3 mm）	是	硬体 / 软头
Tube Exchanger（DEAS）	PET	蓝色	53.5/70	2/3.3/5	否	是（限制尺寸）	
Canula AEC（Cook Medical）	PET	黄色	45	8 Fr	是	否	
Tracheostomy Cannula Exchange Guide（DEAS）	PVC	透明的	40	6.0/7.0 mm	是	否	圆形尖端，带有侧孔，有深度标记
Staged Extubation（Cook Medical）	PET	紫绿色相间	83	14 Fr	是	是	0.0135 英寸（约 0.034 cm）/145 cm 导丝和软尖端气道导管

FOB，柔性光学支气管镜；Fr，法码；PET，聚乙烯；PVC，聚氯乙烯

可放置在换管器上或通过其管腔给药。如果需要再插管，换管器可作为气管插管的导轨，以此作为插管引导。换管器引导下再插管成功率为 85%，而操作过程中发生气胸的风险为 1.5%。这将在第 21 章中进一步讨论。

换管器的最佳使用方法

如果遵循基本规则，换管器用于插管或安全拔管似乎是一种安全有效的操作。

- 使用前应润滑换管器。
- 成人患者插入换管器经口不超过 20～24 cm，经鼻不超过 27～30 cm。这确保了换管器位于气管导管内，其尖端极少或没有超过导管且不会到达隆嵴。保持换管器尖端在隆嵴上方可以减少患者的不适和创伤风险。
- 在换管器使用期间，通过面罩或鼻导管给氧。通过换管器的管腔给氧与气压伤的风险相关，除非其明显优于标准给氧方式，否则应避免。

- 如果通过换管器给氧，则应通过低压力低流量（≤1 L/min）方式。
- 在原来应用换管器的患者快速失代偿的情况下，应优先进行再插管，而不是通过换管器进行氧合。
- 在建立气道期间，使用尖端设计为可避免撞击气道的气管导管（如 ILMA 气管导管、Parker-Tip 管）。
- 在使用换管器进行插管时（插管或换管期间），建议使用直接或可视喉镜。
- 经过换管器换管成功后，应通过呼气末二氧化碳曲线确认导管位置，对于失败病例，应制订备用计划。

- 当用于"危险"拔管时，患者应在密切监护或重症监护病房进行监护，只有在气道危险解决后才拔除换管器。

气道创伤的可能性和隐患

如果使用不当，换管器有可能导致严重的气道损伤。由于换管器较长，往往容易插入过深，有直接导致气道损伤的风险。通过换管器给氧有可能导致更为致命的气道损伤。当换管器的尖端位于隆嵴上方时，无论氧流量如何，通过换管器给氧都不太可能造成气压伤。然而，当插入更深的气道直到遇到第一个阻力点时，即使高压气源（如中心供氧或氧气筒）的氧流量低至 2 L/min，也可在几秒内造成气压伤。

如果使用适当，探条、管芯和换管器是简单且高效的设备，在管理一系列气道挑战，从困难插管到换管策略和安全拔管策略中具有重要作用。如果正确使用，其并发症发生率很低，但如果使用质量较差的设备或技术不娴熟，就会有重大危害的风险。将任何一个设备插入气道过深是需要避免的最大隐患。

延伸阅读

Axe R, Middleditch A, Kelly FE, Batchelor TJ, Cook TM. (2015). Macroscopic barotrauma caused by stiff and soft-tipped airway exchange catheters: an in vitro case series. *Anesthesia & Analgesia*, **120**, 355–361.

Driver BE, Prekker ME, Klein LR, et al. (2018). Effect of use of a bougie vs endotracheal tube and stylet on first-attempt intubation success among patients with difficult airways undergoing emergency intubation: a randomized clinical trial. *JAMA*, **319**, 2179–2189.

Duggan LV, Law JA, Murphy MF. (2011). Brief review: supplementing oxygen through an airway exchange catheter: efficacy, complications, and recommendations. *Canadian Journal of Anaesthesia*, **58**, 560–568.

Hodzovic I, Latto IP, Wilkes AR, Hall JE, Mapleson WW. (2004). Evaluation of Frova, single-use intubation introducer, in a manikin. Comparison with Eschmann multiple-use introducer and Portex single-use introducer. *Anaesthesia*, **59**, 811–816.

Nolan JP, Wilson ME. (1992). An evaluation of the gum elastic bougie. Intubation times and incidence of sore throat. *Anaesthesia*, **47**, 878–881.

第16章 采用柔性光学支气管镜进行气管插管

P. Allan Klock，Jr，Mridula Rai，Mansukh Popat

潘秋宁　译　周成茂　刘玲　校

概述

　　柔性支气管镜和插管镜为气道困难患者的安全管理提供了重要的作用。许多中心在引入可视喉镜后，柔性支气管镜的使用减少，但麻醉医师掌握这种重要的气道管理工具的使用技能是必需的。现代的柔性支气管镜使用瞄准镜尖端的摄像机，而不是玻璃纤维来传输图像。柔性光学支气管镜（flexible optical bronchoscope，FOB）一词在这里用来描述的设备包括用于气管插管的柔性光学和柔性视频支气管镜。

　　FOB 在大多数气道管理中占有重要地位（见第4章）。

　　FOB 的许多特点使其成为气管插管的理想工具，为了更好地使用 FOB，也必须了解它的缺点。在表16.1中对两者进行了描述。

　　成功的 FOB 插管需要几个要素：

- 熟悉设备。
- 学习基本的操作方法及手眼协调能力。
- 掌握上气道内镜检查。
- 选择正确的气管导管。
- 熟练掌握导管送入气管内的方法。

FOB 的结构和功能

　　现代的 FOB 由以下各部分组成（图16.1）。

主体

　　任一手操作，同一只手的拇指用来操纵控制杆，示指操纵吸入阀。向下移动控制杆，镜头尖端向前移动，向上移动控制杆，镜头尖端向后移动。

　　在传统的纤维光学镜中，主体有一个目镜，

表 16.1　柔性光学支气管镜（FOB）插管的优缺点

优点

灵活性强而且符合正常和困难的气道解剖结构

内镜下持续观察气道比硬性喉镜创伤更小

- 不需要活动颈椎
- 可以避开脆弱的组织或肿瘤
- 不需要对气道施加显著压力，可使用局部麻醉或少量镇静药物

最新的设备非常轻便、便于携带

可配合其他插管技术（例如直接或可视喉镜）

可配合通气装置（如声门上气道）

可用于经口腔或鼻插管

可用于所有年龄组的患者

可用于清醒、镇静或麻醉的患者

可用于确定或确认气管导管的位置，便于护理团队其他成员的教学和协助

缺点

设备的购买和维护费用较高

许多部门发现维修费用都很高

需要专业技能才能熟练使用 FOB，并且需要经常使用才能保持高技能水平

FOB 不能在气道中额外创造路径，它只能导航一个已经存在的路径

镜头很容易被气道中血液、分泌物或其他液体弄脏

气管插管不能直视下通过声门（尽管当 FOB 被移除时其位置可以被确认）

可以通过屈光调节圈进行聚焦，从而产生清晰的图像。目镜上有一个指针，可以帮助操作者定位到尖端的前方。使用视频镜，图像被投影到视频显示器上。主体也有一个进入工作通道的端口。

插入部

　　该部分用于插入气道，并作为一个灵活的导管，可以引导及送入气管导管。插入部的外径决定

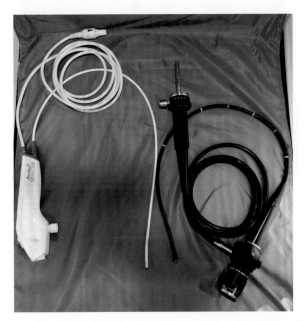

图 16.1　支气管镜插管。黑色镜是一种纤维支气管镜，它使用玻璃纤维将图像从插入部末端的物镜传输到目镜。白色镜是一个一次性的瞄准镜，它使用在插入部末端的摄像机芯片和发光二极管来提供光线

了可轻易穿过的最小气管导管的尺寸。新生儿内镜的外径为 2.2 mm，儿科内镜和用于双腔管放置的内镜的外径为 3.5 ～ 4.0 mm，成人镜为 5.0 ～ 6.3 mm。使用的气管导管内径至少要比插入部的外径大 1 mm，例如，大多数直径为 4 mm 的插入部成人内镜将允许 5 mm 或更大的气管导管轻松通过。大多数插入部长 55 ～ 60 cm，一旦气管导管尖端能够进入气管，即可送入气管导管。

插入部包含：

- 导光纤维：多达 10 000 个图像和光传输纤维束。
- 视频镜：电线为尖端的发光二极管（light emitting diode，LED）通电，并将图像从相机尖端传输到图像处理器。
- 机械电线将控制杆连接到弯曲元件上，使尖端能够前后偏转。

操作部

这是一个狭窄的通道，从 FOB 主体的一个端口延伸到插入部的远端。它可以用于注入氧气或注入药物（特别是局部麻醉药），通过导丝或刷子（在较大的 FOB 中）或活检钳。吸取的有效性取决于通道的直径。一个典型的成人内镜有一个 1.5 ～ 3.2 mm 的通道。小于 2.0 mm 的通道已经足

够，但不适用于清除黏性分泌物。

光源

传统的光学支气管镜有一个外部光源，通常是一个包裹在外壳里的卤素灯。它通过一根导光电缆连接到主体上。摄像机的顶端有 LED 来提供光线。

摄像头和监视器

传统的光学支气管镜可以使用连接在目镜上的摄像头，将图像投射到视频监视器上。现代摄像头在支气管镜的顶端有一个摄像头芯片，可以将图像直接传输到视频监视器。视频监视器有助于训练和优化助手的操作，因为他们可以看到自己的托下颌或其他动作是否有效。此外，由于目镜不需要靠近操作者的脸部，用视频镜更容易保持插入线笔直并只承受少量张力。

安装 FOB 设备

下面是一个简单的清单示例：

- 使用前确保 FOB 已清洗和消毒。
- 检查控制杆活动度，尖端是否向适当的方向移动，并且在控制杆和尖端运动之间没有松弛。
- 将吸入阀和导管连接到操作部端口，并确保吸入阀能正常工作。
- 将导光纤维电缆插入光源，并接通电源。
- 用酒精棉擦拭镜头。
- 对于支气管镜：保持镜尖距物体 1 cm，调整屈光调节圈，直到图像清晰。将摄像头连接到目镜上，并设置视频监视器。
- 润滑插入部（包括弯曲元件，但不包括镜头）。
- 将气管导管套入插入部，拉到 FOB 主体上，并用一小块胶带固定。

现在可以使用了。

学习基本的操作方法和手眼协调技能

握持 FOB

内镜医师将镜体握在一只手掌中，用拇指操纵控制杆，在需要时示指启动吸引阀。另一只手的

(a)

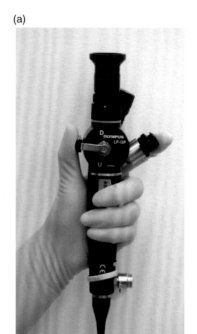

(b)

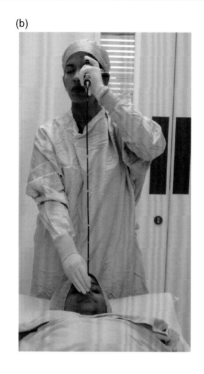

图 16.2 （a）将插管镜体握于单手掌心。拇指操纵控制杆，示指可用于启动吸入阀。（b）插入部始终保持笔直和拉紧，无论是使用视频监视器还是目镜

拇指和示指握住插入部（图 16.2）。重要的是，插入部要保持笔直和拉紧：如果变得松弛，其的旋转运动就不能有效地传递到插入部的尖端。

操纵 FOB 的前端

内镜医师可以使用三个方式将 FOB 的尖端推进气管（图 16.3），包括推进（或退出）、尖端偏转和整个范围旋转推进。推进整个 FOB 使其向目标移动：如果推进得太远，则需要退出。控制杆仅将 FOB 的尖端向前或向后移动：控制杆向下移动使尖端向前弯曲（或远离内镜医师），向上移动使

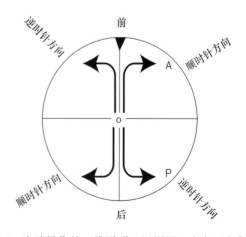

图 16.3 尖端操作的二维说明。视野用一个有四个象限的圆来表示。方向标记是在 12 点的位置。将 FOB 的尖端从 O（中间位置）移动到目标 A，需要尖端向前偏转和身体顺时针旋转，而尖端向后偏转，身体逆时针旋转，可将尖端从 O 移动到目标 P

尖端向后弯曲（或朝向内镜医师）。尖端的横向运动是通过整个 FOB 向目标旋转而实现的，同时保持尖端的偏转。大多数内镜医师发现，当他们试图实现完全旋转时，移动他们的身体是有帮助的。在实践中，标准的内镜技术包括同时进行三种基本的操作，以便将 FOB 的尖端带向目标方向。

内镜医师和患者的位置

内镜医师通常会选择站在患者的头后，患者仰卧（多见于麻醉患者），或者站在患者的前面，与直立坐着的患者面对面（在清醒患者中常见）。后者适用于因出血或水肿或气道受损而呼吸困难或饱胃的患者。当内镜医师在患者身后而不是面对患者时，了解观察到的解剖结构的差异很重要。

内镜医师在进行 FOB 内镜检查时应处于舒适的姿势。站在平台上以保持插入部笔直和拉紧而不是踮起脚尖以获得足够的高度。如果不这样做，手臂易疲劳，使插入部松弛和弯曲。

掌握上气道内镜检查

FOB 的使用并不直观。需要靠练习来获得或保持高技能水平。非解剖学训练器可以在早期学习阶段使用。人体模型和虚拟训练可以锻炼并提高技能水平（图 16.4）。然而，虽然这些教学工具有一定的使用价值，但并不能代替在真实患者身上获得和保持必要技能的实践。

(a)

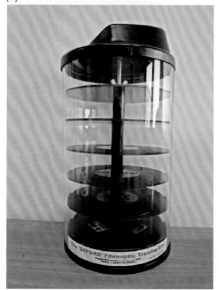

(b)

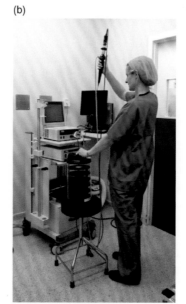

(c)

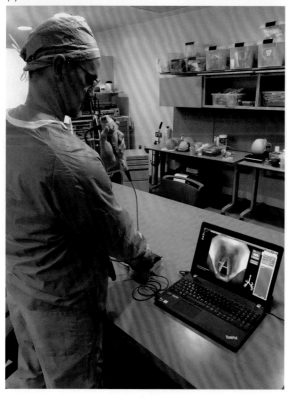

图 16.4 FOB 训练设备。(a)"牛津"光纤教学盒。(b)一个在牛津盒子上练习 FOB 操作技能的学员。(c)练习使用 ORSIM(奥克兰,新西兰)虚拟现实气道训练器

FOB 插管

用 FOB 插管包括在连续视觉下将 FOB 的尖端从鼻子或口腔插入气管(图 16.5)。

经鼻入路

经鼻入路防止了患者咬住内镜的可能性,并创造了一个比口腔入路更直的喉部入路。鼻腔的血管和敏感内膜要求所有患者使用器械之前需要在鼻腔使用局部血管收缩剂(例如,羟甲唑啉、麻黄碱或去氧肾上腺素),清醒患者则需要局部麻醉(见第 9 章)。

进行鼻咽内镜检查的提示(图 16.5)

- 进入鼻孔前,检查显示图像的方向是否正确。
- 将镜尖插入每个鼻孔内(前鼻镜),并选择更通畅的鼻孔(图 16.5)。
- 轻轻推进镜头的尖端,识别由下鼻甲、鼻

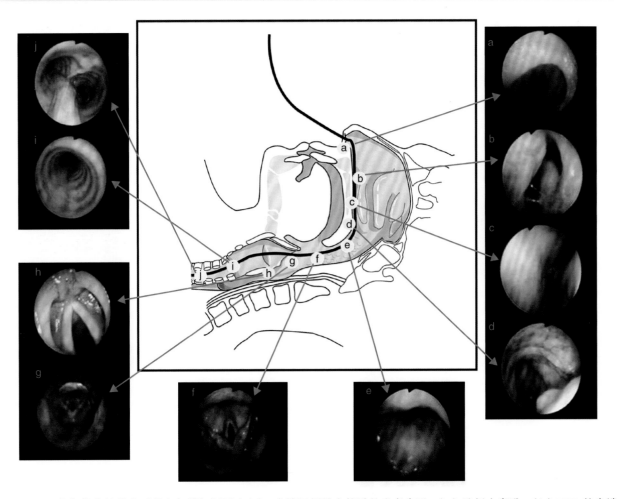

图 16.5　经鼻气管内镜检查时的上气道解剖图（中）。内镜医师站在仰卧的患者身后。（a）选择右鼻孔。（b）FOB 的尖端在由鼻中隔（左）、下鼻甲（下）和视野的鼻侧壁（右）所包围的三角形空间中前进。（c）FOB 尖端位于下鼻甲上方，位于视野的右侧。（d）鼻腔的后开口显示为下鼻甲（在 5 点钟）位置的消失。咽后壁位于视野中心。（e）软腭位于上部，舌的基部位于下部。（f）会厌视图。（g）喉口看到声带、楔形软骨和小角软骨。（h）声带、室带（假声带）。（i）气管环。（j）隆嵴，左、右主支气管开口

中隔和鼻底包围的三角形区域。

- 随着视野向鼻咽推进，空间通常会变大，直到可以看到咽后壁。
- 在麻醉患者中，进入口咽时，可能需要抬起下颌骨以打开空间。这时可以看到软腭（有时可看到悬雍垂）和舌根，和远处的会厌。
- 镜头尖端位于会厌下方时，可以看到喉部入口的全视野。
- 通过声门开口进入气管，可看到气管环并向前推进，直到看到隆嵴。

经口入路

当使用 FOB 进行经口气管插管时，必须保护内镜，防止患者咬破。口腔空间相对较大，FOB 难以保持在中线，通过口咽、后咽和喉需

要在小范围内较大程度地弯曲镜头。这些问题可以通过使用口腔"气道引导器"来解决，如 Berman，Ovassapian、VBM 口咽通气道或声门上气道（supraglottic airway，SGA）。Berman 通气道是一种常用的设备，有三种成人尺寸。

FOB 通过气道引导器，看到会厌。再通过声门进入气管，再把导管送入气管。Berman 通气道可以从气管导管上取出（图 16.6）。在实践中，由于 Berman 通气道的长度，经常导致清醒的患者呕吐，这可以通过切断远端 1 ～ 1.5 cm 来避免。

气管导管的选择、置入和管贴壁

FOB 插管的最后阶段包括将气管导管通过插入部送入气管，并将 FOB 从气管导管中取出。失败原因可能是由于气管导管尖端碰到组织（通常

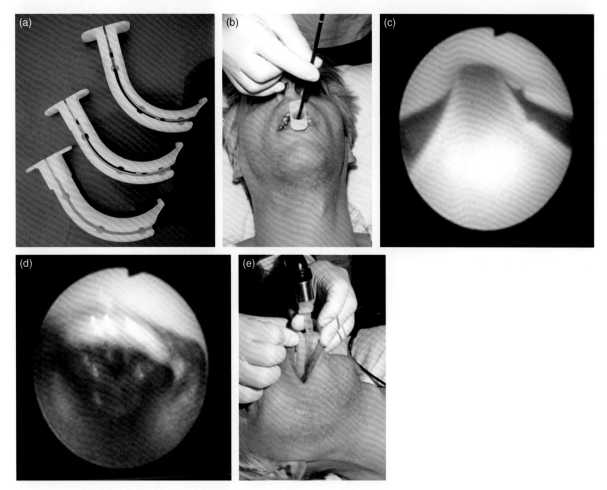

图 16.6 （a）Berman 通气道。（b）经口 FOB 插管使用 Berman 气道。内镜医师站在仰卧位麻醉患者后面。FOB 通过 Berman 通气道的管腔插入。（c）（内视图）FOB 尖端位于 Berman 通气道管腔内。（d）（内部视图）FOB 离开管腔。可见抬高的会厌。（e）一旦导管通过 FOB 进入气管，Berman 气道就会被取出

是右侧杓状软骨），因为气管导管推进程度超过 FOB。这被称为管贴壁（hang-up），在一项前瞻性研究中，超过一半的 FOB 插管中有此类报道。管贴壁可以通过了解其原因并使用某些操作来克服。

大气管导管和小 FOB

插入部与气管导管之间的间隙越大，管贴壁的风险就越高。当用于双腔气管导管（如 4.0 mm）或儿科插管的 FOB 与成人大小的气管导管一起使用时，这种情况尤其有可能发生。该位置位于杓状软骨间间隙（中线），气管导管尖端撞击右侧杓状软骨。人们应该寻求使用最小的适合患者和手术的气管导管和最大的可以轻松放入气管导管的 FOB。

气管导管尖端设计

某些气管导管，如插管型喉罩（intubating laryngeal mask airway，ILMA）和带 Parker-Flex 尖端的导管，由于尖端是锥形或弯曲的，更容易通过（图 16.7）。更柔软的 FOB，如柔性金属管或加热的硅胶管优于刚性标准管。6.0 ～ 6.5 mm 内径可能适用于鼻插管，6.0 ～ 7.0 mm 内径可能适用于口腔插管。

置管技术

在尖端进入声门后，到达距离隆嵴 2 ～ 3 cm 处，将气管导管送入气管。气管导管尖端通常朝向右侧或 3 点钟（中心位置）。如果管道前进存在阻力（贴壁），退管 1 ～ 2 cm，逆时针旋转 90°，再次前进（图 16.8）。这将使管的尖端转到 12 点钟位置，斜面到 6 点钟位置，防止碰到右侧杓状软骨，并使其平稳送入。在实践中，当从患者后面插管时，可以将气管导管与 FOB 尖端方向调至 12 点方向以降低贴壁风险。如果患者是清醒的，可

以指示他们深呼吸，这将使声带打开，减少贴壁的风险。

在取出 FOB 前，将 FOB 尖端放在隆嵴处，用拇指与示指轻轻捏住插入部连接部 15 mm 水平，缓慢退出，直到在 FOB 监视器上看到气管导管的尖端。操作者的手指和连接部之间 15 mm 的距离与插管的尖端和隆嵴之间的距离相同，理想情况下应为 3 ～ 4 cm。如果需要，在直接观察下调整气管内导管的长度。

取出 FOB，将导管连接到麻醉回路，通过二氧化碳测定和听诊双肺确认位置。

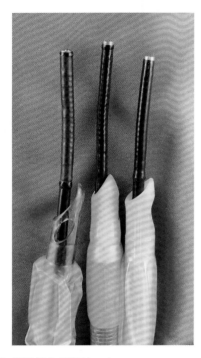

图 16.7 气管导管尖端设计。左：Gliderite Gliderite（Parker-Flex 尖端）导管；中间：插管型 LMA（ILMA）；右：标准气管导管

FOB 技术在困难气道管理中的临床应用

关于决定何时选择清醒插管和使用哪种技术，请参阅第 4 章、第 9 章和第 19 章。

有许多技术采用 FOB，可能适用于困难的气道管理。这些技术操作都可以在清醒状态或麻醉状态下进行。

- 直接（口或鼻）。
- 通过 SGA。
- 联合技术。
- 逆行 FOB 插管。

清醒 FOB 插管可能是最常见和最重要的技术，用于管理预测的困难气道。

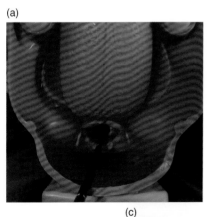

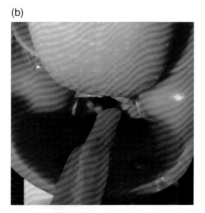

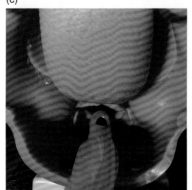

图 16.8 管贴壁。（a）FOB 位于杓状软骨间沟。（b）气管插管的顶端悬挂在右侧小角软骨上，阻止其进入声门。（c）拔出导管，逆时针旋转 90° 后，导管的呈现部分在前方，容易在声带之间滑动

清醒 FOB 插管

虽然"清醒"FOB 插管是常用的术语，但患者通常使用镇静剂。在这项技术中，气道用局部麻醉药进行麻醉。这使患者能够接受 FOB 辅助下的气管插管，缓解其不适、焦虑或疼痛。

还需考虑以下情况：

- 气道评估。
- 气道管理策略。
- 知情同意。
- 术前用药。
- 监测。
- 吸氧。
- 镇静水平。
- 气道局部麻醉。

气道评估与气道管理策略的发展

需要回答以下两个问题：

患者需要清醒插管吗？

清醒的 FOB 插管是容易还是困难？

只存在骨性解剖问题（如颞下颌关节强直、强直性脊柱炎患者），预计难以使用常规直接喉镜插管的患者（图 16.9），使用 FOB 通常会容易插管。

有一定程度的气道软组织病变，存在或不存在骨性解剖异常，但没有临床证据显示上气道阻塞的患者通常较容易插管，但如果肿瘤体积大或有手术史，可能存在插管困难（图 16.10）。血液和分泌物可能存在，使局部麻醉变得困难。初学者可能

会发现这些情况相当具有挑战性。

有软组织病变和上气道阻塞临床体征的患者是最棘手的。由于气道严重狭窄而导致完全性气道阻塞的风险相对较低。然而，每个患者都必须单独评估，在某些情况下，清醒的 FOB 插管可能是禁忌的。如果内镜显示气道狭窄，内镜会导致完全阻塞，患者应进行清醒气管切开术或环甲膜切开术。对于有严重气道阻塞的患者，应避免或非常谨慎地给予镇静。如果选择了 FOB 插管，执行者必须是一名熟练的操作者。可熟练进行颈前气道（front of neck airway，FONA）操作的外科医生应该在场，当进行气道操作时，随时做好插管准备。

气道管理策略

永远不要认为清醒 FOB 插管总是会成功。有一个预备的气道管理策略至关重要：如果遇到特定的问题，将按照管理策略计划的逻辑进展进行（第 4 章）。管理策略可能包括一名更资深的同事或外科医生参与，使用气道辅助设备结合 FOB，如 SGA 或可视喉镜，最终的后备计划包括 FONA。

知情同意

向患者解释什么是插管，为什么需要插管，以及通常在气道正常的患者中如何进行插管是有必要的。然后解释在他们的病例中，在麻醉诱导后插管会导致的困难，以及他们使用清醒 FOB 技术的安全性。如果要使用镇静剂，让患者放心，他们将是被镇静的并感到舒适，许多患者事后遗忘了发生

(a)　　　　　(b)

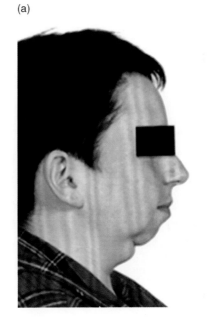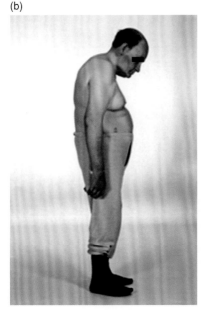

图 16.9　预期插管困难：骨性畸形。（a）Still 病患者，在全身麻醉诱导前需进行清醒经口 FOB 插管以确保气道安全。（b）强直性脊柱炎及严重脊柱屈曲畸形患者

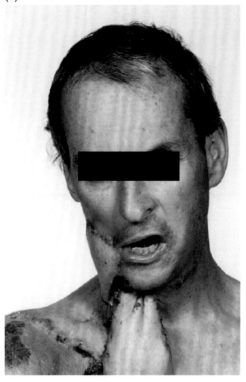

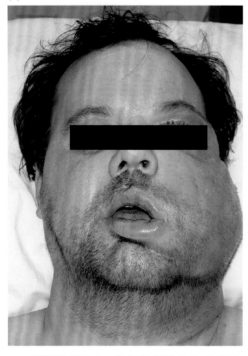

图 16.10　预期插管困难：软组织畸形（a）患者因口腔癌手术、放疗和多次游离皮瓣手术导致开口受限。（b）牙龈脓肿导致软组织水肿和口腔受限

的事件。患者经常担心他们会被约束，并有一根管子被迫塞进他们的喉咙。向患者保证，他们可以随时暂停操作，稍作休息。给患者这个主动权可以给予安慰，并使他们更配合治疗。

详细解释局部麻醉，包括其可减少操作的不适，但不会提供完全的麻醉。使患者确信，一旦气管插管到位，他们将会进行全身麻醉。知情同意不仅解释了整个过程，而且还建立了融洽的医患关系。

操作是否需要正式的口头或书面同意取决于当地医院的政策。

术前用药

可在手术前 1 h（肌内注射）或 20 min（静脉注射）给予东莨菪碱（0.2 mg 肌内注射）或格隆溴铵（0.2 mg 肌内注射或静脉注射）。干燥口腔以三种方式利于局部麻醉：第一，药物不被唾液稀释；第二，吞下一小部分药物；第三，干燥的黏膜使组织和局部麻醉产生更好的接触。干燥口腔也可以减少分泌物对镜头的污染，因为口腔是穿过气道的必经部分。

监测

麻醉监测应按照常规标准，与其他麻醉没有区别。在中度或深度镇静时，应使用连续二氧化碳波形监测仪，以确认气管插管成功。

镇静

应监测镇静的深度。镇静的目标是使患者放松，能够对口头命令或轻微的刺激作出适当的反应。过度镇静可导致换气不足、气道阻塞、缺氧和心肺功能抑制。这可能会导致患者出现躁动、不安或不合作。另一方面，镇静不足和局部麻醉不足也可能导致患者不适和不安。清醒插管的镇静技术见第 9 章。

氧合

第 9 章描述了清醒插管中的氧合技术。

上气道的局部麻醉

声带上下的上气道的局部麻醉对于任何清醒插管技术都是必不可少的（图 16.11）。可以使用神经阻滞或直接局部麻醉气道，两者在第 9 章中有描述。为了麻醉声带以下的气道，2 ml 4% 利多卡因可以通过注射器行环甲膜喷洒。或者，也可以使用喷雾剂（spray as you go，SAYGO）技术。当使用 SAYGO 时，将 0.5 ml 的 4% 利多卡因送到

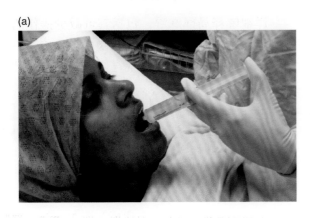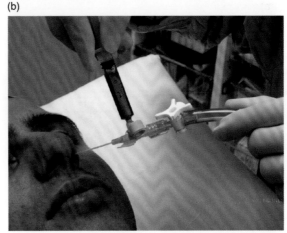

图 16.11 （a）通过注射器将利多卡因凝胶直接应用于口腔。（b）使用连接到绿色氧管的 20G 静脉导管直接应用局部麻醉（McKenzie 喷雾技术）。2 ～ 4 L 的氧流量会产生良好的喷射喷雾，并可用于嘴或鼻局部麻醉

会厌和声带前连合，然后将 1 ml 送到声带下方的喉前壁。

麻醉患者的 FOB 插管

基本要求如下：

- 始终保持足够氧合、通气和充分的麻醉。麻醉最好是使用全凭静脉麻醉技术。
- 使用全身麻醉、局部麻醉药和（或）神经肌肉阻滞剂来消除上气道反射。

全麻诱导后可进行 FOB 插管。在气道管理的所有阶段都需要良好的预氧合（例如，高流量鼻氧）、严密的监测和熟练的操作者。使用纱布或 Duval 钳缩回舌头、托下颌或使用上述气道引导可以改善进入声门的通道。

通过 SGA 进行 FOB 插管

FOB 也可以通过 SGA 引导气管插管，包括一些专门为此目的而设计的引导管，如 ILMA。它可用于预期困难气道，是常规喉镜插管失败后的一种极好的抢救技术，它是英国困难气道协会关于非预期困难插管指南的 B 计划。它可以在清醒时进行，但更常用于麻醉患者中。

这种技术有三个优点。SGA 可用于在操作过程中给氧和通气；它将组织移开，形成通往喉部的清晰通道；它可以防止鼻或口腔的血液或分泌物污染气道和 FOB。

通过大多数 SGA 盲法插管，无论是气管插管还是探条，成功率均较低，可能导致创伤和出血，使后续的 FOB 插管困难或失败。由于这些原因，

不建议通过其他并非为此而设计的 SGA 进行盲法插管。即使对于 ILMA，FOB 引导的技术也有可能提高成功率。通过 SGA 进行 FOB 插管是一种相对简单的技术，其成功在很大程度上取决于选择正确的设备。

通过 SGA 进行插管的注意事项

气管导管和 SGA 直径

必须选择外径足够小的气管导管，这样很容易通过 SGA 的杆（stem）。后者因 SGA 的类型和大小而变化很大。例如，6.0 mm 的气管导管可能是能通过 5 号经典喉罩气道（cLMA）的最大的气管导管。Air-Q 有一个更大直径的杆和一个可移动的 15 mm 适配器（adaptor），i-gel 有一个宽的和相对较短的杆，两者都很适合 SGA 辅助的 FOB 插管。相反，最新的 LMA 和喉管装置分别有一个狭窄的杆和小的气道口，使其不适合这种技术。

导管长度

气管导管也必须足够长才能通过整个 SGA，进入气管，并使其套囊进入声门下。许多气管插管长 27 ～ 28 cm，在通过 cLMA 时几乎无法到达声带。一些加固管的长度可达 33 cm，但这些管往往有一个较厚的壁和一个相对较大的外径，而且难以推进，降低了它们在使用过程中的价值。其他合适的管道有经鼻 Ring-Adair- Elwyn（RAE）（约 32 cm 长）或显微喉镜管。

管尖

与其他形式的 FOB 插管一样，最好用尖端弯曲的导管来避免在 SGA 或声门上卡住。

移除 SGA

除非操作者正在使用 ILMA，否则一旦插管成功，最好避免移除 SGA 并将其留在原位。尝试移除 SGA 可能会导致拔管，因为 SGA 的杆太短，不允许这种操作。

总体来说，这项技术需要一个薄、长、尖端无斜面的气管导管，即使这样，之后移除 SGA 也是不切实际的。这些技术通常都相当麻烦。上述通过 SGA 插管的大多数缺点可以通过使用 Aintree 插管导管的两期技术来克服。这在第 13 章中有描述。

通过 SGA 进行 FOB 插管的提示

- 准备好 FOB，并将气管导管装入支气管镜中。
- 使用最佳技术插入 SGA，因为气道口位于喉部上。
- 确保 SGA 位置良好，患者可以通过其进行通气。
- 通过 SGA 的杆推进 FOB。
  - 如果看到声门，引导 FOB 穿过喉部和气管，直到看到隆嵴。
  - 如果未见声门，轻轻地将 SGA 侧置或进出，以获得声门视野。如果仍然没有视图，请删除所有设备并重新启动。
- 通过通道将气管导管穿过 FOB 进入气管。
- 用 FOB 和二氧化碳监测仪确认导管的位置。
- 套囊放气，让 SGA 保持原位。固定气管导管，使其不会滑入 SGA 的杆内。
- 注意：重要的是要确保 FOB 和气管导管之间有足够的润滑剂，并在管的尖端涂抹凝胶，以确保导管顺利滑过 SGA。

FOB 插管

ILMA（图 16.12）是一种专门为帮助盲法插管而设计的 SGA。据报道，首次通过成功率约为 75%，总成功率为 95% 以上。然而，在一小部分患者（10% ～ 14%）中，其只能在两三次尝试后才能实现，或者偶尔根本无法实现。使用 FOB 可以帮助克服这个问题，该技术的成功率为 100%。在第 13 章中有描述。

联合技术

偶尔在视野中出现大量分泌物或大量出血（第 32 章）会由于气道和 FOB 尖端被污染而干扰

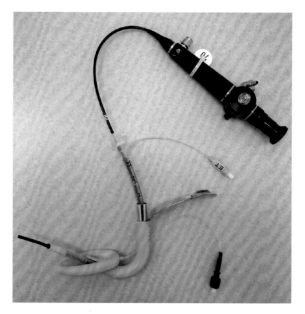

图 16.12　ILMA 和专用 ILMA 气管导管。FOB 引导下通过 ILMA 进行气管插管成功率高，是首选的技术

FOB 插管。在其他情况下，多余的软组织、巨舌症、外源性气道压迫或解剖异常可能会阻断通往声带的自然通道。在这些情况下，直接或可视喉镜可以协助 FOB。一项研究表明，这对气道解剖困难和颈部活动受限的患者特别有帮助。这些联合或混合的技术有助于克服 FOB 的主要弱点，即视野污染和不能重新创建一个气道通道。这些技术将在第 19 章中进一步讨论。

逆行 FOB 插管

当不可能进入上气道时，可以使用逆行 FOB 插管技术。其包括将一根导丝穿过一个插入到环甲膜中的 20G 套管。导丝通过口腔轻轻送入 FOB 操作部的远端（已安装气管导管），直到从操作部端口出口。FOB 在可视下通过导丝进入气管，直到 20G 套管可见。插管和导丝慢慢地收回，FOB 向前推进到隆嵴的上方。如上所述，该管在 FOB 上移动。

总结

了解气管插管设备、气道解剖知识、良好的内镜技术、正确选择气管导管和气管插管技术对 FOB 插管技术的成功至关重要。当出现严重的组织肿胀或破坏时，这项技术可能会很困难，因为内镜检查需要有一个空间，而血液或其他液体会降低能见度。清醒 FOB 插管仍然是对预期困难气道患者进行插管的金标准。

延伸阅读

Asai T, Shingu K. (2004). Difficulty in advancing a tracheal tube over a fibreoptic bronchoscope. Incidence, causes and solutions. *British Journal of Anaesthesia*, **92**, 870–881.

Du Rand IA, Blaikley J, Booton R, et al. (2013). British Thoracic Society guideline for diagnostic flexible bronchoscopy in adults: accredited by NICE. *Thorax*, **68** (Suppl 1), i1–i44.

Johnson DM, From AM, Smith RB, From RP, Maktabi MA. (2005). Endoscopic study of mechanisms of failure of endotracheal tube advancement into the trachea during awake fiberoptic orotracheal intubation. *Anesthesiology*, **102**, 910–914.

Law JA, Morris IR, Brousseau PA, de la Ronde S, Milne AD. (2015). The incidence, success rate, and complications of awake tracheal intubation in 1,554 patients over 12 years: an historical cohort study. *Canadian Journal of Anaesthesia*, **62**, 736–744.

Marfin AG, Iqbal R, Mihm F, et al. (2006). Determination of the site of tracheal tube impingement during nasotracheal fibreoptic intubation. *Anaesthesia*, **61**, 646–650.

Ovassapian A. (1996). *Fibreoptic Endoscopy and the Difficult Airway*. 2nd Ed. Philadelphia: Lippincott-Raven.

Lorenz Theiler，Tim Cook，Michael Aziz
陈晓文　译　黄玉俊　岑燕遗　校

概述

可视喉镜几乎已经演变成了困难喉镜检查和插管的金标准。目前有多种可视喉镜设备和设计类型可供选择。可视喉镜根据镜片类型可分为三种主要类型：

- Macintosh 型镜片。
- 大拐角镜片。
- 带气管导管引导通道（即引导槽）的镜片。

三种设计都有各自的适应证，每一种都需要独特的培训和专门的操作。与可视喉镜相关的可视管芯也在本章中简要介绍。

可视喉镜为插管团队提供了技术上的益处和明显的非技术上的益处。与直接喉镜相比，可视喉镜持续改善喉部的视野范围。当使用可视喉镜插管时，其他团队成员（或培训者）同时能观察操作者所看到的东西，这将有助于增强团队合作和教学。

发展

既往喉部解剖结构可以通过使用反射镜间接显露，或通过使用标准喉镜直接暴露。随着近来可视喉镜种类的不断增加，在过去的 20 年里，间接喉镜逐渐变成最受麻醉界欢迎的显露喉部解剖结构的工具。可视喉镜对气管插管的影响可与 1943 年引入 Macintosh 镜片相媲美。它可能不像声门上气道工具的引入那样具有革命性，但可以说是近几十年来气道管理方面最重要的进步。

在相当长一段时间以前，麻醉界就引入了把光和摄像头引入气管开口的概念。自 20 世纪 70 年代以来，各种柔性光学支气管镜（flexible optical bronchoscopes，FOB；见第 16 章）已在临床使用，随后可视硬镜也在临床上使用。Bullard 喉镜是可视硬镜与喉镜的组合（图 17.1）。它具有现代可视喉镜大拐角镜片的重要特征：有光学镜头，虽然其"眼睛"放置在气管导管的前端，而非镜片的前端；有极弯曲的镜片，便于绕过舌基底部的解剖障碍插管。因此，其无需使声门轴线与视轴线重合，而这是直接明视喉部结构的前提条件。

在 21 世纪初，在喉镜片上放置摄像头的概念开始进入市场应用。首先，在标准 Macintosh 镜片上配备纤维镜［例如图 17.2 的 Laryflex（Acutronic，Hirzel，瑞士），以及 DCI 可视喉镜（Karl Storz，Tuttlingen，德国）］。但繁琐的组装和清洁阻碍了其广泛使用。2001 年，外科医生 John Allen Pacey 推出了一种带有数码摄像头的成锐角的镜片——GlideScope 可视喉镜（图 17.3；Verathon，Inc.，Bothell，WA，USA）。该设备采用 CMOS（complementary metal-oxide semiconductor，互补金属氧化物半导体）数字芯片和 LED（light emitting diode，发光二极管）灯，可实现便携性并减少组装的需求。从那时起，各种具有不同功能和设计的可视喉镜开始出现。

标准喉镜和可视喉镜气管插管成功率的比较研究，由于研究方法不一致，目前证据并不充分。

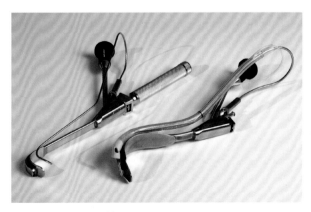

图 17.1　Bullard 喉镜（Courtesy of Professor Paul Baker，Auckland Hospital，NZ.）

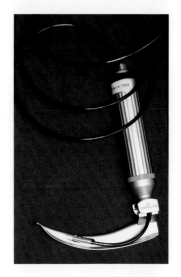

图 17.2　Laryflex 喉镜

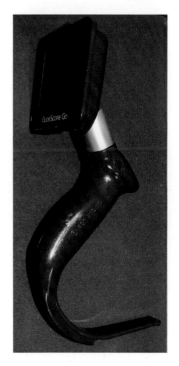

图 17.3　GlideScope Go 喉镜

片。当正确操作时，可视喉镜的使用与较高的气管插管首次成功率、较少的误入食管和较少的喉咙痛和声音嘶哑有关。

可视喉镜使用中经常被忽视、也是最重要的一个方面是：使用屏幕来观察插管操作过程，使插管从单纯由一名麻醉医师执行的操作发展成由一个团队协助和指导的团队任务。团队协助可以优化气管插管操作（例如，一名助手可提供理想的喉部按压或调整环状软骨按压力度），并可以帮助防止出现失误，如插入食管，因为团队可以为插管过程提供必要的帮助。也可以录制插管过程用于教学和作为法律文件。目前该录制视频也可以用来记录插管的困难程度，并可以确认导管放置是否正确及有无损伤或误吸的表现。

可视喉镜概述

当选择可视喉镜插管时，重要的是选择镜片的类型（图 17.4）。多家制造商均提供大拐角和Macintosh 两种镜片。带有引导槽的镜片均是大拐角的。

此外，一次性使用和可重复使用的可视喉镜均有。两者的功能相似，但在经济、物流、环境因素和清洁消毒等方面的差异影响着采购决策。

Macintosh 型镜片可视喉镜的应用

Macintosh 型镜片可视喉镜操作与直接喉镜的操作非常相似。对于以前有标准喉镜使用经验的医师，开始阶段可先谨慎地选用 Macintosh 型镜片可视喉镜，如此则过渡较为平稳，早期使用失败率更低。另一个优点是允许切换到直接喉镜操作方式，例如在院前急救时，镜头严重污染或环境视线不佳等影响观察的情况下。

建议采用"患者-屏幕-患者"的方法，就像超声引导下区域神经阻滞操作一样。在此种情形下，操作者在推进和移动镜片时观察患者，然后在屏幕上观察镜片移动的影响——同时稳定握持设备。同样，当插入气管导管时，直到气管导管越过后咽部视野时，操作者才看屏幕。之后可以像标准喉镜插管一样，观察导管向声门推进或越过声门开口，也可以通过可视喉镜屏幕观察。

可借助带管芯的气管导管或插管辅助工具

大拐角镜片与 Macintosh 镜片存在很大的不同，也与带气管导管引导通道（引导槽）的镜片差别较大。无论研究局限如何，目前有充分的证据证实可视喉镜在喉部视野的暴露方面优于标准喉镜。

与标准喉镜插管相比，可视喉镜气管插管的推进可能更加困难，尤其是在使用大拐角镜片的情况下。最常见的原因是操作者没有足够的相关知识或可视喉镜相关技术的经验。培训及经验不足不应与技术局限相混淆，重要的是要了解所有可视喉镜都有一个学习曲线，尤其是大拐角和带引导槽的镜

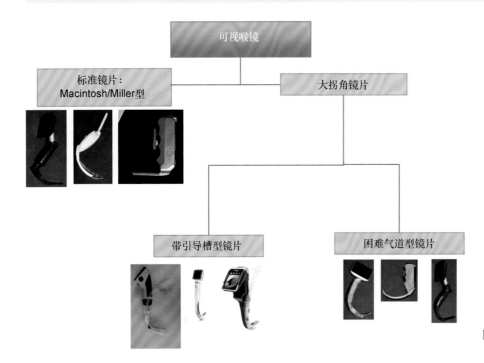

图 17.4　可视喉镜类型概述

（"探条"）进行气管插管（见第 15 章）。

大拐角镜片可视喉镜的应用

使用大拐角镜片的优势在于能够观察口咽沿线周围的障碍物，如肥大的舌根，而这些障碍物使直接喉镜插管更加困难，甚至失败。大拐角镜片可以从嘴角沿舌头的侧面插入（像 Macintosh 型镜片一样），也可以从中线插入。在任何一种情况下，镜片的前端都应该放在会厌谷内，较小的力度就可以暴露声门，这也是它的优点之一。

与直接喉镜相比，在大多数情况下，大拐角镜片明显改善喉部的暴露。然而，插管不一定会变得更容易——尽管其最常见原因是由于操作者技能不足。当插入气管导管时，它必须通过上气道的两条弧线：首先向前贴近声门入口，然后向后使其与气管轴线重合。这个问题被称为"看得见，插不进"：尽管有良好的声门显露，但气管导管就是插不进。成功的大拐角可视喉镜插管需要一条与镜片角度相似的管芯（或另一个半硬质引导器）。GlideScope 和 C-MAC 设备的制造商均有自己预塑形的硬质管芯市售。插入管芯的气管导管更加僵硬，如果不小心，导管或管芯可能会损伤咽后壁（图 17.5）。此并发症与大拐角镜片密切相关，有证据表明其发生率约为 1%。大拐角镜片意味着在插管过程中气管导管的尖端不可避免地会脱离视线。可能直到将导

管向前推进一点后，它才会出现在可视喉镜的屏幕上，这意味着，当导管尖端不能直接或间接可见时，存在一个"盲点"。在实际操作中，这个盲点非常小。而且，如果气管导管的尖端在视野中消失后沿着镜片推进，可以最大限度地减少与咽后壁的接触，这样几乎能消除咽后壁损伤的风险。

在喉镜插管中，将可视喉镜尖端置于会厌之上并直接提起（Miller 式）是不可取的，因为这可能会损伤脆弱的会厌。此外，这种操作使喉头前移，将使得插管更加困难。

关于优化使用大拐角可视喉镜时的导管通过操作，有几种观点。有些专家认为，当看到气管前壁时，镜片的尖端已经离声门过近。为了便于插管，通过稍后退镜片获得声门裂暴露稍欠佳的视野，即仅

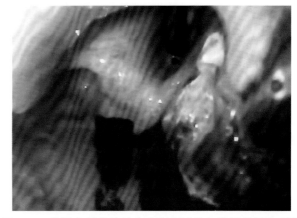

图 17.5　使用大拐角镜片和未预塑形的气管导管导致咽部损伤（图片右侧为气管导管）

暴露部分声门裂的视野。另一种方法是将可视喉镜屏幕视为一个 3×3 的网格，并确保声门裂在这个网格的中间。如果带管芯的气管导管直接与可视喉镜镜片接触并沿着镜片滑动，气管导管将可靠地进入声门。此技术基于这样一个事实，即可视喉镜摄像头直接"看"镜片下方，若镜片完美定位于声门上方，凭借简单的光学原理可知，沿镜片推进导管可将其引导到声门。在某些方面，这种技术类似于使用带有引导槽的大拐角镜片（见下文）。

一旦气管导管前端到达声门（无论通过何种方法），后退管芯使导管"变直"可能有助于使气管导管沿气管轴线向前推进，这个步骤对于最大限度降低损伤风险至关重要。其他辅助气管导管插入的方法包括在推进中同时旋转气管导管和在管芯辅助下气管导管的"反向放置"（reverse loading）——换言之，将弯曲的管芯插入已预先塑形的气管导管，当管芯拔除时，气管导管自然地向后沿声门轴线前进。气管导管类型的选择也会影响插管成功率和损伤的程度：选择比正常尺寸小一号的或非刚性弯曲甚至是柔软的气管导管，以及具有子弹头顶端（例如 Parker 顶端）的气管导管，都可能有所帮助。最后，喉外按压可能有助于使气管与气管导管插入的方向一致。需要再次强调的是，无论如何，凭借适当的培训和经验，使用大拐角可视喉镜时，气管导管难以插入气管的情况会非常罕见，而且也很容易克服。

带引导槽的可视喉镜的应用

集成引导槽的可视喉镜也配置大拐角镜片。为了确保插管成功，声门开口必须在可视喉镜屏幕的中间，以使气管导管能推进入声门。因此，这类可视喉镜的关键技术在于喉镜的定位，而插管本身则相对容易。对于清醒插管患者，这类喉镜很有用（见下文），其镜片内集成了一个牙垫以保护气管导管。初学者和训练不当的人员容易将镜片插入过深，使得喉镜相对于声门的位置不准确，因此不可能成功插入导管。带引导槽的可视喉镜的缺点在于气管导管只能通过引导槽推进，而无法选择插管的途径（如经鼻插管）。此外，这类喉镜往往过于粗大，需要更大的张口度。

值得注意的是，对于特定的带引导槽的装置，使用制造商推荐的气管导管是很重要的。这些装置的设计是，气管导管沿引导槽轴线推出，从而便于插管。若选用太小的气管导管，则导管将"与引导槽的曲线相交"，容易向后侧离开引导槽而导致插管失败。出于同样的原因，如果使用带引导槽的可视喉镜插管困难，则使用探条也不太可能有用。

可视喉镜的辅助工具和联合应用

在第 15 章我们已经讨论了气管导管引导器（探条）和管芯。探条可以类似于直接喉镜插管的方式成功地用于可视喉镜。在 Macintosh 型镜片可视喉镜插管中使用探条可能是最有益的。当使用大拐角可视喉镜时，使用可塑性欠佳的探条没有太大意义。它们通常不能保持其弯曲度，因而与可视喉镜镜片的弧度不匹配。无论是可预塑形为所需形状的高可塑性管芯，还是制造商自己设计的用于特定可视喉镜的管芯（如 GlideScope 和 C-MAC），都很适合与大拐角可视喉镜联合使用。使用方法如上文所述。最近报道了一些半硬质或具有可偏转（"可转向"）尖端的探条（图 17.6）。这些可能比传统的探条更适合用于大拐角可视喉镜，但尚需证据支持。

可视喉镜可以很容易地与其他光学设备联合使用，包括柔性、硬质或半硬质的可视管芯。有

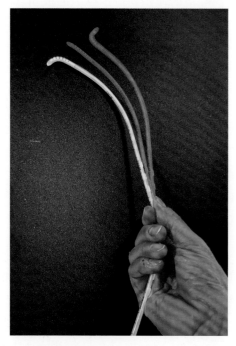

图 17.6　柔性尖端管芯示例。通过向上 / 向下移动拇指使尖端弯曲 / 伸展

一个例子是与 FOB 引导插管的联合应用——视频辅助柔性插管（VAFI）——这将在第 19 章描述。

可视喉镜在清醒患者中的应用

清醒可视喉镜插管是一种越来越被接受且已经进入教学的技术。已报道了多种技术。在大多数情况下，大拐角镜片，包括那些带引导槽的镜片，受到医师的青睐，因为它们通常只需要较少的力度和组织移位即可达到良好的喉部位置。多项研究观察到可视喉镜与 FOB 在清醒插管患者中的成功率相当，尽管在其中一些研究中使用了深度镇静，这意味着它们不是严格意义上的"清醒"技术。这一主题在第 9 章有进一步讨论。

可视喉镜在急诊及院外的应用

手术室外和医院外的紧急气道管理面临着时间有限、患者合并症多和抢救人员经验不足等挑战。真正的解剖学上的困难气道本身相对罕见，困难气道通常是由于颈托或徒手制动限制了头颈部的活动范围，以及口腔中存在血液或胃内容物。夜间、雨雪、寒冷和明亮的阳光等院外环境也可能导致困难插管。气道管理的基本原则与手术室相同，无论如何，在世界各地的许多院前急救中，可视喉镜的使用获得了巨大的成功。如果有条件，可视喉镜应该作为一线设备，因为许多影响因素的影响，多次插管尝试可能不安全。首选 Macintosh 型镜片可视喉镜可能会有益处，而大拐角可视喉镜可作为备用。经验较少的操作者对前者更熟悉，如因摄像头上的血液或分泌物或屏幕上的光照条件使得显示屏不可用，操作者可以切换到直接喉镜操作方式。尽管在紧急情况下多种挑战情景的相关研究已有可靠的观察数据，但文献并不完全支持紧急情况下使用可视喉镜。未来需要加强可视喉镜在这种环境下的使用研究。

可视喉镜用于常规插管还是用于困难及急救插管？

关于可视喉镜是否应该作为一项常规的、一线的技术，还是应该留给预估或发现属困难插管的患者，仍存在争议。争议尚未解决，但只有一小部分医院设法常规或普遍地使用可视喉镜插管。

择期和紧急气道管理算法程序越来越强调可视喉镜在管理困难插管及使用直接喉镜插管失败后的作用。算法也强调操作者的设备使用熟练程度和经验的重要性——而这只能通过在容易环境中定期训练来实现。

有证据表明，可视喉镜带给预估或使用直接喉镜插管中发现困难插管的患者最大益处。然而，这也表明患者已接受多次（至少两次）插管尝试，这都可能增加对患者造成伤害的风险。普及可视喉镜的倡导者认为，常规使用将确保对每个患者的插管尝试次数降至最少，最大限度地提高操作者的技能和经验，并确保团队最大化地积累人力因素方面的好处。反对常规使用可视喉镜者可能考虑它是非必要的、昂贵的，而且过于复杂——减慢了非困难气管插管的速度并使用了本来就不需要的辅助工具。

如果常规使用可视喉镜，则有理由选择 Macintosh 型可视喉镜，并保留大拐角可视喉镜备用。前者能为可视喉镜的操作者及团队提供插管相关益处，同时也能培训直接喉镜的初学者，也不会减慢"容易患者"的插管操作。大拐角可视喉镜可留给真正的困难插管病例。

当可视喉镜仅用于预估的困难插管或作为一种急救设备时，一些专家认为使用 Macintosh 型可视喉镜的意义不大，因为使用直接喉镜插管已经失败了。在困难或失败的直接喉镜检查情况下，选择大拐角可视喉镜更合理，因其可提供更多已经证实的益处。

除困难气道管理外，许多科室也常规使用可视喉镜置入双腔导管及术中喉返神经功能监测用导管，这些装置都需要准确放置。

可视硬质镜（可视管芯）

可视管芯与其他可视喉镜有很明显的区别，其中一些比带镜片的可视喉镜出现更早。

Bonfils 可视硬质镜（图 17.7a）是一种更广为人知的设备，可以通过中线或后磨牙入路使用。这在张口受限的镇静和清醒患者中尤其有用。还有几种密切相关的可用设备。一种不太为人所知的变体是 SensaScope（Acutronic，Hirzel，瑞士；图 17.7b）。它由一个"S"形硬质镜和一个柔性尖端

(a)

(b)

(c)

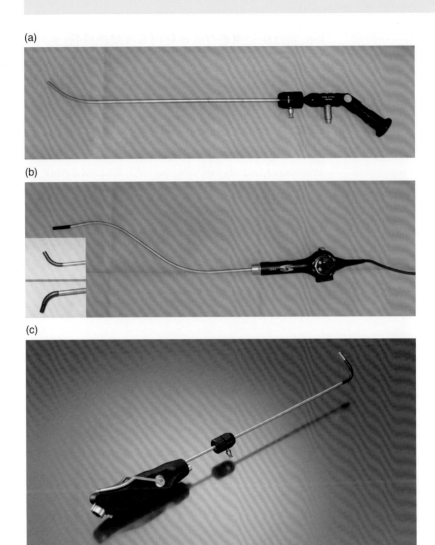

图 17.7 （a～c）硬质和半硬质可视管芯。（a）Bonfils。（b）SensaScope，上插图：弯曲的尖端；下插图：向下伸展的尖端。（c）带有可偏转尖端的 Storz 可视管芯

组成。其优点是可以将该装置插入声门下，这使得后续的气管导管插入变得更加容易。它的主要缺点是需要独特的操作，类似于酒保倒满一杯啤酒的动作。最近，Karl Storz 推出了 C-Mac 可视管芯（图 17.7c），这是一个类似于 Bonfils 的硬质镜，而且有一个类似于 SensaScope 的柔性尖端，这将有助于气管插管。因此，C-Mac 可视管芯理论上结合了两种旧设备的优势。到目前为止，尚未有任何随机对照试验来评估这项技术。可视硬质镜可以与喉镜联合使用或单独使用，也可以与可视喉镜联合使用。与 FOB 相比，包括在放射治疗引起组织僵硬的肿瘤患者中，可视硬质镜有更快的学习曲线。可视硬质镜的主要缺点是只能经口使用。

记录

直接喉镜插管时使用的经典分级，如 Cormack-Lehane 评分，在使用间接喉镜插管时可能需要调整，特别是在声门暴露良好但插管困难的情况下。目前已有几种插管评分标准，例如插管困难程度评分（Intubation Difficulty Score），内容包括施压的力度、喉部按压操作及声带的位置；Fremantle 评分，包括喉部暴露程度、插入气管导管的难易度、使用辅助设备的情况。无论使用何种评分，记录是否使用了可视喉镜或标准喉镜、使用了何种镜片以及将导管推进气管内时是否有困难都至关重要的。理想情况下，在监视器上的和直接喉镜插管时的声门显露视野均应记录。大多数可视喉镜可直接记录插管过程。如果气管导管在后期发生脱位，就会提出在首次插管中是否有插入食管的问题，而记录成功、顺利插管的照片和视频可能会对插管人员有用。此外，视频还可用于教学目的。

延伸阅读

Aziz MF, Brambrink AM, Healy DW, et al. (2016). Success of intubation rescue techniques after failed direct laryngoscopy in adults. A retrospective comparative analysis from the Multicenter Perioperative Outcomes Group. *Anesthesiology*, **125**, 656–666.

DeJong A, Molinari N, Conseil M, et al. (2014). Videolaryngoscopy versus direct laryngoscopy for orotracheal intubation in the intensive care unit: a systematic review and meta-analysis. *Intensive Care Medicine*, **40**, 629–639.

Kelly FE, Cook TM. (2016). Seeing is believing: getting the best out of videolaryngoscopy. *British Journal of Anaesthesia*, **117**(Suppl 1), i9–i13.

Lewis SR, Butler AR, Parker J, Cook TM, Smith AF. (2016). Videolaryngoscopy versus direct laryngoscopy for adult patients requiring tracheal intubation. *Cochrane Database of Systematic Reviews*, **11**, CD011136.

Pieters BMA, Maas EHA, Knape JTA, van Zundert AAJ. (2017). Videolaryngoscopy vs. direct laryngoscopy use by experienced anaesthetists in patients with known difficult airways: a systematic review and meta-analysis. *Anaesthesia*, **72**, 1532–1541.

<table>
<tr><td>第 **18** 章</td><td>

呼气通气辅助和通过窄管通气

Michiel W.P. de Wolf，Michael Seltz Kristensen

劳期迎 译 李观海 杨汉宇 校
</td></tr>
</table>

概述

当通过（人工）小直径气道通气时，减小直径会使流动阻力呈指数增加。因此，充气需要专门的设备来产生足够高的压力。但是，肺和胸廓的弹性回缩产生的驱动压力并不能达到以相同的气流通过小直径气道。

因此，传统的观点要求患者本身的气道必须畅通，或者应延长呼气时间，从而减少每分通气量和二氧化碳潴留。重要的是，如果呼气不完全，将导致空气滞留，并有可能导致气压伤、血流动力学受损，甚至死亡。

呼气通气辅助

Ventrain（Dr Enk，Ventinova Medical，Eindhoven，荷兰，图 18.1）是一种手动操作的流量控制呼吸机，当与高压气源结合使用时，它可以产生克服小气道吸气阻力所需的压力，也能够产生足够的负压，以促进通过相同的小直径气道呼气。因此，吸气和呼气都是主动的过程。这被称为呼气通气辅助（expiratory ventilation assistance，EVA）。

与通过小口径导管或插管进行通气的传统方式相反，在使用 Ventrain 进行通气时，能够被动排出空气的开放气道不再是先决条件。事实上，气

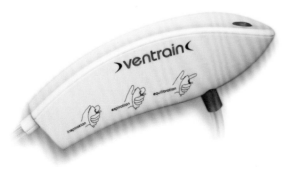

图 18.1　Ventrain

道阻塞可通过 Ventrain 改善通气，因为吸入的气体不会通过上气道泄漏，从而提高肺内气体输送和压力积聚的效率［例如呼气末正压（positive end-expiratory pressure，PEEP）］。

Ventrain 最初的发明被用在紧急情况下通过气管放置的插管，现在也用于其他情况下，包括紧急的和选择性的。实际上，任何带 Luer 锁的气道导管都可以使用，包括插管导管、气道交换导管和支气管封堵管。

机制模式

Ventrain 通气的工作原理如下：其气管连接到高压源，通常是氧气流量计或带有流量调节器的氧气瓶。侧端口（位于 Ventrain 底部）通过 Luer 锁连接到患者的小口径气道管。旁流二氧化碳测量提供了额外的连接。

Ventrain 有两个开口，可以被临床医生的拇指和示指堵住。当两个孔均打开时（图 18.2A），则不会出现流入或流出患者的相关气流（平衡阶段）。当两个孔都关闭时，气流会直接流向患者（吸气，图 18.2B）。

松开上开口（抬起拇指），同时将示指保持在下开口上，来自高压源的空气将优先向前流动。在 Ventrain 内部，管道的直径减小。这导致气流速度增加，根据伯努利原理，这会导致压力下降。由此产生的负压会引起抽吸，从而在呼气时促进气体通过患者小口径气道流动（EVA，图 18.2C）。

流量控制

Ventrain 是一种流量控制的通气模式。可以根据设定的流量计算吸气量。例如，在 15 L/min 的流量下，在吸气期间每秒吸入 250 ml，并且吸呼（I：E）比为 1：1 时，在理论上每分通气量会达

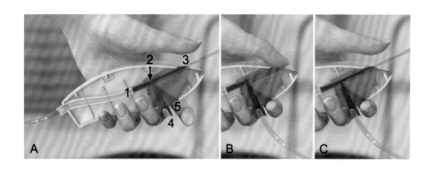

图 18.2　Ventrain 机制模式，解释见正文

到 7.5 L/min。

在临床实践中，每分通气量还取决于其他因素，包括肺的顺应性、套管的阻力、上气道阻塞的程度和平衡操作的次数。因此，每分通气量通常略低于计算值。

气体流量是根据患者的特征设置，应个体化，但以下设置可以用作指导：成人 12 ～ 15 L/min，如果用于使用支气管封堵管而塌陷的肺通气，则为 4 ～ 6 L/min，气道交换导管或气管插管的儿科患者则为 2 ～ 6 L/min。从低流量开始，并根据需要增加。

通常成人使用的吸呼比为 1：1，但在非常小的气道中，流体阻力可能增加到一定的程度，以至于吸引压力不足以像吸气完成一样快速完成呼气。因此，建议在气管插管和应用气道交换导管的儿科患者，或应用支气管封堵管的患者进行通气时，应延长呼气时间。

陷阱和安全措施

高压源必须能够产生足够高的压力，以通过高阻力的 Ventrain 管道和它所连接的小直径气道排出气体。通常，这些是氧气流量计（"壁氧"）或带有流量调节器的氧气瓶，两者都可以产生 4 ～ 6 个大气压的压力。如果使用得当，患者的气道只暴露到这种压力的一小部分。但在误用时，高压源可能成为气压伤的来源。麻醉机上的大多数氧气出口无法产生所需的压力。

使用流量计时，最好进行压力补偿。如果不是这种情况，则 Ventrain 引起的反压力将会压缩流量计中的气体，显示的流量将会低于实际输送的流量。如果没有认识到这一点，临床医生可能会倾向于增加流量，这将导致错误的和有潜在危险的高设置。如果使用非压力补偿流量计，则在设置流量之前，必须将 Ventrain 与流量计断开。连接后，流量

读数可能会下降，但实际输送的流量与 Ventrain 连接到流量计之前设置的流量相同。如果有疑问，这个问题可以通过使用带流量调节器的氧气瓶来解决。

吸入空气未加湿，因此应尽量减少使用 Ventrain 通气的时间。

有必要持续地观察患者的胸廓。除了观察吸气时胸廓上升，同样重要的是，让胸廓在呼气时恢复到原来的位置，以防止过度充气。另一方面，过度剧烈的呼气可能会导致气管内负压和肺不张。吸呼比应根据需要进行调整。将拇指和示指从各自的开口上松开（图 18.2A），可使患者的胸腔内压与大气压慢慢平衡。建议在完全阻塞的气道通气期间，定期进行这种平衡操作，以尽量减少气道压意外过低或过高的风险。

将单个小口径管腔与 Ventrain 一起使用，可以通过在管 / 导管和 Ventrain 之间连接压力计来间歇地测量气管内压力（图 18.3A）。在通气暂停期间，测量是在 Ventrain 功能断开后（例如使用三通旋塞，图 18.3A 和 18.3C），最好是在吸气结束时（峰值压力）或呼气后（呼气末压力）。这可以用来指导流量设置和吸呼比。在通气期间，此时的压力（不反映肺内压）很高，可能会损坏压力计。因此，在 Ventrain 通气期间，应使用三通旋塞断开压力计的功能（图 18.3B）。

三管

三管（Ventinova Medical）是与 Ventrain 一起通气而开发的。它有三个管腔：一个 2.4 mm 内径的通气管腔、一个可以连续监测气管压力的管腔（与上述间歇性测压相反）和一个套囊管腔（图 18.4）。通过套囊充气密封气道可优化氧合和通气，持续的气道压力测量可提高通气安全性。

如上所述，可以在平衡阶段间歇地测量呼气

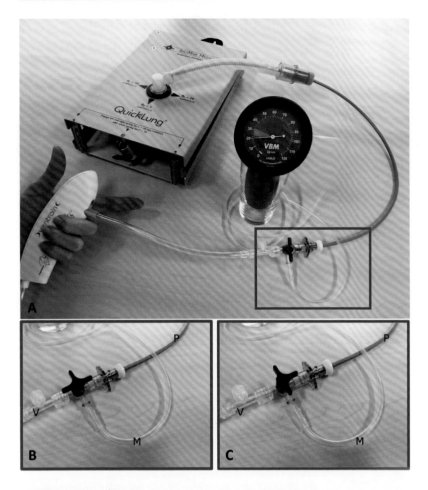

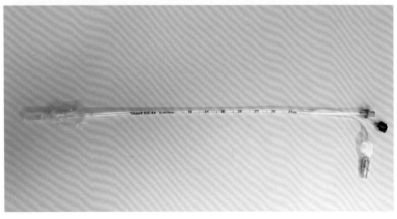

图 18.3 （A）Ventrain 与压力计的单腔导管结合，使用间歇性气管内压测压的模式设置。（B）通气期间三通旋塞的位置：压力计功能断开。（C）间歇性气管内测压时三通旋塞的位置：Ventrain 功能断开。V ＝管连接到 Ventrain；M ＝管连接到压力计；P ＝导管连接到患者

图 18.4　Tritube

末二氧化碳（图 18.2A）。

　　重要的是，当套囊充气时，应注意患者不要开始自主呼吸。如果发生这种情况，低于大气压的胸内压合并阻塞的气道可能会导致负压性肺水肿。因此，在麻醉结束时，应将 Tritube 套囊放气。然后仍然可以用 Ventrain 吹入空气，此时应该会发生泄漏。此外，在复苏期间，可以在 Tritube 就位且套囊放气的情况下进行面罩通气。

　　小直径气道在清醒的患者中耐受性非常好，并且可以在复苏期间将其留在气管内（套囊放气！），

作为预防术后气道受损的一种安全措施。

Evone 呼气辅助自动呼吸机

　　Evone 呼吸机（Ventinova Medical）的原理与 Ventrain 相同，应与 Tritube 一起使用。通过显示潮气量、持续的二氧化碳监测、设置气道压力和警报，小管腔通气的自动化有望提高简易性和安全性（图 18.5）。Evone 通气是流量控制的，吸气和呼气流量是恒定的，压力分别呈线性上升和下降。

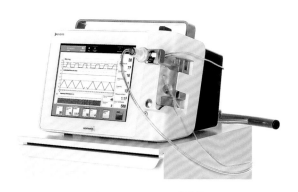

图 18.5　Evone 呼吸机

其与传统通气模式的另一个区别使临床医生在使用 Evone 时可能会感到困惑，即如何设置呼吸机变量：吸气和呼气末压力将根据呼吸系统的顺应性定义潮气量。流量和吸呼比将定义每分通气量。呼吸频率不能被设置，而是上述变量设置的结果。

Evone 还具有喷射通气模式。这可用于麻醉苏醒期间，此时套囊必须放气，因为如果气道不再封闭，流量控制通气的效率会降低。

结论

小直径导管可以使非常狭窄的气道通气，既可以优化气道手术中外科医生的视野，也可以减少气道创伤的发生率。但是，它们的气流阻力有所增加。手持式 Ventrain 的呼气通气辅助可以帮助管理这种潜在的困难情况。它易于使用，但并不是万无一失的工具，在临床使用之前必须进行适当的培训。使用 Tritube 可以通过选择性地密封气道来优化使用 Ventrain 的通气，并且可以通过持续的气道压力监测来提高安全性。最近，引入了一种自动化小管腔呼吸机（Evone），可能会进一步提高安全性，并增加小直径气道在麻醉护理中的应用。

延伸阅读

Berry M, Tzeng Y, Marsland C. (2014). Percutaneous transtracheal ventilation in an obstructed airway model in post-apnoeic sheep. *British Journal of Anaesthesia*, **113**, 1039–1045.

Cook TM, Nolan JP, Cranshaw J, Magee P. (2007). Needle cricothyroidotomy. *Anaesthesia*, **62**, 289–290.

Hamaekers AE, Borg PA, Enk D. (2012). Ventrain: an ejector ventilator for emergency use. *British Journal of Anaesthesia*, **108**, 1017–1021.

Kristensen MS, de Wolf MWP, Rasmussen LS. (2017). Ventilation via the 2.4 mm internal diameter Tritube® with cuff – new possibilities in airway management. *Acta Anaesthesiologica Scandinavica*, **61**, 580–589.

Paxian M, Preussler NP, Reinz T, Schlueter A, Gottschall R. (2015). Transtracheal ventilation with a novel ejector-based device (Ventrain) in open, partly obstructed, or totally closed upper airways in pigs. *British Journal of Anaesthesia*, **115**, 308–316.

Willemsen MG, Noppens R, Mulder AL, Enk D. (2014). Ventilation with the Ventrain through a small lumen catheter in the failed paediatric airway: two case reports. *British Journal of Anaesthesia*, **112**, 946–947.

第19章　气道管理的多模式技术

Pierre Diemunsch，Pierre-Olivier Ludes，Carin A. Hagberg

李佳阳　译　杨汉宇　潘秋宁　校

联合技术：发展和优势

正如其他章节所描述的，气道管理的所有技术都有可能导致失败，并对患者造成伤害。尽管声门上气道（supraglottic airway，SGA）的发展和演变及不同模式的喉镜检查等技术得到进步，但这些都可能失败。随着这些新技术的发展，越来越多的人意识到，操作成功并不是我们的首要目标，而且气道管理本身并不是目的，只是向患者输送氧气的一种手段。与此相辅相成的是，在气道治疗过程中采用了增强氧合的技术。

越来越多的人不再只专注于对困难插管的预测，转而强调在发生困难插管时如何处理。目前的想法主要集中在出现困难时该怎么做，而不是简单地知道必须要做什么。

力学、光学和超声学的进步，再加上气道管理协会所拟定的智能、可理解的算法的发展，已经为现代气道管理创造了多种机会。

气道管理过程中的每个单独步骤都可能会失败，接受这一观点也将为多种技术组合成"联合技术"提供机会，即利用一种医疗设备的特定优势来减少另一种医疗设备的局限性。

最明显的例子是使用可视喉镜（videolaryngoscope，VL）有利于柔性光学支气管镜（flexible optical bronchoscope，FOB）插管。我们将详细介绍这种技术。

其他多模式方法是基于 FOB 插管与直视喉镜、SGA 或特殊设计的面罩（如 Fibroxy 或 VBM 面罩）的组合。后两种组合不同于那些仅旨在促进气管插管的组合，因为它们通过维持患者的氧气输送而优化手术的安全性。高流量经鼻吸氧（HFNO）联合支气管镜检查可纳入同一组。进一步的例子详见延伸阅读。

多模式方法也适用于 FOB 培训，在导师的指导下最终从事临床实践之前，将课本知识与基于计算机的虚拟现实培训结合起来，其中模拟包括非技术和团队合作能力的发展。

常规掌握 FOB 检查技术的困难

清醒 FOB 引导插管仍然是管理可预测的面罩通气和气管插管困难的标准技术。尽管偶尔有人讨论过用可视喉镜来代替它的可能性，但在最近的文献中，这种可能性在很大程度上被否定了。随着相关技术的日益普及，FOB 甚至有可能得到扩大使用的机会。

尽管要求麻醉医师掌握 FOB 引导插管，但临床实践有限：预测气道困难的患者的绝对人数很少，设备的可用性和易损性、卫生问题和传染病传播的风险都是限制因素。因此，许多麻醉医师在完成最初的培训时，并没有掌握正确的 FOB 技术，而且很少有机会练习，因此处于失去这种插管技术的风险中。

这些培训问题有各种各样的解决方案：一次性内镜的出现在很大程度上解决了与设备可用性和卫生有关的问题。将 FOB 插管的适应证扩展到困难气道管理和颈椎不稳的范围之外可能是可取的，因为许多气管正常的患者可以从避免喉镜检查的生理应激中获益（例如新生儿和高血压、糖尿病或心脏病患者）。

多模式方法的使用可能会增加基于 FOB 的插管技术的使用，既使患者获益，又提供更多的培训和技能以获得更多机会。

运用虚拟现实情景学习多模式气道管理概念

传统上，FOB 技能的获取主要基于对操作基础的理解（见第 16 章），以及使用虚拟现实模拟器或导航器作为部分任务培训器进行初始学习。模拟优化了 FOB 引导气管插管的后续临床实践。高保真模拟器有其使用的成本和繁琐的物流等限制。低保真仿真器，如带有可选择小孔的自制木板，价格低廉，其教育效果与高保真设备相当。然而，其仍然需要后勤基础设施，包括场地、带连接器和显示屏的真正 FOB 和一个积极的教员团队。它们限制了学生熟悉人体上气道的内镜解剖结构。

虚拟内镜软件克服了这些限制，使用户能够在人体 CT/MRI 的三维重建中浏览扫描。它们是利用多模态的支气管镜模型。例如，VFI 程序（Karl Storz, Tuttlingen，德国；图 19.1）在两个侧面屏幕上提供整个气管的三维重建图像和相应的 X 线图像。虚拟 FOB 的尖端位置在这两幅图像上用红色箭头表示。主屏幕提供了虚拟 FOB 采集的图像。通过使用电脑鼠标，训练者可以模拟从口腔或鼻子通过气道进入气管的过程。受训者可从部分任务中受益，因为他们可以首先适应内镜气道的解剖结构，由于可不断跟踪 FOB 尖端的位置和从该尖端获得的图像，因而可容易获得内镜心理运动技能。事实上，这是临床多模式可视喉镜-FOB 入路插管的理想准备，麻醉医师可以从这个 FOB 之外，即在可视喉镜屏幕上跟踪 FOB 的位置，因为 FOB 在自己的屏幕上提供了内镜的主要视图，并逐步引入到隆嵴（见下文）。

单独使用可视喉镜的局限性

可视喉镜的引入在完成气管插管和推进 FOB 方法方面迈出了决定性的一步。然而，这两种技术的结合仍未得到充分利用。单独使用可视喉镜已成为最近学术会议上关于困难插管的建议的组成部分，但即使当可视喉镜单独使用时，也与失败相关。它们不能可靠地完全取代 FOB 技术。

因此，将可视喉镜的优势与公认的 FOB 引导插管的好处相结合是一种具有吸引力的技术。

SGA 与多模式气道管理

在过去的几十年里，已经开发和销售了许多 SGA，并与经典喉罩进行竞争。由于许多优势是可变并有争议的，其中一些很快退出了市场。在几种适用于气管插管联合技术的 SGA 中，i-gel 是多模式技术的一个显著进步。这是一种一次性使用的无袖式 SGA 装置，由凝胶状热塑性弹性体制成。它有一个短而宽的柄，很容易置入，它的气道口准确位于声门上（见第 13 章）。

在困难插管的算法模型中，SGA 通常在使用直接喉镜和可视喉镜插管失败后放置在二线使用。不推荐使用 SGA 进行盲探气管插管，而是在目视控制下以 SGA 作为导管进行 FOB 引导气管插管。这是一种多模式技术，并被美国麻醉医师协会（ASA）和困难气道协会（DAS）所推荐。其中所使用的技术可能是一步法，即 FOB 直接引导气管

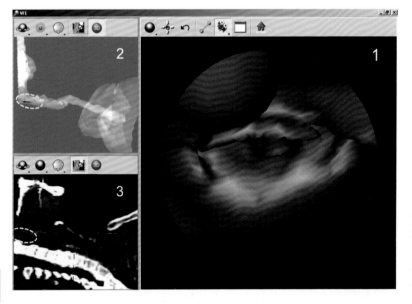

图 19.1 VFI 程序可在 CT 扫描或基于 MRI 的重建中进行虚拟支气管镜检查。主屏幕（1）图示从 FOB 尖端采集的图像。侧位屏幕从外部显示了虚拟 FOB 尖端的位置，在气道三维重建图像上为红色箭头（2），在 X 线图像上也为红色箭头（3）。在三个屏幕上实时跟踪虚拟 FOB 的进程。这创建了一个多模式真实模拟的 FOB 支气管镜检查，首先在可视喉镜屏幕上从外部跟踪 FOB 的进展，同时观察 FOB 的内镜视图（见正文）

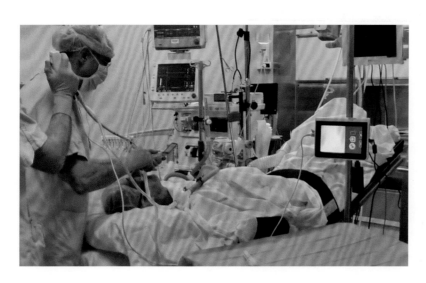

导管通过 SGA 进入气管，或两步法，首先，Aintree 导管被引导进入气管，之后更换为气管导管。这两种技术分别在第16章和第13章中讲述。

以可视喉镜和支气管镜相结合为例的多模式气道管理

硬性可视喉镜在困难插管的管理中提供了好处，因为与直接喉镜相比，其改善了声门暴露，提高了喉镜分级。

然而，尽管喉镜视野得到改善，有时仍难以将气管导管推向声门并实现插管，特别是对于那些没有经验的医师而言。随着可视喉镜的使用越来越多，这种情况也越来越多，而且当人们认为仅使用可视喉镜就可以解决所有困难插管的情况时，这种情况可能尤其普遍，而实际上，一个使用灵活的设备（如一个带有可操纵尖端的 FOB）是真正适合的。

另一个与使用无内置导管的可视喉镜设备相关的风险是，当气管导管在设备的"盲点"周围推进时，易造成组织损伤。当使用角度过大的设备时，尤其存在风险（见第17章）。推进气管导管，特别是与硬性导管结合时，可能导致咽部损伤，包括软腭、扁桃体柱和其他结构。

基于这些有效性和安全性的原因，最好是用灵活的、非创伤性的导管取代硬性导管，或者更好的是，将硬性可视喉镜和 FOB 结合起来，以从两种技术的优点中获益并克服各自的局限性。

可视喉镜联合 FOB 插管的实践操作

这种联合技术可以在清醒或全身麻醉的情况下进行。

操作全程应提供氧气，高流量经鼻吸氧（HFNO）可能适用于清醒或麻醉后呼吸暂停的患者。在全身麻醉诱导后或在适当的局部麻醉后，实施插管的高级气道管理人员（操作者）开始将可视喉镜放入患者口中，直到获得声门的最佳视野。然后操作者拿起 FOB，像握住插管一样握住它的远端。操作者在直视外部视野下开始插入 FOB，然后在间接可视喉镜视野下使其尽可能靠近声门孔。然后助手握住 FOB 的手柄，驱动控制杆。根据操作者的指示，助手按下 FOB 手柄上的控制杆，使 FOB 的顶端向上弯曲。这个操作会使声门显示在 FOB 屏幕上，即使它在可视喉镜屏幕上不可见。操作者在双重视野（可视喉镜和 FOB）控制下，完成将 FOB 穿过声门并插入气管的过程，直到接近隆嵴，要求助手适当地调整 FOB 的尖端角度（向上直到到达声带前联合，然后向下进入隆嵴，同时尽可能保持在气管腔的中心位置）（图19.2）。然后，操作者牵引之前安装在 FOB 上的气管导管完成气管插管过程，向下直到其斜角位于隆嵴上方的正确位置。使用合适的弯曲斜角将有利于气管插管。可视喉镜提供了导管进入喉部入口的图像。这可能有助于解决这一点上的任何困难。在适当的情况下，可以使用相同的基本技术进行鼻插管。

文中所讲述的技术是作者所青睐的，但也可以由操作者进行 FOB 来实现，而助手使用可视喉镜打开口腔入路（图19.3）。在这种情况下，操作

图 19.2 使用可视喉镜和 FOB 的多模式支气管镜插管。操作者手持 FOB 的远端，如手持气管导管一样，在直视和可视喉镜控制下插入口腔。助手握住 FOB 手柄，根据要求弯曲尖端，因为设备的进程是跟随显示在 FOB 屏幕上（见正文）

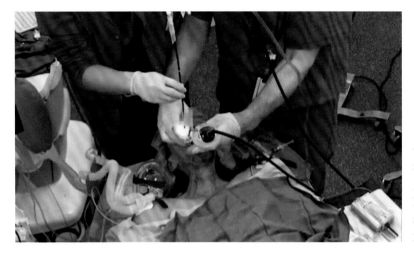

图 19.3　使用可视喉镜和 FOB 的多模式支气管镜插管：替代技术。操作者进行内镜检查，助手用可视喉镜进行辅助检查（见正文）（Image from AirwayOnDemand from Dr Will Rosenblatt：Use of videolaryngoscope and flexible intubation scope combo. July 26, 2018.）

者可以在可视喉镜上跟踪 FOB 尖端的前进位置。操作者将连续引导 FOB 向下到口咽后壁，然后向上到声带前连合处，最后向下到隆嵴处，同时尽可能完美地保持在气管腔内的中央位置。其余的步骤是相同的。这种替代技术对于经验丰富的内镜医生来说是理想的，但似乎比第一种更不符合人体工程学，因为操作者和助手都站在患者的头部旁边。

直接喉镜联合 FOB 插管

直接喉镜联合 FOB 的使用已在重症监护患者中有所报道，并作为支持学习 FOB 辅助插管技术的一种手段。

根据作者的经验，可视喉镜通过保持口咽部开放和防止 FOB 侧偏，为支气管镜检查提供了很大的便利。操作者既可以使用可视喉镜屏幕上FOB 尖端的外部图像，也可使用 FOB 屏幕上的气道内部图像。FOB 插入过程的每一步骤均在图像控制下进行，两者结合使用还可以减少可视喉镜的镜片对舌根底部施加的压力，从而减少相关的生理应激。无论选择何种可视喉镜或 FOB，该联合技术都可以使用，它使医师能够通过观察虚拟支气管镜的模拟器屏幕上各种视窗学习在临床情景中完美控制整个操作流程（见上文）。在可预测的困难情况下，这是一种"最好的首次尝试"方法。它通常在单独使用可视喉镜或 FOB 插管失败后被成功使用。

可视喉镜联合 FOB 技术也可用于气管导管交换，特别是由于解剖或生理原因预计难以进行的情况下。而观察声门（用可视喉镜）和内部气道（用 FOB）的能力增加了其他技术不可能达到的控制水平。

结论

解决插管困难问题的建设性方法是利用现有技术各自的优点并将其结合起来，而不是忽略具体缺点而单独使用它们。

我们要基于反思，而不是重复更换设备，困难插管的多模式管理是麻醉医师和危重病学专家中日益流行的解决方案。它可以大量应用于气道可视化、气管插管和患者氧合的设备。

多模式方法对绝大多数偶尔只进行支气管镜检查的医生特别有用。它促进了患者的高质量护理、教育和培训，并克服了技术程序问题，从而预防并发症和避免失败。

延伸阅读

Boet S, Bould MD, Schaeffer R, et al. (2010). Learning fibreoptic intubation with a virtual computer program transfers to 'hands on' improvement. *European Journal of Anaesthesiology*, **27**, 31–35.

Giglioli S, Boet S, De Gaudio AR, et al. (2012). Self-directed deliberate practice with virtual fiberoptic intubation improves initial skills for anesthesia residents. *Minerva Anestesiologica*, **78**, 456–461.

Gil K, Diemunsch P. (2018). Flexible scope intubation techniques. In: Hagberg CA, Artime CA, Aziz MF (Eds.), *Hagberg and Benumof's Airway Management*. 4th ed. Philadelphia: Elsevier. pp. 428–470.

Greib N, Stojeba N, Dow WA, Henderson J, Diemunsch PA. (2007). A combined rigid videolaryngoscopy-flexible fibrescopy intubation technique under general anesthesia. *Canadian Journal of Anaesthesia*, **54**, 492–493.

Higgs A, McGrath BA, Goddard C, et al.; Difficult Airway Society; Intensive Care Society; Faculty of Intensive Care Medicine; Royal College of Anaesthetists. (2018).

Guidelines for the management of tracheal intubation in critically ill adults. *British Journal of Anaesthesia*, **120**, 323–352.

Lenhardt R, Burkhart MT, Brock GN, et al. (2014). Is video laryngoscope-assisted flexible tracheoscope intubation feasible for patients with predicted difficult airway? A prospective, randomized clinical trial. *Anesthesia & Analgesia*, **118**, 1259–1265.

Quintard H, l'Her E, Pottecher J, et al. (2017). Intubation and extubation of the ICU patient. *Anaesthesia Critical Care & Pain Medicine*, **36**, 327–341.

Vlassakov K. (2016). Multimodal airway management: combining advanced airway techniques can be better. *Anesthesiology News Airway Management*, **13**, 53–59.

第 20 章

颈前气道

Paul A. Baker，Laura V. Duggan，Dietmar Enk

莫仲翘 译 刘子豪 陈智才 校

概述

患者无法气管插管和其他肺通气方法失败的临床情况，传统上称为"不能插管，不能通气"（cannot intubate，can-not ventilate，CICV）。然而，为了强调氧合在这种情况下的重要性，术语"不能插管，不能氧合"（cannot intubate，cannot oxygenate，CICO）现在是首选。这是一种罕见的、危及生命的事件。CICO 需要紧急颈前气道（emergency front of neck airway，eFONA），以避免缺氧性脑损伤或死亡。立即采取行动且有明确的计划和适当的设备、技能是必要的。高效地执行 eFONA 的能力是所有从事高级气道管理的医生的基本要求。本章将介绍 CICO 和 eFONA 程序的危险因素和管理。

发病率

部分麻醉医师可能永远不需要执行 eFONA。在丹麦的一次气道回顾中，eFONA 的发生率为 1∶17 000。在英国 NAP4 审计中，eFONA 发生率为 1∶50 000。在 NAP4 期间死亡的 6 例患者中，有 3 例死于紧急气道建立失败。在急诊科和社区检索医学（community retrieval medicine）中，eFONA 的发生率要高得多，插管尝试中的发生率可高达 1∶200。

预测因素

在紧急压力条件下，经皮环甲膜（cricothyroid membrane，CTM）触诊可能很困难，特别是在肥胖患者和女性（孕妇和非孕妇）中，成功率始终低于 50%。使用任何技术第一步都依赖于触诊颈部标志是一个值得担心的问题。触诊困难可能发生于颈部固定、颈部粗大且不活动、气道偏曲、既往放疗和颈部炎症或硬化的患者。

eFONA 的适应证和禁忌证

eFONA 最常见的适应证是 CICO。它发生时需要立即执行 eFONA。它可能在多次上气道操作后隐匿地进展；表现往往难以识别，导致管理延误。在情境意识和沟通方面的团队培训旨在解决这一延误问题。eFONA 的禁忌证包括远端大气道完全梗阻，以及婴儿（≤ 12 个月大）使用环甲膜切开术后（由于环甲膜的大小和脆弱性）。

eFONA 前管理

由于侵入性、技术难度和潜在的失败可能性，避免 eFONA 可能是最重要的安全信息，应采取措施安全地避免实施 eFONA（同时也应指出，当需要时必须立即执行）。例如，仔细的评估和计划可能会导致选择清醒插管。其他选择可能包括推迟病例，插入选择性环甲膜插管或寻求帮助以建立清醒 eFONA。

应优化和限制声门上气道（supraglottic airway，SGA）管理的尝试。肌肉松弛剂可以改善许多功能性气道阻塞患者的气道管理，包括喉痉挛和阿片类药物引起的肌肉强直。相反，伴有远端气道阻塞（包括气管软化症和纵隔肿块）的患者，不应中断呼吸。在这些病例中，肌松可导致外部大的气道压迫、膈肌运动消除和呼气流量减少。

虽然避免缺氧在直觉上显然被重视，但可能不会被优先考虑，甚至在团队努力进行气管插管时也容易被忽视。在插管尝试期间注意预充氧和氧合可以降低缺氧的风险。选择包括通过面罩预充氧和低流量鼻氧（< 15 L/min）或加热加湿的高流量鼻氧（高达 70 L/min）（见第 8 章）。在 eFONA 手术

过程中，应继续努力通过上气道给氧。

eFONA 管理

实践指南清楚地描述了管理 CICO 和 eFONA 所需的推荐步骤。识别是最重要的一步。延迟介入 CICO 会导致超过 60% 的病例产生不良结果。延迟被归因于人为因素，包括多次插管尝试导致的固定错误、情境意识不足［忽视时间跟踪和（或）未能认识到紧迫性或严重性］、缺乏可用的功能设备和缺乏 eFONA 技能。认知辅助工具、检查清单、有凝聚力的团队合作和时间检查可以帮助缓解这些问题。

术前伸展患者颈部，借助超声识别气管和环甲膜，可以节省标记时间。标记环甲膜是一个视觉指标，表明 eFONA 是一个预期的潜在结果，也是团队预定计划的一部分。当可能需要 eFONA 时，"双重设置"也可能有用：一个团队常规管理气道，第二个团队准备好执行 eFONA。

eFONA 应由最专业的气道医生实施。理想情况下，该临床医生应该是一名熟练的气道外科医生。在他们缺席的情况下，应召集其他适当熟练的外科医生来建立 eFONA，但麻醉医师必须准备好采取行动。不应浪费宝贵的时间等待外科医生。

eFONA 技术

理想的 eFONA 技术应该具有以下特点：

- 高成功率
- 低并发症发生率
- 简单易学
- 步骤简洁
- 防止误吸
- 即使上气道阻塞，也能充分通气

eFONA 涉及三种主要通气技术和设备，包括自制和商业设备，分别是：

环甲膜穿刺针（小口径套管，内径 2 ～ 3 mm）。这需要一个高压气源（如中心供氧压力或气缸压力达 4 bar = 58 psi = 400 kPa），以克服套管的阻力。一个足够通畅的上气道对于允许被动呼气和避免气压伤是很重要的。

大口径套管（直径 > 4 mm）。这种技术被用于各种商业套件中。有些人使用 Seldinger（导丝

引导）技术。带套囊的套管便于正压通气。在存在上气道阻塞的情况下，插管可以允许足够的被动呼吸。

气道切开手术。这使得我们能放置一个大口径气管导管。带套囊的导管可以在存在上气道阻塞的情况下进行常规的正压通气，并建立防止误吸的保护。

环甲膜穿刺术和相应的设备

环甲膜穿刺术需要识别环甲膜。如果是右利手，操作者站在患者的左侧，如果是左利手，则站在右侧。使用颈部伸展最佳的"喉部握手"技术（the laryngeal handshake technique）——非惯用手的四根手指和拇指沿着甲状软骨的外侧边界移动到环状软骨，然后示指移动到中线，触诊环甲膜（图 20.1）。

理想情况下，环甲膜穿刺术通过特制的经气管套管连接到充满盐水的注射器［如紧急经气管通气导管（Emergency Transtracheal Airway Catheter），Cook Medical，Bloomington，IN，美国；Cricath，Ventinova Medical，Eindhoven，荷兰；Ravussin cannula，VBM Medizintechnik，Sulz a. N.，德国；图 20.2］。与静脉导管相比，这种导管不太容易扭结（kink）。

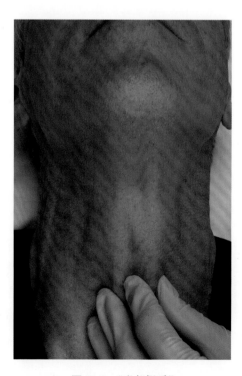

图 20.1　"喉部握手"

初步的皮肤切口可以提高插管插入的准确性。使用惯用手将针头插入皮肤，并以45°角向尾侧进针，同时抽吸，直到感觉失去阻力，在盐水注射器中回抽出现气泡。用惯用手固定针头，非惯用手往前送导管，随后将针头取出。在开始氧合之前进行第二次抽吸试验以确认套管的正确放置。空气也可能出现在下咽和食管，导致抽吸空气试验呈假阳性。

通过小口径的套管进行通气，需要使用高压气源以克服高阻力。许多管理通气的方案已被提出（图20.3～20.6）。这些设备要么提供压力，要么提供流量调节的通气管理。

在肺容量小和呼气相梗阻的情况下，高压气源通气可迅速传递潜在危险的气道压力，导致气道损伤。

手动喷射通气机，如Manujet Ⅲ（VBM）是压力调节装置的一个例子（图20.3）。它针对不同年龄组的患者有不同的压力调节范围：

新生儿0～1 bar（0～14.5 psi = 0～100 kPa）；

婴儿1～2.5 bar（14.5～36.3 psi = 100～250 kPa）；

成人2.5～4 bar（36.3～58 psi = 250～400 kPa）（图20.4）。

当第一次操作手动喷射通气机时，必须从低压力［最大0.5 bar（0～7.3 psi = 0～50 kPa）］

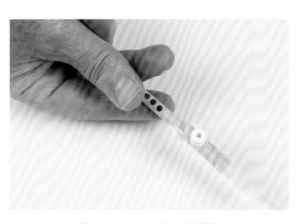

图 20.4　Enk 氧流量调节器

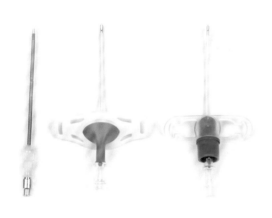

图 20.2　紧急气管导管（从左到右：Patil、Cricath 和 Ravussin）

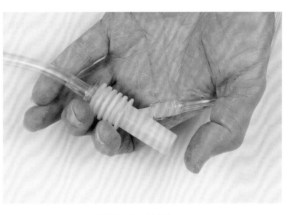

图 20.5　快速 O$_2$

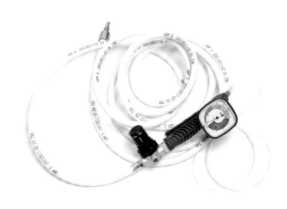

图 20.3　Manujet Ⅲ压力喷射通气机

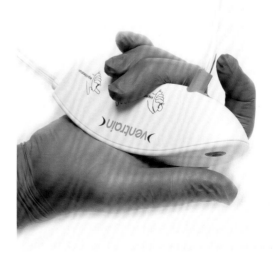

图 20.6　Ventrain 流量调节器

开始，牢牢握持套管，同时观察胸廓运动并触诊操作相关的肺气肿。吸气时间保持在最小值（通常设置为 1 s）。呼吸频率是由观察到的胸廓反弹时间决定的。手动喷射通气机的并发症发生率较高，且相对禁用于新生儿、婴儿或任何伴有上气道阻塞的患者。

建议：从最小压力开始，增加压力，直到可以看到胸部运动。重点应放在胸部，以恢复氧合为目标，而不是单纯通气。考虑到高胸内压引起血流动力学恶化的风险，建议提起下颌或气道辅助装置（如口鼻咽通气道或 SGA）以打开上气道。

依赖于被动呼气的流量调节装置包括 Enk 氧流量调节器（Cook Mediacal，图 20.4）和快速 O_2 充气器（Meditech Systems，图 20.5）。这两种类型都是具有等效流出直径的 Y 形连接器变体。很少有关于这些设备用于 eFONA 的报道。

对于儿童，高级儿科生命支持（Advanced Paediatric Life Support，APLS）指南建议，应从 1 L/（min* 年龄）开始，吸呼比（I:E）为 1:4，频率为最小 12 次/分。这些建议应该以适应患者为准。

Ventrain（Ventinova Medical，图 20.6）是一种流量调节通气装置，通过在呼气阶段根据伯努利原理主动抽出气体来提供辅助呼吸（见第 18 章）。它能够限制高胸内压，并得到临床和实验证据的支持。

建议：在使用前应彻底了解这些流量调节装置。

自制的紧急插管通气设备本质上是危险的。装在通气管道上的三通阀由于不受控制地持续充气，并不安全（图 20.7）。由于流量释放不足，可能迅速导致气压损伤。即使使用几个连续三通阀也是如此。

球囊（bag-valve-mask，BVM）通气不足以支持成人的氧合。

儿童环甲膜穿刺术

自 1950 年以来，仅报告了 7 例儿科急诊经气管针头通气的病例。尽管有报道称婴儿环甲膜穿刺套管存在困难和并发症，但许多医疗机构继续推荐这种技术用于儿童紧急气道通路。

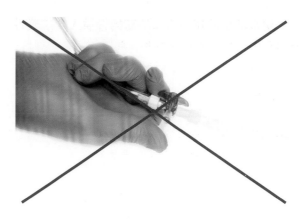

图 20.7 一般不推荐使用三通阀作为流量调节器

建议：不建议对新生儿或婴儿通过环甲膜插管，因为很难识别这个非常小的标志和脆弱的软骨，可能导致这些结构的损伤。同样，气管切开术也很难进行，而且成功率低，并发症发生率高。开放式气管切开术是新生儿和婴儿的首选（见下文）。

大口径环甲膜穿刺套管包

大口径环甲膜穿刺套管包有带套囊和无套囊两种（图 20.8）。这些套件可能涉及 Seldinger（导丝引导）或直接插入技术。Seldinger 技术从环甲膜水平的一个 1.5 cm 的皮肤小切口开始。将一根探测针通过环甲膜插入气管，然后用一根导线穿过探测针。随后，该导线引导一个扩张器/套管组件。取出扩张器，仅在气管中留下套管。

建议：虽然对 Seldinger 技术的实践很直观，但没有证据表明环甲膜穿刺套管包优于环甲膜切开术。还有几个文献报道导丝在 eFONA 情况下弯折导致穿刺失败。因此，作者不推荐这种技术。

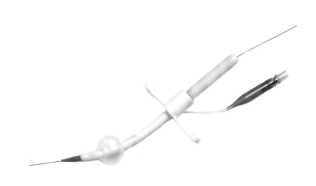

图 20.8 Melker 带套囊环甲膜穿刺套件

成人手术刀-探条技术

环甲膜切开术的一种选择是手术刀-探条技术（the scalpel-bougie technique）。操作有几种变体，但英国困难气道学会 2015 年意外困难插管管理指南推荐以下程序作为 eFONA 的标准化方法，并得到了这些作者的支持。

操作者站着，使用"喉部握手"来识别环甲膜，两者都如上所述。惯用手横向握持一个弯曲的手术刀刀片（大小为 10 号或 20 号），通过环甲膜放置。然后将刀片旋转 90°进入纵向平面，刀片的切割边缘指向尾部。操作者易手，用惯用手拿起探条，用非惯用手握持手术刀。当将手术刀保持在一个垂直平面时，操作者轻轻地将手术刀朝向自己，形成一个三角形的开口，通过它可以插入探条的尖端。探条从手术刀的表面向下延伸，并直接进入气管。手术刀保持垂直，以避免向外侧引导探条。手术刀被移除，一个 6.0 mm 内径的带套囊气管导管经探条置入气管。取出导管，给患者供氧，并使用 BVM 或麻醉回路进行通气。

建议：如果通过触诊不能定位环甲膜，则要做一个纵向达 8～10 cm 的切口。手指钝性分离可用来识别解剖结构，非惯用手稳定喉。通过触诊定位环甲膜后，完成了如上所述的手术刀-探条手术。对于气管可能不在中线的患者（肿瘤、出血、感染、术后等）。在需要进行 eFONA 之前，识别气管和环甲膜至关重要，否则即使是纵向切口也可能只会造成创伤，无法进入气道。

对儿科的建议：对于手术刀-探条技术，选择的探条大小将决定气管导管的大小。对于 12 岁的成人或儿童，≥6.0 mm 内径是可以通过许多成人探条（外径 4.5～5 mm）的最小气管导管。儿科探条（外径约 2.5 mm）可以很容易地容纳 4.0 mm 内径的气管导管。10 号手术刀刀片的宽度为 7 mm，适用于成人，但对婴儿和新生儿太宽。15 号刀片宽 4 mm，长 12 mm。通过超声测量，这个刀片长度刚好足够 18 个月大的气管 10 mm 深度。

手术刀-探条技术可选择进行开放式环甲膜切开术 / 气管切开术，很大程度上满足了理想的 eFONA 技术。

儿童急诊手术气管切开术

手术气管切开术技术（基于一项使用 10 kg 仔猪尸体模型的研究）可被训练有素的操作者作为所有儿科年龄组的标准操作程序。它需要手术设备，因此只能在充分准备的情况下进行。

首先，通过皮肤和皮下组织做一个中线切口。切口从甲状软骨下方延伸到胸骨切迹，以便手指钝性分离至气管。接下来，一个助手用两把巾钳抓住伤口的边缘，并暴露伤口的底部。通过手指钝性分离识别气管。第三把巾钳现在从一侧到另一侧固定住气管上段以使其稳定。然后用一把剪刀打开气管的前壁，即喉部下段 1～2 cm 处。剪刀的锋利尖端在下段和纵向上穿过两个气管环。最后，在直视条件下进行气管插管。

肥胖和 eFONA

肥胖会增加困难气道的风险、对救援技术的需要和失败的可能性。这包括 eFONA（见第 24 章）。

识别颈前标志对于成功实施 eFONA 至关重要，而在肥胖人群中更为困难。大量研究表明，通过触诊识别环甲膜的成功率低于 50%，对于分娩时的肥胖妇女的成功率低至 39%。术前发现这一问题可以有足够的时间通过超声识别和标记环甲膜。环甲膜通常是无法触摸到的，纵向切口技术可能是必要的。

肥胖患者中出现气道困难的患者比例过高，这证明了使用特定的训练技术来模拟肥胖患者的气道困难的必要性。

总结

eFONA 是所有参与高级气道管理的从业人员所需要的技能。成功的结果需要一个标准化的方法、快速的行动，以及立即获得的设备。团队培训应该是一个全面的气道管理教育和模拟计划的一部分（见第 36 章）。质量保证需要持续的报告和分析。

延伸阅读

Duggan LV, Ballantyne Scott B, Law JA, et al. (2016). Transtracheal jet ventilation in the 'can't intubate can't oxygenate' emergency: a systematic review. *British Journal of Anaesthesia*, **117**(Suppl 1), i28–i38.

Duggan LV, Lockhart SL, Cook TM, et al. (2018). The Airway App: exploring the role of smartphone technology to capture emergency front-of-neck airway experiences internationally. *Anaesthesia*, **73**, 703–710.

Frerk C, Mitchell VS, McNarry AF, et al. (2015). Difficult Airway Society 2015 guidelines for management of unanticipated difficult intubation in adults. *British Journal of Anaesthesia*, **115**, 827–848.

Johansen K, Holm-Knudsen RJ, Charabi B, Kristensen MS, Rasmussen LS. (2010). Cannot ventilate-cannot intubate an infant: surgical tracheotomy or transtracheal cannula? *Paediatric Anaesthesia*, **20**, 987–993.

Kristensen MS, Teoh WH, Baker PA. (2015). Percutaneous emergency airway access; prevention, preparation, technique and training. *British Journal of Anaesthesia*, **114**, 357–361.

Law JA. (2016). Deficiencies in locating the cricothyroid membrane by palpation: we can't and the surgeons can't, so what now for the emergency surgical airway? *Canadian Journal of Anaesthesia*, **63**, 791–796.

Peterson GN, Domino KB, Caplan RA, et al. (2005). Management of the difficult airway: a closed claims analysis. *Anesthesiology*, **103**, 33–39.

第21章

拔 管

Viki Mitchell，Richard Cooper

杨汉宇 译 李佳阳 杨柳 校

概述

拔管是关键时刻，无论何时都应心存敬畏。直到最近，关于气道管理的讨论都集中在喉镜检查和插管上。与拔管相关的并发症要么被忽视，要么被认为是不可避免的。咳嗽和屏气等小问题是常见的，更严重的并发症很少见，通常可以通过适当的计划来预防。维持患者肺部的氧合是拔管期间和拔管后优先考虑的问题。

问题的普遍性

英国第四届国家审计项目（4th National Audit Project，NAP4）报告，28% 的非常严重的气道并发症发生在拔管时或拔管后。在 38 例报告的病例中，5 例患者出现低氧性心搏骤停，10 例需要紧急手术气道，13 例出现阻塞性肺水肿。

在美国，不良呼吸道事件是医疗事故索赔的主要原因，不成比例地导致死亡和脑损伤。美国麻醉医师协会的封闭索赔数据库确定了 18 起与手术间或恢复室拔管相关的索赔。大多数拔管后的索赔与气道困难、肥胖或阻塞性睡眠呼吸暂停（obstructive sleep apnoea，OSA）有关，遗憾的是，数据未能证明在 1985—1992 年和 1993—1999 年之间与拔管有关的索赔有任何减少。

在涉及成人的实施全身麻醉的广泛外科手术中，拔管失败（即不久后需要重新插管）发生率大约为 0.1% ～ 0.2%。气道手术患者及在危重症监护病区拔管患者拔管失败率约增加 10 倍。OSA 患者需要再插管的风险可能是其他患者的 10 倍。

拔管时出现问题的本质

虽然拔出气管导管通常是平安无事的，但对某些患者和特殊情况下，顺利拔管特别重要。拔管后并发症的常见原因是气道阻塞。肥胖或睡眠呼吸暂停、麻醉药物残余作用或肌无力、涉及气道或损害呼吸力学的手术、既往气道困难和长时间头朝下体位的患者气道阻塞的风险增加。气道刺激可能导致反射的激活，如咳嗽、喉痉挛或屏气。在一些患者中，甚至短暂性高血压、心动过速、压力升高（静脉、胃内、眼内或颅内）都可能出现问题。因此，要根据临床情况判断风险和选择的策略，以实现顺利拔管。

与气道张力降低和气道反射减弱相关的问题

许多因素可能导致咽喉张力降低，导致塌陷和气道阻塞。这在肥胖患者中是一个特别的问题，特别是当伴有 OSA，对阿片类药物和残余麻醉的敏感性增加时。拔管后数小时内，保护性喉气管反射受损，呕吐或反流可能导致误吸。气道中的血液，特别是隐藏在鼻咽中的血液（"验尸官的血凝块"）增加了吸入血凝块的风险，因为吸入血凝块可导致气道完全阻塞。

神经肌肉阻滞效应未完全逆转（残余肌松作用）

神经肌肉阻滞逆转不充分会增加术后呼吸道并发症的发生率。四个成串刺激（train of four，TOF）比值小于 0.9 与不良呼吸事件相关。新斯的明逆转后 TOF 恢复的临床测试和定性评估是不可靠的，可能导致神经肌肉恢复不完全。由于临床医生不能检测出 TOF 比值 > 0.7 的衰减，并且不能在临床上区分 0.4 到 0.7 的 TOF 比值，那么当使用神经肌肉阻滞剂时，常规使用定量神经肌肉监测以确保足够的逆转是有充分理由的。舒更葡糖（sugammadex）能快速有效地逆转神经肌肉阻滞。

误吸

胃容量增加、胃肠动力减弱、食管下括约肌张力减弱或反射障碍的患者发生误吸的风险更大。其为呼吸道并发症的主要原因。

与气道刺激相关的问题

在全麻苏醒期间施加的任何有害刺激都可能引发喉痉挛、真声带、前庭皱襞和（或）杓状会厌皱襞的持续收缩。儿童尤其容易出现这种不适应反应（见第 23 章）。

喉痉挛是正常声门闭合反射的过度反应，通常是对气道刺激的反应。虽然动物研究表明，缺氧和高碳酸血症可能对喉痉挛有抑制作用，但在脑损伤或死亡发生之前声带会打开是不正确的。

部分喉痉挛表现为典型的吸气喘鸣声，但完全梗阻时则没有声音。喉痉挛可导致阻塞性肺水肿，并可进展为低氧性心搏骤停和死亡。

如果拔管是在较浅的麻醉状态下（即在深度麻醉和完全清醒之间），发生喉痉挛的风险最大。拔管前，应在直视下，在患者深度麻醉的情况下进行气道抽吸，以清除气道碎屑。在患者清醒之前应避免进一步刺激。局部利多卡因在诱导时喷到声带上可以减少短手术后喉痉挛的风险。气道反应性因麻醉药而异，七氟烷和丙泊酚的刺激性最小。处理方法见框 21.1。

阻塞性肺水肿

全身麻醉后发生阻塞性肺水肿的概率是 0.1%，多见于年轻、肌肉发达的成年男性。用力吸气对抗阻塞的气道造成过高的胸内负压，可导致肺水肿。最常见的原因是喉痉挛，但也可能发生于患者强行咬气管或声门上气道（supraglottic airway，SGA）导致管腔堵塞。其表现为呼吸困难、躁动、咳嗽、粉红色泡沫痰和低氧饱和度。肺部 X 线检查可显示与肺水肿一致的弥漫性双侧肺泡混浊。及时的识别和处理通常会快速缓解。死亡罕见，通常可归因于低氧性脑损伤。

紧急时应使用牙垫以防止阻塞性肺水肿。如果患者咬管，套囊放气可以使气体向内流动，减少胸内负压的程度。阻塞性肺水肿的处理见框 21.2。

实施拔管

插管是一项技能，拔管则是一门艺术。拔管是选择性的，应该做好计划并小心执行。应时刻保持警惕，拔管过程应尽量减少对患者的有害刺激和干扰。应制订备用计划，以确保在必要时进行充分的氧合和再插管，并与气道团队进行沟通。

四步拔管法可支持稳健的决策和安全的管理（图 21.1 ～ 21.3）。

框 21.2　阻塞性肺水肿的处理

缓解气道阻塞

用面罩持续气道正压（CPAP）给予 100% 氧气

使患者端坐位

可能需要气管插管和通气支持

阿片类药物和利尿剂可使患者感到舒适并加速恢复

应进行胸部 X 线检查以排除其他气道并发症

可能需要重症监护

框 21.1　喉痉挛的治疗

首要行动

呼叫求助

使用储氧袋和面罩，用 100% 氧气持续对气道施加正压，确保上气道畅通，避免气道刺激

拉尔森手法（Larson's manoeuvre）：将两只手的中指放在下颌骨后缘和乳突之间的"喉痉挛缺口"中，同时将下颌骨向前推。在这一点上深压可能有助于缓解喉痉挛

脉注射注低剂量丙泊酚，例如 0.25 mg/kg

静脉注射低剂量琥珀胆碱（0.1 mg/kg）

如果喉痉挛持续，或氧饱和度下降：

可能需要静脉注射更大剂量的丙泊酚（1 ～ 2 mg/kg）

静脉注射琥珀胆碱（1 mg/kg）

在没有静脉通路的情况下，琥珀胆碱可肌内注射（2 ～ 4 mg/kg）、舌下（2 ～ 4 mg/kg）或骨髓腔内（1 mg/kg）给药。

阿托品可用于治疗心动过缓

在极端情况下，需要行气管切开

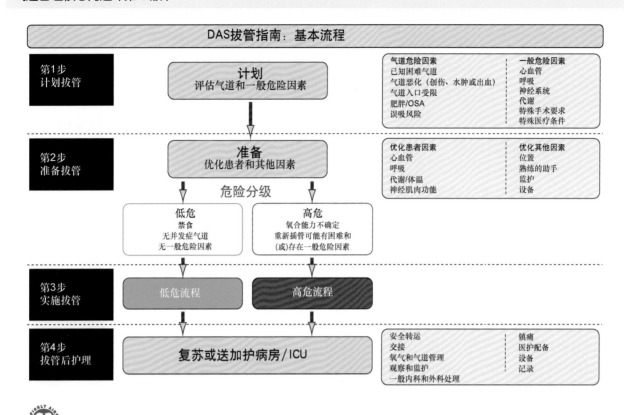

图 21.1　DAS 拔管流程：基础（Reproduced from Popat M，Mitchell V，Dravid R，Patel A，Swampillai C，Higgs A. Difficult Airway Society Guidelines for the management of tracheal extubation. Anaesthesia 2012；67：318-340，with permission from the Association of Anaesthetists of Great Britain & Ireland/Blackwell Publishing Ltd.）

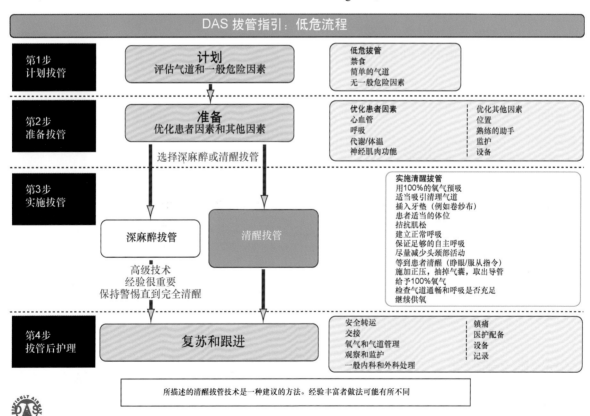

图 21.2　DAS 拔管：低危（Reproduced from Popat M，Mitchell V，Dravid R，Patel A，Swampillai C，Higgs A. Difficult Airway Society Guidelines for the management of tracheal extubation. Anaesthesia 2012；67：318-340，with permission from the Association of Anaesthetists of Great Britain & Ireland/Blackwell Publishing Ltd.）

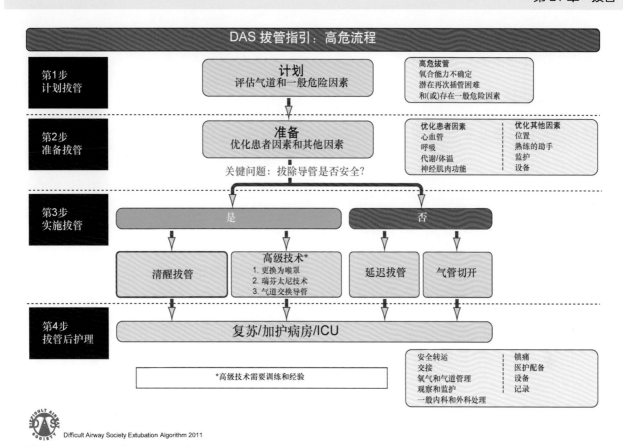

图 21.3　DAS 拔管：高危（Reproduced from Popat M，Mitchell V，Dravid R，Patel A，Swampillai C，Higgs A. Difficult Airway Society Guidelines for the management of tracheal extubation. Anaesthesia 2012；67：318-340，with permission from the Association of Anaesthetists of Great Britain & Ireland/Blackwell Publishing Ltd.）

第 1 步：计划拔管

在麻醉诱导前应考虑拔管计划，根据情况复查和改进。

气道危险因素

先前存在的气道困难

● 原因包括气道解剖异常、肥胖、OSA 和有胃内容物误吸风险的患者。

气道恶化

● 由于解剖结构异常，无论是麻醉还是手术引起的出血或肿胀。

气道受到限制

例如，头盔式固定，上下颌接骨，颈椎固定或不稳。

一般危险因素

生理因素

● 包括心肺储备功能下降，神经或神经肌肉损伤，低体温或发热，酸碱或电解质紊乱。

相关注意事项

● 咳嗽或紧张可能损害气道，导致颈部血肿形成或者颅内压或眼压升高。资源有限，包括缺乏有经验的人员或备用设备。

第 2 步：准备拔管

这一步包括气道、一般因素和后勤因素的最优化，为成功提供最好的可能条件。

神经肌肉阻滞剂的逆转应通过神经刺激器定量确认。应检查患者的总体状况，包括体温、酸碱平衡、心血管稳定性和镇痛充分性。必须记住，在可控麻醉诱导的最佳条件下成功管理的气道在紧急情况下可能完全不同。病情恶化的患者可能会造成操作者的压力，从而影响个人和团队的表现。安全拔管需要与诱导和插管同等水平的监测和警惕。与手术团队的良好沟通对于避免分心和确保在需要时得到帮助非常重要。

拔管的危险分级

与计划一起，准备工作使拔管的危险分级沿

着"低危"到"高危"的连续区间进行。对于后者需要格外小心，可能需要特殊的技术。

第 3 步：实施拔管

拔管时间：深度麻醉 *vs.* 清醒 *vs.* 延迟

拔管时机的首要考虑应该是安全，而不是速度。

对于困难气道解剖的患者，深度麻醉拔管是一种不合适的技术。只有在避免气管导管取出的刺激超过气道阻塞、屏气和误吸的风险时才应考虑。大多数成年患者在清醒后拔管，配合指令，并表现出足够的自主呼吸和氧合。拔管应该在患者处于深度麻醉或清醒状态时进行，而不是介于这两种状态之间。

当计划清醒拔管时，明智的做法是在术前告知患者并解释过程。这可能会改善合作，并避免罕见的情况，即患者后来回忆清醒拔管并报告"术中知晓"。

在某些情况下，可能最安全的做法是延迟拔管，并在重症监护室管理患者几个小时，甚至几天。考虑因素包括气道肿胀的可能性、其他生理损害的风险、预期需要在短时间内返回手术室或立即获得技术援助（图 21.2 和 21.3）。

药物因素

阿芬太尼、芬太尼、吗啡和低剂量瑞芬太尼输注等阿片类药物已用于抑制咳嗽反射。局部、静脉或套囊外使用利多卡因可帮助减轻咳嗽。其他药物可减轻拔管引起的心血管和呼吸变化，包括阿片类药物、钙通道拮抗剂、镁剂、可乐定、氯胺酮和 β 受体阻滞剂。

与挥发性麻醉药相比，使用丙泊酚静脉麻醉后的拔管通常更平稳。

用 SGA 替代气管插管

SGA 比气管插管耐受性好，不太可能导致咳嗽或血流动力学不稳定。它还可以隔离口腔分泌物，可以评估自主呼吸，允许控制麻醉深度，允许补偿通气和支持支气管镜气道评估。由于存在气道失控的风险，用 SGA 替代气管插管被认为是一种先进的技术。这样的替换只能在深度麻醉下进行。

许多 SGA 被设计成可以放置在气管导管后面而不需要移除气管导管。一旦它的位置令人满意，气管导管可以被移除，SGA 立即维持气道。这被称为贝利操作（Bailey manoeuvre）。

困难气道拔管的特殊技术

瑞芬太尼和阿片类药物

静脉输注瑞芬太尼可用于减少不良的心血管和呼吸反应。在意识恢复后，患者对气管插管的耐受性可能较好，没有明显的呼吸抑制，一旦能够服从口头命令，就可以顺利拔管。

气道交换导管

气道交换导管（airway exchange catheter，AEC）可用于困难气道患者，如需重新插管，气管导管可通过 AEC 重新插入气道。

AEC 是一根长长的空心管，用于在气管导管取出之前穿过气管导管。取出后，另一根气管导管可以用 AEC 引导（换管），也可以在患者苏醒时将 AEC 留在原处（AEC 辅助拔管）。根据预期用途，AEC 有不同的外径和不同的长度。AEC 必须至少是被拔出或更换导管长度的 2 倍（图 21.4）。

AEC 的主要风险是气道刺激。如果 AEC 插入

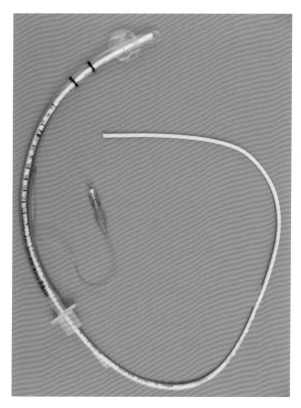

图 21.4 Cook 气道交换导管放置在气管导管中

至隆嵴或者超过隆嵴，可能会发生气道损伤。一种末端软化的 AEC 已被开发用于双腔管的更换，但没有证据表明这能降低气道损伤的风险。除非需要面对危及生命的低氧血症，否则应避免使用高压气源输送氧气。即使是流速相对较低的氧气注入（2 ～ 4 L/min）也被认为与气道损伤有关。这更可能发生在 AEC 的远端位置或上气道阻塞导致限制气体呼出时。为了避免这种情况，AEC 尖端不能位于隆嵴的远端（即距离嘴唇约 23 ～ 25 cm）。

AEC 的使用顺序：

- 当患者准备拔管时，将 AEC 插入气管导管中，使两个设备上的距离标记对齐。在牙齿（或鼻孔）处的距离被标记出来。

- 吸引咽部至导管套囊以上的分泌物。

- 在 AEC 导管上拔出气管导管，尽量避免 AEC 向前推进。如果发生，应予以纠正。

- AEC 应用四点法固定在口腔的位置。中线位置可减少 AEC 被患者舌头移出的风险。如果用面罩供氧，可以在面罩上开一条缝，AEC 就可以通过。对于位于鼻侧的 AEC，应注意避免对鼻翼的压力。

- 记录管端到牙齿或鼻孔的深度。

- 在 AEC 就位的情况下，患者应该能够呼吸、说话或咳嗽。它的耐受性一般良好，不需要局部麻醉或镇静。

- 清楚地标明 AEC，确保医护人员明白这不是鼻胃管。

- 在熟悉这些设备的加护病房或重症监护室护理这些患者。

- 可通过面罩、鼻插管或 CPAP 面罩供氧。只有在危及生命的情况下才应该使用氧气注入、手动和喷射通气，因为即使是专家操作也有气压伤的风险。如果需要通气，考虑使用主动充气 / 排气装置（Ventrain，见第 18 章）。

- 患者不耐受导管时应提示重新评估插入深度。大多数 AEC 不透 X 线。

- 患者应保持禁食直到 AEC 被拔除。

- 当气道不再有危险时，取出 AEC。过早拔除是一个常见的错误。无 AEC 的困难气道再插管会显著增加患者风险。

- 或者，也可以使用分期拔管套件（Cook Medical）。这需要在 amplatz（介入封堵术）导丝上拔管（见下文）。

气管交换导管用于重新插管的顺序

- 患者合适体位。

- 通过面罩应用 CPAP 100% 氧气。

- 尽量减少气管插管和气管交换导管内径和外径之间的差异。应考虑使用柔软、钝的斜尖气管导管（例如 LMA Fastrach 导管或 Parker FlexTip）。

- 根据说明使用麻醉剂、神经肌肉阻滞剂或局麻药物。

- 喉镜将压低舌头，而可视喉镜可以显示气管导管的推进，避免杓状物阻碍，并立即确认插管成功。如果使用分阶段拔管套件，则将锥形气管交换导管越过导丝，再将气管导管沿着气管交换导管轨迹越过导丝。

- 再次插管后，用脑电图和听诊确认导管位置。

第 4 步：拔管后护理及随访

伴随困难气管插管或再插管，有发生软组织穿透引起的纵隔炎的风险。早期诊断需要高度临床怀疑，并且至关重要，因为此并发症能显著增加患者死亡的风险。症状和体征包括以下三联征：

- 疼痛：胸骨后、颈椎或喉咙痛

- 发热

- 捻发音

治疗包括广谱抗生素、紧急手术、禁食和影像学检查。

气道警报形式

气道管理的任何困难都应该当面和书面向患者解释，记录在麻醉记录单和病程记录上。气道警报，如 DAS 困难气道警报表，应使用标准模板，带有文档和沟通记录（见第 34 章）。

总结

拔管是麻醉的高危阶段。每次麻醉都要有拔管策略。深麻醉状态下拔管是一项高级技术。如果对气道控制有疑问，应考虑一些特殊的策略来降低风险。低剂量瑞芬太尼可改善清醒拔管时的情况。气道交换导管是一种有用的辅助工具。如果遇到气道困难，随访和记录是必要的。

延展阅读

Asai T, Koga K, Vaughan RS. (1998). Respiratory complications associated with tracheal intubation and extubation. *British Journal of Anaesthesia*, **80**, 767–775.

Cavallone LF, Vannucci A. (2013). Review article: extubation of the difficult airway and extubation failure. *Anesthesia & Analgesia*, **116**, 368–383.

Cook TM, Woodall N, Frerk C; Fourth National Audit Project. (2011). Major complications of airway management in the UK: results of the Fourth National Audit Project of the Royal College of Anaesthetists and the Difficult Airway Society. Part 1: anaesthesia. *British Journal of Anaesthesia*, **106**, 617–631.

Cooper RM. (2018). Extubation and reintubation of the difficult airway. In: Hagberg CA, Artime CA, Aziz MF (Eds.), *Hagberg and Benumof's Airway Management*. 4th ed. Philadelphia: Elsevier. pp. 844–867.

Duggan LV, Law JA, Murphy MF. (2011). Brief review: Supplementing oxygen through an airway exchange catheter: efficacy, complications, and recommendations. *Canadian Journal of Anaesthesia*, **58**, 560–568.

Karmarkar S, Varshney S. (2008). Tracheal extubation. *Continuing Education in Anaesthesia Critical Care & Pain*, **8**, 214–220.

Peterson GN, Domino KB, Caplan RA, et al. (2005). Management of the difficult airway: a closed claims analysis. *Anesthesiology*, **103**, 33–39.

Popat M, Mitchell V, Dravid R, et al. (2012). Difficult Airway Society Guidelines for the management of tracheal extubation. *Anaesthesia*, **67**, 318–340.

第22章　产科气道

Wendy H. Teoh，Mary C. Mushambi

张灿洲　译　　陈磊　梁欣　校

概述

"妊娠期间的生理变化、活跃的分娩和隔开的产房单元都增加了气道并发症发生时处理的复杂性。"这是英国皇家麻醉医师学院（the Royal College of Anaesthetists，RCoA）和困难气道协会（Difficult Airway Society，DAS）的第四次国家审计项目（the 4th National Audit Project，NAP4）的关键学习点之一。胎儿的存在意味着在困难气道管理中严重的缺氧可能危及两个生命。许多麻醉医师担心产科的气道问题，这种担心可以追溯到多年来大量插管困难和失败及（或）通气失败的案例，这些案例经常出现在孕产妇死亡机密调查报告中。自20世纪80年代初以来，这种发生率已大大降低，部分原因是培训、人员配备、设备和设施得到改善，部分原因是产科更多地使用区域麻醉。然而，插管失败的风险仍然存在，并且令人担忧的是，麻醉培训改变以及剖宫产全身麻醉数量的减少导致了学员接触全身麻醉的机会减少。英国最近一份关于产妇死亡率的报告指出，有效管理气管插管失败是一项核心麻醉技能，应定期教授和演练，并强烈推荐使用模拟来教授和演练插管失败。产科麻醉医师协会（the Obstetric Anaesthetists Association，OAA）和DAS最近出版的产科困难气道指南包括"安全的产科全身麻醉流程"。该流程旨在作为一个教学工具，以更新和规范对孕妇进行全身麻醉的行为。

发病率和死亡率

产科插管失败的比例高于普通人群插管失败的比例，在过去的30年里，产科全身麻醉（general anaesthetics，GA）插管失败的比例保持在1∶390，剖宫产插管失败的比例为1∶443。插管失败后产科患者的发病率和死亡率同样高于一般人群。在NAP4的报告中，剖宫产中气管插管失败的孕产妇死亡率约为2.3/10万GA（90～102例插管失败中有1例死亡），而普通人群中气管插管失败的死亡率为0.6/10万GA。颈前气道（front of neck airway，FONA）操作的发生率同样较高，为3.4/10万，高于普通人群的2/10万。当在剖宫产术中插管失败时，很难将插管失败对胎儿的影响与可能是剖宫产术原因的潜在危害区分开。然而，在英国的一项大型研究中，插管失败组新生儿重症监护室（ICU）的入住率（34%）高于接受无并发症全身麻醉组（20%），尽管并没有统计学意义。多变量分析发现，插管失败和产妇最低血氧饱和度是新生儿ICU入住的独立预测因素。关键是，产妇在困难气道时缺氧可能会影响新生儿的结局。

产科气道评估

众所周知，对困难气道的预测是不准确的，这在第5章中有详细介绍。虽然预测妊娠患者气道困难的因素与非妊娠患者相同，但在分娩过程中应重新评估气道，因为分娩过程中反复用力宫缩及催产素和静脉输液的使用都可能导致气道水肿。

妊娠期间，应尽早发现有潜在气道困难的孕妇，以便麻醉医师制订气道管理和麻醉计划。许多产科单位设有产前麻醉诊所，每个单位都应有一份清单，以协助助产士和产科医生确定哪些孕妇应转介到麻醉诊所。良好的沟通和记录非常重要，以确保包括参与患者的最终护理的团队在内的所有团队成员知晓所有气道管理计划的细节。

产科患者气道困难的原因

这些原因可分为妊娠的解剖和生理变化、培

155

训问题和情境 / 人为因素，见表 22.1。

全身麻醉

人们早就认识到产科快速序列诱导（rapid sequence induction，RSI）已经过时，它需要反映目前在非妊娠人群中的做法。OAA/DAS 产科困难气道指南提供了一种流程，支持对产科患者进行现代安全的全身麻醉（图 22.1）。

麻醉计划和麻醉准备是最重要的，包括气道评估，禁食和抗酸预防，以及在适当的情况下，宫内胎儿复苏。在与小组一起制订计划时，除了现在提倡在所有手术前使用世界卫生组织（WHO）常规检查清单外，产科小组的情况通报还应包括小组讨论和决定，即在插管失败时是叫醒母亲还是进行麻醉。这一决定受多种因素的影响，包括妇女、胎儿、麻醉医师的经验和临床情况。这些因素中的大多数在全身麻醉诱导前就已经存在，并在 OAA/

表 22.1　导致妊娠期气道困难的因素

妊娠的解剖和生理变化
- 体重增加
- 乳房增大，妨碍喉镜片置入
- 分娩时气道黏膜水肿和充血的风险增加
- 因先兆子痫、大量静脉输液、分娩时用力和推压而加重气道黏膜水肿
- 由于功能性残气量降低和耗氧量增加，在呼吸暂停期间迅速出现缺氧
- 食管下段括约肌张力下降并增加反流和误吸的风险
- 分娩时胃排空减少

培训问题
- 麻醉实习生的临床经验减少
- 麻醉助理的临床经验减少
- 剖宫产手术中全身麻醉的使用减少
- 不正确地应用环状软骨按压，特别是在倾斜的工作台上

情境与人为因素
- 分娩的紧急情况和时间压力
- 位置偏远意味着需要帮助时要等待更长的时间
- 产房和手术团队成员之间缺乏沟通 / 沟通不畅
- 患者、合作伙伴或其他工作人员的焦虑或恐慌
- 临床医生在危急情况下的错误决策和固定错误

流程1——安全实施产科全身麻醉的操作流程

麻醉前准备	团队合作
气道评估	WHO安全核查/全身麻醉核查表
空腹状态	在必要时可向上级医师寻求帮助
预防性使用抑酸剂	准备处理困难气道插管/插管失败的气道工具
宫内胎儿复苏	计划/讨论唤醒患者还是继续手术(表1)

快速序列诱导
检查气道设备、吸引设备、静脉通路
优化插管体位——头高位/斜坡位+子宫左侧移位
预充氧至$F_{ET}O_2 \geqslant 0.9$/鼻导管供氧
环状软骨加压(压力由10 N增加到最大30 N)
选择合适的麻醉诱导剂/肌松剂
考虑面罩通气(P_{max}20 cmH$_2$O)

第一次尝试插管
如果声门显露不佳，可通过以下方式改善声门暴露：
- 减少/移除环状软骨压力
- 喉外操作
- 重新调整头/颈部体位
- 使用探条/管芯

失败

面罩通气
与助手沟通

成功

确认气管导管位置正确
继续麻醉及手术
制订术后拔管计划

第二次尝试插管
考虑：
- 更改喉镜
- 去除环状软骨加压
第三次尝试插管：仅由有经验的麻醉医师操作

失败

遵循流程2—产科气管插管失败后的气道管理

© 产科麻醉医师协会/困难气道协会(2015)

图 22.1　OAA/DAS 产科气道指南。流程 1——安全实施产科全身麻醉的操作流程（Reproduced from Mushambi MC，Kinsella SM，Popat M，Swales H，Ramaswamy KK，Winton AL，Quinn AC. Obstetric Anaesthetists' Association and Difficult Airway Society guidelines for the management of difficult and failed tracheal intubation in obstetrics. Anaesthesia 2015；70：1286-1306，with permission from Obstetric Anaesthetists' Association/Difficult Airway Society.）

DAS 产科困难气道指南中有概述（图 22.2）。

遗憾的是，尽管图 22.2 中的信息在这个非常困难的决策过程中是有用的，但它有一些局限性。首先，缺乏每个因素的权重意味着团队没有客观的指导来判断哪些因素更重要，从而应该优先考虑。然而，重要的是要认识到，在这一决策过程中，母亲的安全转归是首要的。第二个限制是，醒来还是继续手术这一最终决定总是在紧急的状态下做出的。因此，人为因素和情境意识将在麻醉医师的最终决定中发挥重要作用。

在产科 RSI 中，硫喷妥钠用于诱导的使用在减少，而丙泊酚的使用在增加。RCoA 的第 5 次国家审计项目（NAP5）发现，在产科全身麻醉、RSI 期间以及使用硫喷妥钠的情况下，知晓率更高。与硫喷妥钠相比，在产科 RSI 中使用丙泊酚除了能降低知晓发生率，还有几个优点，如熟悉度、可用性、减少用药错误以及更好地抑制气道反射。相比

之下，尽管罗库溴铵与"舒更葡糖完全逆转"结合使用具有优势，但琥珀胆碱仍被广泛使用。这可能是由于常规使用舒更葡糖的成本太高。最近的建议包括在插管前使用面罩通气（最大吸入气道压力峰值为 20 cmH_2O），通过鼻腔插管使用低流量（5 ～ 15 L/min）或高流量湿化氧（最高 60 L/min）进行呼吸暂停氧合，以延长安全呼吸暂停时间。还建议在第一次喉镜检查中遇到气道困难时，常规使用抬头姿势和早期减少或释放环状软骨压力。NAP5 也发现在困难气道患者诱导时术中知晓的发生率较高。建议应始终准备额外的诱导药物，并在遇到困难气道时给予。短效阿片类药物是否应常规用于产科或仅用于特定情况（如先兆子痫或心脏病患者）尚无共识。

喉镜的选择直接影响气管插管的成功率。现在有令人信服的证据表明，只要麻醉医师经过培训，可视喉镜就应该作为一线设备使用，因为可视

表1——唤醒患者还是继续手术？			
需要考虑的因素	**唤醒患者** ←———————————→		**继续手术**
诱导前 产妇状况	• 体征平稳无窘迫	• 轻度的急性窘迫	• 对复苏有反应的出血	• 需要手术纠正的低血容量 • 心脏危重症或呼吸功能损害 • 心搏骤停
胎儿状况	• 体征平稳无窘迫	• 宫内复苏纠正了危险因素，pH<7.2但>7.15	• 尽管宫内复苏，但胎儿心率持续异常，pH <7.15	• 持续心动过缓 • 胎儿出血 • 怀疑子宫破裂
麻醉医师	• 实习医师	• 低年资住院医师	• 高年资住院医师	• 主治医师/主任医师
肥胖程度	• 超级病态肥胖	• 病态肥胖	• 肥胖	• 普通
手术因素	• 复杂手术或预计出血凶险	• 多处子宫瘢痕 • 手术难度较大	• 单个子宫瘢痕	• 没有危险因素
误吸风险	• 最近进食	• 术前无进食 • 产程中 • 使用阿片类药物 • 未使用抑酸剂	• 术前无进食 • 产程中 • 未使用阿片类药物 • 已使用抑酸剂	• 禁食 • 未进入产程 • 已使用抑酸剂
有替代的局部麻醉方案，确保清醒下控制气道	• 没有可预期的困难	• 预期困难	• 相对禁忌	• 绝对禁忌或已失败 • 手术开始
插管失败后 气道设备/通气	• 面罩通气困难 • 紧急颈前气道	• 面罩通气正常	• 第一代声门上气道装置	• 第二代声门上气道装置
气道危险因素	• 喉水肿 • 喘鸣	• 出血 • 创伤	• 分泌物	• 无危险因素

产科麻醉医师协会/困难气道协会(2015)
气管插管失败后，决定醒来还是继续手术的标准。在任何个体患者中，一些因素可能提示需要唤醒，而其他可以继续进行，最后的决定将取决于麻醉医师的临床判断。

图 22.2　2OAA/DAS 产科气道指南。表 1——唤醒患者还是继续手术？气管插管失败后，决定唤醒患者还是继续手术的标准（Reproduced from Mushambi MC，Kinsella SM，Popat M，Swales H，Ramaswamy KK，Winton AL，Quinn AC. Obstetric Anaesthetists' Association and Difficult Airway Society guidelines for the management of difficult and failed tracheal intubation in obstetrics. Anaesthesia 2015；70：1286-1306，with permission from Obstetric Anaesthetists' Association/Difficult Airway Society.）

喉镜可以提供更好的喉部视野，气管插管的成功率更高，也是比直接喉镜更好的教学工具。

意外的困难气道和插管失败

当第一次尝试气管插管不成功时，应在与团队沟通的同时进行面罩通气。第二次插管尝试应由在场最资深的麻醉医师进行，使用不同的喉镜并移除环状软骨压力。建议最多两次插管尝试，第三次不建议再尝试，而应留给更资深的麻醉医师。妊娠期生理变化意味着气道肿胀会迅速发展，从而将"能给氧，不能插管"的情况转变为"不能插管，不能氧合"（cannot intubate，cannot oxygenate，CICO）的情况。

OAA/DAS产科气道指南失败插管流程如图22.3所示。

一旦插管失败，首先要使用面罩或第二代声门上气道（supraglottic airway，SGA）确保患者氧合良好。如果在尝试插管前面罩通气困难，并且在诱导前团队决定进行手术，那么立即插入SGA是首选的救援策略。一旦建立了氧合，就需要做出最后的决定，是继续麻醉还是唤醒患者。这将取决于诱导前的决定（尽管一些因素，如胎儿和母亲的状况及麻醉医师等级可能已经从诱导前的状态发生改变）和现场的气道设备和气道状态。如果产妇氧合失败，那么CICO的处理方式与未妊娠的患者类似，详见第4章和第20章。然而，在孕妇中，如果发生心搏骤停，作为产妇复苏的一部分，如果宫底位于脐或脐以上，应进行剖宫产，这应该在心搏骤停4 min内完成。

插管失败后的处理

以往关于产科插管失败的管理指南主要集中于插管失败的管理，很少讨论插管失败后建立了氧合的产妇的管理，特别是当婴儿仍未分娩时。唤醒产妇并不是一个好的选择。因此，继续麻醉需要安全进行。通气模式可以是保留自主呼吸，或是在使用或不使用肌松剂的情况下控制通气。第二代SGA的胃管吸气和分娩时最大限度降低腹压可以

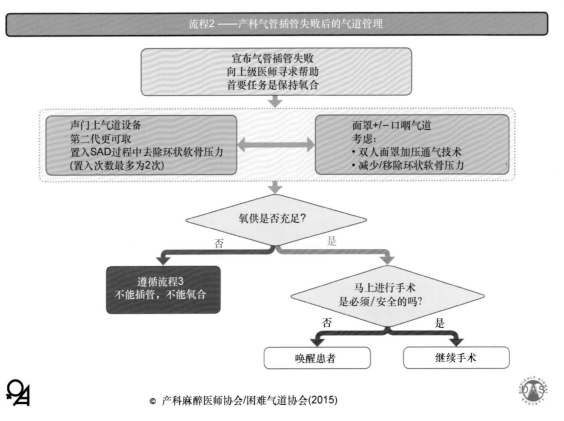

流程2——产科气管插管失败后的气道管理

宣布气管插管失败
向上级医师寻求帮助
首要任务是保持氧合

声门上气道设备
第二代更可取
置入SAD过程中去除环状软骨压力
（置入次数最多为2次）

面罩+/-口咽气道
考虑：
· 双人面罩加压通气技术
· 减少/移除环状软骨压力

氧供是否充足？

否　　是

遵循流程3
不能插管，不能氧合

马上进行手术
是必须/安全的吗？

否　　是

唤醒患者　　继续手术

© 产科麻醉医师协会/困难气道协会(2015)

图22.3　OAA/DAS产科气道指南。流程2——产科气管插管失败后的气道管理（Reproduced from Mushambi MC，Kinsella SM，Popat M，Swales H，Ramaswamy KK，Winton AL，Quinn AC. Obstetric Anaesthetists' Association and Difficult Airway Society guidelines for the management of difficult and failed tracheal intubation in obstetrics. Anaesthesia 2015；70：1286-1306，with permission from Obstetric Anaesthetists' Association/Difficult Airway Society.）

降低误吸风险。如果环状软骨加压没有阻碍通气，可以继续使用，直到婴儿出生，但持续环状软骨加压不能超过 4 min。团队应有预见性和计划性，以预防 CICO 的发生。如果决定唤醒产妇，麻醉医师必须进行肌松拮抗，以避免知晓的发生，并为喉部痉挛和 CICO 情况的发生做好准备。如果叫醒孕妇后婴儿仍未娩出，应制订分娩计划。这可能需要局部麻醉或清醒插管（第 9 章）。然而，产妇在全身麻醉下插管失败后醒来，可能无法完全配合清醒手术，这使得手术更具挑战性。在这个阶段，最好有两名有经验的麻醉医师来进行气道管理。

困难气道的拔管

拔管时也必须注意，特别是如果有喉水肿的风险，喉水肿可因多次插管尝试或患者有先兆子痫而加重。在这种情况下，应该遵循拔管流程（第 21 章）。如果担心气道肿胀，应考虑延迟拔管。术后应由经过适当训练的康复人员继续观察和监测患者。

已知困难气道病例的处理

已知困难气道的产妇需要详细的多学科诊疗。在严重困难气道的情况下，可能包括选择择期剖宫产，以避免孕妇在对应的工作人员和设备可能无法提供的时间内分娩。择期剖宫产能够提供最佳的工作人员技能组合和必要的气道设备。对于已知气道困难的手术患者是否应该进行局部麻醉，以避免气管插管，或者清醒插管，从而避免在紧急情况下和手术已经开始时需要控制气道的可能性，一直存在争议。前者的支持者指出，在可以简单避免的情况下，直接面对一个困难的问题显然是荒谬的，而后者则强调了少见而严重的高位阻滞的风险。清醒插管本身是符合标准的，要记住，母亲可能会受到惊吓，需要谨慎镇静。妊娠会增加鼻塞，如果进行鼻插管，会有明显的鼻出血风险。一般建议避免使用可卡因作为鼻黏膜收缩剂，因为它可能会干扰胎盘血流。血管收缩剂的全身效应对先兆子痫有潜在危险。

总结

与非孕妇不同的是，孕妇的气道管理和气管插管失败带来了独特的挑战。在产科人群中提供全身麻醉需要额外的考虑，这就需要一个考虑到母婴安全结果的快速决策过程。定期的多学科的模拟来演练安全产科全身麻醉、气管插管困难和失败很重要。在全身麻醉诱导前，妇产科小组麻醉计划应考虑是否唤醒患者或在插管失败的情况下进行手术。插管失败后的处理应包括唤醒患者或继续手术的策略。所有产科拔管均应被视为"高危"（"at-risk"）拔管，应遵循 DAS 拔管指南。

延伸阅读

Cantwell R, Clutton-Brock T, Cooper G, et al. (2011). Saving mothers' lives: Reviewing maternal deaths to make motherhood safer: 2006–2008. The Eighth Report of the Confidential Enquiries into Maternal Deaths in the United Kingdom. *British Journal of Obstetrics and Gynaecology*, **118** (Suppl 1), 1–203.

Kinsella SM, Winton ALS, Mushambi MC, et al. (2015). Failed tracheal intubation during obstetric general anaesthesia: a literature review. *International Journal of Obstetric Anesthesia*, **24**, 356–374.

Mushambi MC, Kinsella SM, Popat M, et al. (2015). Obstetric Anaesthetists' Association and Difficult Airway Society guidelines for the management of difficult and failed tracheal intubation in obstetrics. *Anaesthesia*, **70**, 1286–1306.

Mushambi MC, Athanassoglou V, Kinsella SM. (2020). Anticipated difficult airway during obstetric general anaesthesia: narrative literature review and management recommendations. *Anaesthesia*, **75**, 852–5.

Platt F, Lucas N, Bogod DG. (2014). Awareness in obstetrics. In: *Fifth National Audit Project of the Royal College of Anaesthetists and Association of Anaesthetists of Great Britian and Ireland: Accidental awareness during general anaesthesia in the UK and Ireland*. Editors Pandit JJ, Cook TM. London: Royal College of Anaesthetists. pp. 133–143. ISBN 978-1-900936-11-8. Available at: https://www.nationalauditprojects.org.uk/NAP5report#pt.

Quinn AC, Milne D, Columb M, Gorton H, Knight M. (2013). Failed tracheal intubation in obstetric anaesthesia: 2 yr national case-control study in the UK. *British Journal of Anaesthesia*, **110**, 74–80.

第23章

儿科气道

Morten Bøttger，Narasimhan Jagannathan

刘子豪 译 莫仲翘 李观海 陈祝桂 校

概述

本章旨在为麻醉医师提供实用的技能，以便在儿科的气道管理过程中更加从容。本章中提及的一些技术可能有助于气道管理，但应该记住对患有严重并存疾病的婴儿和儿童进行麻醉与许多潜在的并发症有关，需要专家进行管理。

解剖学和生理学差异

儿童具有许多独特的解剖学和生理学特性，这些特性会随着时间的推移而减少，并朝着成人的解剖学和生理学发展。新生儿是指年龄小于 1 个月，而婴儿指年龄小于 1 周岁。儿童可定义为小于 16 周岁或 18 周岁，但就气道管理而言，满 8 周岁的儿童通常可使用成人技术进行管理。

新生儿枕部突出，导致颈部固定在仰卧位。在气道管理期间使用肩垫有助于防止上气道阻塞，这是由新生儿相对较大的舌头、狭窄的鼻腔和头侧喉部共同引起的。

较少的功能残气量、更高的闭合容量和相对较高的基础耗氧量会导致血氧饱和度快速下降。对健康儿童而言，高质量的预充氧可使婴儿推迟 30 s 出现血氧饱和度下降，因此在快速序列诱导期间可能需要温和的正压通气。低氧血症是儿科气道管理过程中最常见的并发症，所有婴儿和幼儿都需要进行预充氧。当缺氧发生时，可能会早期出现严重的心动过缓和循环衰竭。

在喉镜检查中，相对较大的舌头和长而松软的"Ω"形会厌可阻碍声门的直接暴露。可以移动头部和柔韧的喉部，以改善视野并帮助插管。声门开口的角度特性会使气管导管插入更加困难，尤其是在通过前连合时。

在插管过程中，当到达环状软骨的椭圆孔时，

可能会注意到声带远端的阻力。这种不可扩张的结构在功能上是儿科气道最狭窄的部位，导管尺寸的选择是围绕避免此处的创伤和水肿。新生儿气管长约 5 cm，长度短且可塌陷，意外的支气管内插管风险很大。

创伤性插管造成的喉部和气管水肿可能会产生严重后果。轻微的气道肿胀也可能会对婴儿气道的口径产生至关重要的影响：1 mm 的环状水肿可使横截面积减少 75%，气道阻力增加 16 倍。

儿科气道管理基础

气道评估

既往史

既往用过的麻醉剂和不良反应方面的信息意义重大。在家时是否有明显的气道受损征象，包括打鼾、喘息或睡眠呼吸暂停？应了解近期上呼吸道感染和（或）被动吸烟史，因为这会增加麻醉期间喉痉挛的风险。

气道检查

由于儿童很难合作，正式的气道检查是不切实际的（并且未经验证），需要依靠病史和临床印象判断。儿童的整体外观如何？儿童看起来正常还是有症状？年龄较大的儿童（＞3～4 岁）可以配合进行更正式的气道评估。

困难气道的发生率

颅面综合征是儿科人群中困难气道的最常见原因。小颌畸形是与婴儿喉镜检查困难相关的最常见的体格检查发现。

在儿童中，困难气道比成人少见，在健康儿童中尤其少见。一些研究表明，儿童面罩通气困

难的发生率为 0.2%，而成人为 1.4%。儿童喉镜检查困难的发生率可能比成人低 2 ～ 20 倍，但婴儿更可能发生喉镜检查困难，大约 5% 的婴儿为 Cormack-Lehane 3 级或 4 级。

麻醉前准备

不同尺寸的挑战：药物和器材

选择正确的器材和药物剂量，尤其是在紧急情况下，是儿科麻醉的核心挑战之一。相关的儿科麻醉实践指南应时刻就绪，其中包括基于身高或体重的指南。使用智能手机或平板电脑，在各种应用程序（APP）中输入体重（或估计体重）会提示针对年龄 / 体重的生命体征、器材和药物剂量建议（例如，Copenhagen Paediatric Emergency App）。

为紧急情况做准备：喉痉挛

喉部内在肌的反射性痉挛是儿科麻醉中的常见并发症。总发病率低于 1%，但在幼儿和耳鼻喉麻醉期间更为常见。了解风险因素是最重要的。气道超敏反应（例如由被动吸烟、当前或近期上呼吸道感染或哮喘引起）将风险增加 10 倍。缺乏经验的气道管理人员也是一个独立的风险因素，可能是由于存在气道管理不合时宜的可能性。

应准备好带有琥珀胆碱（金标准）和（或）丙泊酚的预抽注射器，并将其放置在所有麻醉团队成员都知道的预定位置。

初始理策略包括给予 100% 氧气、托起下颌和面罩持续气道正压通气（CPAP，5 ～ 15 cmH₂O），然后给予丙泊酚（1 mg/kg）和（或）琥珀胆碱静脉注射（0.1 ～ 0.5 mg/kg）或肌内注射（4 mg/kg）。

保持气道畅通

体位

患者的正确体位，对齐口腔、下咽和气管的轴线，是提高面罩通气和插管成功机会的关键。患者的体位因年龄而异：

- 婴儿和 2 岁以下儿童：在肩下放置肩垫以抵消枕骨偏大。
- 幼儿（2 ～ 8 岁）：仰卧平躺。
- 年龄较大的儿童（> 8 岁）：一定程度的头部支撑以达到"嗅探"体位。

适当的面罩通气

选择正确尺寸的面罩。面罩应包住鼻子和嘴巴，但不能遮住眼睛（图 23.1）。使用统一的三步技术可提高面罩通气成功的机会。

1. 张开患儿的嘴巴。通常能使舌头移离上颚——这是幼儿气道阻塞的典型原因。
2. 放置面罩。保持嘴巴张开，首先将面罩放在下颌上，然后将面罩顶端放在鼻梁上。
3. 托起下颌。托起下颌可有效地将舌根从口咽后壁移开。

考虑到忽略提起下巴将可能在颏下区域施加压力，导致部分或完全气道阻塞。

其他实用提示：

- 支撑麻醉回路的重量可防止面罩受到牵引。
- 有时需要双人合作以维持面罩密闭和下颌托起。助手（或呼吸机）负责捏球囊。
- 在面罩通气期间将儿童置于侧卧位可能会有所帮助，尤其是对患有小颌畸形的儿童。

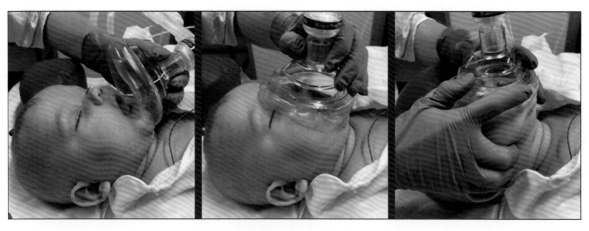

图 23.1　使用面罩固定开放气道的适当技术

- 上气道阻塞（如扁桃体肥大）通常可以通过应用 5 ～ 15 cmH$_2$O CPAP 来缓解。

以这种方式固定气道会将软组织推到一边，这是一种有价值且无创伤的策略，应在插入人工气道之前使用。

口咽通气道

口咽通气道有助于在没有呕吐反射的患者中获得"舌头控制"。

尺寸：口咽通气道底部位于嘴角处，尖端应该几乎达到下颌角。如果口咽通气道太小，将无法托起舌根并缓解上气道阻塞。如果太大，可能会导致下咽部创伤和（或）喉痉挛。

插入：标准技术是使用压舌板，然后是"尖端向下"无创伤插入。或者，可以"尖端向上"插入并在到达软腭时旋转 180°，然后进入其最终位置。

鼻咽通气道

鼻咽通气道是在诱导和恢复期间进行儿童气道管理的有力工具，并且在正确放置时能便捷地克服声门上阻塞。

鼻咽通气道已上市可供使用，但也可使用无套囊的软气管导管（例如，Portex Ivory）替代（图 23.2）。

尺寸：鼻咽通气道尺寸应与估计的儿童气管导管尺寸相对应。插入深度通过从鼻孔到耳朵同侧耳屏的距离来估计。

插入：可插入润滑后的鼻咽通气道，立即缓解上气道阻塞，因为与口咽通气道相比，儿童对其耐受性要好得多。当接近目标深度时，建议听呼吸音。轻柔的操作有助于确定最佳定位。必须注意确保没有凸缘的鼻咽通气道不会向内迁移并丢失。

喉镜检查和插管

基本喉镜

检查存在多种喉镜片和喉镜柄，对于健康的儿童来说，大多数都是有效的。应始终在直视下轻柔地插入喉镜片。通过舌根后，喉镜片前进的速度应该降低并小幅度调整，直到达到最佳位置。切勿将喉镜用作支点，因为可能会导致牙龈和（或）牙齿受损。

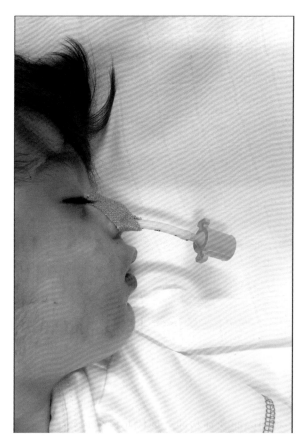

图 23.2　在去除腺样体赘生物后用作儿童鼻咽通气道的缩短无套囊气管导管（Portex Ivory）

单人技术：握持喉镜靠近铰链的位置，这样可提供良好的控制，并在新生儿插管时用小指在体外调整喉部，而右手可用于插入导管。

两人手法：坐姿，肘部搁在手术台上，左手托喉镜，右手调整喉部。可直视声门后，麻醉医师将躯干移到一侧，肘部留在原位。一名助手确认看到声带后进行气管插管。

弯曲（Macintosh）喉镜片：这种弯曲喉镜片可用于所有年龄组。尖端置于会厌谷，使用温和的腹侧力挑动会厌，以便直视声带和插管。由于喉部位置较高，以及会厌长而松软，这种技术在新生儿气道管理中具有挑战性。当无法挑动会厌时，如果没有直（Miller）喉镜片，则可能需要轻轻地直接提起会厌。

直（Miller）喉镜片：直（Miller）喉镜片专为新生儿和幼童的气道管理而设计。喉镜片小心地在舌体上方或右嘴沟中推进，瞄准中线和会厌。当到达会厌并提起时，声门就会暴露出来。气管导管要么徒手引入，要么顺着 Miller 喉镜片的凹槽滑入并引导到位。

气管导管

根据以毫米为单位测量的内径（internal diameter, ID）进行分类。最小的无套囊气管导管的内径为 2.0 mm，等效的最小带套囊导管内径为 3.0 mm，两种类型的尺寸均以 0.5 mm 为增量增加。

重要的是，外径（outer diameter, OD）反映了气管导管放入气道中所占据的空间量。内径和外径的关系因气管导管类型而异。无套囊气管导管的外径仅略大于内径，而带套囊气管导管的管壁更厚（容纳充气套囊），外径更大。柔性气管导管具有金属丝加固管壁和相应的大外径。

在患有气道病变的患者中，建议在导管选择过程中考虑外径。

无套囊气管导管：传统上为 8 岁以下的儿童选择无套囊气管导管。高再插管率（高达 30%）和由于圆形气管导管紧贴椭圆形环状孔而导致内皮损伤的风险是重要缺点。

带套囊气管导管：带套囊气管导管近年来由于多种原因而受到欢迎。现代儿科带套囊导管具有非常柔软的大容量低压套囊。它可用于新生儿气道管理，只要套囊压力保持较低（最好 < 15 cmH_2O，不能高于 30 cmH_2O），拔管后喘鸣的风险很小。套囊提供良好的密封性，防止误吸，并在肺顺应性差或气道阻力高的情况下实现控制通气。可以选择比平常更小的气管导管（通常为 0.5 ~ 1.0 mm）（见下文）。

尺寸

直径：应采取保守的方法来选择导管尺寸，以尽量减少气道创伤的风险。遵循这些建议，只有 1% 的患者需要重新插管 / 更换初始导管。

无套囊气管导管尺寸（内径单位为 mm）

1000 g 早产儿	2.5
1000 ~ 2500 g 早产儿	3.0
新生儿至 6 个月	3.0 ~ 3.5
6 个月至 1 岁	3.5 ~ 4.0
1 ~ 2 岁儿童	4.0 ~ 5.0
2 ~ 8 岁儿童	年龄（岁）/4 + 4

带套囊气管导管尺寸（内径单位为 mm）

< 1 岁足月婴儿	3.0
1 ~ 2 岁儿童	3.5
2 ~ 8 岁儿童	年龄（岁）/4 + 3

准备时，建议选择三个气管导管：一个估计尺寸，一个更小尺寸，一个更大尺寸。

插入深度：目的应该是在通过环状软骨时停止推进气管导管。一些气管导管具有插入深度标记以帮助插入。在任何情况下，插入深度估计都是切实可行的。考虑使用以下等式：

插管插入深度估计（所有年龄段）

经口（> 2 岁）：	无套囊气管导管内径（mm）×3
经口：	年龄（岁）/2 + 12
经鼻：	年龄（岁）/2 + 15

一些预制的经口气管导管，例如 Ring-Adair-Elwyn 导管，其弯曲到尖端的距离可能很关键。这些可以在扁桃体切除术中使用，但存在危险，特别是如果使用较大的导管，Boyle-Davis 口塞（见第 26 章）的压缩可能会推入导管，导致支气管内插管。

固定

尽管存在许多技术，但此处并不强调和突出任何一种。固定气管导管（防止移位和进入主支气管）至关重要，尤其是在困难气道管理中。在任何围手术期缺氧事件中，应考虑意外的气管导管移位和支气管插管。

"DOPES" 记忆法

由于独特的解剖学和生理学特征，儿童特别容易出现围手术期并发症。DOPES 是一种助记缩写，有助于系统评估插管儿童的围手术期缺氧和（或）高气道压力。

移位（Displacement）：气管导管移位非常危险，必须立即识别。脱管导致二氧化碳描记图丢失。支气管插管导致压力控制通气时潮气量减少或容量控制通气时气道压力升高。

梗阻（Obstruction）：必须清除分泌物。Boyle-Davis 口塞可能会因扭结而造成压迫或阻塞。在热风加温装置下，气管导管的软塑料变热软化，也可能发生扭结。

气胸（Pneumothorax）：可能使新生儿复苏复杂化，在儿科创伤中很少见。早期诊断（超声评估寻找肺滑动可能是有益的）并需要尽快减压。

设备（Equipment）：如果怀疑麻醉设备发生故障，必须使用辅助设备进行通气，以便立即缓解和安全地解决问题。

胃（Stomach）：球囊通气困难会导致胃中大量空气积聚。建议进行常规胃减压。如果忘记，则呼吸困难可能会随之而来。需立即减压。

声门上气道

经典喉罩气道（classic laryngeal mask airway，cLMA）在20世纪80年代后期引入儿科使用，为成人cLMA的缩小版。第二代声门上气道（supraglottic airway，SGA）（i-gel、ProSeal LMA、LMA Supreme、Ambu AuraGain）具有多种规格（表23.1）。

使用SGA作为插管导管在儿童中比在成人中更常见。当使用带有充气套囊的SGA时，应始终使用压力计测量套囊压力（切勿超过60 cmH$_2$O）。不同年龄或体重的对应合适尺寸在不同的SGA中没有标准化，因此，在选择儿科SGA时参考制造商的使用说明非常重要。在使用SGA进行控制通气期间存在气道泄漏的情况下，考虑加大喉罩的尺寸是有用的。

插入和移除

SGA应用在比气管插管所需深度更浅的情况中，包括在自主呼吸期间。但在过浅的麻醉期间插入可能会出现并发症。插入应始终是无创伤的，以避免喉痉挛和（或）气道创伤。

插入cLMA时，套囊完全放气，喉罩孔指向尾端。插入到口咽后壁时常有阻力感。从LMA的尾部向尖端施加压力，通常可以轻松推进。其他技术包括半旋转或倒置插入cLMA直到到达软腭，此时喉罩在拐角处旋转并进入其最终位置，其尖端位于食管顶部（见第13章）。

SGA应在儿童深度麻醉期间还是清醒时移除存在争议。前者降低了气道反应（即咳嗽和喉痉挛）的风险，但如果儿童在恢复期间没有得到适当的管理，可能会有气道阻塞的风险。当然，应该避免在浅麻醉状态（例如吞咽或只是移动）且儿童清醒之前移除SGA，因为这既囊括了两种技术的缺点，又失去了两种技术的优点。

表23.1 用于儿科人群的声门上气道

声门上气道装置	优点	缺点
cLMA/LMA Unique	• 安全有效，历史悠久 • 庞大的证据基础	• 婴儿（<10 kg）：可能发生迟发性气道阻塞 • 使用FOB引导插管时需要调整 • 没有引流管
Air-Q	• 专为气管插管而设计 • 对困难气道管理有大量证据为基础 • 可容纳带套囊气管导管 • 在幼童中应用稳定牢固	• 没有引流管
ProSeal LMA	• 安全有效，历史悠久 • 大量证据为基础 • 比cLMA更高的泄漏压力 • 在幼童中应用稳定牢固 • 引流管	• 没有一次性版本 • 不太适合FOB引导插管（窄气管导管）
Supreme LMA	• 一次性使用 • 比cLMA更高的泄漏压力 • 引流管	• 不适合FOB引导插管（窄气管导管）
i-gel	• 比cLMA更高的泄漏压力 • 更佳的FOB视野 • 引流管	• 在幼童中应用不牢固 • 在幼童中观察到喉部膨出 • 小尺寸（#1、#1.5）无法容纳带套囊气管导管
Ambu AuraGain	• 喉罩柄短，贴合解剖的形状 • 更佳的FOB视野 • 可容纳带套囊气管导管 • 在幼童中应用稳定牢固 • 胃引流管	• 大咬合块

FOB，柔性光学支气管镜

SGA 的作用

主气道：SGA 是短期麻醉的理想选择，尤其是结合外周神经阻滞或用于非手术麻醉，期间可以维持自主呼吸。SGA 的无创伤特性对患有声门下炎症（例如哮吼）的儿童进行麻醉时尤其具有吸引力。

一些 SGA 容易旋转，增加了移位的风险：放置后必须注意保护好 SGA。正压通气可行，但可能会发生胃涨气，特别是使用第一代 SGA，可能会导致呼吸障碍和缺氧。

抢救/紧急气道：SGA 在儿科困难气道的管理中具有重要作用。其有可能推开导致上气道阻塞的软组织，从而有助于通气。SGA 可以在浅麻醉状态下放置，并可在清醒状态下取出，增加实用性。

插管导管：正确插入的 SGA 可以用作柔性光学支气管镜（flexible optical bronchoscope，FOB）引导下插管的导管。一些 SGA（例如，air-Q 和 Ambu AuraGain）具有更宽的直径和更短的柄，旨在成为使用 FOB 进行气管插管时的导管。

拔管

侧卧位

患者侧卧位拔管有一定的好处：可被动清除下咽分泌物，防止舌根阻塞气道。

如果需要面罩 CPAP，这很容易通过上述三步法完成。一只手将面罩固定到位：如图 23.3 所示，手掌放在儿童的太阳穴上，同时拇指托下颌，示指和中指呈"V"形抓握，均匀按压面罩中心以确保良好的密封性。

深麻醉下拔管

在深麻醉期间拔管是许多麻醉医师对儿童的首选。好处包括减少患者躁动和整体易于管理。侧卧位下应用鼻咽通气道可能是深麻醉下拔管的有用辅助手段，但在麻醉恢复之前，气道阻塞的风险显然存在。因此，复苏室就在附近并拥有适当的资源和训练有素的人员是一个绝对的先决条件，以进行全面的儿科气道监测和干预。

根据经验，将侧卧位和使用鼻咽通气道相结合可能有助于麻醉医师管理困难气道患者的拔管，包括上气道分泌物。

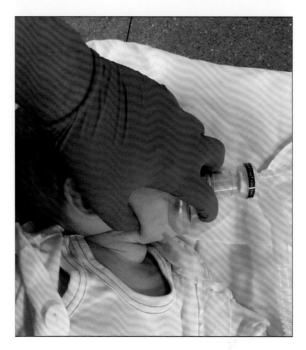

图 23.3　1.5 岁儿童拔管后侧卧位面罩 CPAP

拔管期间的 CPAP

拔管前立即使用 CPAP（20 ～ 30 cmH$_2$O）会导致在拔出气管导管时有一股空气从气管树中逸出。这将清除声门的分泌物，并可能防止喉痉挛。

高级气道管理

气道评估

已知的困难气道史是规划气道管理的关键。必须查阅患者的病历，由耳鼻喉科同事检查气道可能是一个有价值的补充。

困难气道的成因各不相同：先天性、感染性、炎症性、代谢性、外伤性和医源性。详细了解手头的挑战至关重要。与儿童长大后气道问题自行消失的假设相反，一些综合征和疾病会随着时间的推移而恶化。重要的是，任何气道病变的可疑位置，无论是声门上、声门和（或）声门下，都会对气道管理计划产生影响。表 23.2 列出了与功能分类和病理位置相关的一些具有挑战性的情形。

与儿科困难气道管理过程中并发症相关的独立风险因素包括：

- 甲颏距离短（小颌畸形）。

- 体重小于 10 kg。
- 2 次以上气管插管尝试。
- 在间接技术之前尝试 3 次直接喉镜检查。

保持气道畅通

在许多情况下，能否进行面罩通气是不确定的，在自主通气期间必须确保气道安全。在年幼的儿童或有认知障碍的儿童中，以下方法被广泛应用。

表 23.2　不同状况下的气道病理可疑部位

（续表）

分类	状况
声门上病变	**上颌发育不全**
	Apert 综合征
	Crouzon 综合征
	Pfeiffer 综合征
	胆道闭锁
	CHARGE 综合征 *
	下颌发育不全（小颌畸形）
	Pierre Robin 序列征
	Treacher Collins 综合征
	Goldenhar 综合征
	Stickler 综合征
	Moebius 综合征
	巨舌
	Beckwith-Wiedemann 综合征
	21 三体综合征（唐氏综合征）
	血管畸形
	代谢性疾病
	咽喉肿痛
	感染
	扁桃体周 / 咽旁 / 咽后
	会厌炎
	颈部 / 咽旁肿块
声门病变	**声门狭窄**
	医源性（插管后遗症）
	先天性
	感染（如乳头状瘤）
	神经肌肉性（如喉返神经麻痹）
声门下病变	**声门下狭窄**
	医源性（插管后遗症）
	气管炎症（如气管炎）
	气管狭窄
	气管畸形
全气道病变	**黏多糖贮积症**
	Hurler 综合征
	Hunter 综合征
	Sanfilippo 综合征
	Morquio 综合征
	Maroteaux-Lamy 综合征

分类	状况
	血管病变
	淋巴管畸形
	血管瘤
	炎症
	创伤
	异物
	烧伤
活动能力下降	Freeman-Sheldon 综合征
口	Noonan 综合征
颌	脊柱融合
颈	颈椎管狭窄
	颈椎不稳
	围手术期内固定-术后活动能力下降

* 译者注：一组以眼器官先天裂开与脑神经缺损、心缺损、后鼻孔闭锁、生长发育迟缓、生殖泌尿道异常和耳异常与听力丧失为特征的先天性疾病

诱导：自主呼吸

使用七氟烷进行面罩（气态）诱导是一种可预测且安全的策略。可能会出现呼吸迟缓，但起病缓慢且可预测。

如果建立了静脉通路，则可以使用丙泊酚诱导和（或）维持的给药方案。大多数 5 岁以下儿童在 2 ～ 3 mg/kg 的丙泊酚推注和 10 mg/（kg·h）的丙泊酚输注后可维持自主通气。可能需要低剂量瑞芬太尼输注或 1 μg/kg 的芬太尼推注，特别是来自重症监护区并在手术室给予了镇静的患者。

诱导：声门上气道

氧气供应通过鼻咽通气道（使用气管导管）、SGA 或支气管镜面罩提供。麻醉回路连接到气道装置的时候，注意力应集中在可调限压（adjustable pressure limiting，APL）阀 / 弹出阀设置上。如果使用鼻咽通气道，则其通畅取决于插入深度正确并防止其扭结。在存在大量气道泄漏的情况下，由于气道并不密闭，二氧化碳曲线可能是平坦的。记住随时观察、聆听和感受！

诱导：局部麻醉

用 4% 利多卡因局部麻醉喉部可降低插管期间喉痉挛和咳嗽的风险。温柔插入可视喉镜能够减少组织压迫和自主反应并获得最佳喉部视野，同时还有助于确定鼻咽通气道的最佳位置、气道解剖的早

期评估和使用雾化器（例如，MADgic、Teleflex）或弯曲成型的金属吸嘴喷涂声门。也可以通过 FOB 的工作通道以"随用随喷"的方式进行局部麻醉。

对儿童进行麻醉、保留自主通气以及气道局部麻醉的情况下，有几种插管选择，如下所示。

可视喉镜和其他间接喉镜

存在大量基于视频芯片或光偏转技术的间接喉镜（表 23.3）（见第 17 章）。尽管将气管导管插入气管可能是一项挑战，但声门视野通常会得到改善，尤其是在训练期间。弯曲的喉镜片设计似乎特别适用于严重的小颌畸形。

如果有单独的屏幕，直型和 Macintosh 喉镜片式可视喉镜均可用于直接喉镜检查和可视喉镜检查。共享气道视野对于困难气道管理以及基本的气道管理培训很有用。

使用无凹槽喉镜时具有四步法，该技术时刻强调视觉引导的重要性，因而可减少气道创伤的风险。

间接喉镜检查的四个步骤

第 1 步：将喉镜沿口腔中线插入。在直视下，喉镜的尖端推进到舌根。

第 2 步：在屏幕或目镜的引导下，将喉镜推进到最终位置以俯视声门。

第 3 步：在直视下轻轻推进带有可延展导芯的气管导管，直到尖端消失在舌根后面。

第 4 步：在屏幕 / 目镜的引导下，将气管导管插入气管。

如果第 4 步有困难，存在多种解决方案：

"曲棍球棒"：将气管导管弯曲成冰上曲棍球棒形状。由于气管导管的尖端是与声门对齐，滑过导芯后即进入气管。

喉镜片曲线：气管导管的形状与所使用的喉镜片相似（图 23.4）。气管导管的尖端直接放入声门开口中。随着导芯撤回，气管导管被插入气管。如果气管导管卡在声门水平，旋转 $180° \sim 360°$ 通常会有所帮助。如果没有，请考虑减小气管导管的尺寸。

鼻插管也可以通过间接喉镜进行。使用弯曲镊子，例如 Magills 或 Storz Boedeker 弯曲镊子（图 23.4），控制下咽处的导管尖端。

表 23.3 用于儿科的可视喉镜和其他间接喉镜

间接视野喉镜	特征
C-MAC **C-MAC Pocket** **Monitor**	可视喉镜 可重复使用的喉镜片 • Miller 0 和 1，Mac 0、2 和 3 • 儿科喉镜 D 片——弯曲（儿童） 图像截取和视频录制（高清） 价格＋＋＋＋
GlideScope AVL	可视喉镜 一次性喉镜片——弯曲 • 尺寸 0（婴儿）、1、2 和 2.5（儿童） 图像截取和视频录制 价格＋＋＋
McGrath MAC	可视喉镜 一次性喉镜片 • Mac 1、2、3 • X2（弯曲，可用性有限） 无法进行图像截取和视频录制 价格＋＋
King Vision	可视喉镜 一次性喉镜片——弯曲（可选凹槽） • 尺寸 1：婴儿 • 尺寸 2：儿童 • 尺寸 3：年长儿童 视频输出端口（不含录制） 价格＋＋
Truview PCD	光学喉镜 可重复使用的喉镜片——弯曲 • 尺寸 0（新生儿）、2、3 和 4（儿童） 连续供氧功能 可选的视频录制功能（附加） 价格＋＋
Airtraq	光学喉镜——带凹槽设备 一次性使用设计——弯曲 • 尺寸 0：新生儿（气管导管 2.5～3.5） • 尺寸 1：儿童（气管导管 4.0～5.5） 可选的视频录制功能（附加） 价格＋

FOB 引导插管

FOB 引导插管仍然是困难气道管理的黄金标准。

直接 FOB 引导插管

现代视频芯片内镜提供卓越的图像质量、移动性和纤薄的设计，可通过 3.0 mm 内径气管导管进行插管。FOB 体积更小巧，可以使用 2.5 mm

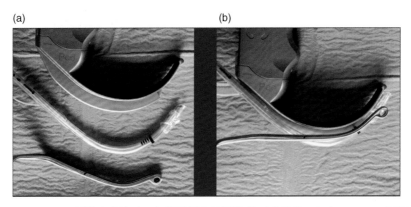

图 23.4 （a）使用 Storz C-MAC D 喉镜片喉镜时，气管导管在使用前的正确形状。（b）Boedeker 镊子（均为 Storz GmbH）

内径的气管导管进行插管，但它们缺乏视频芯片设备的图像质量。

使用预装选定气管导管的 FOB，小心地以小幅度渐进插入气道并推进至隆嵴水平。气管导管沿着支气管镜推进。当气管导管到达气道的狭窄部分时可能会感觉到阻力：旋转气管导管通常会有所帮助。"隆嵴到气管导管尖端的距离"可以通过将 FOB 推进到隆嵴然后测量它撤回并看到气管管腔之前退出了多远来测量。

间接 FOB 引导插管

该技术可以使用带有工作通道的较大成人 FOB、导丝和 8 Fr 气道交换导管（airway exchange catheter，AEC）对幼儿进行 FOB 引导插管。将内镜移动到其尖端靠近声门的位置。通过内镜的工作通道将合适的软尖端导丝小心地插入气管。随着内镜被撤回，导丝留在原位。接下来，将 AEC 沿着导丝滑入，然后以 AEC 为导轨，插入气管导管。最后，将 AEC 和导丝一并撤出，并通过二氧化碳描记图确认气管插管成功。

FOB 引导插管的插入路径

在张口受限的情况下，经鼻插管是首选途径。经鼻插管的其他优点包括通往喉部的路径直接且导管易于固定。经口插管在技术上更困难，但通往喉部的路径更短。使用 SGA 作为导管，通向喉部的通道畅通无阻。后一种技术在克服上气道阻塞和过多的软组织方面非常有效，例如患有黏多糖贮积症的患者。

导管插入辅助手段

在某些情况下，使用可弯曲的管芯或探条探

查气道可能会有所帮助。5 Fr Portex 气管插管导管适合所有 2.0 mm 或更大内径的气管导管，是狭窄和婴儿气道管理的重要辅助手段。

硬质直喉镜和支气管镜检查

这些工具也很有用，最好由耳鼻喉科外科医生操作，用于困难的儿科插管。

新技术

小管腔下正常潮气量通气

在极端情况下，气道通路可能只是一个小管腔 AEC 或类似设备。延迟呼气使得传统的正压通气无效。Ventrain 是一种崭新的设备，可以通过非常狭窄的气道设备实现氧合和通气。其作用机制已在第 18 章中描述。由于气道压力只能使用三通旋塞阀和压力计间歇测量，在使用 Ventrain 期间，强烈建议密切观察胸部运动，以避免气压损伤和循环不稳定。

呼吸暂停期间的经鼻高流量给氧

该技术通过鼻氧管根据体重提供高流量湿化氧气，可在诱导前（自主通气期间）和之后（呼吸暂停期间）使用。呼吸暂停的安全时间显著延长，这在早期气道管理和拔管后稳定期间可能是有益的。与成人相比，呼吸暂停期间的经鼻高流量给氧的二氧化碳清除相对较差，这限制了其安全使用时间。

拔管困难

拔管时的气道管理需要与诱导时相同程度的关注。所有团队成员都应该掌握初始和后备策略，并应该强调重新插管的路径。

应评估位于声门上、声门和声门下的潜在挑战。在小气道中，气道水肿是经典的症结所在，应考虑早期类固醇治疗。

手术可以显著改变气道通路［例如头顶（halo）、颌面手术］，对再插管的可行方案产生很大影响。应事先进行确定。

应对具有挑战性的病例时，可以在拔管前将 AEC 引入气管导管。随着气管导管被移除，AEC 留在原处作为重新插管的通路。为避免咳嗽，可事先在气管内滴注利多卡因（最大为 4 mg/kg）。

可以使用导管适配器通过 AEC 给氧，但存在气压伤的重大危险，尤其是当 AEC 超出隆嵴时，应特别小心（参见第 15 章）。

一个小尺寸（8 Fr）AEC 可置入 3.0 mm 内径的气管导管。AEC 本身可能导致部分气道阻塞和喘鸣，作为替代方法，可用导丝代替 AEC。已有用于成人的包含该设备的"分阶段拔管"套件，但尚无用于儿科气道管理的预先准备好的套件。

紧急情况

儿科紧急颈前气道

紧急颈前气道（emergency front of neck airway，eFONA）是儿科麻醉中的一项极大挑战，但幸运的是，这种需求很少见。随着儿童成长，进入青春期后，挑战逐渐减少，接近成人紧急气道的挑战。在成人麻醉中，可以使用多种技术和设备包，在儿科麻醉中则不然。eFONA 的罕见和极端性质要求无论选择何种策略（无论是针头还是手术方法），都需要进行培训和模拟。

年幼儿童（＜8 岁）

由于新生儿的环甲膜狭窄，只有几毫米，几乎不可能进行经典的环甲膜切开术。覆盖的舌骨进一步阻碍了此术式。

针头和导管技术

外科环甲膜切开术的困难导致一些作者建议在环甲膜或气管水平使用针头进行 eFONA。存在一些市售的套件，但其功效尚未得到证实。将针头插入柔软、可收缩和狭窄的婴儿气道是一项重大的挑战。针头"贯穿"（即进入和穿出气管）或进入

气管旁位置的风险很大。

将小管腔导管成功插入气道提供了通过输入高流量氧气进行氧合的机会。缺乏安全的气道、气压伤风险和无法换气是这种方法的主要缺点，其风险甚至高于成人实践（见第 20 章）。

手术方法

手术方法的挑战包括缺乏使用手术刀的能力、血管损伤的风险等。人们越来越关注环状软骨尾部的 eFONA 技术，因为这些技术绕过了儿科气道最狭窄的部分——环状软骨。

哥本哈根大学医院 Rigshospitalet 的同事们提出了快速五步技术，依靠触诊而不是直视，并最大限度地减少手术刀的使用。它可能比穿刺技术更好，但支持证据仅来自动物尸体研究。

快速五步技术（图 23.5）

所需的设备在大多数手术室都很容易获得：手术刀、布巾钳（三对）、一把尖头剪刀和一个尺寸合适的带套囊气管导管。

第 1 步：触诊气管和喉部并从颈静脉切迹向上到喉近端纵向切开皮肤。

第 2 步：用布巾钳钳住切口两侧的边缘并轻轻拉向两侧，然后触诊喉部结构以识别近端气管。

第 3 步：用第三个布巾钳钳住近端气管，轻轻向前和颅侧拉。

第 4 步：保持牵引力，用剪刀尖刺入气管，剪断两到三个气管环。

第 5 步：仍然保持牵引力，通过气管中的狭缝式开口插入带套囊气管导管。当套囊进入气管时停止前进。给套囊充气。通气并观察胸部运动和二氧化碳描记图（如有）。

任何 eFONA 技术都需要训练，并且必须在气道模型上定期练习。"我们在战斗中训练，在训练中战斗。"

年长儿童（＞8 岁）

年长儿童表现出与成人患者相似的解剖学和生理学特征，建议采用成人的方法。环甲膜通常是可触及的，并且由严重肥胖引起的困难比成人少见。

异物引起的气道阻塞

吸入异物导致的气道阻塞是婴儿意外死亡的主要原因。这些病例的处理极具挑战性，成功的处理需要团队合作，可能需要耳鼻喉科和胸外科以及

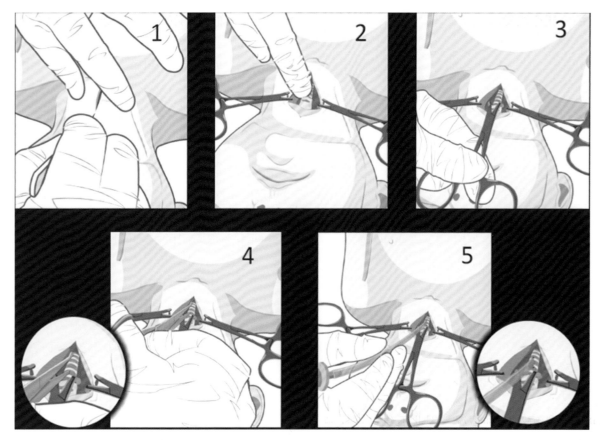

图 23.5　用于儿科紧急颈前气道（eFONA）的快速五步技术

儿科麻醉之间的协作。

理想情况下，在此类紧急情况出现之前应拟定好处理策略，当然，在相关人员集合时也应迅速沟通并达成一致。处理策略可能涉及镇静和自主通气或全身麻醉和控制通气，两者均可考虑使用柔性或硬质支气管镜检查。没有经过验证的"最佳技术"，但此处介绍了一种合乎逻辑的方法。

确定异物阻塞"是什么、在什么时候、在哪里"至关重要。进行快速专注的麻醉前评估。必须立即建立静脉通道。由于儿童、父母和团队成员可能会感到压力，行事需要冷静、有条理。

当异物已经存在一段时间并且有机物变得易碎，使得移除非常困难，或者当异物远端发生继发性肺炎或继发性过度扩张时，可能会使情况变得更加棘手。

部分气道阻塞

保持自主通气至关重要。

在探查气道之前必须进行充分的镇静／麻醉，因为这可能导致咳嗽或喉痉挛并妨碍自主通气的维持。

使用雾化肾上腺素（200 μg/kg）和利多卡因（最大 4～5 mg/ kg）进行初始"气道准备"可减少初始 FOB 检查期间对镇静剂的需求。可考虑使用止涎药。

初始镇静可以用七氟烷。需考虑潮气量减少和延长诱导时间的可能性。替代方案包括重复小剂量丙泊酚（0.5～1 mg /kg）。

将柔性支气管镜穿过支气管镜面罩可以进行早期评估。可以使用直接或可视喉镜和 Boedeker 镊子去除下咽部的异物。可以使用输尿管取石篮或类似设备去除声门下异物。柔性支气管镜可以清除深至肺叶支气管水平的异物。如果使用硬质支气管镜，则必须使用适配器来维持氧合和吸入麻醉。也可以使用全静脉麻醉（total intravenous anaesthesia，TIVA）。

有些人更喜欢深度全身麻醉，因为咳嗽和抽搐的风险会降低。这在硬质支气管镜检查期间特别有利，因为气管损伤与死亡率显著相关。维持自主通气可能具有挑战性，但可以降低通过正压通气进一步推进异物的风险。

完全气道阻塞

这应该根据基本生命支持流程进行处理。在有意识的儿童中，需要立即进行背部拍打和胸部或腹部冲击。未能畅通气道会迅速使患者失去知觉，并可能导致心搏骤停，需要进行心肺复苏。

完全气道阻塞需要快速采取行动和最大限度控制气道。需要立即诱导麻醉，包括使用 TIVA 和神经肌肉阻滞剂进行维持。

在喉镜检查期间，可以使用 Boedeker 或 McGill 钳去除声门水平的异物。不能立即移除可能会使情况变得不利，应考虑使用 eFONA。

如果怀疑声门下异物导致气道完全阻塞，应避免插管。放置 SGA 并尝试对患者进行正压通气。如果成功，则通过 SGA 引入柔性支气管镜，并尝试去除异物。替代方案包括硬质支气管镜检查。

在极端情况下，即完全阻塞且异物不可取出，将阻塞推入主支气管可能是唯一的选择。理想情况下，现在可以通过未阻塞的主支气管进行通气。eFONA 不能解决这种情况，因此不建议这样做。以这种方式确保立即存活后，接下来计划在主支气管水平去除异物。

在极端情况下，体外膜肺氧合（extracorporeal membrane oxygenation，ECMO）可能是最后的手段。这项操作费时，而且在大多数医疗设施中都不可用。

恢复 / 手术后

可以在不复杂的支气管镜检查后几个小时提前出院。但在大多数中心，常见做法是次日出院。术后需要照看的程度取决于病例严重程度和气道受损的可能性。特别是在幼童中，由此产生的气道创伤会导致水肿，可能需要气管插管和类固醇治疗。

结论

氧合是儿科气道管理的基石。所有儿童均可使用带套囊的气管导管。SGA 是紧急气道控制的重要辅助手段。必须保持间接喉镜检查和 FOB 检查的技能。

幼童和有伴随疾病的儿童的气道管理需要专业技能。eFONA 非常罕见且要求使用有别于成人的不同技术。

延伸阅读

Cote CJ, Hartnick CJ. (2009). Pediatric transtracheal and cricothyrotomy airway devices for emergency use: which are appropriate for infants and children? *Paediatric Anaesthesia*, **19**, 66–76.

Fidkowaki CW, Zheng H, Firth PG. (2010). The anesthetic considerations of tracheobronchial foreign bodies in children: a literature review of 12,979 cases. *Anesthesia & Analgesia*, **111**, 1016–1025.

Habre W, Disma N, Virag K, et al.; APRICOT Group of the European Society of Anaesthesiology Clinical Trial Network. (2017), Incidence of severe critical events in paediatric anacsthesia (APRICOT): a prospective multicentre observational study in 261 hospitals in Europe. *Lancet Respiratory Medicine*, **5**, 412–425.

Holm-Knudsen RJ, Rasmussen LS, Charabi B, Bøttger M, Kristensen MS. (2012). Emergency airway access in children – transtracheal cannulas and tracheotomy assessed in a porcine model. *Paediatric Anaesthesia*, **22**, 1159–1165.

Jagannathan N, Sequera-Ramos L, Sohn L, et al. (2014). Elective use of supraglottic airway devices for primary airway management in children with difficult airways. *British Journal of Anaesthesia*, **112**, 742–748.

Weiss M, Engelhart T. (2010). Proposal for the management of the unexpected difficult pediatric airway. *Paediatric Anaesthesia*, **20**, 454–464.

第24章 肥胖患者的气道管理

Daniela Godoroja, Marie Louise Rovsing, Jay B. Brodsky

李牧遥　译　蓝岚　蔡坤成　校

概述

世界卫生组织（World Health Organization，WHO）将肥胖定义为对健康构成危胁的异常/过度脂肪堆积。肥胖根据身体质量指数（body mass index，BMI）分类，即体重（kg）除以身高（m）的平方（kg/m^2），分为三个等级。

1 级	BMI 30 至 < 35 kg/m^2
2 级	BMI 35 至 < 40 kg/m^2
3 级	BMI ≥ 40 kg/m^2

3 级也被称为"病态""极端"或"严重"肥胖

麻醉医师遇到越来越多的肥胖患者，气道管理是这些患者的主要问题。本章提供了这一高危群体进行安全气道管理的要点。

肺部病理生理学

功能残气量（functional residual capacity，FRC）随着 BMI 的增加而减少，主要是由于呼气储备量（expiratory reserve volume，ERV）的下降。低潮气量呼吸会导致依赖肺区的气道闭合，从而导致肺底通气量减少（肺不张），并伴有通气不足和通气灌注不匹配（分流）。肺容量的减少也降低了气道的口径。肥胖是一种容易引起气道高反应性的炎症状态。肥胖患者有较高的静息代谢率和更高的需氧量。由于呼吸做功的增加，耗氧量增加。所有这些因素都会增加低氧血症的风险。

术前气道评估

睡眠呼吸障碍

睡眠呼吸障碍，即典型的阻塞性睡眠呼吸暂停（obstructive sleep apnoea，OSA），在 2 级和 3 级患者中出现概率为 10% ~ 20%，且在大多数患者中未被实际诊断。OSA 常常与面罩通气困难、直接喉镜检查困难和轻度镇静后上气道阻塞有关。患有 OSA 的患者麻醉和围手术期容易出现非常迅速的动脉血氧饱和度下降。未经治疗的 OSA 可能会发展成肥胖低通气综合征（obesity hypoventilation syndrome，OHS），即严重肥胖、日间低通气量伴高碳酸血症和睡眠呼吸障碍三联征。慢性低氧血症和高碳酸血症导致患者对麻醉剂和阿片类药物的敏感性增加，在术后早期可发展为通气不足和呼吸骤停。

美国麻醉医师协会和麻醉与睡眠医学协会建议对手术患者进行术前 OSA 筛查，如果确诊，应在围手术期使用持续气道正压（continuous positive airway pressure，CPAP）进行治疗。夜间多导睡眠监测是确诊 OSA 的必要手段，但费用昂贵，而且往往难以实施。STOP-Bang 问卷（表 24.1）是一个有用的 OSA 筛选工具。吸空气下脉搏氧饱和度读数 < 95%，呼气储备量 < 0.5 L，血清碳酸氢盐浓度 > 28 mmol/L，均提示 OSA。

OSA 的风险与体型有关，而不是完全取决于BMI。男性通常表现出向心性或内脏肥胖（"苹果型"），呈现腹部、颈部和气道脂肪堆积，而女性主要是外周脂肪分布（"梨型"），其气道较少受到影响。向心性（男性）肥胖与 OSA 的严重程度显著相关。

气道风险评估

面罩通气困难在肥胖患者中很常见。表 24.2 中描述了面罩通气困难或无法通气的独立预测因素。其他因素包括改良 Mallampati Ⅲ～Ⅳ级，颈围 > 50 cm。肥胖患者的面罩通气往往需要两名人员同时参与，一人扣面罩，另一个人捏储气囊。

一项 meta 分析报告称，肥胖患者插管困难的发生率是正常人的 3 倍。插管难度评分（IDS）

表 24.1　阻塞性睡眠呼吸暂停的 STOP-BANG 筛查问卷。每项阳性特征得 1 分，得分≥ 5 分则为重大风险

STOP-BANG

S　鼾声（Snoring）。打鼾的声音大吗（比说话的声音还大，或者隔着一扇关着的门都能听到）？

T　疲倦（Tired）。是否经常在白天感到疲倦、疲劳或困倦？在白天会睡着吗？

O　可被观察的（Observed）。是否有人观察到你在睡眠中停止呼吸，窒息或喘息？

P　血压（Blood Pressure）。是否有高血压或服用降压药？

B　BMI。BMI > 35 kg /m²

A　年龄（Age）。年龄 > 50 岁

N　颈围（Neck Circumference）。（绕喉结一周测量）男性 > 43 cm（17 英寸），女性 > 41 cm（16 英寸）

G　性别（Gender）。男性

Chung et al.（2012）. British Journal of Anaesthesia，108，768-775

表 24.2　困难面罩通气的五个独立危险因素（OBESE）

肥胖

O	肥胖（Obese）
B	络腮胡（Beard）
E	无牙（Edentulous）
S	打鼾（Snoring）（OSA）
E	老年人（Elderly）（> 55 岁）

Holland J，Donaldson W.（2015）. WFSA Tutorial 321，https://open airway.org/difficult-face-mask-ventilation-atotw-321

（表 24.3）可用于衡量气道困难程度。据报道，肥胖患者中有 15.5% 的患者 IDS > 5，而非肥胖患者的这一比例为 2.3%。然而，肥胖和插管困难之间

的关系更为复杂，因为在该综述所引用的四项研究中，379 名肥胖和病态肥胖患者中有 378 名通过直接喉镜成功插管。直接喉镜检查在大多数病态肥胖患者中是成功的，增加插管难度的风险因素包括男性、Mallampati Ⅲ / Ⅳ 级和颈围 > 60 cm。

全身麻醉的准备和诱导

体位

仰卧患者的呼吸力学有明显的改变，因为腹内压上升导致膈肌抵抗，从而降低了功能残气量和肺总量。这些影响削弱了肥胖患者对呼吸暂停的耐受能力。他们的安全呼吸暂停时间，即从呼吸暂停开始到低饱和（SpO_2 ≤ 90%）的时间非常短。将手术床调节成反向 30° Trendelenburg 位（译者注：即 30° 头低位）可增加安全呼吸暂停时间。

传统上，直接喉镜检查是在仰卧患者的头下垫一枕头，即"嗅探"（伸展）体位下进行的。当肥胖患者的耳朵和胸骨切迹对齐时，即头部、肩部和上身呈倾斜状，喉部视野会有显著改善。这种头部抬高的喉镜检查体位（head-elevated laryngoscopy position，HELP）可以通过在上半身、头部和颈部下放置多条折叠毯子、预先制造的泡沫枕头或充气枕头来实现。

HELP 和反向 Trendelenburg 位结合，通过减少胸部的容积负荷来减少依赖性肺不张，增加安全呼吸暂停时间，通过调整口腔、咽部和喉部至同一轴线来改善喉部视野（图 24.1）（见第 14 章）。

表 24.3　插管困难程度评分。IDS > 5 ＝中度-重度困难

因素	分数	评分规则
尝试次数 > 1	N1	每增加一次尝试就增加 1 分
操作者数量 > 1	N2	每增加一个操作者就增加 1 分
替代方案数量	N3	每种替代方案增加 1 分
Cormack 等级 -1	N4	超过 1 级的，每级增加 1 分
需要额外施力	N5	如果增加，加 1 分
在喉部施加的压力	N6	如果应用，加 1 分。环状软骨加压不加分
声带移动性	N7	外展＝ 0 分，内收＝ 1 分
IDS 总分＝分数之和	N1 ～ N7	

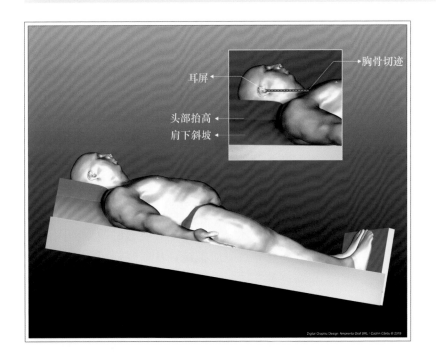

图 24.1　肥胖患者气管插管的斜面体位（头部抬高的喉镜检查体位），患者的耳朵与胸骨切迹对齐，手术床处于反向 Trendelenburg 位。这增加了安全呼吸暂停时间，并通过调整口腔、咽部和喉部至同一轴线来改善喉部视野

图中标注：耳屏、胸骨切迹、头部抬高、肩下斜坡

预充氧

常规预充氧（100% 氧浓度下潮气量通气 3 min 或 8 次深呼吸）可使非肥胖患者的安全呼吸暂停时间增加到 8 ～ 10 min，但仰卧位肥胖患者仅增加到 2 ～ 3 min。肥胖者的预充氧过程应谨慎进行，目标是呼气末氧分压 > 0.9。安全呼吸暂停时间可以通过在呼吸暂停期间的被动吸氧来增加（"呼吸暂停吸氧"）（也见第 8 章）。其他方式包括：

- 鼻导管下吸入无湿化氧气，流量 5 ～ 15 L/min。
- 通过沿脸颊放置的小型 Ring-Adair-Elwyn（RAE）管，以 10 L/min 的速度提供无湿化氧气，远端位于口腔前庭内。
- 高流量经鼻吸氧（经鼻湿化快速充气交换通气，transnasal humidified rapid-insufflation ventilatory exchange，THRIVE）使用高流速、加温、加湿的氧气，速度可达 70 L/min。这既能提供被动吸氧，又能提供适度的 CPAP（约 7.5 cmH$_2$O）。高流量经鼻吸氧可以延长肥胖患者的安全呼吸暂停时间，也可以在清醒插管和镇静过程中用于维持自主呼吸的肥胖患者的氧合。
- CPAP，使肥胖患者的安全呼吸暂停时间增加约 50%，最佳压力水平是 10 cmH$_2$O。
- 无创通气，可改善肺泡复张，延长安全呼吸暂停时间，常用于危重患者的快速序列诱导（rapid sequence induction，RSI）（见

第 28 章）。

误吸风险

在接受择期手术的空腹肥胖患者和消瘦患者中，围手术期吸入性肺损伤的发生率相似。然而，患有严重胃食管反流的肥胖患者和既往行可调节胃束带手术的患者发生误吸的风险更高。

带套囊气管导管的放置是防止误吸的最佳保护措施。如果使用 RSI 技术，可以选择硫喷妥或丙泊酚。琥珀胆碱和罗库溴铵都能满足 RSI 期间可插管条件。然而，琥珀胆碱引起的肌束颤动会增加耗氧量，缩短了安全呼吸暂停时间。如果插管失败，罗库溴铵可以迅速用舒更葡糖拮抗，前提是该药物已提前备好并可以立即使用。对于肥胖患者，舒更葡糖的剂量应以校正后的体重为基础：理想体重 + 0.4×（实际体重－理想体重）。

环状软骨压迫的作用仍有争议（见第 11 章）。这一动作可能导致以下问题：

- 如果用力过猛或用力不当，会妨碍面罩通气。
- 在极个别情况下，会使正常的气道解剖结构发生变化或导致气道阻塞，从而使面罩通气和插管尝试变得更加困难。
- 松弛食管下括约肌。
- 干扰声门上气道（supraglottic airway，SGA）的放置，除非已经放置完毕。

- 由于难以识别正确的解剖标志，更难正确应用在肥胖患者身上。

因此，如果对肥胖患者使用环状软骨压迫，实施者应当经过专业的培训，并且在应用时要非常小心注意。

由于肥胖患者的安全暂停呼吸时间很短，建议在麻醉诱导过程中，不管是否使用环状软骨压迫，只用低吸气压力的面罩通气，以保护气道。

气道通气技术

直接喉镜和可视喉镜

在手术前，应讨论气道管理计划，并在需要时提供额外的人员。病态肥胖患者的首选通气方案是气管内插管和呼吸机控制通气。SGA 作为首选的气道装置，应该用在经过严格甄选的择期手术患者，并且用于患者头部可以抬高、上气道可以充分暴露的情况下。

决定采用标准麻醉诱导、快速序列诱导还是清醒插管取决于患者的病史和合并症，以及术前详尽的气道检查。

直接喉镜插管困难或失败后应根据困难气道处置预案及时进行下一步处理。在任何情况下，均应限制直接喉镜操作的次数和持续时间，以防止气道损伤进展到"不能插管，不能氧合"（cannot intubate, cannot oxygenate, CICO）的情况。直接喉镜的辅助工具和措施包括探条和管芯，向各个方向的喉部推压和各种喉镜镜片。短的喉镜手柄可避免手柄在胸壁和嘴之间的干扰。

美国麻醉医师协会（ASA）的困难气道管理指南和困难气道协会 2015 年的指南都主张使用可视喉镜。文献显示，与直接喉镜检查相比，GlideScope 改善了病态肥胖患者的插管条件，C-MAC 和 GlideScope 都能减少肥胖患者的插管尝试次数。可视喉镜改善了喉镜暴露时的视野，这意味着可以更快实现成功插管，从而避免低氧血症，并且可以避免多次尝试。可视喉镜检查还减少了暴露所需的下颌上抬的力量，这可以尽量避免气道损伤，并减轻喉镜暴露时的血流动力学反应。可视喉镜使操作者和助手（或主管）都能看到气道的解剖结构并确认气管导管的通过。最后，可视喉镜检查可以与柔性光学支气管镜（flexible optical bronchoscopy，FOB）检查相结合，以实现暴露非常困难的插管（见第 19 章）。鉴于可视喉镜的多种好处，建议在肥胖患者群体中始终使用可视喉镜。它可以作为直接喉镜插管失败的备用选项，也可以考虑用于首次插管尝试（图 24.2）。

声门上气道工具

虽然气管导管被推荐为大多数肥胖患者的默认通气选择，但 SGA 工具可能适用于超重和中度肥胖患者的择期手术。SGA 工具在肥胖患者的择期手术中仍扮演着非常重要的作用。它们的使用可能促进患者术后康复质量，同时与插管相比，降低了紧急通气情况下的相关并发症。目前暂无证据确定在何种体重或何种手术中气管插管和 SGA 更受推崇，即使是专家意见也并不统一。英国肥胖和减重麻醉协会建议，对于肥胖患者，实施气管插管的默认界

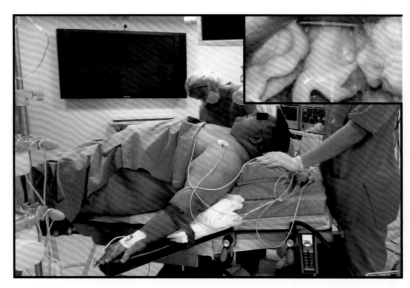

图 24.2　诱导插管难度增加。肥胖患者，35 岁，BMI 55 kg/m²，伴有阻塞性睡眠呼吸暂停，术前持续 CPAP 治疗。吸空气下 SpO₂ 97%，颈围 55 cm。计划 A：可视喉镜插管。插图：通过可视喉镜获得的图像

限是 BMI ＞ 35 kg/m²。尽管具有丰富的减重麻醉经验的麻醉医师在权衡风险和益处后对 BMI 明显较高的患者使用 SGA，但对肥胖患者使用 SGA 的决定应基于安全考虑，而不是为了追求方便或速度。

当 SGA 用于肥胖患者时，使用具有排气口和较高密封压力的高性能第二代 SGA 是更加合理的（见第 13 章）。这种装置可以提供可靠的呼气末正压（positive end-expiratory pressure，PEEP），而不会引起胃胀气。然而，SGA 的使用应仔细斟酌并仔细管理。当使用 SGA 时，在术前给予药物以减少胃容量和增加胃内容物的 pH 值是有必要的。

SGA 也可以作为气管插管前通气面罩的替代品，以及通气和插管失败时的抢救装置。经 SGA 插管应在 FOB 辅助下进行，无论是否有换管导管（如 Aintree 插管导管）。

清醒气管插管

只要麻醉医师认为清醒插管是保护气道最安全的方法，就应积极考虑对肥胖患者进行清醒气管插管（表 24.4）。局部麻醉技术与非肥胖患者的麻醉技术相同。应在严密监测下谨慎使用镇静剂。包括瑞芬太尼、右美托咪定和氯胺酮在内的短效或非呼吸抑制剂特别有用。

传统的 FOB 和可视喉镜在肥胖患者中均适用于清醒气管插管技术，在肥胖患者中，两者的成功率相当。无论使用哪种方法，都应将患者置于坐位或斜坡位，在整个手术过程中都维持氧气输送，特别是在使用镇静剂时。由于脂肪组织引起的气道狭窄，任何清醒插管技术都是有风险的。清醒插管的首次尝试成功率超过 70%，且无严重并发

表 24.4 安全清醒插管的指征

ALIVE	
A	对即将进行的操作表示接受（Accepts what is going to happen）
L	放松和合作［Loose（relaxed and cooperative）］
I	合适的方式充氧（In the proper way oxygenated）
V	没有疼痛和分泌物（Void of pain and secretions）
E	愿意再次尝试（Eager to do it again）

症的报道。英国第四次国家审计项目（NAP4）注意到临床医生并不愿意使用清醒插管，同时发现这项操作并不总是成功的，特别是过度镇静出现气道阻塞时。越来越多的人认为，清醒可视喉镜检查和 FOB 检查都应该是气道专家掌握的必备技能。例子见图 24.3 和 24.4。

CICO 和紧急颈前气道建立

CICO 情况是一个高风险、低频率的事件，但后果是严重的，肥胖患者发生低氧血症的风险（以及发生梗阻时的速度）显著增加。NAP4 报告称，肥胖患者发生主要气道并发症的频率是非肥胖患者的 2 倍，病态肥胖患者的发生率则升至 4 倍。肥胖患者——无论是在手术室内还是手术室外——都面临着更高的 CICO 风险和未能成功实施紧急颈前气道（emergency front of neck airway，eFONA）的风险。在 NAP4 报告中，这种失败是由决策延迟、知识掌握的差距以及设备和技术故障造成的。失败的一个重要原因是无法触摸到环甲膜（cricothyroid membrane，CTM），以及由于脂肪过多而导致伸颈困难。术前评估无法触及体外标志的患者出现困难

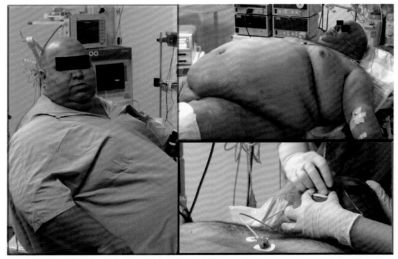

图 24.3 诱导插管难度更大。肥胖患者，48 岁，BMI 88 kg/m²，伴有肥胖低通气综合征，术前使用双水平气道正压（BiPAP）6 周。吸空气下 SpO₂ 85%/91%，颈围 70 cm。计划：清醒 FOB 引导下插管，无需镇静

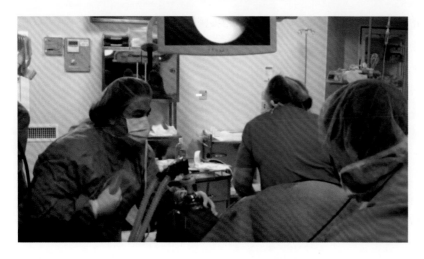

图 24.4　相当困难的肥胖患者，43 岁，BMI 63.5 kg/m²，重度肥胖低通气综合征，对双水平气道正压（BiPAP）有部分依从性，不配合清醒技术，颈围 62 cm。计划：可视喉镜检查，但预计可能有困难，以及 SGA 置入困难和面罩通气困难。如果上述技术失败，则进行紧急颈前气道建立

插管的风险很高，应尝试通过触诊和（或）超声检查确定环甲膜位置。对肥胖患者应重视超声检查，因为即使是一天的训练，医生也能将环甲膜识别的成功率从 50% 以下提高到 80% 以上。

肥胖患者出现 CICO 的抢救最佳措施尚不清楚，与非肥胖人群一样（见第 20 章）。普遍共识是，对于无法触及明显体外标志的患者，可能需要采用包括大的皮肤切口（如长达 10 cm）和钝性剥离以确定环甲膜位置的手术方法。由于肥胖患者发生 CICO 的频率高于非肥胖患者，eFONA 失败的频率也高于非肥胖患者，因此，确保气道管理者知晓如何处理这些紧急情况是非常重要的。目前，没有足够的人体模型来模拟肥胖患者的气道，特别是 eFONA。这是一个热门研究领域，希望这个问题在未来几年能得到解决。

麻醉出院和麻醉后护理

为肥胖患者制订安全拔管和紧急再插管的计划至关重要。需要量化的神经肌肉监测来证实肌松药被完全拮抗。在进行气管拔管之前，应对患者进行预充氧。患者应完全清醒、配合呼吸，有足够的潮气量以维持正常的呼气末二氧化碳和脉搏血氧饱和度水平。患者应保持斜卧位或坐位。OSA 患者可插入鼻咽通气道，以减少拔管后阻塞的风险。对于存在困难气道的患者，可以通过气道交换导管进行 SGA 的置入或拔管（见第 21 章）。通过压力支持通气和 CPAP 的应用来维持正压，可以改善氧合，减少并发症，尤其是对于 OSA 患者。

对于患有严重 OSA/OHS 的肥胖患者和有严重并发症的患者，以及接受广泛外科手术需要静脉注射阿片类药物的患者，应考虑在 2 级或 3 级术后护理病房进行术后管理。患者需要胸部理疗、诱发性肺量计和充分氧气供应，包括高流量鼻导管吸氧、CPAP 或无创通气以维持氧合。

对于在麻醉后监护病房（post-anaesthesia care unit，PACU）康复的肥胖患者，应进行全面监护和吸氧，保持坐位或 45° 仰卧位。肥胖患者在术后 24 h 内会出现频繁的血氧饱和度下降，阿片类止痛药加剧了这种趋势。应使用多模式镇痛技术，但不在本章讨论范围内。在病房内应继续实施 PACU 管理，或直到患者完全恢复并能活动为止。

结论

在所有肥胖患者中，术前评估以确定或排除潜在的困难气道非常重要。肥胖与面罩通气困难、SGA 置入困难、喉镜检查困难、CICO 和 eFONA 失败风险增加均有关。直接喉镜检查困难的预测因素是男性、大颈围（> 60 cm）和改良 Mallampati Ⅲ/Ⅳ 级。上身脂肪分布增多的患者是 OSA/OHS 的高发人群。OSA 与面罩通气困难和直接喉镜插管困难相关。相关人员需要掌握气道管理技能并通过练习不同的气道通气技术巩固这些知识，因为这些技术不仅是常规需要的，也是肥胖患者气道的救援技术。肥胖患者的安全呼吸暂停时间非常短，因此必须及时完成气管插管。临床医生应该始终有主要和后备计划，包括困难气道处理预案。这些计划应限制失败尝试次数，防止发展到出现 CICO 的情况。当直接喉镜检查失败时，应使用可视喉镜检查，或在预计有困难时就将可视喉镜作为第一选择。当发生困难时，应立即向受过训练的麻醉医师

请求帮助。气管插管的第一次尝试应将所有准备做到最好。包括最佳的定位和预充氧（被动吸氧）。对于肥胖患者，RSI应作为麻醉医生充分考虑的麻醉方法之一，诱导期间可使用环状软骨压迫手法，诱导后应进行充分的通气。在拔管前，肌松药应完全被拮抗，患者应预充氧，保持坐位或斜卧位。拔管应在患者完全清醒的情况下进行。重新插管的计划应准备到位。术后管理包括多模式阿片类药物镇痛、诱发性肺量计、高流量鼻导管吸氧、CPAP或坐位无创呼吸机辅助通气，以及全面的监护，直到患者完全康复和活动。

延伸阅读

Brodsky JB, Lemmens HJM, Brock-Utne JG, Vierra M, Saidman LJ. (2002). Morbid obesity and tracheal intubation. *Anesthesia & Analgesi*a, **94**, 732–736.

Frerk C, Mitchell VS, McNarry AF, et al.; Difficult Airway Society intubation guidelines working group. (2015). Difficult Airway Society 2015 guidelines for management of unanticipated difficult intubation in adults. *British Journal of Anaesthesia*, **115**, 827–848.

Heinrich S, Horbach T, Stubner B, et al. (2014). Benefits of humidified high flow nasal oxygen for pre oxygenation in morbidly obese patients undergoing bariatric surgery: a randomised controlled study. *Journal of Obesity and Bariatrics*, **1**, 1–7.

Marrel J, Blanc C, Frascarolo P, Magnusson L. (2007). Videolaryngoscopy improves intubation condition in morbidly obese patients. *European Journal of Anaesthesiology*, **24**, 1045–1049.

Nicholson A, Cook TM, Smith AF, Lewis SR, Reed SS. (2013). Supraglottic airway devices versus tracheal intubation for airway management during general anaesthesia in obese patients. *Cochrane Database Systematic Reviews*, **9**, CD010105.

Nightingale CE, Margarson MP, Shearer E, at al. (2015). Peri-operative management of the obese surgical patient *Anaesthesia*, **70**, 859–876.

第 25 章

颌面外科及牙科手术

Hanne Abildstrøm，Brian Jenkins

周成茂 译 陈智才 李佳阳 校

由于与外科医生共用一个解剖空间，而且手术需要在特定条件下才能成功，颌面外科和牙科手术给麻醉医师的技术带来了全新的挑战。麻醉医师应当了解该领域相关的手术条件和技术。尽管择期手术在很大程度上是常规和可预测的，然而急诊手术可能也会对具有丰富经验的麻醉医师的麻醉管理带来挑战。值得注意的是，起初是常规且可预测的手术也有可能恶化成危及生命的情况。为避免出现不良结果，必须了解该专业的技术和面临的挑战，并以发展相关技能作为辅助。本章简要介绍颌面外科及牙科手术的麻醉事项。

牙科手术

牙科手术是指对牙龈和牙齿进行的小手术，无论是拔牙（拔牙术）、防腐蚀处理（补牙）还是换牙（种牙）。

患者群体

在全身麻醉下进行牙科手术的患者通常要么需要进行广泛性手术，要么无法在局部麻醉状态下对牙齿进行安全处理。后者倾向于儿童、有学习困难的成人或患有严重牙科恐惧症的患者。广泛性牙科感染也可能导致无法充分行局部麻醉，有可能需要采用全身麻醉。

由于全身麻醉有可能引发相关的并发症，因此进行手术时是通过镇静还是其他技术进行管理，讨论这个问题还是有必要的。对于成人，利用鼻罩使用苯二氮䓬类药物或氧化亚氮实现镇静可行，但是对于儿童，友好的医护人员、舒适的环境以及使用平板电脑等分散注意力可能足以避免使用全身麻醉。

禁食、监护和复苏（设备）及全身麻醉医护人员适用的建议标准可用于牙科手术，无论其在何处施行。过去有报道称，有许多健康的儿童和成人

死于气道并发症，这通常是由不符合标准的实践造成的。

学习困难的患者经常出现在牙科手术中，而且由于他们存在沟通、依从性以及相关并发症的困难，可能会给麻醉医师带来巨大挑战。唐氏综合征患者有可能存在气道问题（参见第 5 章），还有可能存在先天性心脏缺陷，而这会增加全身麻醉和患上心内膜炎（牙齿卫生不到位造成）的风险。患者在等待心脏移植期间在全身麻醉下拔牙并不罕见。

麻醉

术后恶心呕吐在这一患者群体中属于常见问题：全静脉麻醉辅以止吐药是将这种风险降至最低的有效方法。气道管理旨在为外科医师提供最佳的手术条件。虽然可以对未使用气道装置的自主呼吸患者进行镇静，但是要同时兼顾提供充分的手术条件和维持开放、自由气道。血液、碎屑、唾液和异物在整个手术过程中构成威胁，如何避免污染气道很大程度上取决于医生的技术、注意程度和手术速度。除最简单的手术外，强烈建议在气管插管或利用声门上气道（supraglottic airway device，SGA）进行气道管理的条件下进行全身麻醉。

气道装置的选择通常根据牙科医生的灵活性和将要开展的手术确定。许多牙科医生青睐经口腔入路，这样不受气管插管或 SGA 的限制，而对于有些手术，需要测试咬合度，避免使用口腔气管导管。然而，对于简单的拔牙手术，SGA 可以提供充分的口腔入路，尽管总会存在移位和污染气道的风险，而且很有可能延长手术时间并造成出血。加强导管（尽管更难插管）的 SGA 在灵活性和移动性方面表现更佳，可以在不影响喉部密封的情况下将连接导管复位。

如果手术允许，经口腔气管插管造成的创伤比经鼻气管插管造成的更小。这种导管可以是预制

朝南式，固定于中线位置，或者是直立式标准口腔导管，也可以根据牙科医生的要求左右移动。经鼻气管插管为手术人员提供理想的口腔入路，但存在给鼻黏膜造成创伤和引起术后大出血的风险。

经鼻气管插管

经鼻气管插管对于牙科手术而言，仍是气道管理技术的金标准，通过提供极佳的手术通路，允许将细菌 / 热湿交换过滤器放置在远离手术视野的位置，为牙科手术操作提供最佳条件。理想情况下，为减少鼻腔创伤和鼻出血、鼻甲拉脱等并发症的发生，应当使用软性 PVC 鼻管。使用内径 6.0 ~ 6.5 mm 的小管会减少创伤。一些预防措施和技巧有助于避免鼻黏膜损伤。

术前病史和检查可以确定先前手术过程中的并发症发生的可能性，而且还可以通过让患者先堵塞一个鼻孔，然而堵塞另一个鼻孔的方式，确定最佳鼻气道。血管收缩剂可以在插管之前经鼻注射，使鼻黏膜收缩，降低出血风险。

在开始可造成大出血和威胁气道的手术之前，经鼻气管插管前行喉镜检查有助于评估插管难度和潜在问题（如大扁桃体）的存在。经鼻气管插管之前，可以装在润滑抽吸导管或探条上，帮助引导大导管通过鼻甲。轻旋导管，再弯曲 / 伸展头部，通常可以轻松完成经鼻气管插管，但是压紧气管环可能阻挡导管尖端穿过喉头的过程。在这些情况下，逆时针轻轻旋转导管，可以让整个套囊穿过喉部入口。通过助手或弯曲颈部对环状软骨施加外压，缩小导管和气管壁之间的角度，这样也可以便于气管导管穿过。如果这些操作失败，可以使用 Magill 镊子改变导管进入气管的角度，但是这种风险会破坏套囊，因此只有在其他措施失败的情况下才适用。

咽部填塞物

为避免血液、手术钻碎屑、骨碎片和软组织等手术碎片在术中和拔管时进入食管或气道，通常在术前放入咽部填塞物。使用咽部填塞物可能引起相关的并发症，因此常规气管插管操作目前正处于审核之中。如果放入咽部填塞物，则必须在手术结束时将其移除。如果忘记移除，那么会在拔管后或在恢复部位立即造成气道阻塞。手术结束时填塞物移除应列入手术检查清单，但是麻醉医师有责任确保拔管前咽喉畅通。

紧急牙科手术

龋齿引发的感染是一种常见疾病，绝大多数情况下可以通过局部麻醉拔牙进行治疗。然而，如果放任不管，它会因水肿、流脓而导致严重的解剖变形，并且有可能演变为全身感染，威胁生命安全。在这些情况下，需要采取全身麻醉手术干预。

口腔卫生条件差可为产酸菌提供最佳条件来分解牙釉质，导致出现牙原性感染。最常见的情况是，感染开始于下颌磨牙，以至扩散到牙槽骨，从而引起根尖周脓肿，侵入口腔或通过颌下组织蔓延。口腔的软组织和舌可能会肿胀。舌、咽喉和声门的后方和下方会因水肿而发炎，最终导致气道受阻。感染还可能会沿颈部大血管向纵隔扩散，而这是一种高死亡率的严重并发症。CT 影像可显示纵隔气体形成，伴随胸膜和心外膜积液。从上颌牙开始，感染可以向上扩散到上颌窦和眶下腔。感染还可向颅内扩张，引起海绵窦血栓形成。

脓性颌下炎（路德维希咽峡炎）可由扁桃体周围脓肿或牙齿感染引起，口腔底部和咬肌硬化且肿胀（蜂窝织炎），造成牙关紧闭症，导致传统的喉镜检查难以进入。患者可能无法仰卧和（或）可能无法吞咽唾液，这些都是病情加重的征象。发音困难是气道完全阻塞之前的晚期征兆。清醒的柔性光学支气管镜（flexible optical bronchoscope，FOB）引导插管通常为首选方法，但是患者不合作和难以获得良好局麻（因感染后组织 pH 发生变化）也会让情况变复杂。

手术引流之后，在消除气道水肿之前，可能无法安全拔管。重症监护室通气可能需要更长时间，因为可能需要对感染组织进行反复手术引流。虽然在存在颌下水肿的情况下，转至重症监护前行气管切开术可能会极其困难，但是通常比依靠不稳定的经口腔或经鼻气管导管更安全，因为口腔和咽部水肿加重可能会导致气管导管被拔出。广谱抗生素可用于控制感染，类固醇通常用于减轻气道水肿。有时严重的败血症、感染性休克和多器官衰竭是牙齿感染的并发症。

颌面外科手术

正颌外科手术

正颌外科（orthognathic）是希腊语派生词，

意思是矫直或矫正下颌。上颌骨和下颌骨行截骨术可改变面部骨骼的形状，以治疗咬合不正和面部畸形。这种做法既美观又实用，使患者能够嚼碎、咀嚼和通过鼻子自由呼吸，并能够清晰地说话。

大多数患者处于青春期晚期，通常在使用牙套和矫治器矫正咬合不正的正畸术前治疗 12 ～ 18 个月后进行手术。术后继续进行正畸治疗。所有恒牙已经长出，面部骨骼结构已完成生长，但需要进行正颌外科手术才能彻底治疗导致咬合不正的潜在骨骼畸形。患者一般身体健康，无并发症。手术是由外科医生和正畸医生组成的多学科团队选择和精心设计。牙科模型在三维 CT 或锥束 CT（cone-beam CT，CBCT）影像的基础上进行虚拟规划后制作而成（图 25.1）。

下颌矢状劈开截骨术（图 25.1）可用于矫正覆𬌗（暴牙）和反颌（地包天）、下颌后缩和前突以及不对称。在下颌骨的双侧行截骨术，使支撑前牙的部分前后滑动。所有切口均在有骨髓存在的骨骼中间进行口腔内切入，形成轻微出血的骨骼面。对齐后，用钛板和螺钉将碎片固定在新位置。

上颌截骨术的最常见形式是勒福 I 型截骨术（图 25.1），从鼻外侧向下做口内前庭切口，与鼻中隔分离，而附着在其软组织蒂上的上颌骨结构由上颌动脉和上颚静脉供血。上颌骨当前可以在前侧、后侧、颅侧和尾侧四个方向移动，并且在固定到最佳位置之前可以转动，通过手术夹板（薄片）与下牙咬合进行引导。对于手术的这部分操作，需要进行颌间固定。该项手术适合上颌畸形患者。

双颌截骨术是指勒福 I 型截骨术和矢状劈开截骨术二者相结合的一种截骨术，可实现广泛的模型重建，从而获得美观的矫正咬合和扩大的气道。

颅面手术

需要行正颌手术的患者中，有一小部分是儿童，他们存在 Apert 综合征或 Morbus Crouzon 综合征等先天性颅面畸形，伴有中面部发育不全和下颌后缩（图 25.2）。因恶性肿瘤和外伤导致的婴儿后天畸形也需要在更早的年龄进行矫正。这些患者通常有其他畸形或合并症，可能会给麻醉医师带来相当大的气道管理挑战。

勒福 II 型或 III 型高位面部截骨术在中面部发育不全的患者中进行（图 25.3）。勒福 II 型或 III 型是对上颌骨和颧骨进行的截骨术（勒福 III 型中包括眼眶复合体），通过头皮外部冠状切口进行，愈合后瘢痕将被头发覆盖。抬起头皮并在口腔内进行上颌骨截骨术。

麻醉

对于接受正颌手术的年轻健康患者，需要做好术后心理准备。术后可能会出现面部软组织血肿和水肿。有可能还会出现术后恶心，口腔和胃部出血或手术后立即使用阿片类镇痛药均可能会使这种情况加重。可能需要在术后数天甚至数周使用强效镇痛药和止吐药。

将朝北的导管进行鼻腔插管可以提供极佳的手术条件，使医生实现精准牙咬合的主要目标。重点要确保当固定导管时，不会对面部结构（特别是鼻孔）施加压力或牵引力，因为这样会造成手术时间延长所致压迫性坏死。填塞物固定应当牢固，以

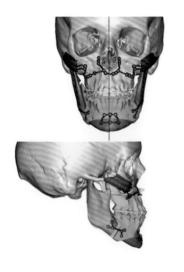

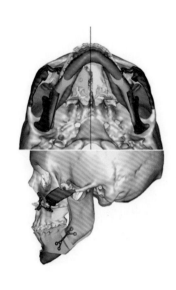

图 25.1　基于 CT 扫描的术前三维重建。双颌截骨术是指勒福 I 型和矢状劈开截骨术组合，允许对面部骨骼进行广泛重塑

便活动头部，让医生能够看见整个面部，帮助术中指导移动面骨（图 25.4 和 25.5）。

将咽部填塞物放入咽部，防止碎屑、血液和骨碎片进入气道和食管，而且在牙科手术中使用和移除时也应当同样注意。麻醉苏醒应该是安静的、渐进的和无压力的，这适用于拔管前气道反射完全恢复的清醒患者。术后使用松紧带实现颌间固定。这样将完全闭合口腔，尽管牙齿之间的间隙通常允许用导管进行咽部抽吸。如果预计会出现气道问题，那么可以使用气道交换装置，因为手术引起的

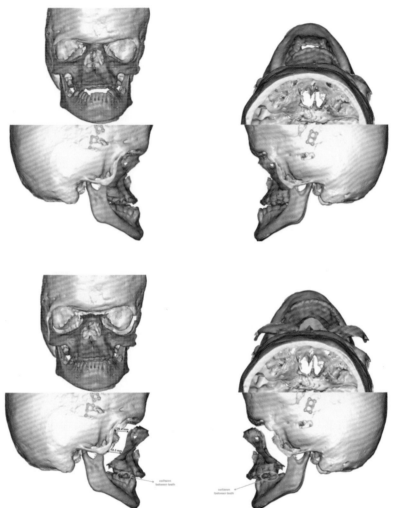

图 25.2　Morbus Crouzon 综合征患者中面部发育不全和下颌后缩的 CT 扫描

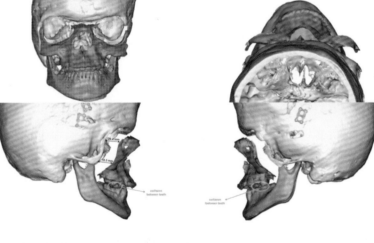

图 25.3　与图 25.2 同一位 Morbus Crouzon 患者勒福 III 型高位面部截骨术的三维设计。上颌复合体前滑约 2 cm 矫正中面部发育不全，导致牙齿的不同咬合

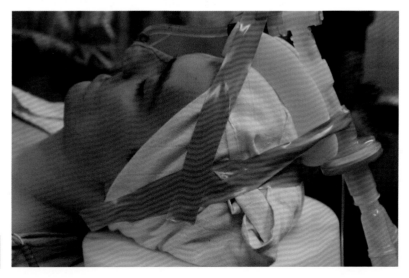

图 25.4　用填充物对患者固定一个朝北的鼻气管导管，使外科医生仍然能够在一定程度上活动头部

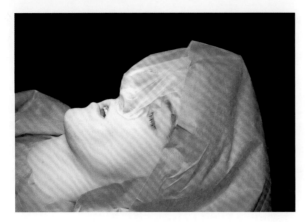

图 25.5 图 25.4 中同一位行双颌截骨术的患者，使用手术敷料能够让医生在术中看见整个面部

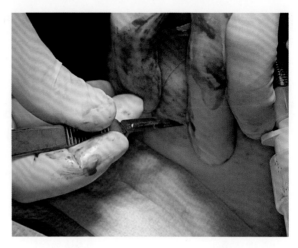

图 25.6 颌下导管：皮肤切口，下巴与下颌角之间距离 1/3 处，下颌基部内侧 [Reproduced with permission from Schopka JH, Toft P, Nørholt SE, Dahl M.（2006）. Tandlaeglebadet110, 398-401.]

水肿和血肿可能导致难以在手术后重新插管（见第 21 章）。术后必须立即使用剪刀，在紧急情况下剪断松紧带。如果需要重新插管，必须格外小心，避免对新固定的面骨施加压力。FOB 引导插管或使用可视喉镜可能有助于实现这一目标。

在颅面手术的患者中，预计存在困难气道。在鼻腔空间极狭窄的 Crouzon 综合征中，通过鼻通道插管既不可能实现，也不是最佳方式，因为导管会被放置在面中部手术视野的中间。出于安全考虑，使用下颌周围钢丝缝合的口腔加强导管可以作为一种选择，但是大多数外科医生更喜欢气管切开术或颌下气管导管。颌下插管于 1986 年被首次介绍：通过口腔途径使用加强管对患者进行气管内插管。医生在颌下区域的口底切开一个切口，并通过钝性解剖创建一个隧道（图 25.6）。与呼吸机断开连接后，将口腔加强导管的近端拉过该通道，进入颌下部位并继续通气（图 25.7）。手术结束时，将导管重新放入口腔，近端从口腔中伸出，并在拔管前缝合隧道。存在一些与颌下导管相关的并发症，例如，出血、瘢痕、感染、瘘管以及舌神经和舌下腺损伤。

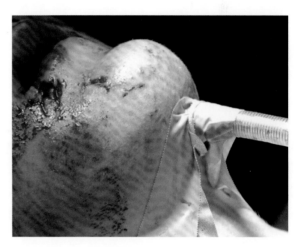

图 25.7 颌下导管插管患者 [Reproduced with permission from Schopka JH, Toft P, Nørholt SE, Dahl M.（2006）. Tandlaeglebadet110, 398-401.]

术后大出血

骨髓上形成截骨术切口的骨面可能会在手术后期继续出血。术前可以放入鼻胃管，将血液从胃部抽出。为减少术中失血，年轻的健康患者可以较好地采用控制性降压麻醉策略（维持平均动脉压在 50 ～ 60 mmHg）。

如果切开上颌动脉的分支腭大动脉，并且已经回缩至医生无法触及的上颌骨，那么手术出血将极难控制。这种情况很罕见，但在这种情况下，可

能需要对口腔和鼻腔进行填塞，患者通气整晚，直至出血停止。如果这种操作不奏效，那么可能需要进行血管造影栓塞术。对于意外过量失血的患者，必须排除止血异常。有些时候，由于手术结束时血压升高，截骨术骨折线引起的出血可能会使口腔和鼻腔充血。可以将冰袋放置在面部周围，加速止血，但是在血肿形成后，这种出血通常就会停止。大出血得到控制后，必须通过抽吸将咽部血液和黏块彻底清除，确保拔管前气道畅通无阻。

颅面外科手术较为复杂且手术时间长。经过长时间手术（有时持续一整天），患者可能需要呼吸机支持一整晚。出血量可能较大时，需要输血来替换失血量。

颌面创伤

气道

颌面创伤可能作为主要问题存在，但在患有多发伤的患者中也常见，具体取决于创伤机制。许多患者还会出现颈椎骨折和损伤和（或）颅内出血。所有创伤都应当使用ABC算法进行管理，将固定气道、供氧充足和维持颈椎线性稳定作为首要管理事项（见第30章）。

在格拉斯哥昏迷评分（Glasgow Coma Score，GCS）小于8，气道反射消失的无意识患者中，迫切需要确保气道安全，但是这可能很困难。血液、呕吐物、骨碎片、松动的牙齿、其他异物及最后的水肿可能阻塞气道。最有经验的麻醉医师应当负责气道，但是在尝试气管插管之前，麻醉医师应当与创伤团队的所有成员做好沟通。最初优先采用经口气管插管，但后期可能会更改为经鼻气管插管进行择期计划的颌面部手术。

如果预计为困难气道，那么对充分自主呼吸的患者采用清醒FOB引导插管是有效的策略，但是气道内的异物和解剖变形会让操作变得困难。一种有效的替代方法是使用硬膜外导管进行逆行插管（第32章），即通过导管或穿过环甲膜或环气管膜的Tuohy穿刺针插入，然后用其引导气管插管。这些情况下优先使用哪种技术取决于对设备和技术的熟悉程度。

快速序贯诱导是金标准的麻醉诱导方式，但应立即提供用于困难气道管理的设备，以及有效的吸引。在无法获得最佳头颈位置的情况下，可视喉镜可用，正如在颈椎线性稳定中一样。若插管失败，则可使用口咽通气道或SGA来维持患者供氧，同时准备其他更加可靠的气道管理方式。如果无法对未插管患者维持供氧，那么必须建立紧急颈前气道（emergency front of neck airway，eFONA）。在颌面受伤的情况下，这些操作可由麻醉医师、耳鼻喉科医师或急诊医师执行（参见第20章）。呼吸暂停期间FOB引导插管既困难又耗时，但也是可行的。经气管喷射通气鲜有人知晓，但是作为一种气道救援策略经常被提到：如果在气道受伤后使用这种技术，那么上气道受阻、气压伤、气胸和（或）外科性气肿的风险将会很高，并且有可能使病情加重。使用内径至少5 mm的导管建立eFONA

有可能是最安全的一种方式，因此建议采用。

出血

骨折线可以是单侧的，也可以是双侧的，而且沿着面部骨骼的结构薄弱处（图25.8）。面部供血充足，侧支循环良好。破坏上颌动脉等大动脉会造成严重出血，但这绝不是造成创伤患者低血压加重的唯一原因。在循环不稳定的情况下，应当首先查看出血更明显的部位。

如果鼻腔和口腔出血仍在继续，那么大多数情况下在插管后塞入填塞物即可控制。如果无法控制，则必须考虑对出血动脉进行手术探查和结扎控制。还可以进行栓塞动脉造影术，尽管因侧支循环丰富导致选择有限。如果所有其他方案均失败，或者在极端情况下，可能需要对颈外动脉结扎。

确定性手术

在创伤患者中，威胁患者生命和移动能力的病症乃重中之重，而对于面部创伤，可以将包括眼部在内的软组织缝合。颌面骨折固定可以延期进行，直至心血管功能稳定，但是应当在受伤后1周之内完成，确保对线和固定的最佳条件。在神经外科患者中，需要记录手术时间，手术时机需要与能满意控制颅内压的能力相平衡。

手术之前，必须与医生讨论一套围手术期气道管理方案。当需要对面中部骨折进行接骨术时，通常要求使用鼻气管导管，但在某些情况下，牙齿之间的

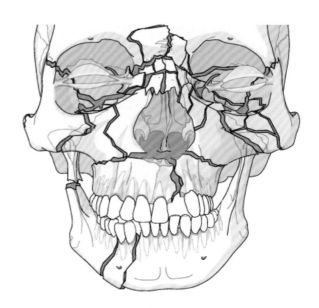

图25.8　通常沿着面部骨骼结构薄弱处的面部骨折示例

间隙或少几颗牙齿，可以留出一个合适的通道，让经口腔气管导管在不干扰咬合的情况下通过。

共存颅底骨折对于经鼻气管插管而言是一种相对禁忌证，经鼻气管插管进入颅内的病例已有详细的报道。然而，如果需要经鼻气管插管，那么在可视引导下，通过使用 FOB 迫使导管进入气管，可安全通过鼻腔通道。替代方案是在术前行外科气管切开术。对于有神经创伤的患者，他们在术后较长一段时期需要辅助通气，或者是对于需要进行多次计划手术的患者，尤为建议采用这一方案。对于预期能够在术后恢复到充分呼吸的患者，建议采用颌下导管。

若出现无移位的下颌髁状突骨折，使用传统的喉镜检查来强力操纵下颌骨，可以将下颌骨的头部从颞下颌关节处移开（图 25.9）。FOB 引导的经

鼻气管插管无须操作下颌即可完成。温柔地使用可视喉镜检查，也可以帮助降低易于骨折移位的患者发生骨折移位的风险。

对于颧骨骨折，某些情况下经口插管就足够了，但如果需要矫正咬合，那么优先使用鼻管。

结论

即使是经验最丰富的麻醉医师，颌面外科及牙科手术也会对其提出诸多挑战。管理的基础是清楚外科医生需要什么才能产生良好的结果。麻醉、外科手术和重症监护团队之间的良好沟通是优化患者护理和实现安全最大化所必要的。

延伸阅读

Coplans MP, Curson I. (1982). Deaths associated with dentistry. *British Dental Journal*, **153**, 357–362.

Hamaekers AE, Henderson JJ. (2011). Equipment and strategies for emergency tracheal access in the adult patient. *Anaesthesia*, **66**, 65–80.

Hernández Altemir F. (1986). The submental route for endotracheal intubation. A new technique. *J Maxillofacial Surgery*, **14**, 64–65.

Kademani D, Tiwana P. (2015). *Atlas of Oral & Maxillofacial Surgery*. St Louis: Elsevier.

Kristensen MS. (2015). Tube tip in pharynx (TTIP) ventilation: simple establishment of ventilation in case of failed mask ventilation. *Acta Anaesthesiologica Scandinavica*, **49**, 252–256.

Marlow TJ, Goltra DD, Schabel SI. (1997). Intracranial placement of a nasotracheal tube after facial fracture: a rare complication. *Journal of Emergency Medicine*, **15**, 187–191.

Shaw S Kumar C, Dodds C. (2010). *The Oxford Textbook of Anaesthesia for Oral and Maxillofacial Surgery*. Oxford: Oxford University Press.

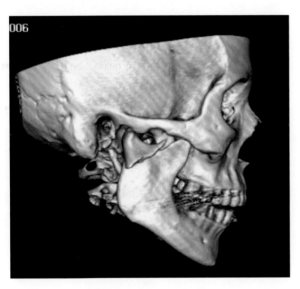

图 25.9　CT 扫描重建显示移位的下颌髁状突骨折。下颌骨的头部偏离颞下颌关节

第26章

耳鼻喉科手术：气道管理

Basem Abdelmalak，Anil Patel

杨柳 译 梁欣 李牧遥 校

接受耳鼻喉科（ear nose and throat，ENT）手术的患者可能比其他外科手术存在更多的气道管理挑战。耳鼻喉科手术包括一系列不同持续时间、严重程度和复杂性的手术，从大量常见的病例如（鼓膜切开术、简单的鼻手术和扁桃体切除术）到复杂的头颈部癌症切除和重建手术。在所有的病例中，手术团队都在气道附近操作，其中不少手术在气道内操作，因此与麻醉医师共享气道。为了获得手术的成功，这些"共享气道"手术需要麻醉医师和外科医生之间的密切沟通和合作，互相理解彼此存在的问题，熟悉专业的设备知识，以及详细的术前评估，以识别围手术期预后不良的潜在危险因素。

气道安全与维持

影响耳鼻喉科手术过程中气道安全和维持的因素可分为8组：

- 患者因素。患者可能表现为上气道解剖结构扭曲和（或）气道阻塞。气道反应性比其他手术组更为普遍。
- 物理空间因素。手术开始后，麻醉医师远离气道，使调整更加困难并且对手术过程造成干扰。
- 手术因素。耳部手术可能需要头部显著的侧向旋转，颈部手术可能需要头部伸展。在口腔内手术过程中，保持嘴巴张开的器械可能会阻塞气道。
- 解剖学因素。共用气道手术包括声门、声门下和气管的手术，需要了解必要的特殊设备、技术和激光安全（在使用时）。
- 操作相关因素：
  1. 咽喉部的填塞敷料。口咽和鼻咽的填塞敷料应在手术结束时专门记录和清点数量。未能做到这一点将会导致在填塞期

间或之后出现致命的气道阻塞。
  2. 气道污染。对于鼻腔和口腔内手术，需要保护气道免于受血液和组织碎片污染。
  3. 致死性血凝块。在手术结束时，应直接检查和吸引清除来自口腔、鼻咽以及气管支气管树的血液和组织碎片，以避免气道存在潜在的致死性血凝块。

- 苏醒因素。与普通外科人群相比，耳鼻喉科手术，特别是口腔内、喉内、声门下和气管手术，苏醒质量更具风险性，气管拔管后咳嗽、喉痉挛和血氧饱和度下降的发生率较高。

面罩

从历史上看，面罩通气被用于简单、短小的耳部手术，如鼓膜切开术和置管术。患者保留了自主通气，但这需要麻醉医师手扣面罩，而外科医生则在麻醉医师的手和面罩周围工作。大多数这些短时手术现在都是通过声门上气道（supraglottic airway，SGA）进行的。SGA的气道管理质量优于面罩，其具有更好的氧合、更好的密封性、更少的口咽部漏气，尤其在低流量时能更好地监测潮气量，以及更少的手术室污染。与使用面罩相比，儿童耳部手术使用SGA通气更有优势，因为耳部手术时手术体位的变动较少。

气管导管

气管导管常用于耳鼻喉科手术。加强型气管导管在需要头颈部活动和特殊体位的手术中使用更有优势。预制气管导管，如Ring-Adair-Elway（RAE）管，特别适合用于需要使用开口器的咽部手术。使用口腔气管插管的优点是：①对其使用熟悉；②使用金属丝加强管则相对抗压；③能够保护套囊远端的下气道免受口咽血液和组织碎片及反流胃内容物

污染；④避免面罩或 SGA 通气时可能出现的喉痉挛；⑤允许在需要时使用高压通气；⑥手术中失去气道的机会更少。

拔管和苏醒

气管拔管通常在患者清醒的情况下进行，然而，一些麻醉医师也将深麻醉下拔管和（或）使用 SGA［通常是一个柔性喉罩气道（flexible laryngeal mask airway，FLMA）］作为拔管策略（分期拔管）的一部分。

对于鼻部手术，清醒拔管是指当患者对外界命令作出反应并尝试拔除气管导管时，拔除气管导管。鼻部手术中清醒拔管的优点是清醒患者的自主气道可控，喉部反射恢复较好，并保护气道免受血液和分泌物的进一步污染。其缺点是喉痉挛、咳嗽、抵抗和氧合血红蛋白饱和度降低的发生率较高及出血风险增加。尽管如此，许多专门从事耳鼻喉科麻醉的麻醉医师已经采取了不同的技术来促进清醒时平稳拔管，以避免此类并发症。其中一些技术包括在拔管前加入局部或全身（静注）利多卡因和（或）一种麻醉药，如芬太尼、瑞芬太尼、舒芬太尼和（或）阿芬太尼。

深麻醉下拔管是为了改善苏醒质量。然而，对于鼻部手术，这样会使气道失去保护。手术后，鼻腔经常被手术敷料填塞，患者只能依赖口咽部的通气。在临床中，这可能使阻塞性睡眠呼吸暂停患者侧卧时深麻醉下拔管后维持气道通畅极为困难。

考虑到上述问题，一些麻醉医师更喜欢使用 SGA 进行恢复，因为他们认为与清醒或深麻醉拔管相比，它可以保护下气道免受血液污染，并且恢复情况更好。

柔性喉罩气道

在用于耳鼻喉科手术的 SGA 中，柔性喉罩气道（FLMA）有一个特别的地方，即特别适合用于头颈部手术，包括共用气道手术。ProSeal LMA 也有一些好处，但根本不适合用于共用气道手术（见第 13 章）。

然而，包括 FLMA 在内的任何 SGA 的使用似乎都有区域性模式；在英国和世界某些地区，FLMA 用于耳鼻喉科手术，包括扁桃体切除术。该装置的套囊与标准的经典 LMA 相同，但可弯曲性更适合和耐受手术期间头部的旋转、屈曲和伸

展。FLMA 的成功使用需要麻醉医师和外科医生掌握其操作技能。FLMA 需要经过培训而且具备一定的经验才能成功使用，这可能是使用的主要限制。熟悉该设备，特别是尺寸、插入、放置和识别错位是非常必要的。

FLMA 最大的问题是放置问题。除非使用规范的技术（通常是可视化放置），以确保套囊部分被深入到下咽部并正确放置，否则会有移位和轴向旋转的风险。这将导致设备性能差和气道保护能力下降。

在苏醒过程中，FLMA 比气管导管更容易耐受，可以保留直到保护性反射恢复。优化的复苏条件使得苏醒更加平稳，减少了呼吸并发症的发生率，包括咳嗽、抵抗、牵拉、气道阻塞、喉痉挛和血氧饱和度下降。

在世界其他地区，由于上述气道保护的原因及一些外科医生的偏好，气管导管仍是首选的气道，因为气管导管与 SGA 相比，口腔内的占位空间会更低。

FLMA：鼻部手术

在鼻部手术中使用 FLMA 需要注意细节，如果型号大小不合或置入不正确、错位、移位或苏醒不佳，则可能导致气道阻塞和血液污染。

似乎直观上，气管导管会比 FLMA 更有效地保护气道，因为其套囊与气管壁贴合形成密封，然而，这可能并不完全正确。导管套囊位于声门和声门下气道下方，血液可以从鼻咽向下流动，通过咽喉部填塞物，沿着气管导管的外表面到达声带、声门下和上气管水平。相反，正确放置的 FLMA 覆盖并保护声门上和声门气道，血液则被侧向转移到梨状隐窝和环状软骨后区。

在鼻部手术结束时，通过柔性光学支气管镜（flexible optical bronchoscope，FOB）检查气道污染的直接比较表明，与使用气管导管的患者相比，使用 FLMA 的患者气道（声门和气管）被血液污染的概率明显更低些。在鼻部和鼻窦手术中，FLMA 有效且令人满意地保护声门和气管-支气管气道免受血液污染，在许多情况下可能比气管导管更好地保护气管-支气管气道。

那些支持使用 FLMA 的人认为，与气管导管相比，FLMA 在鼻部手术后能提供更好的苏醒质量和整体气道保护——而且在其他情况下使用 SGA 的复苏确实比气管导管更好。这必须与 FLMA 可

能出现的错位和术中问题相平衡，尤其在经验不足的麻醉医师或经验不足的外科医生使用时。

气道管理无论是通过 FLMA 或气管导管，如果鼻部／鼻窦手术有大量出血，应在唤醒患者之前插入胃管以排出可能进入胃的血液，以降低术后恶心、呕吐和误吸的风险。

FLMA：扁桃体切除术

使用 FLMA 进行扁桃体切除术是一种先进的技术，需要一位熟悉该设备的插入和维护的经验丰富的麻醉医师，以及一位有能力在 FLMA 周围工作的外科医生。对于年幼的儿童，缺乏经验者不应使用 FLMA 进行扁桃体切除术。

使用 FLMA 进行扁桃体切除术需要麻醉医师和外科医生的密切合作和对细节的细致关注，特别是外科医生需要注意开口器的放置和打开以及开口器的术中操作。使用扁桃体开口器时的机械性梗阻发生率从 2% 到 20% 不等，在大多数情况下梗阻可以纠正。使用 FLMA 时接近扁桃体下极的操作会更加困难。

当患者睁开眼睛接受指令时，FLMA 就会被拔除。当 FLMA 从口腔拔除时，套囊应保持充气，以便将背板上的血液和分泌物排出。

使用 FLMA 进行扁桃体切除术的潜在优势是：①更优越的苏醒质量，更少出现支气管痉挛、喉痉挛和低血氧饱和度；②相比于不带套囊的气管导管，更少出现血液误吸；③在清醒前更好地保护下气道远离血液和分泌物污染。

在扁桃体切除术中替代 FLMA 的方法是使用标准的或经口的加强型气管导管。在手术结束时，带套囊的气管导管也可以很好地保护下气道（图 26.1 ～ 26.3）。麻醉医师需要明确决定拔管时机——深麻醉拔管还是患者完全清醒时拔管。

喉部手术

气道手术的独特之处在于麻醉医师和外科医生都在同一解剖部位工作。麻醉医师关心的是氧气的输送、二氧化碳的清除、维持足够的气道空间和防止气管支气管树的污染，而外科医生需要的是一个清晰静止及视野足够的手术区域。麻醉医师和外科医生之间的密切合作和沟通对于成功至关重要。喉部手术患者从因良性声带病变（例如小结节和息

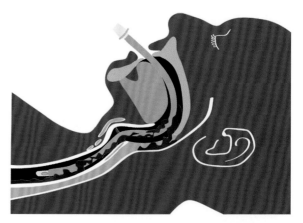

图 26.1　无套囊导管，血液可以通过导管

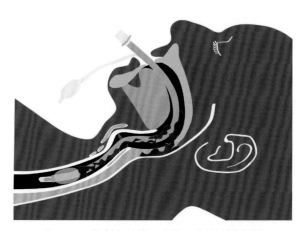

图 26.2　带套囊导管，血液可渗入套囊周围

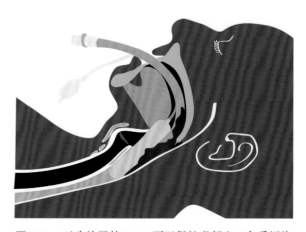

图 26.3　正确放置的 LMA 可以保护喉部入口免受污染

肉）继发声音改变的年轻健康个体，到患有慢性梗阻性肺疾病的老年重度吸烟者、营养不良的酗酒者／酒精滥用者和表现为声门癌引起喘鸣的肝病患者均可见到。

喉部手术的理想麻醉技术

没有适用于所有喉镜检查的"理想麻醉技术"（表 26.1）。该技术的选择将取决于：①患者的一

般状况；②病变的大小、活动性和位置；③手术要求，包括使用激光。

标准的聚氯乙烯（polyvinyl chloride，PVC）带套囊气管导管虽然可以控制气道并防止误吸，但可能会掩盖声门病变，而且其并不是"激光安全的"。一种带套囊激光管对激光引起的气道火灾提供了一些保护，但外径与内径之比较大，可能掩盖喉部病变。喷射通气技术需要特殊的设备和知识，以及对其局限性的了解，并且不能保护气道免受污染。

术前评估

喉部病理变化的原因列于表 26.2。

在术前评估结束时，麻醉医师应对病变的大小、活动性、血管分布和位置有所了解。应该进行标准气道评估以预测通气难易程度、声门和气管插管可视的情况，但应考虑气道病理及其对气道管理的影响（表 26.3）。

声门水平病变的严重程度和大小由耳鼻喉科

表 26.1　理想的麻醉技术——目标

使用简单
完全控制气道
无误吸风险
充分氧合的控制通气
提供平稳的诱导并维持稳定的麻醉
无分泌物，提供清晰静止的手术野
对外科医生没有时间限制
无气道火灾的风险
不影响心血管的稳定
安全苏醒，无咳嗽、屈曲、屏气或喉 / 支气管痉挛
苏醒时患者无痛、舒适、意识清醒且麻醉残留效应最小

表 26.2　引起声带病理变化的原因

囊肿
息肉
结节
裂隙
肉芽肿
乳头状瘤、血管瘤
Reinke 水肿
细小的蹼状结构
术后的瘢痕或狭窄
先天性病变
恶性肿瘤
麻痹
固定

医生在门诊进行直接或间接喉镜检查来评估，通常附有记录检查结果的图片（图 26.4 ～ 26.7）。麻醉医师可以通过鼻内镜进行自己的评估（见第 6 章）。有关声门下和气管病变的信息可由胸片、CT 和 MRI 提供。

病变的大小是潜在气流梗阻的一个指标。喘鸣表明气道明显变窄。在成人中，喘鸣意味着气道直径可能小于 5 mm，但没有喘鸣并不排除气道狭窄，特别是如果病变是慢性的。

活动的病变（如多发性大声带息肉或乳头状瘤）可能在麻醉诱导后引起部分气道阻塞，但完全气道阻塞极为罕见。在麻醉诱导后，由于气道失去口咽和喉咽部支撑出现塌陷，阻塞可能会发生恶化。

声门上病变（如果可活动）会阻塞气道或使喉部入口难以观察。声门下病变可以清楚地看到喉部入口，但可能导致气管导管通过困难。

喉镜检查的麻醉技术

对于大多数良性声带病变和早期恶性病变，气道阻塞并不是一个特征。如果预期有气道阻塞，麻醉计划将会改变，但对于非阻塞性病变，很多麻醉技术是合适的。

麻醉技术可大致分为两类：封闭系统，使用套囊气管导管保护下气道；开放系统，不使用气管导管，使气道"开放"。开放系统采取自主通气、喷射通气或高流量氧气技术。

决定使用封闭技术还是开放技术取决于麻醉医师和外科医生的经验、可用的设备、手术入路的要求、病变的大小、活动性和位置及其血管分布。任何既定的麻醉方法的选择都不是绝对的，可能会随着手术和麻醉要求的改变而改变。例如，原计划在相对无血管的病变中使用喷射通气的开放系统，如果病变出血有污染气道的风险，则喷射通气的开放系统可能会转变为使用套囊气管导管的封闭系统。相反，如果气管导管遮挡病变部位，使手术变得非常困难或不可能，使用套囊气管导管的系统可能不得不在手术中改变为开放系统。

喉镜检查的诱导技术

静脉诱导技术适用于绝大多数没有气道阻塞的良性和早期恶性声门病变。在静脉麻醉诱导并给予与手术时间相适应的肌肉松弛剂后，进行喉镜检查以观察喉部，确定喉镜检查等级，并可局部给予

表26.3　喉部病变的术前评估

评估	含义
内镜手术史	既往困难、严重程度、血管分布和梗阻部位。使用的麻醉技术
声音嘶哑	非特异性症状。可能没有气道损伤
声音变化	非特异性症状。轻微的病变即会改变声音
吞咽困难	重要并提示声门上梗阻。如果与癌相关，则意味着上食管侵犯
呼吸体位改变	重要。患有部分阻塞性病变的患者将通过改变体位来代偿性减少气道阻塞
不能平躺	重要。提示严重的气道阻塞和患者可能需要直立睡眠，也可能意味着反复误吸（例如，食管切除术后胃部功能恢复期间）
睡眠时呼吸困难	重要。夜间呼吸困难或夜间惊慌中醒来提示严重的气道阻塞
吸气性杂音——喘鸣	重要，提示严重的气道阻塞，气道直径减少50%以上，而在成人中，提示气道直径小于5 mm
劳累性喘鸣	重要。提示气道阻塞正变得越来越严重。患者在休息时可能没有喘鸣声
静息性喘鸣	重要。存在严重的气道阻塞
吸气性喘鸣	重要。提示胸腔外气道阻塞
呼气性杂音——哮鸣	重要。提示胸腔内气道阻塞
没有喘鸣或哮鸣	大体可放心，但对于疲惫的成人和儿童，胸部运动有限，气流不足，无法产生足够的湍流进行喘鸣。这些情况表明了危及生命的情况。慢性气道阻塞后喘鸣也可减少
清醒可弯曲光学喉镜检查（"鼻内镜"检查）	所有的成年患者都应该使用这个方法来显露声带。对于有严重气道阻塞症状和体征的患者，必须非常小心，以避免局部麻醉和纤维镜接触声带导致全气道阻塞
CXR/CT/MRI扫描	能识别声门、声门下、气管和胸内病变的严重程度和深度

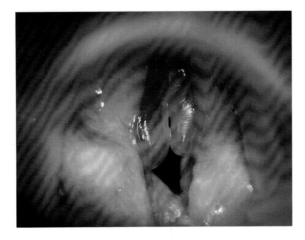

图26.4　双侧声带Reinke水肿

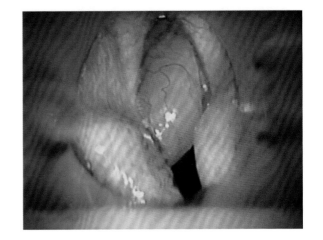

图26.5　大的声带囊肿阻塞了大部分气道

利多卡因等局部麻醉药。这可以提高心血管稳定性，减少气道反应并平稳苏醒。病理学诊断很重要，因为自上次门诊就诊后疾病可能已经进展，麻醉计划不得不改变。

封闭系统

封闭系统采用带有充气套囊的气管导管，包括微喉管（microlaryngeal tubes，MLT）、需要呼气通气辅助的超细导管（见第18章）和激光导管（表26.4）。

开放系统

开放系统包括自主通气/喷气技术、间歇性呼吸暂停技术、高流量氧气和喷射通气技术（表26.4）。

自主通气/喷气技术

自主通气和喷气技术在异物清除、气道动力

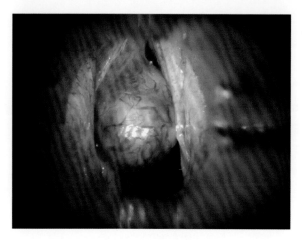

图 26.6　声带息肉

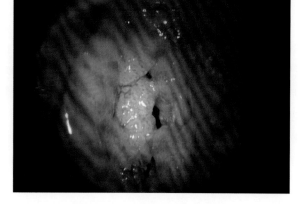

图 26.7　广泛性声带乳头状瘤

表 26.4　喉部手术的封闭和开放技术

封闭系统

优点

- 保护下气道
- 气道安全
- 控制通气
- 挥发性药剂的污染最小
- 所有麻醉医师的常规技术

缺点

- 限制暴露和手术通路
- 当不使用激光安全管时，有发生激光气道火灾的风险
- 使用细小导管时出现气流呼出受阻和气胸 / 低血压的罕见风险
- 面临气囊压力过高的风险

开放系统

优点

- 完整的喉部可视化
- 声门受到插管相关创伤的风险最小
- 激光安全

缺点

- 下气道无保护
- 通气不受控制，并有潜在的低通气可能性
- 需要专业的设备、知识和经验

表 26.5　自主呼吸 / 喷气技术的优缺点

优点

- 完整的喉部可视化
- 激光安全装置（无气管插管作为燃料源）
- 无插管相关创伤

缺点

- 通气不受控制
- 保护性气道反射的丧失和气道污染的可能性
- 使用挥发性药剂时的手术室污染

学评估（气管软化症）和儿科气道方面是有用的。这两种技术都要求患者自主呼吸，并且能清晰地看到通畅的声门（表 26.5）。

以吸入 100% 的氧气与七氟烷开始诱导。通过对呼吸频率和深度、瞳孔大小、眼反射、血压和心率变化的观察进行评估，在适当的麻醉深度下，进行喉镜检查，并在声带上方、下方和声带水平进行局部麻醉。然后通过面罩给予 100% 氧气，维持采用吸入（雾化）或静脉麻醉技术（丙泊酚输注）。在适当的麻醉深度下，再次通过临床观察进行评

估，外科医生进行硬性喉镜检查或支气管镜检查。

麻醉气体和药物的注入可以通过多种途径进行：

- 小导管置入鼻咽部，并放置在喉部开口上方。
- 经鼻咽放置切短的气管导管至刚好超过软腭。
- 鼻咽通气道。
- 喉镜或支气管镜的侧臂或通道。

另外，可以使用静脉麻醉药专业滴定，如丙泊酚或氯胺酮，可用于提供全身麻醉，同时保持自主呼吸。

如果维持足够的麻醉深度，即便采用了自主呼吸技术，声带的运动仍然很小或没有。对于令人满意的自主呼吸 / 喷气技术，在进行任何气道器械操作之前，足够的麻醉深度是至关重要的。如果麻醉深度太浅，声带可能运动，患者可能会咳嗽或出现喉痉挛，如果麻醉深度太深，患者可能出现呼吸暂停和心血管不稳定。在整个手术过程中仔细观察，注意运动、呼吸频率和深度，心血管稳定和持续观察呼吸是否通畅至关重要，并相应调整挥发性

麻醉药或静脉麻醉药的浓度。

间歇性呼吸暂停

使用激光切除早期喉部乳头状瘤病时，当气管导管阻碍手术操作可采用间歇性呼吸暂停技术（表 26.6）。在全麻诱导后，给予肌肉松弛剂，然后进行气管插管。患者在 100% 氧气中使用挥发性麻醉药进行过度通气，然后拔出气管导管，给外科医生留下一个清晰、通畅、固定的手术野。在通常的 2～3 min 的呼吸暂停期后，停止手术，重新插入气管插管，并再次对患者进行过度通气。故此操作期间，全静脉麻醉（total intravenous anaesthesia，TIVA）是一种很有吸引力的技术。

喷射通气（高压源通气）

喷射通气技术包括间歇性高压喷射空气、氧气或空气-氧气混合物，同时夹带室内空气。1967 年，Sanders 首次描述了一种喷射通气技术，该技术使用 16 号喷气器放置在硬性支气管镜的侧臂下方，依靠空气卷吸作用，通过开放的支气管镜进行通气。Sanders 在 8 次呼吸 / 分钟和 3.5 bar（350 kPa，2625 mmHg，50PSI）的驱动压力下使用间歇性氧气喷射来夹带空气，并显示该技术在二氧化碳分压没有上升的情况下保持了高于正常的氧气分压。

自 1967 年以来，对 Sanders 最初的喷射通气技术进行了改进，以用于内镜气道手术。这些变化包括气体喷出的位置（声门上、声门下、经气管）和喷射通气的频率（低频＜60 次呼吸 / 分钟或高频＞60 次呼吸 / 分钟）。

1971 年，Spoerel 演示了经气管喷射通气，1983 年，Layman 报告了经气管喷射通气在 60 例困难气道患者中的应用。1985 年，Ravussin 设计了一种专用的经气管导管，并在 20 世纪 90 年代末被纳入困难气道流程中。最近，经气管喷气通气相关的并发症已越来越显著，特别是紧急情况下的气压伤（见第 20 章）。

表 26.6　间歇性呼吸暂停技术的优缺点

优点
- 固定、通畅的手术区域
- 激光安全（无气管插管作为燃料源）

缺点
- 当使用挥发性麻醉药时，麻醉深度会有所不同
- 因再插管而中断手术
- 多次再插管可能造成创伤
- 拔除气管插管后有吸入血液和碎片的风险

值得注意的是，在低频喷射通气过程中，驱动气体处于高压状态，但通气模式是常规的。可达到传统的潮气量，即由强线性氧气射流产生的负压产生的 100% 氧气和夹带的室内空气的总和。放置在气管上的测压导管将记录正常水平或低于正常水平（阴性）压力值，这取决于其尖端在气管内的位置和喷射氧的压强。呼气的过程是通过肺的正常弹性反冲和患者的自身气道完成的。因此，在不能发生呼气的地方，包括在完全气道阻塞期间，禁止喷射通气。驱动气体的高压源很容易将压力提高 100 倍，如果有持续的吸气或在吸气前未完成呼气（呼吸堆积），就会有气压伤的风险。

高频喷射通气——高频喷射通气技术的通气频率通常在每分钟 100～150 次，可引起：

1. 持续的呼气气流，促进了气道中血液碎片和组织碎片的排出。
2. 峰值和平均气道压降低（与低频率相比），改善心血管稳定性。
3. 肺内弥散和区域间气体混合增强（与低频率相比），能更有效地通气。

这些优势对于患有严重肺部疾病和肥胖症的患者尤为重要。高频可通过自动高频射流呼吸机实现，如 Monsoon 或 TwinStream 呼吸机，当达到预设的暂停压力限制（即出现吸气或呼气梗阻）时，它们会发出警报和自动射流中断。在耳鼻喉科手术过程中，手动低频技术（提供常规通气）或高频技术均适用。高频射流通气也是新生儿和儿科 ICU 的一种通气模式。

喷射通气技术——喷射通气技术适用于绝大多数良性声门病变和预计没有气道阻塞的早期恶性肿瘤。理想情况下，在麻醉诱导前，外科医生做好插入硬质（支撑）喉镜的准备，并在喉镜上连接了喷射针，以准备进行声门上喷射。典型的喷射通气技术将包括预充氧，然后静脉诱导和肌肉松弛剂给药。在肌肉松弛的同时，保持面罩通气，然后立即进行硬质支撑喉镜检查。如果由于任何原因，外科医生需要更长的时间来准备硬质（支撑）喉镜，则可以用 SGA 来维持气道。麻醉维持输注丙泊酚，辅以阿芬太尼或瑞芬太尼推注或输注。在手术结束后，拮抗肌肉松弛剂之前重新插入 SGA。

在手术过程中，应通过观察胸廓起伏（以确保完全呼气）、血氧饱和度以及听诊气流进出时声音的变化，持续评估喷射通气的充分性。也可以通

过观看视频屏幕上的内镜图像来评估气道的通畅性和手术阻塞。声门上、声门下和经气管喷射通气的装置如图 26.8 所示。

声门上喷射通气——声门上喷射通气是一种由外科医生放置硬质支撑喉镜，使其锥形尖端位于声门处，并将喷射针连接在喉镜上，在声门上区喷射气体并对肺部进行通气的技术。支撑喉镜与气道对齐对该技术的成功至关重要，这需要外科医生和麻醉医师密切合作。为了通气和手术的安全，重要的是声带不能运动，因此应该保持肌肉松弛。可采用高频或低频通气方式，见表 26.7。

声门下喷射通气——在声门下喷射通气时，

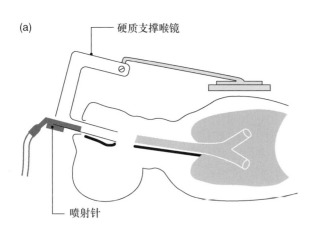

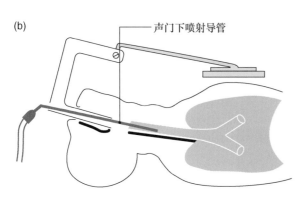

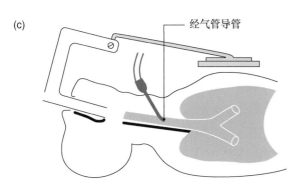

图 26.8　用于喷射通气的三个部位：声门上（a）、声门下（b）和经气管导管（c）

一根细小的（直径 2 ～ 3 mm）导管或特殊设计的导管（Benjet、Hunsaker 导管和 Tritube）通过声门置入气管。这使得气体喷射能够直接输送到气管中（见表 26.8）。

经气管喷射通气——对于择期喉部手术，可在全身麻醉后放置经气管导管，对于有显著气道病变的患者，可在局部麻醉下放置。与声门上和声门下喷射技术相比，经气管喷射技术气压伤风险最大，皮下气肿风险较高。应谨慎考虑其在良性声门病变中的使用，并需详细评估其潜在风险和获益。其他潜在的问题包括导管错位、堵塞、打折、感染、出血和导管定位失败。

新型喷射通气技术——Ventrain 装置是一种相对较新的手动设备，使用一条能通过声门下或经气管喷射通气的细小管进行主动吸气和呼气。因此，它可以用于存在或怀疑完全气道阻塞（这是传统喷射通气的禁忌证）的病例。Ventrain 技术已被整合到 Evone 自动呼吸机，可与长而窄（2 mm 内径）的带套囊气管导管（Tritube）一起使用。这些技术在第 18 章中进一步讨论。

表 26.7　声门上喷射通气的优缺点

优点
- 外科医生的视野清晰、通畅
- 没有由激光引起的气道火灾的风险

缺点
- 气压伤合并气胸、纵隔气肿和皮下气肿的风险
- 胃扩张伴胃胀气
- 支撑喉镜与喷射针未对准，导致通气不良
- 血液和碎屑或碎片被吹入气管远端
- 声带的振动和运动
- 无法监测呼吸末二氧化碳浓度（在某些喷射系统中）

表 26.8　声门下喷射通气的优缺点

优点
- 在任何给定驱动压力下的每分通气量更大（与声门上相比）
- 在任何给定频率下的每分通气量更大（与声门上相比）
- 喉镜与喉气管轴排成直线，对通气影响最小
- 无声带运动
- 外科医生在放置硬性喉镜时没有时间限制

缺点
- 存在激光诱发气道火灾的可能性（可使用耐激光导管，例如 Hunsaker 管）
- 与声门上技术相比，气压伤的风险更大

高流量鼻导管氧通气

最近 Patel 等描述了在耳鼻喉科手术中使用 30～70 L/min 经鼻输送高流量温湿氧气［高流量鼻氧（high flow nasal oxygen，HFNO）］的技术。该技术能够在大多数麻醉患者的自主通气和呼吸暂停期间维持氧合和清除二氧化碳。在呼吸暂停期间，二氧化碳的分压通常会升高约 0.5 kPa/min，但 HFNO 可将其降低至 < 0.1 kPa/min。因此，这可以在气道内无麻醉设备的情况下延长手术时间（图 26.9）。

这项技术在耳鼻喉科手术中可能具有重要的作用，但了解其局限性很重要。它不能克服气道阻塞或肺动脉分流。在肥胖患者中，虽然可以有效延长安全呼吸暂停时间，但仍然比非肥胖患者短得多。由于整个上气道中的氧浓度较高，存在气道着火的风险，现在普遍认为 HFNO 不应与激光或电凝一起使用。HFNO 也在第 8 章中进行讨论。

头颈部手术

头颈部手术涉及对上气道、喉和咽部疾病患者的治疗。当没有气道损伤这样问题时，大多数手术基本上都是顺利的。当以气道损伤为特征时，需根据梗阻的严重程度和部位改变麻醉方案。

主要的头颈部手术包括喉切除术、咽喉切除术、根治性颈清扫术和大的甲状腺或腮腺病变切除。喉切除术涉及喉的切除和建立气管末端造口，咽喉切除术还切除包括部分或全部的舌和食管在内的咽部结构。根治性颈清扫术切除胸锁乳突肌、颈内外静脉及颈部淋巴结。

上气道肿瘤的治疗取决于分期（肿瘤、淋巴结、转移，即 TNM 分类）和部位。主要的治疗方案包括化疗、放疗、激光内镜下切除、经口激光手术、主要软组织和器官切除、根治性颈清扫术和皮瓣重建，这些方案单独或联合进行。

所有气道损伤的患者都应被视为存在潜在的困难插管，然而并非所有困难插管的患者都有气道损伤。

无气道损伤的患者

没有气道损伤症状或体征的喉部病变，如早期 T1 肿瘤和一些 T2 肿瘤，可以通过多种麻醉技术来处理，包括静脉诱导全身麻醉和放置带套囊的气管导管或激光管，另外，声门上或声门下喷射通气技术可用于活检和激光切除。

气道损伤的患者

识别受损或解剖改变的上气道在头颈部患者的术前评估中至关重要。对于择期手术，可以详细了解病史并进行体格检查和各项检查，但对于严重气道损伤的急诊手术，检查可能无法进行。麻醉管理的难度取决于手术紧迫性、病变部位、病变大小、梗阻程度、病变范围和气道损害的程度（图 26.10）。

气道损伤的症状和体征包括呼吸窘迫、呼吸急促、辅助肌呼吸、胸骨凹陷、气管牵拉、喘鸣、缺氧、心动过速和心力衰竭。

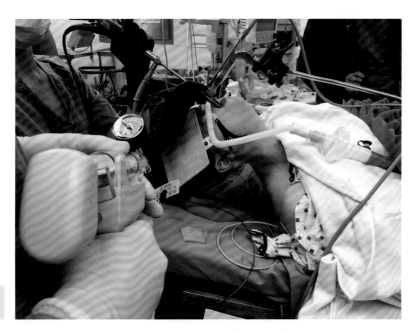

图 26.9　无气道内麻醉设备手术时的高流量鼻氧（HFNO）

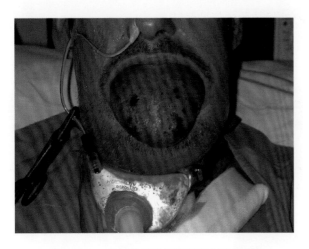

图 26.10 严重的舌体肿胀导致气道受损

阻塞水平

困难气道可以根据病变的水平进行划分（表 26.9 和图 26.11 ～ 26.15）。病变部位并不局限于这些解剖区域，而是可以延伸到其他区域。

表 26.9 气道阻塞的水平

- 口腔
- 口咽
- 舌根和声门上
- 声门
- 声门下和气管上段
- 气管中段
- 气管下段和支气管

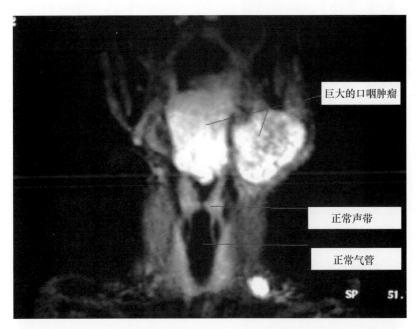

图 26.11 阻塞水平：口咽部肿瘤

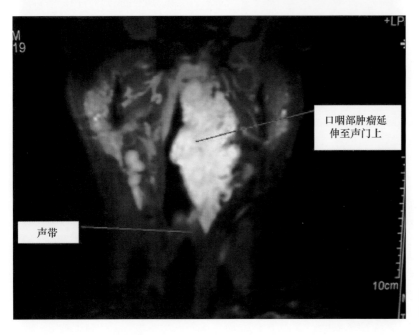

图 26.12 阻塞水平：口咽部肿瘤延伸至声门上

195

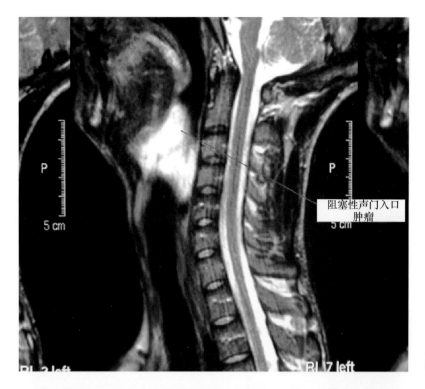

阻塞性声门入口肿瘤

图 26.13　阻塞水平：声门入口

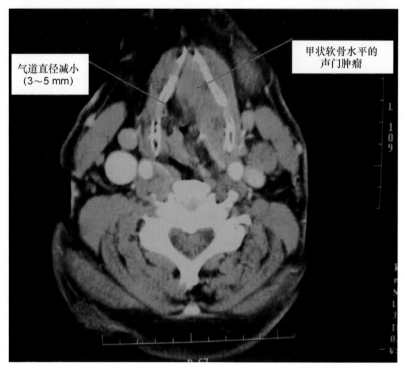

甲状软骨水平的声门肿瘤

气道直径减小（3～5 mm）

图 26.14　阻塞水平：声门肿瘤，气道明显狭窄

管理方案选择

无论选择什么技术作为主要的麻醉技术，都应制订应急预案，并与包括外科医生在内的气道团队进行讨论（表 26.10）。

口腔 / 口咽部病变

见图 26.16 和 26.17。在这些患者中进行静脉诱导可能会导致气道阻塞以及无法通气或供氧。预防这种情况的常规方法，如经口腔或鼻腔气道进行面罩通气，可能无效。这些患者的声门和下气道通常是正常的，插管的主要问题是绕过大的阻塞性肿块，不损伤它的同时保持气道通畅。此类患者经常使用清醒 FOB 引导插管技术。其他麻醉技术包括清醒时放置气管导管联合喷射通气和清醒时气管切开术。

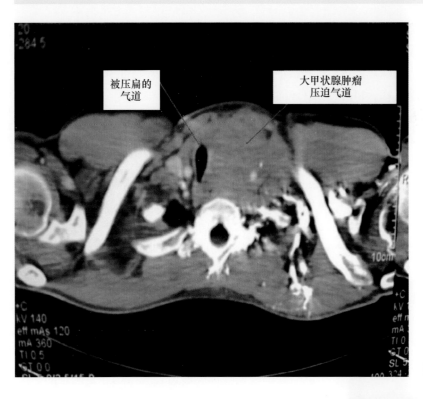

图 26.15　阻塞水平：气管受压

表 26.10　气道损伤可能的管理方案

- 通过 FOB 或其他技术进行清醒插管
- 静脉诱导全身麻醉
- 吸入诱导并维持自主通气
- 吸入诱导与控制通气
- 镇静 FOB 引导插管
- 清醒气管导管插管和喷射通气
- 局部麻醉下的清醒气管切开术
- 全身麻醉下气管切开术

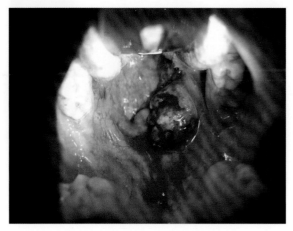

图 26.17　口腔，右侧扁桃体肿瘤

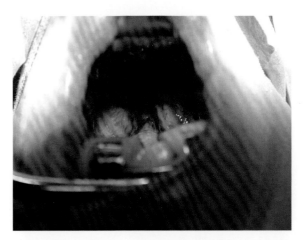

图 26.16　口腔，扁桃体肿大

舌根 / 声门上病变

　　见图 26.18 ～ 26.20。即使是舌根和声门上的小病变也会对气道产生显著的影响，因为它们位于声门入口，并对会厌产生影响。当舌根病变扩大

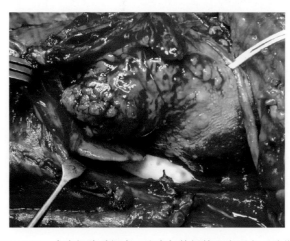

图 26.18　术中切除舌根癌。注意气管插管和会厌向下移位

197

时，它填充了咽峡谷的空间，并使会厌下移，增加气道阻塞。巨大的会厌或会厌囊肿导致气道阻塞和损害的方式类似于会厌炎。这些患者静脉麻醉诱导的危险是软组织失去支持张力后的气道阻塞。口腔通气道或鼻通气道可能对缓解阻塞无效，用力地托下颌使下颌骨和舌根前移，可能在声门上入口创造一定空间，但这不能保证有效。

标准的弯喉镜可损伤舌根和舌谷的病变，导致出血和肿胀，并可能导致完全气道阻塞。虽然直喉镜能通过会厌尖端下方并抬起会厌向上，这可能因会厌扭曲变形而变得困难。在尝试对这些病变进

行喉镜检查时，需要格外小心和注意。

如果担心舌根或声门上病变，或对有明显气道阻塞征象的患者，则应考虑局部麻醉下清醒FOB引导插管、清醒气管插管，或清醒气管切开术。

声门病变

见图26.21～26.23。清醒FOB引导技术是口腔、口咽和舌根病变的理想选择，因为它们能绕过肿块，但不适合晚期阻塞性喉疾病。在这类疾病中，FOB必须绕过肿块，这将导致完全气道阻塞。患者对此操作的耐受性差，并可能导致并发症。在这类疾病中，良好的局部麻醉也很难做到，在FOB引导下通过解剖变形、体积大、血运丰富、质地脆、坏死的肿瘤进行插管，在技术上通常是困难的。

一些专家提倡存在阻塞性气道时应采用始终保持自主通气的吸入诱导技术。也就是说，合并气道阻塞的晚期喉部肿瘤患者吸入诱导是困难的、缓

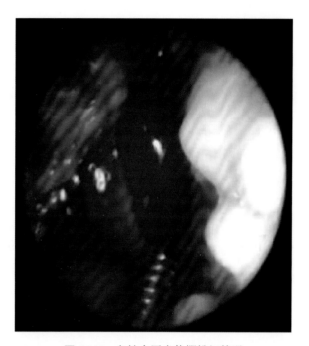

图26.19 急性会厌炎伴樱桃红外观

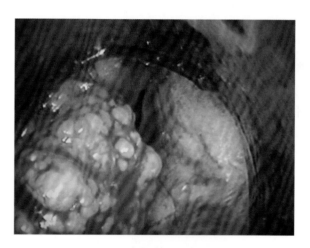

图26.21 声门病变，弥漫性癌

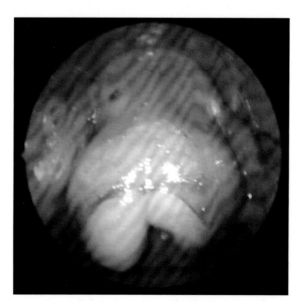

图26.20 慢性炎症性会厌炎

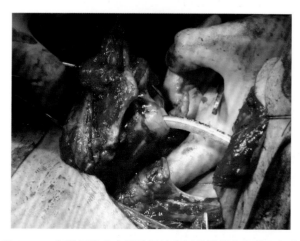

图26.22 在喉切除术中显示经过声门的导管和食管上部的手指

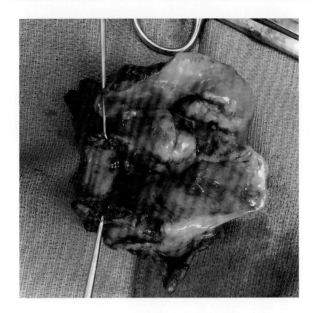

图26.23　从声门上区延伸至声门下区的声门肿块

慢的、极具挑战性的，并且经常失败。

生理问题包括自主通气时气流减少，气道塌陷增加，呼吸功增加，狭窄处极不稳定导致进一步的气道塌陷，以及功能残气量的减少。诱导缓慢，常有窒息和阻塞发作。患者往往更为缺氧和出现高碳酸血症，并伴有长时间的不稳定性、心律失常和呼吸暂停。

传统观点认为，吸入技术是安全的。因为如果患者气道阻塞，挥发性药剂将不再被吸收，患者情况将会改善。通常这种情况不会发生，因此这种技术往往是不可靠的，也是最不安全的。

关于使用气囊-面罩通气控制患者自主通气的适用性存在争议。控制通气可以达到满意的麻醉深度，使喉镜检查更容易进行，但却失去了保留自主呼吸的优势。但它可以避免自主呼吸时，因长时间等待足够的麻醉深度而使患者变得不稳定。

其他专家认为吸入技术在这类患者中极易出现问题和并发症，并提倡静脉诱导和使用肌肉松弛剂，以提供最佳的通气和插管条件。这依赖于后续的插管能力和在插管失败时采取应急预案的能力。专家意见的差异突出了这些患者的复杂性和高危性。这些病例不适合仅具有一般经验的麻醉医师，最好由该该领域有丰富经验的麻醉医师来处理。

无论选择哪种麻醉技术，都要在适当的麻醉深度下进行喉镜检查，成功的最佳机会通常是在出血、创伤和肿胀最小时的第一次尝试。可视喉镜可

减少使用的力量和优化喉部视图。树胶弹性探针可能有助于通过狭窄的气道。插管失败需要紧急行气管切开术或环甲膜切开术，外科医生应穿好手术衣并立即做好准备。

在局部麻醉下，在肿瘤远端边缘以下的水平放置气管导管是一种公认的治疗困难气道的技术。导管通常放置在第二或第三个气管环的水平，以避开肿瘤和出血以及肿瘤播种的风险。只要通过呼气末二氧化碳波形图确认清醒患者已成功置入气管导管，即可开始静脉诱导。诱导后，经气管导管开始进行喷射通气，理想的情况是使用在预设的暂停压力限制下能自动切断的高频呼吸机，以降低气压伤的风险。如果使用了手动喷气通气技术，则必须在开始下一次呼吸前确认呼气。经验丰富的麻醉医师应留在患者的头端，通过抬下巴、托下颌，使用口咽通气道或鼻咽通气道来确保上气道的通畅。

声门下和气管上段病变

晚期喉气管狭窄的患者的气道直径可为 2～4 mm，气道管理通常采用声门上喷射通气技术。需要注意的是，因声门下或气管上段病变引而起的气道狭窄，面罩通气通常是可行的，应在肌肉松弛剂起作用时尝试进行支撑喉镜/硬质支气管镜检查，并开始喷射通气。

气管切除术常用于治疗常规治疗无效的、复发性、节段性气管上段狭窄；气道管理将分阶段进行。首先经口插入气管导管，然后在切除和气管后壁吻合术阶段进行远端气道气管插管（即无菌气管插管插入切断的气管下端），然后直视下从上方重新插管，便于完成气管前壁吻合。应极其小心地进行平稳拔管，以避免剧烈咳嗽造成气管破裂。见图26.24～26.26。

气管中段、下段病变

见图26.27～26.31。气管梗阻可由气管本身内的病变、周围结构或肿瘤的压迫引起。在喉镜检查时，上气道通常很正常。气道问题是由于气管导管无法通过梗阻部位的远端，以及颈部气管切开不能解决问题所引起。对于纵隔肿块压迫的下气管，应考虑清醒FOB引导插管，然后逐渐增加麻醉深度，达到保留自主呼吸的同时亦可插入硬质支气管镜的程度。一旦通过硬质支气管镜看到声带，即可拔除气管导管，然后插入硬质支气管镜。随后可通过隆嵴水平放置临时Y形硅胶支架或通过胸外科

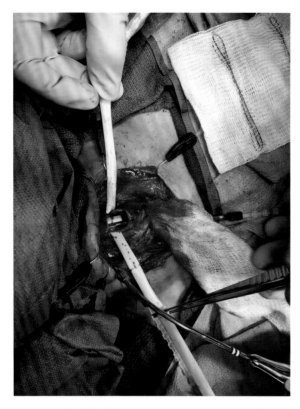

图 26.24　气管切除术，1/3：气管内可见经口气管导管

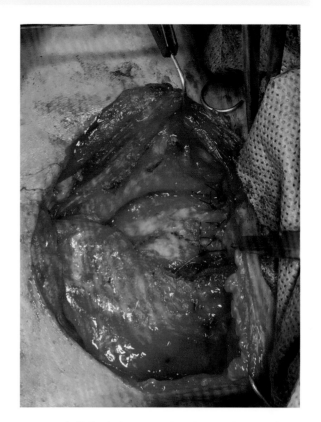

图 26.26　气管切除术，3/3：从上方对患者进行再插管，以利于完成气管前壁吻合

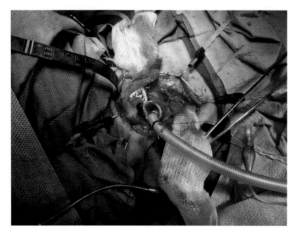

图 26.25　气管切除术，2/3：将无菌气管导管插入切开的气管下端

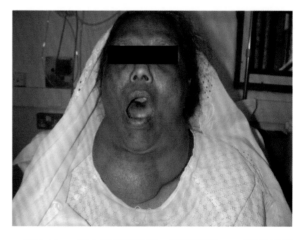

图 26.27　巨大甲状腺肿块：需要清醒 FOB 引导插管

切除手术来治疗病变。

复诊的耳鼻喉科患者

许多接受头颈部肿瘤切除术或颈部淋巴结清扫术（伴或不伴颈部放疗，伴或不伴重建）的患者，在怀疑肿瘤复发时，会在后期复诊并进行额外活检或其他手术。建议在评估和管理其气道时应格

外谨慎。由于切除和重建以及颈部放疗而引起的解剖结构改变是困难面罩通气和（或）使用常规直接喉镜技术的已知危险因素，因此清醒 FOB 引导插管可能是首选技术。此外，放疗引起的改变以及肿瘤复发可能导致牙关紧闭，使经口腔插管变得不可行或非常困难，因此经鼻插管可能成为首选的替代方案。

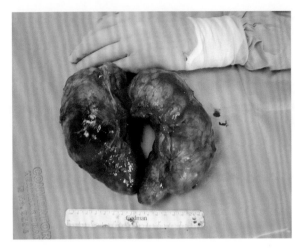

图 26.28　巨大甲状腺肿块：切除后标本

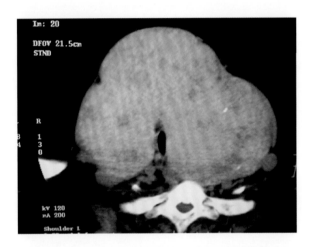

图 26.29　巨大甲状腺肿块：严重压扁的气管

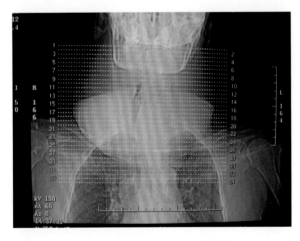

图 26.30　甲状腺肿块：气管偏曲

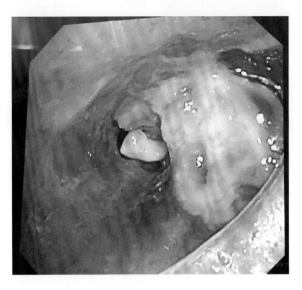

图 26.31　阻塞性气管内肿瘤的近端

头颈部手术后。因此，血液可能污染气道，或在周围压迫气道并使其偏曲。出血可能立即在手术后出现，或作为一个晚期并发症。

它可能会出现以下问题：

- 因气道内视野模糊导致气道管理困难。
- 因颈部出血和淋巴引流中断引起的相关水肿导致气道管理困难。
- 麻醉前或麻醉期间有血液误吸的风险（注意压迫环状软骨不能防止误吸来自鼻、口或咽部的血液）。
- 实际或潜在的心血管衰竭，包括因头颈部重建出血导致的。

这些高风险的病例需要明确的方案、经验丰富的操作人员以及麻醉和手术良好的配合。本主题将在第 32 章中进一步讨论。

延伸阅读

Abdelmalak B, Doyle J (Eds.). (2013). *Text Book of Anesthesia for Otolaryngologic Surgery*. London: Cambridge University Press. ISBN-9781107018679.

Abdelmalak B, Marcanthony N, Abdelmalak J, et al. (2010). Dexmedetomidine for anesthetic management of anterior mediastinal mass. *Journal of Anesthesia*, **24**(4), 607–610.

Abdelmalak B, Sethi S, Gildea T. (2014). Anesthesia and upper and lower airway management for advanced diagnostic and therapeutic bronchoscopy. *Advances in Anesthesia*, **32**, 71–87.

Cook TM, Woodall N, Frerk C; Fourth National Audit Project. (2011). Major complications of airway management in the UK: results of the Fourth National Audit Project of the Royal College

出血与耳鼻喉科患者

出血是耳鼻喉科手术常见的并发症。它可能发生在扁桃体切除术或腺样体切除术等简单的手术后，或发生在甲状腺切除术或颈部清扫术等较大的

201

of Anaesthetists and the Difficult Airway Society. Part 1: anaesthesia. *British Journal of Anaesthesia*, **106**, 617–631.

George J, Lorenz R, Abdelmalak B. (2017). Airway management for tracheal resection surgery. In: Doyle DJ, Abdelmalak B (Eds.), *Clinical Airway Management: An Illustrated Case-Based Approach*. London: Cambridge University Press. pp. 190–197.

Joffe AM, Aziz MF, Posner KL, et al. (2019). Management of difficult tracheal intubation: a closed claims analysis. *Anesthesiology*, **131**, 818–829.

Patel A, Nouraei SA. (2015).Transnasal Humidified Rapid-Insufflation Ventilatory Exchange (THRIVE): a physiological method of increasing apnoea time in patients with difficult airways. *Anaesthesia*, **70**, 323–329.

第27章

肺隔离

Jay B. Brodsky

蓝岚 译 李牧遥 周成茂 校

概述

胸外科的现代实践取决于麻醉医师进行肺萎陷和选择性通气的能力。选择性肺萎陷有助于术野暴露，而解剖性隔离保护未手术侧肺免受污染。使用支气管封堵器（bronchial blocker，BB）或双腔管（double-lumen tube，DLT）可实现肺隔离和选择性肺萎陷。

支气管封堵器

堵塞气道，远端肺组织会塌陷。现代支气管封堵器是薄的半刚性塑料导管，在其远端有一个大容量低压球囊。充气时，球囊会堵塞气道。许多支气管封堵器有一个内在管道，可以打开加速肺排气。该通道可用于抽吸肺部和应用持续气道正压通气（continuous positive airway pressure，CPAP）。

在柔性光学支气管镜（flexible optical bronchoscope，FOB）引导下，支气管封堵器可沿着气管导管（tracheal tube，TT）、气切导管或声门上气道（supraglottic airway，SGA）进入支气管。ETView VivaSight SL（Ambu，Copenhagen，Denmark）是一款配备集成高分辨率成像相机的新型 TT。使用此管下放置支气管封堵器不需要额外的内镜。三通连接器允许支气管封堵器和 FOB 同时进入而不会中断通气（图 27.1）。

有多种独立的支气管封堵器可供选择（图 27.2）。

Fuji 封堵器（Teleflex，Wayne，PA，USA）自带成角度的导管尖端。导管近端的数字旋转能将导管尖端引导至任一支气管内。

Cohen 弹性支气管封堵器（Cook Critical Care，Bloomington，IN，USA）在操作者的末端使用一个旋转轮以机械方式操纵远端导管尖端就位。

Arndt 支气管封堵器（Cook Critical Care）在其中央通道中有一个线环。环套在 FOB 上，然后 FOB 进入支气管。带有环的支气管封堵器在 FOB 上直接滑入支气管。支气管封堵器一旦就位，将 FOB 移除，线环也被拉入支气管封堵器内腔。

EZ 封堵器（AnaesthetIQ BV，Rotterdam，the Netherlands）的远端分成两个 4 cm 长的延伸件，每个延伸件都有自己的球囊。延伸件是对称的，一个球囊被染成蓝色，另一个被染成黄色以便于识别。EZ 封堵器在 FOB 引导下被送进到气管中，直到 Y 形分叉卡在隆嵴上阻止进一步推进。然后可以根据手术需要对任一侧球囊进行充气。当两个延伸部位于主支气管中被正确定位时，任一侧肺都可以萎陷。如有必要，可以 "盲探" 放置 EZ 封堵器。

一种独特的支气管封堵方法是使用 Papworth BiVent 管（P3 Medical Limited，Bristol，UK）。它是一种带有分叉远端的单球囊双腔管，可以 "盲探" 置入卡在隆嵴处，都有通向一侧主支气管的管腔。支气管封堵器可以沿着任一管腔进入所需的支气管内，以便快速隔离肺，而无需 FOB 引导。

双腔管

双腔管由两个不等长的管腔模压在一起组成（图 27.3）。较短的管腔终止于气管内，较长的管腔终止于主支气管内。在较短的 "气管腔" 开口上方有一个气囊，在 "支气管腔" 的远端开口上方有第二个气囊。两个管腔的近端有各自的连接头，可连接到双腔导管支架（图 27.3）。成人尺寸为 41 Fr、39 Fr、37 Fr 和 35 Fr。

仅给气管气囊充气可以实现双肺的正压通气。气管和支气管气囊都充气则可使双肺隔离通气。夹闭导管支架的一个管腔则停止对该侧肺通气，而另

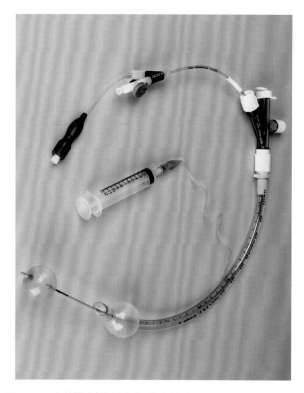

图 27.1 支气管封堵器在气管导管或声门上气道的管腔旁或腔内引入气道。特殊的三端口连接器允许支气管封堵器和 FOB 进入而不会干扰通气。FOB 允许直接可视化放置支气管封堵器

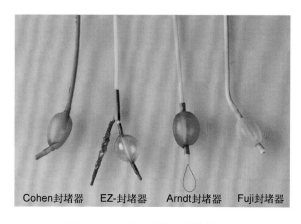

Cohen封堵器　　EZ-封堵器　　Arndt封堵器　　Fuji封堵器

图 27.2 几种不同的支气管封堵器

一侧肺可以继续通气。如果断开在非通气侧肺上的导管，则该肺将萎陷。

双腔管由透明塑料制成，可以观察来自肺部的分泌物、血液或脓性物质。吸痰管或小儿 FOB 可以通过任一管腔。支气管气囊通常被染成蓝色，以便于识别。

人体气道解剖结构是不对称的。左主支气管（男性平均 5.4 cm，女性 5.0 cm）比右主支气管（男性平均 2.3 cm，女性 2.1 cm）长。在多达 10%

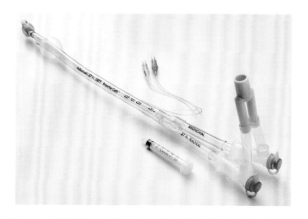

图 27.3 双腔管由两根长度不等的管腔模制而成。较短的管腔终止于气管，较长的管腔终止于主支气管。气管腔近端有气囊，支气管腔远端有气囊。给气管腔气囊充气可以使双肺进行正压通气。当支气管和气管气囊都充气时，肺可以一起或单独通气。在双腔管近端选择性夹闭连接任一侧肺上的连接器，从而使该肺隔离和肺萎陷，同时通过未夹闭的管腔对另一侧肺继续通气

的成年人中，右上叶支气管起源于隆嵴甚至气管。双腔管设计用于左或右支气管插管。任一导管均可用于隔离任一侧肺，但通常首选左侧双腔管。左侧双腔管具有更大的"安全边缘"，因为它阻塞同侧上叶支气管的可能性较小。右侧双腔管在支气管管腔壁上有一个额外的孔，以降低阻塞右上叶开口的风险。当放置左侧双腔管不可行或不安全时，则使用右侧双腔管。

根据身高和性别选择双腔管与实际气道大小的相关性较差。左支气管和（或）气管的宽度可以通过患者的胸片或 CT 扫描来测量。可以使用公式从气管宽度准确估计左主支气管宽度：

左主支气管宽度（mm）= 0.68 × 气管宽度（mm）

如果双腔管和左支气管的直径可知，则可以为该患者选择合适的左双腔管尺寸。

首选大尺寸的双腔管有几个原因：

- 在慢性阻塞性肺疾病患者中，通过更大的管腔进行单肺通气时，气流阻力较小，发生内源性呼气末正压（PEEP）和气体潴留的可能性较小。
- 更大的管腔更容易通过 FOB 或吸痰管。
- 较大的双腔管不能像较小的导管一样深入气道，从而减少错位的机会。
- 大双腔管的支气管气囊需要更少的空气来密封支气管，这反而可能会减少过度充气造成气道损伤的风险。

双腔管可以通过临床检查和听诊确认位置，然后通过支气管镜确认或调整位置。或者，可以使用 FOB 直接引导双腔管进入预定支气管。VivaSight DL 双腔管（Ambu, Copenhagen, Denmark）配备集成的高分辨率摄像机，可以更快地插管和初始定位，减少或消除对 FOB 的需求。它在整个过程中提供连续的可视监控，因此通过传输到监视器的实时高分辨率视频图像很容易发现错位和移位。

熟悉双腔管放置的临床体征很重要，因为干净、功能正常的 FOB 并不总是可用到的。对于较小的双腔管，FOB 也可能太大，气道中的血液或黏液会干扰识别隆嵴或蓝色支气管气囊。

由于最常使用左侧双腔管，在此描述左侧双腔管放置的步骤。

完成喉镜暴露声门后，蓝色的支气管气囊刚好通过声带。在进一步推进导管之前，取出支气管腔中的导管钢丝。然后将双腔管逆时针旋转 $90° \sim 120°$，直到其导管尖端指向左侧并沿气道向下推进。前一种建议是推进双腔管，直到遇到适度阻力。对于较薄塑料的双腔管，这种做法常常会导致导管置入过深。不论男女，左侧双腔管的放置深度均与身高相关，可以用公式表示：

左侧双腔管深度（cm）= 12 + 0.1× 身高（cm）

一旦进入支气管，两个气囊都充气。如果选择了合适尺寸（大）的左侧双腔管，支气管气囊只需要 < 3 ml 的空气来密封气道。如果需要 > 3 ml，则支气管气囊很可能有部分位于气管中。一个例外情况是气道直径非常大的患者，因为即使是最大的 41 Fr 双腔管的支气管气囊也可能需要 > 3 ml。应注意支气管气囊中的空气量和相应引起的气囊张力。

双肺通气。二氧化碳图将显示适当的波形和呼气末二氧化碳。水蒸气应在双侧管腔可见，双侧呼吸音和胸壁上下移动均应可见。仅一个管腔内有水蒸气（两个气囊都充气）通常意味着左侧双腔管的支气管管腔进入了右侧支气管。

接下来夹住气管（右）腔，同时对左（支气管）肺进行通气。只能在左肺听到呼吸音。如果呼吸音仅出现在右肺上，则左双腔管位于右支气管中。在这种情况下，两个气囊都应该放气并且把导管撤回，直到导管尖端在隆嵴之上。将患者头部和颈部弯向右肩，下巴指向左侧，双腔管应重新向左旋转并重新推进。这个方法将引导双腔管进入左支气

管。如果不成功，在支气管腔内置入 FOB 用作导管管芯，将双腔管引导到左支气管。

接下来夹住支气管腔并仅对右肺进行通气，注意吸气峰压（peak inspiratory pressure，PIP）；然后夹住气管腔，只给左肺通气，注意 PIP。在没有胸腔积液、大量胸腔内或肺部肿块或既往肺切除术的情况下，这种顺序的每侧肺通气应该产生几乎相同的 PIP 和呼气末二氧化碳波形。

如果仅左肺通气产生的 PIP 明显高于相同潮气量下的右肺通气，则导管可能太深，阻塞左上叶支气管。双腔管应按每次 0.5 cm 的距离退管。如果仅右肺通气比左肺通气产生更高的 PIP，则充气的支气管气囊可能突出在隆嵴上方，部分阻碍右肺通气。双腔管也应以每次 0.5 cm 的距离退管。

应始终使用 FOB 来确认双腔管位置。右主支气管应完全可见，蓝色支气管气囊的边缘位于左主支气管隆嵴下方。如果过多支气管气囊边缘突出，则双腔管应进一步置入支气管。如果没有看到支气管气囊，则双腔管太深，应在 FOB 指导下缓慢退管，直到只看到蓝色边缘。然后应将 FOB 沿支气管腔进入，观察到畅通的未阻塞的左上叶支气管。

在患者仰卧下，支气管镜检查确认导管插入正确的支气管。由于许多双腔管需要重新定位，因此在患者侧卧位后必须重新检查。用手触诊支气管气囊的张力。如果支气管气囊不完全位于支气管内，则其气囊将不再像患者仰卧时那样膨胀。不要注入更多气体。相反，支气管气囊和气管气囊都应该放气，并且导管要深入气道 0.5 ~ 1.0 cm。用与最初使用的相同容量的气体重新膨胀支气管气囊后，气囊应该再次像原来一样膨胀。支气管镜再次检查以确认导管位置正确。

当不需要肺隔离或选择性肺通气时，支气管气囊应放气。最好避免在麻醉过程中使用氧化亚氮，因为其会膨胀支气管气囊并增加双腔管移位或气道损伤的风险。如果使用氧化亚氮，支气管气囊应定期放气至初始膨胀气体容量。

支气管封堵器和双腔管的选择

对于大多数胸部手术，可以使用双腔管或支气管封堵器，两者同样安全有效。选择取决于具体病例的要求、患者的气道，最重要的是麻醉医师的偏好和经验。在某些情况下，使用一种技术可能比

另一种更有优势（框 27.1）。

双腔管可以在手术过程中实现术侧肺安全萎陷和再膨肺。支气管封堵器的反复膨胀 / 放气大大增加了球囊移位的风险。如果支气管封堵器的球囊不再处于正确位置，它将无法隔离手术侧肺，这可能会重新膨胀手术侧肺并影响手术。术中支气管封堵器移位比双腔管移位更常见，特别是将患者的体位从仰卧位改变为侧位和（或）当术侧肺进行外科操作时。

与支气管封堵器相比，双腔管可以在更短的时间内定位，并且肺完全萎陷更快。对于非常短的手术，这可能是有益处的。尽管用支气管封堵器肺萎陷需要更长的时间，但一旦肺完全萎陷，两者之间就没有区别。

萎陷的手术侧肺应在重新复张之前吸痰，以避免污染通气侧肺气道。双腔管有助于随时吸引术侧肺，而不会中断对非手术侧肺的通气。通过支气管封堵器的狭窄通道对手术侧肺进行充分吸引是困难的或不可能的。当支气管封堵器的球囊在手术过程中或手术结束时放气，对侧干净气道可能会受到手术侧肺的污染。

双腔管可允许在手术期间对手术侧肺进行纤维镜检查。VivaSight 双腔管支持持续监控。术中可视检查无法通过支气管封堵器进行。在单肺通气（one-lung ventialtion，OLV）期间，CPAP 很容易通过双腔管应用于萎陷的肺。

如果手术一侧的主支气管阻塞或手术涉及主支气管，则不能使用支气管封堵器。如果上叶支气管起源于隆嵴或气管，则不能使用支气管封堵器来萎陷右肺。在这些情况下，可以将双腔管放置在对侧。

双腔管无法实现选择性肺叶萎陷，但支气管封堵器可以实现。这对于呼吸储备有限的患者可能是一个优势，尤其是那些之前曾行同侧或对侧肺手术的患者。支气管封堵器适用于幼儿的肺隔离，因为最小的双腔管（26 ~ 28 Fr）对于 8 岁以下的儿童仍然太大。

费用可能是选择双腔管或支气管封堵器的一个因素。实际成本因供应商和机构而异，但支气管封堵器比双腔管贵得多。因此，除非有明确的临床优势，否则从成本角度来看，双腔管可能是更好的选择。

框 27.1　优点和缺点——双腔管与支气管封堵器

双腔管优点

- 放置更快、更容易
- 可以进行"盲探"放置（如果没有 FOB）
- 肺萎陷更快
- 术中导管移位频率较低
- 可以在手术期间对手术侧肺进行 FOB 检查
- CPAP 易于应用以治疗低氧血症
- 再次膨肺前对手术侧肺吸痰
- 手术侧肺可根据需要再次复张和萎陷
- 双腔管可用于在同一手术过程中进行双侧连续手术
- 如果手术侧主支气管阻塞，可用于对侧肺的手术
- 提供完整的解剖肺隔离
  - 用于支气管肺灌洗
- 在 ICU 中辅助分侧肺通气

支气管封堵器优点

- 通过 TT 或声门上气道或在其旁边放置
  - 气道困难的患者双腔管难以或无法使用
  - 可以通过口腔、鼻腔或气管造口管或声门上气道放置
  - 导管更换有危险时使用原来的 TT
  - 需要术后通气的患者
- 多端口连接器可在放置期间实现通气
- 减少严重气道伤的可能性
- 允许选择性肺叶隔离
- 可用于太小而无法使用双腔管的儿童

困难病例

使用双腔管插管比使用单腔 TT 更困难。因此，对困难气道患者，对置入双腔管可能具有挑战性或不可能的患者建议使用支气管封堵器。一旦气道得到保护（通过口腔、鼻腔、气管造口管或声门上气道），支气管封堵器都是可行的。从 ICU 或急诊室带着 TT 到达手术室的患者可能面临换管的风险。通过原来的 TT 置入支气管封堵器避免了这种风险。如果预计术后仍继续机械通气，或如果在手术完成时更换气道导管有风险，那么支气管封堵器是一个不错的选择。

在手术开始时，如果放置双腔管有困难，可以用 TT 进行插管，然后通过气道交换导管（airway exchange catheter，AEC）将其更换为双腔管。同样，在手术结束时，特别是在气道管理困难且计划进行术后通气的情况下，使用 AEC 可以很容易地将双腔管更换为标准 TT。框 27.2 中提供了安全使用 AEC 的指南。

框 27.2 气道交换导管（AEC）使用指南

- 与双腔管一起使用时，选择长度 > 70 cm 的 AEC
- 选择外径相当于支气管内径大小的 AEC（即"紧密贴合"）
- 润滑 AEC
- 在尝试更换导管之前检测 AEC 和导管之间的贴合度
- 充分预充氧
- 置入 AEC。注意 AEC 和原位导管上的深度标记，切勿将 AEC 插入气道的深度超过 25 cm（超过牙）
- 遇到阻力时切勿将 AEC 推进
- 一旦 AEC 就位，无需推进 AEC 即可拔出双腔管
- 将新的 TT 放在 AEC 上
- 使用喉镜提起声门上组织，以帮助新的 TT 通过声门
- 如果通道受阻，将导管逆时针旋转 90° 以避免碰撞杓状软骨或声带
- 准备好抢救插管计划以应对更换导管失败
- 很少需要通过 AEC 供氧，除非绝对必要，否则应避免，因为如果 AEC 卡在肺末端，会有气压伤风险

并发症

肺切除术中，在切割支气管之前，支气管封堵器球囊必须放气并取出。如果没有，导管可被割断，甚至被缝入切割线中。

气管、支气管轻微损伤（喉咙痛、声音嘶哑）在双腔管中更为常见。气管、支气管破裂是一种罕见但可能致命的双腔管并发症（框 27.3）。

错位的双腔管或支气管封堵器将表现为肺不能萎陷或通气障碍。如果膨胀的气囊或球囊移位到气管内，必须立即放气以重新建立双肺通气。如果手术侧肺未能萎陷，则需要进行 FOB 检查以确保双腔管或支气管封堵器完全封闭支气管。

框 27.3 双腔导管导致气道破裂的危险因素

- 插入过程中的创伤
- 管子太大
- 管子沿支气管向下推进，管腔内带有管芯
- 气管和（或）支气管气囊过度充气
  - 充气过快
  - 充气容积太大
  - 手术过程中使用氧化亚氮
- 不对称的气囊膨胀将导管远端尖端推入气道壁
- 气囊膨胀时移动导管
- 预先存在的气道病变
  - 先天性气道壁异常
  - 气道壁薄弱
    - 肿瘤浸润
    - 感染
    - 类固醇
- 纵隔淋巴结肿瘤引起的气道扭曲

结论

多年来，人们一直在争论肺隔离的"最佳"方法。在某些情况下，两种技术都有优势，因此每位麻醉医师都必须熟悉支气管封堵器和双腔管。

延伸阅读

Benumof JL, Partridge BL, Salvatierra C, et al. (1987). Margin of safety in positioning modern double-lumen endotracheal tubes. *Anesthesiology*, **67**, 729–738.

Brodsky JB. (2009). Lung separation and the difficult airway. *British Journal of Anaesthesia*, **103**(Suppl 1), i66–i75.

Brodsky JB. (2015). Con: a bronchial blocker is not a substitute for a double-lumen endobronchial tube. *Journal of Cardiothoracic and Vascular Anesthesia*, **29**, 237–239.

Brodsky JB, Lemmens HJ. (2003). Left double-lumen tubes: clinical experience with 1,170 patients. *Journal of Cardiothoracic and Vascular Anesthesia*, **17**, 289–298.

Fitzmaurice BG, Brodsky JB. (1999). Airway rupture with double-lumen tubes. *Journal of Cardiothoracic and Vascular Anesthesia*, **13**, 322–329.

Narayanaswamy M, McRae K, Slinger P, et al. (2009). Choosing a lung isolation device for thoracic surgery: a randomized trial of three bronchial blockers versus double-lumen tubes. *Anesthesia & Analgesia*, **108**, 1097–1101.

Schuepbach R, Grande B, Camen G, et al. (2015). Intubation with VivaSight or conventional left-sided double-lumen tubes: a randomized trial. *Canadian Journal of Anaesthesia*, **62**, 762–769.

第28章 危重患者的气道管理

Andy Higgs，Audrey De Jong

周延然 译 刘玉英 杨丹 校

概述

在重症监护室（intensive care unit，ICU）中，气道干预是与患者的死亡率和严重并发症相关的最常见的操作。大约 6% 的 ICU 患者存在已知的困难气道，或有解剖困难的特征。生理上的异常，如已存在的缺氧和血流动力学不稳定，增加了气道干预的困难程度，因为它缩短了安全呼吸暂停时间，使操作者的认知超负荷。此外，ICU 很少像手术室那样设计相同的气道管理方式，这给气道管理带来了后勤方面的挑战。因此，在 ICU 进行气管插管往往包括解剖困难、生理困难和后勤方面的困难。

预测困难插管尤其重要：困难插管比非困难插管引起的并发症发生率高（低氧血症和循环衰竭等威胁生命的严重并发症发生率为 51% *vs.* 36%）。De Jong 报道，2.7% 的 ICU 患者发生插管相关的心搏骤停（比择期手术高 1000 倍），如果发生心搏骤停，其 28 天死亡率增加 3 倍［风险比为 3.9（95% CI 2.4 ～ 6.3），$P < 0.0001$，调整混杂变量后］。预测插管相关心搏骤停的五个独立风险因素是：低氧血症、循环衰竭、没有预充氧（皆可在插管前改善）、体重指数（BMI）> 25 kg/m^2 和年龄> 75 岁。

困难插管的发生率约为 10%（范围：1% ～ 23%），但在 ICU 里的气管插管通常仍采取相对原始的方式。英国第四次国家审计项目（NAP4）表明，ICU 内与气道相关的死亡和脑损伤风险可能比手术室要高 50 ～ 60 倍。Jaber 等证明了培训 ICU 插管流程可以改善预后。本章将介绍该流程的要素。

通过流程化的方式减少 ICU 中气管插管的风险

2018 年，数个英国组织［困难气道协会（the Difficult Airway Society，DAS）、得到皇家麻醉医师学院认可的重症监护协会和重症监护学院］制定了英国危重成人气管插管国家指南。它建立了一个插管流程，尽管有一个统一的 B/C 计划，但还是保留了 DAS 指南中 A-D 计划的标准算法结构，类似于 Vortex 法。

人为因素

比起个人技术或先进设备，人为因素可能是 ICU 插管中最重要的可变因素：在 NAP4 报告的主要气道并发症中，平均每个病例有 4.5 个人为因素（另见第 36 章）。现代重症监护的性质意味着，为实施气管插管而组成的队伍可能从未一起完成过这项任务。这可能会导致死板的纵向沟通或无序沟通，令计划和执行不力，当出现困难时，情况紧急且技术挑战落在单个团队成员上，而其他成员不能提供有效的协助。

为了避免这种情况，插管小组的组长必须在实施前向所有小组成员解释插管计划，并鼓励大家发言或提出担忧。这就是"心理共享模型"：不仅整个团队知道操作者打算如何保护气道，更重要的是，当出现困难时知道后续的计划——"应急预案"。组长口头陈述合适的插管检查清单，团队为患者、自己、设备做好准备，并就处理困难的计划达成一致，这是一个强有力的工具（图 28.1）。这一步骤与预充氧同时进行。这种积极主动的领导方式会使团队成员积极配合。

通过在自己单位中进行实地模拟培训来优化团队表现，按照统一的流程并使用培训过的设备。插管车应该全医院统一，避免操作者对设备不熟悉。每当进行气管插管时，应清楚地展示气管插管流程图（图 28.2）。交接班时应详细交代存在潜在困难气道的患者，并制订适合该治疗小组的具体计

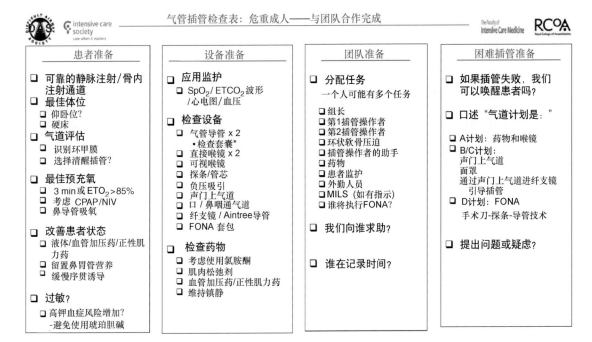

图 28.1　ICU 插管检查表［Reprinted with permission of the Difficult Airway Society. Copyright © 2017 Difficult Airway Society. Higgs et al.（2018）.］

划。定期对危急病例和未遂事件进行全员无责讨论是提高实践的有效手段。

评估

准确预测困难插管可以使团队进行最合适的准备。MACOCHA 评分是一种预测困难插管的工具，由法国的一项前瞻性多中心研究中提出并得到了广泛认证，见表 28.1。

临界值 ≥ 3 预计存在气管插管困难。这个评分的阴性预测值为 98%，敏感性为 73%。重要的是，Mallampati 分级可以在配合的仰卧位患者中进行评估。这些预测工具只有临近改变时才有效（见下文），而且没有一种预测工具是高度敏感和特异的，因此对不可预期的困难做好准备至关重要。

使用"握喉手法"（laryngeal handshake）来识别环甲膜。如果无法触及但时间允许，应使用超声进行环甲膜定位，或至少标记中线。这一步应该在头颈部伸展的情况下进行，这也是紧急颈前气道（emergency front of neck airway，eFONA）时使用的体位。

血流动力学的评估也是必要的，插管前改善循环情况可以防止插管期间的循环衰竭。

表 28.1　MACOCHA 评分

	分值
患者相关因素	
Mallampati Ⅲ 级或Ⅳ 级	5
阻塞性睡眠呼吸暂停综合征（Obstructive Sleep **A**pnoea syndrome）	2
颈椎活动度降低（Reduced mobility of **C**ervical spine）	1
张口度受限（< 3 cm）（Limited mouth **O**pening）	1
病理相关因素	
昏迷（**C**oma）	1
严重低氧血症（< 80%）（Severe **H**ypoxaemia）	1
操作者相关因素	
非麻醉医师相关（Non **A**nesthesiologist）	1
总分	**12**

0 ～ 12 分：0 ＝容易；12 ＝非常困难。预计困难插管 ＝≥ 3。
From De Jong et al.（2013），with permission

气道计划 A

是指准备阶段（包括预充氧和改善血流动力学）、改良的快速序贯诱导（rapid sequence induction，RSI）、预充氧（在整个插管过程中保证氧合）、喉镜检查和插管。诱导前决定如果插管失败，是否需要唤醒患者；而大多数 ICU 患者由于神经、呼吸或心血管系统衰竭而需要插管，因此尝试唤醒患者通常是不合适的。

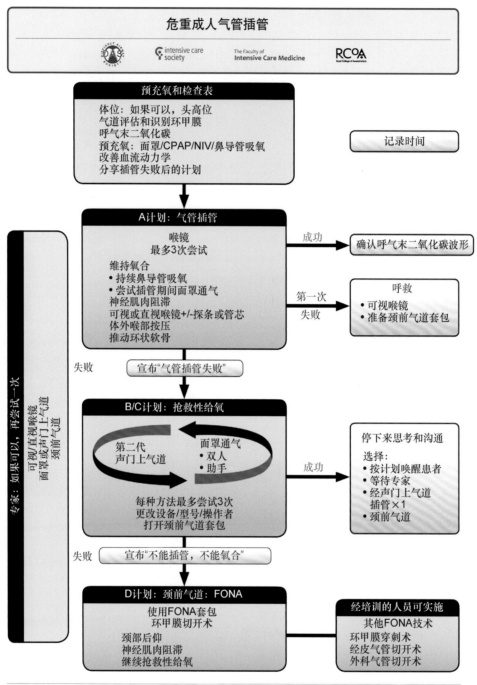

图 28.2　危重成人气管插管流程图［Reprinted with permission of the Difficult Airway Society. Copyright © 2017 Difficult Airway Society. Higgs et al.（2018）.］

　　患者头高 25° ～ 30° 仰卧（如果怀疑脊柱不稳，则使用反向 Trendelenberg 体位）。这可以最大程度地提高功能残气量（FRC），并减少胃内容物反流。再加上头颈部后仰，可以更好地接触气道。肥胖患者行斜坡卧位（见第 24 章）。

　　为了避免心力衰竭，在没有心源性肺水肿的情况下给予负荷量液体（500 ml 平衡晶体液），如果血压低，则尽早开始使用血管活性药物。

预充氧

　　呼吸衰竭的重症患者有明显的肺内分流伴随 FRC 降低，这限制了所有预充氧技术的有效性。预充氧联合肺复张手法可以提高预充氧的效果。诱导前无创通气（non-invasive ventilation，NIV）

或持续气道正压通气（continuous positive airway pressure，CPAP）可以复张和稳定可用于气体交换的肺泡单位：通过压力支持"打开肺"，通过呼气末正压（positive end-expiratory pressure，PEEP）"保持肺打开"。英国指南遵循了这种方法，如果已经在使用 NIV，应继续使用；如果没有，则应使用带有可调节阀门的 Waters 回路和麻醉面罩提供 CPAP/辅助通气 3 min 或直到呼气末氧浓度＞85%。

然而，在喉镜检查和插管过程中必须移除 NIV/CPAP：这会造成呼吸暂停，在此期间可能会出现严重的氧饱和度下降。此时应该在两次插管尝试之间通过面罩通气，以及鼻导管进行"呼吸暂停氧合"。后者包括未湿化氧气，最高可达 15 L/min，或最好是 60 L/min 的加温加湿高流量鼻氧（high flow nasal oxygen，HFNO）。目前，关于呼吸暂停氧合技术在 ICU 插管中有益的证据是相互矛盾的，因为其疗效很可能取决于喉镜检查和插管期间的上气道通畅度、FiO$_2$、氧流量、患者体位以及预先存在的低氧血症的程度和原因。几乎没有不利的证据。

在低氧血症患者中，通过联合使用 NIV 或 CPAP 与呼吸暂停氧合技术来优化肺泡复张稳定性可能比单独使用 NIV 更好，但只有在 HFNO 管不妨碍面罩密闭性时才有可能，因为 HFNO 管会使 PEEP 衰减。推论是，如果面罩密闭性良好，HFNO 可能会在密封的呼吸系统中产生高气道压力，有气压伤的风险。

误吸风险

大部分危重患者由于插管紧迫或胃潴留，存在误吸肺内容物的风险。建议进行改良的 RSI。这意味着静脉诱导、使用快速起效的肌肉松弛剂、由经验丰富的助手进行环状软骨按压和插管尝试之间的面罩通气。鼻胃管应留置在原处并在诱导前进行抽吸。建议使用环状软骨按压，但仍有争议（见第 11 章）：如果在气道抢救过程中喉镜检查困难、气管插管困难、面罩通气困难、需要插入声门上气道（supraglottic airway，SGA），则应减弱或不使用环状软骨按压（见第 11 章）。

肥胖

在 ICU 气道管理期间，肥胖患者的风险特别

高。肥胖导致的病理生理改变包括 FRC 降低（特别是中央型/机器人型肥胖）、耗氧量增加（1.5 倍）、误吸风险增加、呼吸功增加和心血管风险增加（包括插管时可能出现右心劳损）。阻塞性睡眠呼吸暂停（obstructive sleep apnoea，OSA）（是否确诊）是潜在复杂气道管理的明确标志。肥胖会增加几乎所有气道干预的困难风险，但肥胖会增加 ICU 插管期间风险的主要原因是诱导时容易出现突然、严重且通常难以纠正的低氧饱和度：安全呼吸暂停时间的缩短可能导致低氧血症、心力衰竭和心搏骤停。

这些发现并不是纯粹是理论上的。法国一项关于 ICU 内插管的肥胖患者的研究报告称，16% 的肥胖患者有插管困难，并发症的风险显著增加。与手术室内肥胖患者插管相比，ICU 肥胖患者出现严重缺氧、食管插管、心力衰竭、心搏骤停和死亡等并发症的可能性高 21 倍。先进的气道管理策略很少在 ICU 中使用，但在手术室中很常见。同样，在 NAP4 报告中，来自 ICU 的报告有一半描述了与非肥胖患者相比，肥胖患者的死亡或脑损伤风险增加（如果 BMI＞30 kg/m^2，则高 2 倍，如果 BMI＞40 kg/m^2，则高 4 倍）。

如情况允许，应认真考虑在清醒状态下保持气道畅通。在使用全身麻醉的情况下，应该包括斜卧位、使用 CPAP/NIV 进行充分的预充氧、呼吸暂停氧合技术、在插管尝试之间使用 CPAP 进行通气、优先使用喉镜检查，气道抢救则使用第二代 SGA，后者可以提供更高的密闭压力，利于对胸壁顺应性差的患者进行通气并防止误吸。环甲膜通常难以触及，但可通过超声检查识别。经皮和皮下组织的垂直切口和穿过环甲膜的水平切口通常是 eFONA 的最好选择。

气道（气管插管或气管切开术）移位在肥胖患者中更为常见，这在 NAP4 报告中尤其突出。

药物选择

根据临床情况选择诱导药物，通常使用小剂量。氯胺酮对血流动力学的影响最小且具有扩张支气管特性，常用于 ICU 插管。依托咪酯的血流动力学稳定，但会影响肾上腺皮质功能。硫喷妥钠和丙泊酚会引起灾难性低血压。

肌肉松弛剂可减少插管并发症和气道管理失败率。罗库溴铵与琥珀胆碱同样有效，且可避免高

危人群的高钾血症（行动不便有关的危重症、神经肌肉疾病和超过 24 h 的烧伤）。琥珀胆碱是短效的，在长时间的插管过程中可能会逐渐失效，使事情进一步复杂化。琥珀胆碱可逆转罗库溴铵的肌松作用，但即使完全逆转神经肌肉阻滞作用，在使用麻醉药和反复插管后，也可能无法恢复气道通畅和良好的自主呼吸。

喉镜检查

喉镜检查应尽量减少尝试次数并避免对气道造成损伤。对危重患者实施喉镜检查时强烈建议有两名操作者在场。在困难气道管理期间，反复插管的过程中，往往对实际情况存在认知不足导致时间延误。为避免这种情况，应注意诱导时间并限定插管尝试在 3 次以内。经过审慎的考虑后，第 4 次尝试应由另一位经验丰富的高年资医师进行（图 28.2）。

当估计没有困难插管（MACOCHA 评分 1～2，没有其他困难插管特征）时，可以使用直视喉镜或可视喉镜暴露声门。当预计存在困难插管时（MACOCHA ≥ 3 或有其他特征），首选可视喉镜检查。所有操作医师都必须接受气管插管的培训，以熟悉其单位中可视喉镜的使用。可供所有人观看的可视喉镜的屏幕有诸多好处：有助于优化环状软骨按压、体外喉部操作、教学和团队合作。

使用大拐角喉镜片的可视喉镜有一个潜在缺点是它会延长插管时间，这可能会影响预后。常见的解决方案是使用 Macintosh 形镜片的可视喉镜：如果视野良好，并不会延长插管时间。如果遇到困难插管，建议使用大拐角喉镜片，例如 C-MAC D-Blade 或 Glide Scope。大拐角喉镜片需要使用屏幕和塑形管芯或探条（见第 17 章）。

对危重患者使用可视喉镜的系统性回顾结论并不一致。2014 年的一项系统性报告认为，可视喉镜是有优势的，因为它优化了插管过程（减少了困难插管、喉镜暴露 3～4 级、食管插管并提高了首次尝试成功率），但并没有改善结果（严重的低氧血症、严重的心力衰竭、气道损伤）。其他 meta

分析的结果则不那么乐观。总体而言，许多针对危重患者的可视喉镜研究设计不完善、太小、涉及的操作者不合适或排除了相关患者，导致研究结果不一致，难以总结。最大规模的研究是 2016 年对 371 名患者的 MACMAN 研究，该研究报道，McGrath Macintosh 可视喉镜并没有提高首次插管的成功率。一项回顾性分析发现，可视喉镜出现的危及生命的严重并发症发生率更高。研究的局限性包括使用缺乏经验的操作者，他们缺乏使用可视喉镜的临床经验，以及没有使用探条或管芯。这些限制很可能导致插管时间过长，而经验丰富的操作者可以避免这种情况。

尽管许多操作者强烈支持在危重患者中使用可视喉镜，但支持或反对的证据的总体质量仍然不佳。无论是否使用可视喉镜，培训和教育对于提高气管插管的安全性都至关重要。可视喉镜无疑改善了视野，但与使用直视喉镜进行气管插管的技巧不同，而掌握这些技巧需要训练。未经适当培训不应使用可视喉镜，因为可能会造成伤害。

在首次插管失败后，确保已寻求帮助，如果仍未成功，则立即使用床旁 FONA 套包。

确认插管

通过呼气末二氧化碳波形确认插管成功。在 NAP4 报告中，这种监测方法被认为可以降低气道有关的死亡率和发病率，是被普遍采用的一个最重要的特征。重要的是，即使在心搏骤停时也能看到清晰的波形，证实心肺复苏在有效进行（图 28.3）。除非有其他证据，没有呼气末二氧化碳波形即提示导管误入食管。其他导致呼气末二氧化碳波形消失的原因也应考虑，如呼吸机未打开或呼吸管道断开或断电，但必须排除食管插管。在危重患者中，临床体征如胸廓起伏或导管内雾气是高度不敏感的，不能依赖于这些体征。

气管插管后的管理

如果患者血流动力学稳定，可以进行肺复张（CPAP 30～40 cmH$_2$O 持续 30～40 s，FiO$_2$

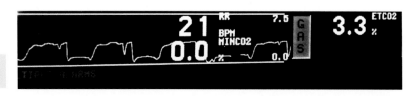

图 28.3　心肺复苏中心搏骤停时的二氧化碳波形图 [呼气末二氧化碳（ETCO$_2$）波形]。注意波形幅度下降、识别 CO$_2$ 波形

100%）。该技术与插管后 5 min 和 30 min 的较高 PaO_2 有关（表 28.2）。

　　该内容不在本章的范围，但值得注意的是，危重患者气道管理中的大部分并发症发生在插管后。气管导管移位和气管造口管移位是突出问题。所有 ICU 都发生过意外的气道导管移位，最常见于肥胖患者、镇静期间以及体位改变、吸痰或经鼻胃管抽吸等操作后。连续显示呼气末二氧化碳波形对于监测移位和监测气道完整性至关重要。这是一种监测标准。每个 ICU 都应该意识到气管导管移位的可能性，并制订相应计划（监测、设备、人员和培训）以确保及时识别和处理这些事件（另见第 29 章）。

　　气管拔管是一个特别高风险的时期，因为多达 20% 的 ICU 拔管患者需要在接下来的 24 h 内再次气管插管。如果插管困难或由于其他原因预计难以再次气管插管，则应非常谨慎。DAS 气管拔管指南适用于危重患者（见第 21 章）。

气管插管失败

　　在 3 次插管尝试失败（或一次最佳尝试）后宣布："插管失败，进行 B/C 计划：气道抢救"（图 28.2）。

B/C 计划：插管失败后的气道抢救

　　传统的插管顺序按照 A 计划、B 计划、C 计划和 D 计划。这利于插管过程合理化，但它通常

平行，同时进行。在 ICU 喉镜检查失败后，最常见的是交替循环使用 SGA 或面罩通气进行氧合。这类似于 Vortex 法，这一概念被纳入英国流程。

　　第二代 SGA，如 ProSeal LMA 和 i-gel 是首选，因为它们具有更高的密闭压力（能够承受更高的气道压力和肺顺应性差时所需要的 PEEP），为了防止胃内容物反流还可以放置胃引流管（见第 13 章）。

　　使用 SGA 或面罩通气失败后，打开 FONA 套包，为下一步 eFONA 做准备。

　　成功放置 SGA（可识别的呼气末二氧化碳波形和稳定或有改善的血氧饱和度）后，提供了"停下来思考和沟通"的机会（图 28.2）。此时的选项是：

- 唤醒患者。如果是在诱导前就计划好的并且没有造成气道损伤。
- 等待更有经验的操作者（优于目前团队的技术专家）及时到场。
- 尝试一次经 SGA 气管插管（例如使用 Aintree 插管导管）（见第 13 章）。
- 使用 eFONA。当唤醒患者不切实际，并且已经插管失败时。

　　经 SGA 氧合失败后只剩下"从上方"氧合一种方式，即面罩通气。如果成功（可识别的呼气末二氧化碳波形和稳定或有改善的血氧饱和度），流程与上述类似：如果有需要，唤醒患者，如果专家可以及时到场，则等待专家，或继续进行 eFONA。

　　如果 SGA 和面罩通气均失败，宣布"目前患者'不能插管，不能氧合'（cannot intubate, cannot oxygenate），我们将进一步实施紧急环甲膜切开"。

表 28.2　气管插管后护理流程（法国，蒙彼利埃）

气管插管后
1. 立即通过呼气末二氧化碳波形图判断导管位置
2. 如果 MAP < 60 ～ 70 mmHg 或舒张压 < 35 mmHg，则给予去甲肾上腺素
3. 开始持续镇静
4. 开始"保护性通气"：潮气量 6 ～ 8 ml/kg，根据目标 SpO_2 调整 FiO_2，依据 ARDSnet 表设置 FiO_2/PEEP，呼吸频率在 10 ～ 20 次 / 分，平台压 < 30 cmH_2O
5. 肺复张手法：CPAP 40 cmH_2O 持续 30 ～ 40 s，FiO_2 100%（如果没有血流动力学不稳定）
6. 将套囊压力保持在 25 ～ 30 cmH_2O
7. 如果需要，使用密闭式吸痰管
8. 动脉血气分析
9. 通过胸部 X 线检查气管导管与隆嵴的相对位置并排除插管相关并发症
10. 气管导管插入深度记录在 ICU 记录表中（面部标记物，例如嘴唇或牙齿）

CPAP，持续气道正压通气；MAP，平均动脉压；PEEP，呼气末正压。

Adapted from Jaber et al.（2010）.

D 计划：紧急颈前气道（eFONA）

成功的 eFONA 中最重要的是避免执行延迟。成功率最高的方法是通过环甲膜的手术刀-探条-导管技术（图 28.4）。

手术刀-探条-导管环甲膜切开术是所有 ICU 气道操作者的核心技能。它与高成功率相关，并使用所有 ICU 中的设备。然而公认的是，许多 ICU 拥有一套技术流程，使经过培训的医生能够使用非

手术刀技术，例如经皮气管切开术。这些技术不可避免会比经外科切开的环甲膜切开术慢，但在环甲膜切开术失败、无法触及环甲膜或气管切开导管取出后，它可能非常有用。有证据表明，通过细小插管的所谓"喷射通气"技术是高风险的，其与失败和极高的并发症发生率有关（见第 20 章）。

eFONA 完成后，如上所示进行肺复张操作和气管清洗。应立即转换为确定性的气道，如外科气管切开术。

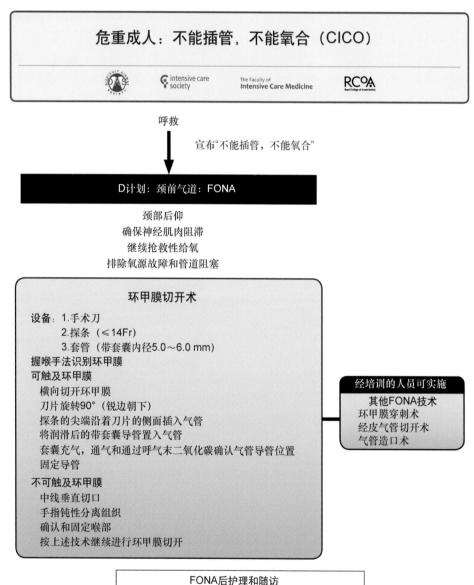

图 28.4 危重成人中的"不能插管，不能氧合"［Reprinted with permission of the Difficult Airway Society. Copyright © 2017 Difficult Airway Society. Higgs et al.（2018）.］

总结

NAP4 表明，在 ICU 气道管理中死亡和脑损伤的发生率是手术室麻醉的 50 ～ 60 倍。在改善危重患者的气道安全方面，人为因素比其他形式的气道管理发挥更大的作用。使用为危重患者设计的插管检查表，包括失败后的计划，并与整个插管团队共享，是非常宝贵的。MACOCHA 评分可预测危重患者的插管困难。危重患者的预充氧需要 CPAP 或 NIV，用或不用鼻氧。建议采用改良的 RSI，以间歇面罩通气和鼻导管吸氧来预充氧。建议由经过训练的人员尽快进行可视喉镜检查。第二代 SGA 适用于气道抢救。B/C 计划最好被视为一个连续体，理念与 Vortex 法保持一致。所有 ICU 的医师都应接受手术刀–探条–导管的 eFONA 技术培训，这是默认的抢救技术。

延伸阅读

Baillard C, Fosse JP, Sebbane M, et al. (2006). Noninvasive ventilation improves preoxygenation before intubation of hypoxic patients. *American Journal of Respiratory and Critical Care Medicine*, **174**, 171–177.

Chrimes N. (2016). The Vortex: a universal 'high-acuity implementation tool' for emergency airway management. *British Journal of Anaesthesia*, **117**(Suppl 1), i20–i27.

Cook TM, Woodall N, Harper J, Benger J. (2011). Fourth National Audit Project. Major complications of airway management in the UK: results of the Fourth National Audit Project of the Royal College of Anaesthetists and the Difficult Airway Society. Part 2: intensive care and emergency departments. *British Journal of Anaesthesia*, **106**, 632–642.

De Jong A, Molinari N, Pouzeratte Y, et al. (2015). Difficult intubation in obese patients: incidence, risk factors, and complications in the operating theatre and in intensive care units. *British Journal of Anaesthesia*, **114**, 297–306.

De Jong A, Molinari N, Terzi N, et al. (2013). Early identification of patients at risk for difficult intubation in the intensive care unit: development and validation of the MACOCHA score in a multicenter cohort study. *American Journal of Respiratory and Critical Care Medicine*, **187**, 832–839.

Higgs A. (2018). Airway management in intensive care medicine. In: Hagberg CA, Artime CA, Aziz MF (Eds.), *Hagberg and Benumof's Airway Management*. 4th ed. Philadelphia: Elsevier. pp. 754–780.

Higgs A, McGrath B, Goddard C, et al.; Difficult Airway Society; Intensive Care Society; Faculty of Intensive Care Medicine; Royal College of Anaesthetists. (2018). Guidelines for the management of tracheal intubation in the critically ill adult. *British Journal of Anaesthesia*, **120**, 323–352.

Jaber S, Jung B, Corne P, et al. (2010). An intervention to decrease complications related to endotracheal intubation in the intensive care unit: a prospective, multiple-center study. *Intensive Care Medicine*, **36**, 248–255.

Lascarrou, J. B., J. Boisrame-Helms, A. Bailly, et al. (2017). Video laryngoscopy vs direct laryngoscopy on successful first-pass orotracheal intubation among ICU patients: a randomized clinical trial. *JAMA*, **317**, 483–493.

Mosier JM, Hypes CD, Sakles JC. (2017). Understanding preoxygenation and apneic oxygenation during intubation in the critically ill. *Intensive Care Medicine*, **43**, 226–228.

第29章 气管切开术患者

Brendan McGrath，Sheila Nainan Myatra

蔡坤成 译 蓝岚 龙布 校

历史

气管切开术是通过颈前区进入气管的人工开口（图29.1）。其可以是临时性的，也可以是永久性的。通常插入气管切开导管，使气体绕过鼻子及咽喉部直接进入气管和肺部。

气管切开术是最早被记录的外科手术之一，可能可以追溯到16世纪。在历史上，气管切开术是为了缓解由创伤或肿瘤引起的上气道阻塞。在具有先进危重护理服务的国家，大多数气管切开术是由重症监护室医师而不是外科医生经皮实施手术，其最常见的指征是便于长期通气。

适应证

临时性和永久性气管切开术的适应证包括：

- 在实际或有潜在上气道阻塞时确保和维持气道开放。
- 确保和维持头部、面部或颈部损伤或手术患者的气道安全。
- 为了便于脱离人工通气。

- 有利于长期人工通气。
- 在咳嗽困难且痰液潴留的情况下，便于气管吸痰。
- 保护（部分）误吸高危患者的气道。

对于气管切开术的时机，目前还没有可靠的数据可以指导临床医生。长期使用经喉气管导管会损害喉部和上气道，并且需要长期镇静。平衡这些风险与气管切开术（手术和术后）的风险可能较为困难。

气管切开术的类型

气管切开术可以是临时性的（短期/长期）或者永久性的，也可以是选择性地或在紧急情况下进行。其还可以通过初始插入的方法进行分类。

临时气管切开术通常用于临时需要以下治疗的患者：

- 上气道阻塞旁路术。
- 气管支气管灌洗。
- 咽喉神经控制机制紊乱（例如，头部损伤或神经系统损伤）患者的误吸防护。

(a)
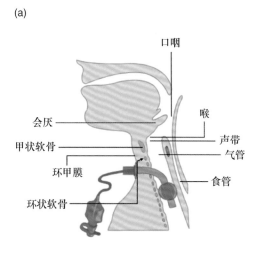

(b)
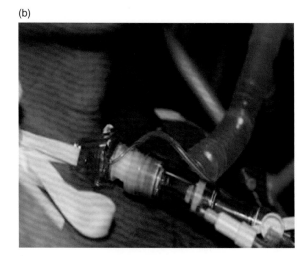

图 29.1 （a 和 b）颈前区气管切开导管

216

某些颌面部或耳鼻喉科手术需行临时气管切开以便于手术。

需要注意的是，虽然套囊提供了一些防止误吸的保护，但这是不完全的，特别是低压 PVC 套囊有微皱褶，通过该微褶皱可能会发生误吸。具有较少褶皱的硅胶套囊可以提供更好的保护。

当基础疾病为慢性、永久性或进展性疾病，包括鼻咽癌或喉癌、长期呼吸支持或气道保护时，可使用长期或永久性气管切开术。

外科气管切开术

外科气管切开术通常在无菌条件和照明条件良好的手术室进行，也可能在急诊科或重症监护室（ICU）进行。气管切开术最常用的麻醉是全身麻醉，也可以在局部麻醉下进行。气管切开术的麻醉在使用镇静药物后需深思熟虑气道的管理。

在颈前区，环状软骨和胸骨切迹之间，做一个 2～3 cm 长的水平切口。切开皮肤和颈阔肌，并将带状肌群分离至外侧，暴露甲状腺峡部，甲状腺峡部可游离或切开。止血后，使用环状钩或者侧位缝合暴露气管，并在气管上做一个小切口或"窗口"。可以做 Björk 皮瓣，切开气管软骨的一部分，折叠并缝合，以维持造口通畅。气管切开导管通过造口插入，并可以缝合到皮肤和（或）用布带或支架固定。

外科气管切开术的气道管理

外科气管切开术的气道管理依具体情况而定。在所有情况下，麻醉和手术团队之间的沟通是至关重要的，国家审计表明，气道管理可能比较困难并且与并发症有关。

有一种情况是气管很可能已经插管，气管导管需要取出以便气管切开导管通过。手术中存在损伤气管导管套囊的风险，可以通过深插入气管导管（套囊低于手术部位）或者撤出部分气管导管（套囊和导管末端在手术部位以上）来克服，但两者都有其局限性。

在紧急情况下，当患者尚未插管时，气道管理可能要复杂得多。在可行的情况下，术前鼻内镜检查可能有助于制定安全的治疗方案。通常采用气管插管全身麻醉是安全的，但有时也会使用声门上气道（supraglottic airway，SGA），也可能发生在

SGA 用于气道抢救并随后进行外科气管切开术后建立外科气道的情况。

最具挑战性的情况是清醒气道阻塞患者的清醒气管切开术。辅助充氧可能需要氦氧混合气或高流量鼻充氧。手术所需的最佳体位（完全仰卧位和颈部完全伸展）往往难以耐受，故需要向患者作出解释：可能手术需要妥协。为了确保神志不清患者的安全，镇静可能不可避免，但在紧急气道中应尽可能避免镇静。在高风险的清醒气管切开术中，抵抗镇静 / 麻醉并安抚患者可能是麻醉医师面临的最大挑战。

一旦置入气管切开导管，应立即用二氧化碳监测确认其在气道中的位置。气道吸引是清除分泌物、血液和碎片很好的做法。通过气管切开导管进行内镜检查有助于评估导管置入是否到位。位置正确的导管远端管腔与气管壁平行，在内镜检查时可以看到整个气管（满月视图）。如果定位不理想，内镜可能只能显示气管的有限视野（半月或新月），这需要通过重新定位或选择不同的气管切开导管来纠正。

经皮扩张气管切开术

经皮扩张气管切开术（percutaneous dilatational tracheostomy，PDT）是一种相对快速的床旁手术，可由非外科医师实施，且不需要将危重患者转至手术室，因此已成为 ICU 的首选技术。经皮扩张气管切开术涉及一种改良的 Seldinger 技术，其分为4 个步骤：

- 使用穿刺针穿刺入气管中。
- 通过穿刺针置入导丝。
- 将穿刺孔扩张为更大的气孔。
- 通过导丝置入气管切开导管。

术中出血一般通过扩张管道的填塞作用来控制。

几种不同的扩张技术已有叙述。最初，使用依次增大的扩张器进行连续扩张，但现在最常用的技术是使用弯曲的锥形扩张器进行单次扩张（Ciaglia 技术，图 29.2）。在 Griggs 技术中，通过导丝引入钳子，然后在它们之间放置气管切开导管以扩大造口。Fantoni 技术包括气管穿刺和逆行导丝通过声带，然后将联合扩张器和气管切开导管通过导丝置入喉部，并穿过气管前壁。随后

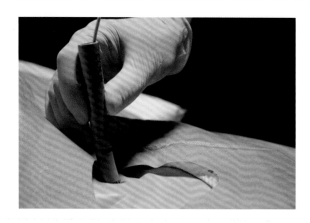

图 29.2　使用 Seldinger 技术和单一弯曲的锥形扩张器将经皮气管切开导管插入模型中

将气管切开导管与扩张器分离，旋转 $180°$ 朝向气管隆嵴。PercuTwist 技术包括在导丝上置入螺旋状扩张器并旋转来扩张气孔。使用高压球囊来扩张也有描述。

一项包括 1130 例患者的 meta 分析对至少两种 PDT 技术进行了比较并报道除了 Fantoni 技术与更严重的并发症相关外，其他技术与器械之间具有明显的等效性。与 Griggs、PercuTwist 或球囊扩张技术相比，单次扩张技术的失败更少。

PDT 的适应证和禁忌证

PDT 的适应证与外科气管切开术相似。大多数 PDT 是在 ICU 进行的，以便于脱离机械通气、气管灌洗或气道保护。这是一种选择性手术，在紧急情况下通常首选外科技术。

禁忌证包括儿童、手术部位感染或不稳定型颈椎损伤。

气道解剖结构异常，既往气管切开术史，颈部手术或放疗史，肥胖［体重指数（body mass index，BMI）$> 30 \ kg/m^2$］、出血体质、高呼气末正压（PEEP）（$\geqslant 10 \ cmH_2O$）或高 FiO_2（$\geqslant 70\%$）和血流动力学不稳定是 PDT 的相对禁忌证。如果患者有明显的异常凝血或穿刺部位附近有大血管，许多人会选择外科气管切开术和直接止血，然而，经验丰富的操作者仍可进行 PDT。在开始 PDT 之前，应确定是否有气道外科医生在场（和联系方法）。

PDT 期间的气道管理

PDT 期间的气道管理需要一个在气道管理和麻醉方面具有丰富经验的人员。由于轻微的运动或咳嗽可能会导致针头错位和损伤，患者应进行麻醉和肌松以保护气道。气管后壁穿孔的风险尤其大。

患者应以 100% 的 FiO_2 进行通气。必须拔出气管导管，使其尖端不靠近气管穿刺部位，并使其套囊不会被针或导丝穿入而损坏。在进行气道操作之前，将患者的颈部伸直，肩膀抬高，床头抬高 $30°$（以减少静脉压力），最大限度地暴露颈部。随后经口腔和气管吸引后，拔除（或更换）气管导管，并将套囊置于声带 / 声带正上方。可以使用常规或可视喉镜检查，但由于体位的原因，视野可能会变差。

另外，在 PDT 之前，现有的气管导管可以替换成 SGA。这就需要一个经验丰富的术者和 SGA 的最佳定位。应选择气道密封性高、易于进行气道内镜检查的第二代 SGA。内镜检查有助于全面观察气管，以引导穿刺针的插入。与常规麻醉一样，SGA 并不适用于所有患者，尤其是肥胖和气道压力高的患者。

无论选择哪种技术，在整个手术过程中必须维持氧合、通气和麻醉。当出现气道装置移位、无法进行 PDT 或严重出血时，气道管理者应准备重新给患者插管。只有在使用二氧化碳监测确定气管切开导管位置正确后，才可拔出气管导管。

外科气管切开术或 PDT 前的超声检查

床旁超声检查可通过定位气管环、甲状腺峡部和气管前血管结构实现最佳的穿刺位置。超声检查能够测量从皮肤到气管的距离，并避开覆盖的血管，对那些病态肥胖或颈部解剖困难的患者尤其有用，这些患者的气管可能难以察觉，也可能不在中线（见第 7 章）。

PDT 术中柔性支气管镜检查

PDT 术中柔性支气管镜检查可以观察穿刺针、导丝、扩张器和气管切开导管的通过情况，并检查插入后导管末端的位置。在进针过程中，支气管镜应保持在气道装置内，以避免造成损伤。由于气管内的气管导管遮挡了气管环上端，除非使用 SGA 或显著拔出气管导管，否则可能无法确定气管穿刺的平面。使用支气管镜可能会影响通气，应适当调整呼吸机的设置。

PDT 后的护理

PDT 气道通常需要 7 ~ 10 天才能形成，相比之下外科气管切开术则只需要 2 ~ 4 天。PDT 术后气管切开导管的正确固定尤为重要，因为在造口形成后的头几天导管移位意味着最近扩张的组织可能"弹回"到原来的位置，使其难以或无法再插入（图 29.3）。

经皮与外科气管切开术的对比

与外科气管切开术相比，PDT 术中解剖和切割更少，这可能会减少组织损伤和出血。一项包含 22 项比较技术的研究的 meta 分析发现，尽管 PDT 更快，感染更少，但在死亡率、术中或术后出血方面没有差异。

在第 1 周左右的时间里，气管切开术造口之间的实际差别不大。更好的气管切开术随访可能显示未来的细微差异。

气管切开术患者的生理变化

气管切开术后气道解剖和生理都会发生改变。有些生理变化是有利的，而另一些则需要格外警惕。

- 上气道解剖无效腔可减少 50%。
- 无效腔不参与气体交换并增加呼吸做功，这对于机械通气患者的撤机是有利的。
- 上气道对空气的自然增温、加湿和过滤作用消失了。
- 分泌物会变得黏稠和干燥，很容易堵塞造口或导管。
- 患者失去说话的能力。

- 发声受限或缺失会使患者感到痛苦和焦虑。发声策略如套囊上发声或早期套囊放气可能是有效的，单向说话瓣膜也有助于发声。非语言交流很重要，语言治疗师、细心的护理人员和交流板都很有用。
- 味觉和嗅觉可能会丧失。
- 可能会降低患者的食欲和总体健康状况——在处理"医疗"问题时很容易被忽视。
- 吞咽能力会受到不利的影响。
- 最初，大多数患者会使用鼻胃管或胃造瘘管进食。气管切开术的套囊或导管本身会干扰喉的吞咽机制。如果不锻炼（长时间通气期间），这些肌肉会萎缩，需要细致的康复和评估。
- 改变身体形象。
- 这是一个可造成重大心理影响的重要因素，可以通过细心的解释和支持来缓解。临时气管切开术后，瘢痕应该是最小的，并且可以恢复说话。尽管情况可变，但通常情况下，造口会在 4 ~ 6 周内闭合并愈合。

气管切开导管的类型

带套囊的导管

柔软、可充气的末端套囊可密封气道，以便于正压通气、将口腔或胃内容物的误吸降至最低。套囊不是（微小的）误吸的绝对屏障（图 29.4）。如果气管切开导管管腔被堵塞或阻塞，患者将无法

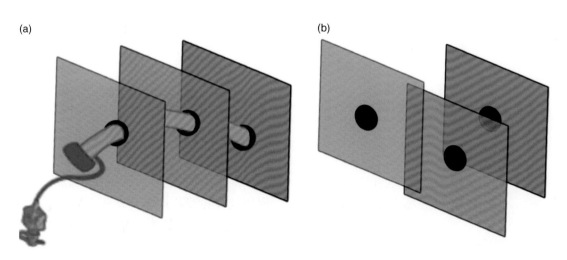

(a)　　　　　　　　　　　　　　(b)

图 29.3　如果经皮插入的气管切开术（a）发生移位，最近扩张的组织会"弹回"到原来的位置（b），使重新插入变得困难

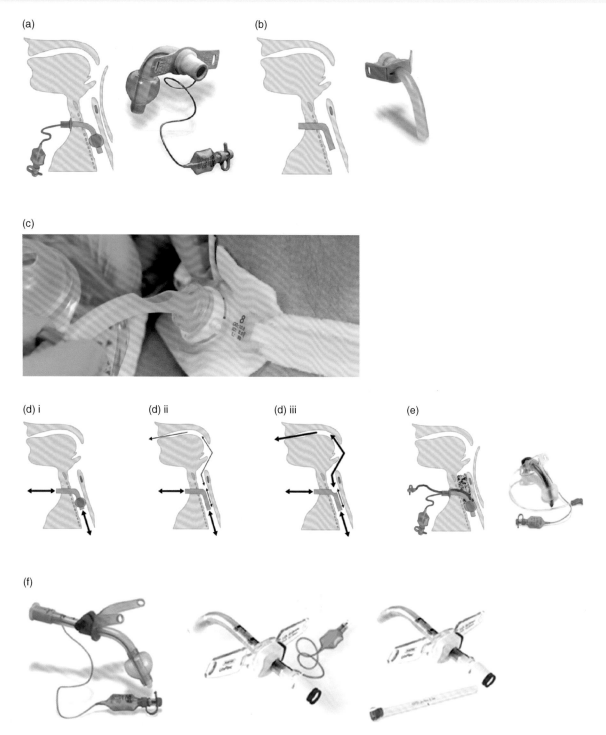

图 29.4　气管切开导管类型。（a）带套囊的。（b）不带套囊的。（c）双套囊。（d）开窗：i. 套囊充气并插入内导管（上气道无通气）；ii. 套囊放气并插入内导管（部分通气）；iii. 套囊放气并取出内导管（大部分通气）。（e）声门下吸引。（f）可调节法兰

通过导管呼吸。

不带套囊的导管

　　不带套囊的导管允许气体在气管切开导管周围和上方逸出，以便于发声。如果患者需要一定程度的通气支持，则必须使用一种能够允许气体"逸出"的呼吸机模式或类型。患者必须具有有效的咳嗽和呕吐反射，以减少误吸的风险，尽管持续的经喉呼气气流可能有助于排出分泌物和修复喉部（图 29.5）。

　　"Minitrach"管是不带套囊的，通常内径为 4 mm。它们设计用于气道冲洗（吸引），并不适

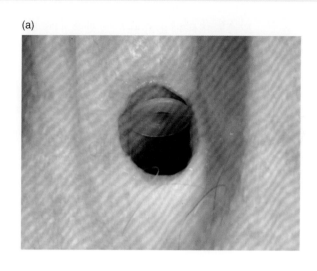

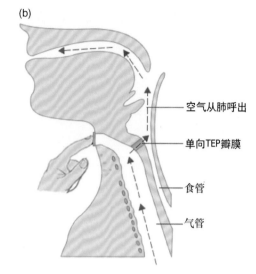

空气从肺呼出

单向TEP瓣膜

食管

气管

图 29.5 （a 和 b）气管－食管穿刺（TEP）瓣膜用于喉切除术造口

合作为通气设备，但可以输送补充氧气，制造商不建议将其用于紧急颈前气道（eFONA）。其容易发生阻塞，在 ICU 严密监控的环境以外的地方作用有限。

双导管导管

双导管导管有一个外管（或导管）可以维持气道通畅和一个内部可拆卸的内管以方便清洁分泌物。有些内管是一次性的，有些则必须清洗后再重新插入。它们通常适用于完全停止通气的患者和有气道分泌物堵塞风险的患者。分泌物很容易通过去除内管和更换新的或清洁的内管来管理。虽然在专科环境之外更安全，但它们减小了管道直径，增加了阻力，因此在机械通气期间可能不受欢迎，而闭合式湿化和定期吸引可降低堵塞风险。

开窗导管

开窗导管通常是双导管导管的一部分——外管有一个开口或多个开口。呼气时，气体可以通过患者的口／鼻咽以及气管开口，便于发声和咳嗽。当不需要这个功能时，使用一个无孔的内管阻塞孔口，这样导管就可以发挥无孔导管的功能。

带声门下吸引的导管

一根细长的管子沿着气管切开术导管的外侧延伸，正好在套囊上方终止。这使得吸引能够清除套囊上方／声门下方的分泌物——声门下吸引。声门下吸引可降低呼吸机相关性肺炎的发生率。

如果于吸引管中逆行使用低流量气体，气体可以通过上气道排出，并实现"套囊上发声"。这有助于危重症后喉部功能、发声能力和吞咽功能的恢复。

可调节法兰气管切开导管（图 29.4f ）

肥胖患者气管切开后出现包括导管移位等并发症的风险明显高于非肥胖患者。可调节法兰气管切开导管可以调节气管内部分的长度，特别适合肥胖患者。具体适应证包括：

- 颈围过大／肥胖。
- 水肿，尤其是烧伤。
- 手术后实际或预期的水肿（包括气管切开术本身）。

气管切开术相关问题

气管切开患者有显著的合并症和较高的院内死亡率（约 20%）。当发生与气管切开术相关的临床事故时，患者受到伤害的概率约为 60% ～ 70%，具体取决于患者的位置。

事故可以分为：

- 手术相关（例如，气道损伤、相邻结构损伤、出血）。
- 导管置入后堵塞或移位。
- 设备相关（缺乏设备或使用不当）。
- 能力相关（技能和知识）。
- 基础设施（人员配置和位置）。

● 晚期并发症（例如，气管软化、造口狭窄、感染）。

这些事故中大多数是由于相同的重复主题，其中许多可以通过前瞻性的质量改进策略加以预防。

患者方面

患者以及他们的家人对气管切开术可能带来的问题通常有不同的看法，发声障碍和吞咽固体或液体的困难往往是最重要的问题。多学科团队协作一起解决这些问题有助于提高护理质量。

气管切开术患者的紧急处理

气管切开术患者特别容易出现气道问题，可能迅速危及生命。如果患者病情危重，呼吸机依赖或上气道改变或异常，病情可能迅速恶化。许多气管切开术的问题都是可以预测的，通常在问题发生之前都有警告信号（"红色预警"）（表29.1）。

2012年，英国国家气管切开术安全计划（National Tracheostomy Safety Project，NTSP）为此类紧急情况的处理制定了指南，该指南可以指导救援人员按顺序解决最常见和最容易纠正的问题（图29.6）。支持拔出已经堵塞或移位的导管，打破障碍，并允许基层人员进行可能挽救生命的干预，而这些干预以前被认为是一项专业技能。

该指南的关键原则是：

1. 流程与床头标志配对，表明患者是否进行了气管切开术或喉切除术，并确定具体的气道问题。

表29.1 气管切开术的红色预警

任何生理变化，包括躁动，都可能由气道阻塞或部分阻塞引起，应先排除气道问题。

1. 通气时二氧化碳波形缺失或改变
2. 通气时胸壁无运动或改变
3. 气道压升高
4. 潮气量降低
5. 吸引管无法通过
6. 明显漏气
7. 已充气的带套囊导管发出异响
8. 充气套囊明显萎缩，或需要频繁再充气
9. 导管实际插入深度与记录的深度不一致
10. 术后肺气肿

2. 二氧化碳波形图在应急处理的早期阶段具有重要作用。
3. 优先考虑患者的氧合情况。
4. 避免通过可能移位的气管切开导管进行通气试验以评估通畅程度。
5. 只有在取出可能阻塞的内管后才可进行吸引。
6. 氧气应用于两个潜在的气道。
7. 介绍了通过造口进行氧合和通气的简单方法，如使用儿科面罩或应用于皮肤的SGA。
8. 一旦发现堵塞或移位的气管切开导管，应立即拔除，而不是作为"最后的手段"。

虽然这些流程被设计为通用的，但应考虑到局部或患者特定的情况。例如，对于近期为脱机而进行了气管切开术的ICU患者，与新的PDT造口相比，通过开放的上气道进行治疗可能要容易得多。造口出血通常与吸引造成的创伤有关，但也可能预示动脉出血。尽管气管无名瘘的死亡率仍然很高，但仍需要对导管套囊进行足够充气、积极复苏和及时的外科干预。

拔管

在实施临时气管切开术的主要病情缓解后，即可以进行拔管。上气道必须是通畅的，咽喉功能足够好，以"保护"拔管后的气道（可能需要柔性光学支气管镜评估）。患者应该有良好的咳嗽能力来清除分泌物，而不需要侵入性吸痰，并且不再依赖机械通气。有些中心会在拔管前"缩小"气管切开导管（用更小的尺寸替代），以促进经喉气流、语音和喉功能的恢复。

儿科气管切开术

关于儿科气管切开术的深入讨论不在本章范围内。

儿科气管切开术的适应证与成人类似，但儿科气管切开术的常规和紧急护理有关键性的区别需要考虑。对于气道发育异常或长期通气，从出生后的最初几分钟就可能需要实施气管切开术，大多数手术在4岁以下实施：许多是永久性的，或至少是长期的，对儿童及其父母或照顾者来说，生活方式会发生重大改变。

尽管存在经皮技术，但气管切开术是一种经

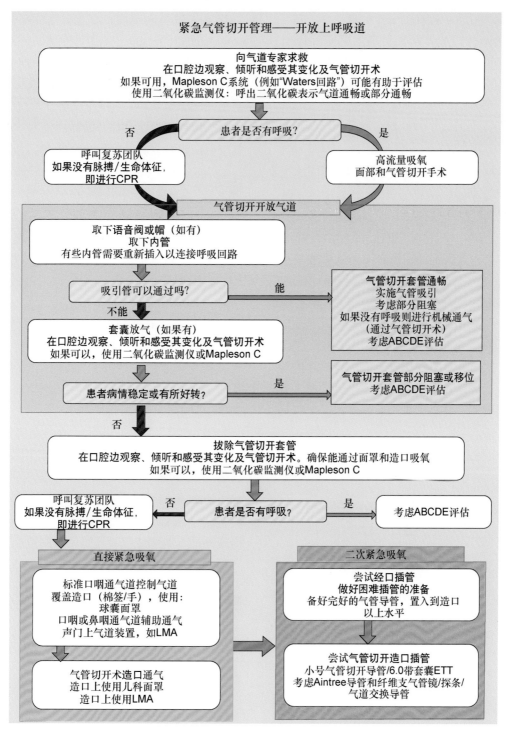

图 29.6 气管切开患者紧急气道的 NTSP 流程（From National Tracheostomy Safety Project.）

典的外科手术。常规使用无内管的不带套囊导管（大幅减少内径）。新生儿导管可能很短，移位的风险很高，有时需要带套囊的导管来处理高通气压力或误吸风险。

NTSP 制定的应急指南针对的是多学科救援人员，他们可能不是气道或气管切开术专家，认识到气管切开术的儿科患者比成年人更有可能在社区接

受治疗。接受气管切开术的儿童通常有多种其他医疗需求，可能会出现无关的医疗护理。

成人指南保留了提供紧急吸氧和限制不必要气道干预次数的原则，但主要区别包括：

- 定制的儿科床头标志反映儿科气管切开术指征和病情。
- 使用留置缝线和造口成熟缝线的专用外科

气管切开术，以辅助紧急处理。

- 初步治疗包括多达 3 次紧急更换气管切开导管的尝试。
- 使用吸引管引导重新插入。

喉切除术造口

喉部造口术与气管切开术有很大的不同。主要区别如表 29.2 所示。

全喉切除术——通常用于癌症——包括声带在内的喉部切除。气管被切断并缝合到颈部皮肤上，形成一个永久性造口，患者通过这个造口呼吸（图 29.5）。这些患者通常被称为"颈部呼吸者"，然而"仅颈部呼吸者"这个术语可能更好地将他们与其他气管切开术患者区分开来。上气道不再与气管相连，因此无法通过面罩、SGA 或插管进行氧合或通气。最重要的是喉切除术造口的存在是可以清晰识别的——医疗警报手环、医疗记录或床头标志都是有用的——特别是对于可能存在潜在的气道紧急情况的患者。

尽管切除了喉部，但如果在喉切除术时或之后插入了带单向瓣膜的气管–食管穿刺（tracheo-oesophageal puncture，TEP）假体，则在喉切除术后仍可"发声"。呼气时堵住气孔，气体被引导通过食管和咽呼出，患者通过练习后就可以安静地说话（图 29.5）。这些瓣膜在气道管理过程中不需要移除，但可能发生移位、旋转或堵塞，因此在植入气管后应进行复查。

喉切除术造口的常规护理

掌握喉切除术造口患者的基本管理和设备使用的工作知识可以避免并发症，提高患者的舒适度和安全性。常规护理所需的基本设备包括：

- 吸引设备。
- 加湿设备。
- 私人镜子。
- 软的喉切除导管 / 气管切开导管。

虽然大多数喉切除术造口不需要插管来保持其通畅，但一些患者可能会使用喉切除术导管来辅助保持卫生。

用小型私人镜子进行轻柔的吸痰，以清除造口开口附近多余的黏液或结痂，并用于清理气道。需要常规的加湿——由小型热湿交换（heat and moisture exchange，HME）装置或盖子提供（图 29.7）——以防止黏稠的黏液栓子形成。如果患者出现不适、脱水或呼吸道感染，则可能需要雾化吸入盐水或积极地加温湿化。

喉切除术造口的并发症和急症处理方法

呼吸困难

残留的分泌物、黏液栓子或异物导致的部分或完全气管阻塞可引起呼吸困难。在造口处使用湿化氧气，嘱患者咳嗽，尝试使用柔软的吸痰管吸痰，并考虑注入生理盐水。如果吸痰管容易通

表 29.2 喉切除术造口和气管切开造口的主要区别

喉切除术造口	气管切开造口
永久性手术	可能是临时性的，也可能是永久性的
肺部和上气道不相通	保留喉头，因此在上气道和肺之间仍有潜在相通
通常不需要任何导管来保持造口通畅	当气管切开导管插入支架时，气管造口打开，促进气体交换，并在没有支撑支架装置的情况下很容易关闭
无误吸胃内容物的风险	存在误吸胃内容物的风险

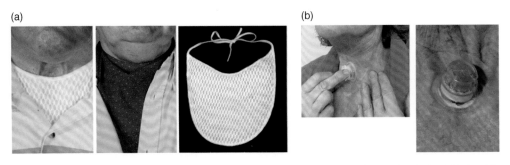

(a)　　　　　　　　　　　　(b)

图 29.7 （a 和 b）用于喉切除造口的加湿罩，包括：（a）Buchanan 围兜、围巾；（b）黏性造口罩

过，则考虑非气道原因的呼吸困难。如果情况没有改善，耳鼻喉科医生应立即对患者进行评估。使用儿科面罩或 SGA 装置覆盖在喉切除术造口上形成密封，可以实现通过喉切除术造口的氧合和通气。可能需要对造口进行插管：应直接将标准或缩短的气管导管（如 Montandon）或气管切开导管插入造口。剩余的气管很短，气道装置应该放置在几乎可以看到气囊的皮肤下。

咽部皮肤瘘

这在喉切除术后的最初几周是最常见的，是由于黏膜内膜破裂导致唾液渗漏到周围组织所引起的。最初的临床表现是颈部红斑，面部和颈部水肿和压痛。早期发现对于预防伤口并发症和附近潜在的血管破裂至关重要。

出血

出血是一种气道急症，可能导致气道损害。所有出血都需要耳鼻喉科医生及时检查。原因包括湿化不良、吸引损伤、局部或呼吸道感染，或疾病复发导致瘘管形成或血管溃疡。颈动脉或颈静脉"爆裂"可导致危及生命的紧急情况。在紧急情况下，用带套囊的导管保护气道。套囊过度充气或手动压迫血管有助于填塞出血点。在胸骨切迹处用手指按压颈的下部可暂时减少或停止出血（详见第 32章）。在准备手术干预的同时，应同时启动血流动力学和呼吸支持。

延伸阅读

Al-Shathri Z, Susanto I. (2018). Percutaneous tracheostomy. *Seminars in Respiratory Critical Care Medicine*, **39**, 720–730.

Bontempo LJ, Manning SL. (2019). Tracheostomy emergencies. *Emergency Medicine Clinics of North America*, **37**, 109–119.

Doherty C, Neal R, English C, et al.; Paediatric Working Party of the National Tracheostomy Safety Project. (2018). Multidisciplinary guidelines for the management of paediatric tracheostomy emergencies. *Anaesthesia*, **73**, 1400–1417.

Lerner AD, Yarmus L. (2018). Percutaneous dilational tracheostomy. *Clinics in Chest Medicine*, **39**, 211–222.

McGrath BA, Bates L, Atkinson D, Moore JA; National Tracheostomy Safety Project. (2012). Multidisciplinary guidelines for the management of tracheostomy and laryngectomy airway emergencies. *Anaesthesia*, **67**, 1025–1041.

第30章 院前及创伤气道管理

Leif Rognås，David Lockey

梁欣 译 潘秋宁 莫仲翘 校

概述

在院前环境中，无论是在急诊科还是重症监护室，伤情危机或严重不适患者的病理生理改变都是一样的。对高质量气道管理的需求并不取决于患者所在的环境。

其他章节中描述的概念几乎都适用于院前患者。那么院前环境有何不同？

- 院前的临床医生更早地在受伤后或者严重疾病刚发作时接诊患者，此时患者的症状和体征可能未进展或不易查出。
- 尽管在某些地区可以在院前获得患者的电子病历，但大部分的院前临床医生只能获得患者有限的继往病历资料。
- 许多地区的紧急医疗系统（emergency medical system，EMS）是多层的，但备份的可用性通常有限，而且可能距离很远。
- 现场可用的设备数量有限。
- 一般来说，需要院前气道管理，尤其是院前高级气道管理（pre-hospital advanced airway management，PHAAM）的患者，只占院前工作量的一小部分，这使得气道管理技能的保持对一些从业者来说是一个挑战。

量身定制的护理

许多院前服务机构都有结构化的标准操作程序（standard operating procedures，SOP），规定如何进行麻醉和气道管理。这有助于实现可预测的高质量护理。

院前气道管理可以针对患者、提供者和提供护理的系统进行调整。然而，这并不意味着"一刀切"，院前气道管理可以针对患者、提供者和提供护理的系统进行调整。

量身定制的护理：患者层面

在进行高级气道介入治疗之前，将考虑患者自身的病情和特点以及患者所处的院前情况的特点，进行非正式的风险收益评估。可能改变管理策略的一些典型特征包括：患者的体型和年龄、严重合并症的存在、气道异常、接诊患者的途径、危险环境和离医院的距离。

量身定制的护理：临床医生层面

即使制订了院前培训计划，并对高级院前服务提供者的角色进行了标准化，不同专业团队之间以及他们内部的服务提供者的经验和能力也存在很大差异。院前医生可以是接受过简单麻醉培训的急诊实习医生，也可以是具有多年经验的麻醉顾问医生。同样，准医务人员可能已经在高级水平上练习了多年，或者可能具有有限的高级气道技能。在没有住院麻醉实践的情况下，院前医生很少频繁地进行麻醉以保持能力。院前团队的经验可能会影响现场麻醉的决策。

量身定制的护理：系统层面

提供PHAAM的EMS可以通过规定提供何种级别的气道管理、为哪些患者提供以及何种级别的提供者来定制其活动。提供者可以是医生、护理人员或护士。可以规定培训水平和技能保留。高级气道管理的临床管理通常由救护车服务、空中救护车或托管医院负责。EMS还必须考虑特定气道问题的病例组合和发生率，以及气道管理的证据基础应如何应用于大众人群。为保障患者的最高安全，EMS/直升机紧急医疗服务（helicopter emergency medical service，HEMS）提供的院前气道管理可能与其他部门不同。

人为因素

利用整个团队的综合知识，授权所有团队成员在必要时发言，并建立一个共同的思维模式至关重要（见第 36 章）。此外，我们建议采取以下措施，以促进认知卸载并提高患者安全性：

- 气道管理应在光线充足、有遮挡的地方进行，并尽可能 360° 接近患者。许多服务机构倾向于在室外进行这项工作，但有时由于天气或其他外部因素，这可能行不通。
- 在任何情况下都应使用标准化的设备设置（标准的"储备套件"）。

- 一份标准化的、经过充分排练的术前检查表，该检查表已根据服务指南进行了调整，以准备和提供院前麻醉。过于冗长或不切实际的检查表会降低合规性，并导致检查表疲劳。图 30.1 和 30.2 显示了两种不同的医生-医护人员 HEMS 定制的不同快速序贯插管（rapid sequence intubation，RSI）前检查表。
- 应使用定期模拟（或"模型"）来实践气道管理的不同组成部分，该模拟适合正在"训练"的个体临床医生和服务的需求。

院内气道管理专家不一定会转为院前的气道管理专家。球囊面罩（bag-valve-mask，BVM）通气、

标准快速序贯插管（RSI）前检查表		
	检查开始	预期结果
建立	预计困难气道?	是/否
	位置良好?	确认
	颈椎固定?	是/不需要
	需要环状软骨按压?	是/否
	角色分配?	插管1 …… 插管2 手法固定 …… 环状软骨按压…
	鼻氧?	是/否
	氧气?	2筒，充足，开启
	吸引器?	可运行，确认
	预充氧完成?	确认
	静脉通道×2	确认
监测	心电图	心率/心律
	氧饱和度	%
	血压值&测量间隔	x/y mmHg, 间隔2 min 成人/儿童/新生儿
	二氧化碳波形监测探头连接	确认
气道	喉镜（镜片/型号），（备用的/型号）	1[镜片], 2[镜片]
	探条（型号）	确认
	气管导管	1[型号], 2[型号]
	注射器	确认
药物	诱导	[药物], [剂量, mg, ml]
	罗库溴铵	[剂量, mg/ml]
	维持就绪?	[计划用药]确认
预案	方案B	确认
	方案C	确认
	是否需要胸腔造口术	是/否 …… [侧]
检查结束-继续药物治疗		

图 30.1 （a）来自威尔士紧急医疗检索和转移服务的 RSI 前检查表

立即插管检查表		
↓ 检查开始 ↓		预期结果
→ 位置良好?	…………………………	确认
→ 氧气筒×2，开启&流动	…………	确认
→ 球囊面罩（BVM）通气或Water回路连接	…………	确认
呼气末二氧化碳监测连接	…………	确认
→ 吸引器在位可运行	…………	确认
→ 喉镜准备完毕且运行良好	…………	确认
导管准备	…………	型号[x]确认
探条准备	…………	确认
→ 诱导药物	…………	[药物1]，[药物2]，[药物3]确认
静脉通路	…………	[给药部位确认]
检查结束-继续药物治疗		

图 30.1 （b）来自威尔士紧急医疗检索和转移服务的立即插管检查表

快速序贯插管（RSI）后检查表				
↓ 检查开始 ↓	预期结果			
→ 呼气末波形及目标值	…[良好]波形，[x]kPa			
氧饱和度	…血氧饱和度为 [x]			
呼吸音	… [双侧] 确认			
→ 气管插管深度及固定	…固定，深度为 [x]			
→ 胸腔造口术	… 确认[侧]			
→ 静脉通道充足且固定	… 确认			
→ 是否需要输血?	… [方案]确认			
→ 是否需要血管升压药?	… [方案]确认			
→ 麻醉维持方案为[X]	… [方案]确认			
→ 体温探头读数	… [x]度 确认			
→ 是否需要夹板固定	… [方案]确认			
检查结束				

图 30.1 （c）来自威尔士紧急医疗检索和转移服务的 RSI 后检查表

快速序贯插管前检查表-丹麦空中救援

"SO BAD"

吸引器(S)	运行	确认
氧气(O)	>100 bar,备用氧气筒	确认
球囊面罩(BVM)	可用	确认
气道管理方案(A)	口述，物品齐全	确认
药物(D)	口述，物品齐全	确认

图 30.2 来自丹麦空中救援的 RSI 前检查表

放置声门上气道（supraglottic airway device，SGA）或气管插管的操作技术是通用的；在难以预测的环境中，何时、何地以及如何使用这些技能的知识则可能不是通用的。

数据收集

院前服务应记录气道干预的核心数据，包括时间表、成功率和并发症。这有助于改进服务，识别需要注意的设备、培训和技能问题。数据还可用于制定和调整标准操作程序（SOP），并为临床医生现场决策的下达提供参考。

解剖困难气道 *vs.* 生理困难气道

麻醉医师通常关注 BVM 通气困难、SGA 放置困难和插管困难的问题。解剖困难气道也是一个常规的考虑因素。这些问题在许多其他章节中有叙述。

生理困难气道概念是最近才出现的。生理困难气道被描述为严重的生理学紊乱使患者在插管和转向正压通气过度过程中出现血氧饱和度下降或心血管衰竭和死亡的风险增加（另见第28章）。

在院前气道管理中，生理困难气道与解剖困难气道同样重要。在麻醉和气道管理过程中，相当比例的患者增加了血饱和度下降或心血管衰竭的风险。在院前和创伤气道管理中，处理生理因素至关重要，以防止潜在的灾难性低血压、心搏骤停或缺氧脑损伤。

导致院前气道管理困难的其他因素包括后勤差异（由于位置、环境和设备）和教育困难（操作者缺乏知识、培训或准备）。一个组织良好的院前系统应该消除或尽量减少这些因素的影响。

院前气道管理的实践

良好的院前气道管理的基本原则是，应按照与在急诊科或重症监护病房相同的标准和患者安全水平进行。英国、斯堪的纳维亚半岛和美国发布了关于提供院前麻醉和高级气道管理时应达到的标准的建议。它们都有很大的共同点。

制订计划

制订一个计划和一个备份计划并进行沟通至关重要。该计划应阐明用于解决麻醉诱导后解剖和生理困难气道管理过程中出现的任何问题的预期技术。

基本院前气道管理

"基本"（basic）一词可能具有误导性，因为基本动作在技术上和认知上都具有挑战性。

体位

- 这可能是成功和失败之间的区别。错误的体位可能会使接下来的一切变得非常困难。
  - 提示 1：千万不要让呼吸窘迫的患者平躺。
  - 提示 2：几乎所有的气道操作都可以在患者坐起或侧卧时进行。如果需要仰卧位放置 SGA 或气管导管，通常可以等到其他一切准备好（包括使用诱导药物）后再让患者躺平。

气道开放

- "偏头-抬下颌"和"推下颌"动作都可以使用。推下颌是一种有效的操作方法，所有院前临床医生都应该加以学习。
- 通常需要使用吸引器，我们建议使用硬质大口径吸引管（例如 Yankauer 或 DuCanto）。
- 根据需要使用气道辅助用品，半清醒患者对鼻咽通气道的耐受性高于口咽通气道。

BVM 通气（见第 12 章）

- 对于自主通气不足的患者，这通常是提供氧合和通气的最快方法。这是一项核心麻醉技能，但如果由其他从业者执行，则需要培训和持续经验才能掌握。
- 院前有效的 BVM 通气：
  - 采用连续波形二氧化碳描记图评价通气效果。

- 双手法，用鱼际紧握（"V-grip"），该握法可以有效地推下颌，并能紧密地密封面罩。
- 如果需要，可以插入两个鼻咽通气道和一个口咽通气道。

院前高级气道管理（PHAAM）

放置 SGA、气管插管或外科气道构成了高级气道管理。

在心搏骤停患者中的 PHAAM

该主题的详细内容超出了本章的范围，将在 31 章中进行阐述。主要原则是：

- 优先进行高质量的胸外按压和早期除颤。
- 对于非专业人士，使用 BVM 或 SGA 比气管插管更好。
- 气管插管不应中断胸外按压超过 10 s。

在非心搏骤停患者中的 PHAAM

在大多数系统中，如果患者需要 PHAAM，并且有一个经过适当培训的团队，那么气管插管是首选的方式。

非心搏骤停患者院前气管插管需要院前紧急麻醉。

院前紧急麻醉和气管插管的指征包括：

- 潜在或实际缺氧。
- 即将发生的或实际发生的急性高碳酸血症或通气功能衰竭。
- 气道通畅受到威胁或实际丧失。
- 严重的躁动并伴有头部损伤。
- 意识水平降低。
- 人道主义指征。

基于个人风险-收益分析，专家临床医生可出于其他原因（即预期的临床过程）选择进行院前紧急麻醉和气管插管。

准备工作应侧重于优化首次插管尝试，并将并发症风险降至最低。据报道，首次插管成功（first-pass success，FPS）的并发症发生率为 10% ~ 12%，而当首次插管不成功时，并发症发生率为 40%。

氧合

预充氧

- 对于自主呼吸的患者（有足够的每分通气量），我们建议使用以下方式进行预充氧：
- 密闭式非循环呼吸面罩及贮气囊联合鼻吸氧，可最大限度地提高 FiO₂。
- Mapleson C（Waters 型）回路可提供高 FiO₂ 以及增加呼气末正压。
- 连续气道正压通气（continuous positive airway pressure，CPAP）或无创通气（non-invasive ventilation，NIV）使用高级转运呼吸机及密闭面罩。

- 对于自主通气不足的患者，可使用以下方式进行预充氧：
- BVM 通气。
- Mapleson C 回路。
- 无创通气。

对于焦虑和躁动患者，为了能够提供有效的预充氧，可能需要适度的镇静（如使用氯胺酮）。应避免无预充氧的紧急麻醉诱导。

过氧合

在进行喉镜检查前，还应考虑在呼吸暂停期间给予温和的、低频的、低潮气量的 BVM 通气。

呼吸暂停氧合（通过鼻插管的高氧流量）可预防喉镜检查时的氧饱和度下降和低氧血症。

药物选择

虽然大多数麻醉药物可以在院前环境中安全使用，但大多数机构都鼓励标准化和有限的药物选择。氯胺酮是最常用的，在大多数院前环境中是安全的麻醉药物。阿片类药物通常与诱导剂一起使用，但是如果剂量过高，则会增加诱导后低血压的风险。最常用的神经肌肉阻断剂是罗库溴铵。琥珀胆碱的使用正在迅速减少。

气管插管

喉镜

有证据表明，与直接喉镜检查相比，经验丰富和训练有素的临床医生常规使用可视喉镜检查与院前气管插管中更高的 FPS 率相关。然而，目前还没有足够的证据推荐可视喉镜作为每个 HEMS/EMS 的标准，最初的设备选择取决于个体化的治疗。但是，在进行院前紧急麻醉和气管插管时，建议使用具备标准和大拐角镜片的可视喉镜作为主要或救援设备，并且团队成员在使用所选择的设备方面受过良好的培训。

在一些 EMS 和 HEMS 中，大拐角可视喉镜联合标准探条使用存在困难。大拐角可视喉镜是为了"全面观看"，大多数探条是为了引导管子形成直线或轻微的曲线。使用大拐角可视喉镜需要一个可调节的管芯（见第 15 章和第 17 章）。

插管确认

连续二氧化碳波形描记是确定气管导管位置的金标准。没有波形＝错误的位置（见第 3 章）。

插管后管理

流程化的插管后管理方案可以解放双手和大脑，同时最大限度地减少不良事件的风险：

- 确保气管导管已正确固定。
- 常备一个自动充气袋、一个面罩和一个注射器（用于套囊打气）。
- 尽可能使用自动呼吸机。
- 避免不必要的高 FiO_2。
- 为所有患者提供肺保护性通气。
- 有预先抽好的血管升压药。
- 选择长效、对循环影响小的药物进行持续镇静和镇痛。
- 有多个血管通路。

插管失败

"Vortex 法"是一个很好的框架，可用于院前环境中的插管失败（见第 36 章）。每个提供 PHAAM 的 EMS/HEMS 都应该携带第二代 SGA、可视喉镜和实现紧急颈前气道（emergency front of neck airway，eFONA）所需的设备。

同时有以下建议：

- 有良好的插管失败预演练。许多机构使用"30 s 练习"，以确保在短时间内完成最佳的插管尝试。
- 在开始使用 PHAAM 之前，请始终根据需要商定如何实现 eFONA。
- 定期执行 eFONA 的操作。
- 在移除或更换作为救援设备的功能良好的（或只是像样的）SGA 之前，需慎重考量。

误吸风险管理

应采取适当的预防措施，以减少误吸的风险。以下是一种实用的方法：

- 上气道有血液或胃内容物的患者能够自己咳出的，应允许他们这样做，并让患者选择自己舒适的体位，直到麻醉诱导药物（如果进行 RSI）使他们无反应。
- 可将无意识患者置于侧卧位，以便于清理气道。
- 在气道管理期间，至少有一个随时可用的功能良好的抽吸装置。
- 对于在 RSI 中压迫环状软骨的做法几乎没有达成共识。如果需要压迫环状软骨，必须由熟练的助手完成，喉镜置入困难时松开。压迫环状软骨可用于调整上气道，以改善喉镜视野。
- 不能因为担心误吸而忽视患者的氧合。

创伤患者的气道管理，包括颈椎保护

不同类型的创伤患者气道管理内容不在本章讨论范围，可以查阅延伸阅读。

管理创伤患者时的一些要点包括：

- 控制灾难性外出血优先于气道管理。
- 提供良好的基本条件——氧供，基本的气道操作，静脉/骨内通路，患者保温。
- 尽可能进行全面的快速初步检查。
- 注意现场时间（或急诊科到手术室的时间）。
- 体位是关键，让血液和其他体液从气道排出。在现场没有高级气道管理的情况下，可以将昏迷的创伤患者摆放为"侧卧创伤体位"，被动引流血液和胃内容物，以保持最好的气道通畅条件。
- 备好吸引器。
- 如果无法明确颈椎钝器伤者是否需要局部制动，则在气道管理期间必须小心限制颈椎的任何运动：
  - 半刚性颈圈的适应证最近在一些国家发生了变化，但在许多机构中仍然是常规应用。已麻醉创伤患者通常可以用胶布和支架被很好地有效固定在中立位。

- 插管时，必须移除颈托并应用手动轴线固定（manual inline stabilisation，MILS）。
- 重要的是，提供 MILS 的临床医生已经听取了汇报，并站在不妨碍喉镜插管的位置。
- 可视喉镜插管可能更适用于怀疑有颈椎损伤的患者。

- 麻醉诱导和正压通气均会对循环不稳定患者的心输出量和血压产生负面影响。
- 如果可能，在麻醉诱导前进行复苏。在复苏时考虑侵入性较小的气道操作。
- 在清醒休克的患者中，考虑延迟麻醉诱导，直到血液制品和手术干预可用。
- 谨慎选择诱导剂和阿片类药物的剂量。
- 如果创伤患者在开始正压通气后病情恶化，不能排除气胸，应行双侧胸腔造口术。
- 特别注意头部损伤患者诱导前和诱导后的呼气末二氧化碳。除非有证据表明即将发生锥变，否则规范通气是关键。
- 对于稳定的颌面部或直接气道创伤患者，考虑推迟高级气道管理。由手术室专业人士进行的清醒气管插管可能是最安全的选择。

总结

院前气道管理应按照与急诊科相同的标准进行。建议根据患者接受的临床治疗、临床医生的技能水平和 EMS 的基础设施来制订院前气道管理方案。应该有标准化的良好的演练方案，使用辅助手段来减少认知负荷，有明确清晰的气道管理计划以及处理气道管理问题的方法。良好的预充氧、过氧合、FPS 和插管后护理是必需的，以最大限度地提高患者的安全。当提供高级院前气道管理时，需要配备第二代 SGA、具有标准和大拐角镜片的可视喉镜和 eFONA 设备。认识到潜在的解剖困难气道以及治疗患者的生理紊乱是必要的，以提供安全、高质量的救治。

延伸阅读

Ångerman S, Kirves H, Nurmi J. (2018). A before-and-after observational study of a protocol for use of the C-MAC videolaryngoscope with a Frova introducer in pre-hospital rapid sequence intubation. *Anaesthesia*, **73**, 348–355.

Crewdson K, Fragoso-Iniguez M, Lockey DJ. (2019). Requirement for urgent tracheal intubation after traumatic injury: a retrospective analysis of 11,010 patients in the Trauma Audit Research Network database. *Anaesthesia*, **74**, 1158–1164.

Gellerfors M, Fevang E, Bäckman A, et al. (2018). Pre-hospital advanced airway management by anaesthetist and nurse anaesthetist critical care teams: a prospective observational study of 2028 pre-hospital tracheal intubations. *British Journal of Anaesthesia*, **120**, 1103–1109.

Kovacs G, Sowers N. (2018). Airway management in trauma. *Emergency Medicine Clinics of North America*, **36**, 61–84.

Lockey D, Crewdson K, Davies G, et al. (2017). AAGBI: Safer pre-hospital anaesthesia 2017: Association of Anaesthetists of Great Britain and Ireland. *Anaesthesia*, **72**, 379–390.

Rehn M, Hyldmo PK, Magnusson V, et al. (2016). Scandinavian SSAI clinical practice guideline on pre-hospital airway management. *Acta Anaesthesiologica Scandinavica*, **60**, 852–864.

第31章

心肺复苏期间的气道管理

Jerry P. Nolan，Jasmeet Soar

莫仲翘 译 刘子豪 陈智才 校

心搏骤停期间气道管理的目的

心肺复苏（cardiopulmonary resuscitation，CPR）期间气道管理的首要任务是尽量减少胸外按压的中断，保证血流和供氧输送至身体重要器官，并在最初节律可电击时（the initial rhythm is shockable）的时候尽量减少除颤的延迟。因此，在心搏骤停的最初治疗中，通常是血液循环优先于通气。在原发性心搏骤停刚开始的 3～4 min，维持患者气道通畅，使肺的通气和氧合成为可能变得越来越重要（如果是心源性心搏骤停）。尽管现有的复苏指南推荐相同的抢救流程，但无论何种原因导致的窒息性心搏骤停，早期氧合和通气都很重要。

心搏骤停期间阶梯式气道管理法

从外行到高技能的麻醉医师，心搏骤停期间的气道管理是由拥有广泛不同技能的一系列人员进行。在目睹院外心搏骤停（out-of-hospital cardiac arrest，OHCA）并呼叫紧急医疗服务机构（emergency medical services，EMS）时，未经培训的旁观者通常在调度员指示下只进行按压式CPR。接受过CPR培训的旁观者将尝试用抬下颌动作来恢复气道通畅，并尝试口对口人工呼吸。EMS技术人员会接受培训使用口咽通气道（oropharyngeal airway，OPA）和球囊面罩，而护理人员可能会接受培训使用声门上气道（supraglottic airway，SGA），一些病例中会使用气管插管。因此，在OHCA后的复苏过程中，气道管理的复杂性往往会有不同程度的进展，从无干预（仅压缩CPR）、口对口和球囊面罩通气，再到SGA装置和气管插管。最好的气道管理技术可能因为患者的因素、心搏骤停的原因、复苏的不同阶段和参与救援人员的技能而异。CPR期间理想的气道管理策略仍不清楚，而这种典型的逐步式方法使研究变得复杂（图31.1）。

院内心搏骤停（in-hospital cardiac arrest，IHCA）的情况并没有什么不同。根据医院位置，急救人员不太可能具备高级气道技能，在获得复苏设备的同时经常仅进行短时按压式CPR。在英国，复苏团队通常不包括接受过插管培训的医生，复苏团队可能会使用OPA和球囊面罩和（或）SGA。如果复苏尝试时间延长、气道不能用SGA维持，或在自主循环恢复（return of spontaneous circulation，ROSC）后，才会使用气管插管。

球囊面罩通气

基本的气道管理是指球囊和面罩对肺部提供氧合和通气。每30次胸外按压后进行两次呼吸。许多研究表明，EMS人员可以使用球囊、面罩对麻醉患者进行肺部通气，但很少有研究表明这是否能在CPR中成功实现。许多OHCA观察性研究表明，与高级气道管理（使用SGA或气管导管）相比，使用球囊面罩有更好的预后。一项包括近40万名患者、纳入17项观察性研究的meta分析报告称，使用高级气道辅助与长期生存率降低相关

阶梯式气道管理法

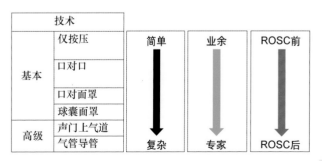

图 31.1　心肺复苏过程中的阶梯式气道管理法

233

［OR 0.49（95% CI 0.37 ～ 0.65）］。这些结果明显受到混杂因素的影响，比如那些快速实现 ROSC 的人可能不需要高级气道（"复苏时间偏倚"）。甚至有很多使用统计学技术的观察性研究，例如倾向性分析，以试图消除混杂因素，但是与高级气道管理相比，基本气道管理具有更好的预后仍旧无法解释。

气管插管

只要进行气管插管，胸外按压就能对肺部进行连续不断的通气，保留呼吸在每分钟 10 次左右，即便呼气与胸外按压时同时进行，仍能实现肺充气并防止胃充气。反流误吸是心搏骤停后常见并发症，而气管插管则能防止胃内容物反流误吸。不管怎样，在 OHCA 的研究中，心搏骤停的患者中，有 2/3 的患者会在 EMS 人员到达前出现胃食管反流。

CPR 期间气管插管的局限性在于，插管过程中会中断胸外按压，以及对于缺少经验的插管者会延长插管时间。一项美国的研究，100 个院前护理人员插管记录中，因插管打断 CPR 的时间中位数为 110 s［四分位距（IQR）54 ～ 198］，在 1/4 的

情况下插管时间超过 3 min。最近欧洲指南推荐胸外按压时插管暂停时间应少于 5 s。

几项研究记录，OHCA 后气管插管误入食管的发生率达到 2% ～ 6%。气管插管与其他通气方式相比，在气道管理中减少并发症方面有特别明显的优势。在高级生命支持中按照国际指南，无论在哪个场所，二氧化碳波形都是需要强制记录的，也会降低误入食管的风险，其在 CPR 时还有很多不同的功能（图 31.2）。

气管插管技术的建立和维持较为困难，一个针对 13 项研究的系统性回顾得出的结论是，一个人至少需要进行 50 次气管插管训练才能在 1 次或 2 次气管插管尝试中达到 90% 以上的成功率。然而，大部分的气管插管都是在择期手术的患者中进行的，CPR 时进行气管插管难度更大。技术的维持难度更大，例如，在英国，大部分护理人员每年只能有一次或没有插管的机会。

关于院内 CPR 中气道管理的数据很少，在美国心脏学会的院内心搏骤停登记的时间相关倾向分析中，在 CPR 的首个 15 min 给予气管插管和没有气管插管对比，与院内低生存率有关。院内心搏骤停的儿童也存在类似的数据。导致不良预后的可能

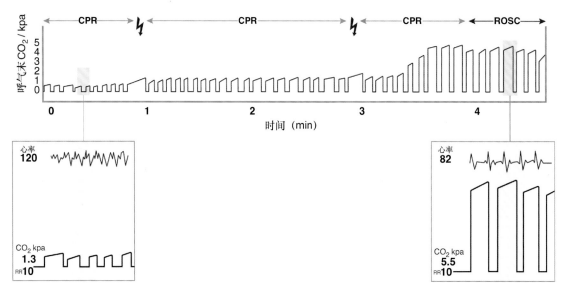

图 31.2　二氧化碳波形图显示了 CPR 期间和 ROSC 后呼气末二氧化碳的变化。患者在 0 min 进行气管插管，通气频率为 10 次 / 分，以 2 次 / 秒的频率进行胸外按压（根据 CPR 指示），气管插管后 1 min，暂停胸外按压和通气，尝试体外除颤，然后继续胸外按压和通气。更高质量的胸外按压会导致呼气末二氧化碳值的增加。胸外按压 2 min 后进一步尝试体外颤动。然后进一步进行胸外按压和通气。在胸外按压时，呼气末二氧化碳值显著增加，患者开始移动并睁开眼睛。胸部按压短暂停止，监测显示窦性心律，脉搏提示 ROSC。持续通气 10 次 / 分。CPR，心肺复苏；ROSC，自主循环恢复；RR，呼吸频率［Reproduced with permission from the European Resuscitation Council from Soar J，Nolan JP，Bottiger BW，et al.（2015）. European Resuscitation Council Guidelines for Resuscitation 2015：Section 3. Adult advanced life support. Resuscitation，95，100-147.］

机制包括胸外按压中断时间延长，更重要的干预措施延迟（如除颤或者药物注射），未识别的食管插管或支气管插管。尽管倾向性分析需要排除所有已知的干扰因素，但仍然有其他原因会降低生存率。

心肺复苏期间的可视喉镜应用

一项由经验丰富的临床医生在 CPR 期间比较可视喉镜（使用 GlideScope）和直接喉镜插管的研究中，可视喉镜显著减少胸外按压长时间（> 10 s）中断次数，插管成功率无显著差异。很可能使用可视喉镜可以在胸外按压时更好地暴露喉部。

声门上气道

声门上气道（SGA）比气管导管更容易插入。这使得它更容易获得和保持技能，观察性研究显示，与气管插管相比，插入 SGA 时胸外按压的中断时间更短。在 CPR 中最常见的 SGA 是经典喉罩气道（classic laryngeal mask airway，cLMA）、Combitube（译者注：一种食管、气管双管通气装置）、喉管（laryngeal tube，LT）和 i-gel。理论上，SGA 不能如气管插管般可靠地保证肺部吸气。但最近的两项随机临床试验（randomised clinical trial，RCT）比较了 LT 或 i-gel 与 OHCA 中的气管插管（见下文），结果显示，这些气道管理策略之间的反流误吸率没有差异。直到最近，大多数研究都是观察性的，因此很可能会被混淆。一个 10 项观察性研究的 meta 分析包括 76 000 名在 CPR 期间接受气管插管或 SGA 治疗的患者，报告称气管插管与神经完整存活率增加之间存在关联（OR1.33，CI 1.09 ~ 1.61）。动物研究表明，一些 SGA 的套囊压迫颈动脉，降低的脑血供应可能导致 CPR 期间更糟糕的结果；然而，使用 CT 扫描的研究表明，SGA 不太可能压迫人类的颈动脉。

心搏骤停期间气道管理的随机临床试验

2018 年发表了三项关于心搏骤停患者气道管理的随机临床试验，均在 OHCA 患者中进行。在心脏停搏气道管理（Cardiac Arrest Airway Management，CAAM）试验中，患者随机分为早期气管插管组和

球囊面罩通气组，延迟气管插管直到达到 ROSC。气道管理由法国和比利时的 EMS 医生进行。两组之间在神经系统良好预后方面没有差异，均为 28 天（主要结果）。气道管理困难、气道衰竭和胃内容物反流在球囊面罩组更为常见，14% 的患者需要"抢救插管"。本研究的插管成功率为 97.9%。在美国，实用气道复苏试验（Pragmatic Airway Resuscitation Trial，PART）由参与的 EMS 机构进行群随机化，比较了护理人员的气管插管和护理人员和紧急医疗技术人员（emergency medical technician，EMT）的喉管。喉管组的 72 h 生存率为 18.3%，而气管插管组为 15.4%［调整后差异，2.9%（95%CI 0.2% ~ 5.6%）；$P = 0.04$］；然而，气管插管的成功率仅为 51%。在英国 AIRWAYS-2 研究中，护理人员被随机分配到 i-gel 或气管插管。出院时神经系统良好预后没有差异：i-gel 组为 6.4%，气管插管组为 6.8%（调整后的风险差异，－0.6%（95%CI－1.6% ~ 0.4%））。在那些被置入高级气道的患者中，接受 i-gel 治疗的患者的结果明显更好。插管成功率为 69.8%。每一个随机临床试验都是在具有许多不同特征的 EMS 系统中进行的，这限制了结果的通用性。这些研究表明，气管插管只应用于气管插管成功率较高的情况（例如首次成功率超过 80%，整体成功率超过 95%）。

结论

心搏骤停期间的最佳气道管理策略可能会因系统和不同类型的救援者而不同。最终，阶梯法可能是最优的——直到 ROSC 实现，从基本技术开始，只有肺部衰竭时才改用更高级的技术。一旦达到 ROSC，那些仍处于昏迷状态的患者最终将需要气管插管，但这可被推迟到有熟练的人员进行该操作。

总结

心搏骤停期间的最佳气道管理策略尚不确定。许多心搏骤停患者使用多种气道装置进行治疗，这种阶梯式气道管理法很难在对照试验中进行研究。气管插管只能适用于插管成功率高的情况。所有的气道技术都应该尽量减少 CPR 的中断，而不是延迟除颤。

延伸阅读

Anderson LW, Granfeldt A, Callaway C, et al. (2017). Association between tracheal intubation during adult in-hospital cardiac arrest and survival. *JAMA*, **317**, 494–506.

Benger JR, Kirby K, Black S, et al. (2018). Effect of a strategy of a supraglottic airway device vs tracheal intubation during out-of-hospital cardiac arrest on functional outcome: the AIRWAYS-2 randomized clinical trial. *JAMA*, **320**, 779–791.

Granfeldt A, Avis SR, Nicholson TC, et al. (2019). Advanced airway management during adult cardiac arrest: a systematic review. *Resuscitation*, **139**, 133–143.

Jabre P, Penaloza A, Pinero D, et al. (2018). Effect of bag-mask ventilation vs endotracheal intubation during cardiopulmonary resuscitation on neurological outcome after out-of-hospital cardiorespiratory arrest. A randomized clinical trial. *JAMA*, **319**, 779–787.

Newell C, Grier S, Soar J. (2018). Airway and ventilation management during cardiopulmonary resuscitation and after successful resuscitation. *Critical Care*, **22**, 190.

Soar J, Maconochie I, Wyckoff MH, et al (2019). 2019 International consensus on cardiopulmonary resuscitation and emergency cardiovascular care science with treatment recommendations. *Resuscitation*, **145**, 95–150.

Wang HE, Schmicker RH, Daya MR, et al. (2018). Effect of a strategy of initial laryngeal tube insertion versus endotracheal intubation on 72-hour survival in adults with out-of-hospital cardiac arrest. A randomized clinical trial. *JAMA*, **320**, 769–778.

气道出血

第**32**章

Michael Seltz Kristensen, Barry McGuire

周延然 译 刘玉英 杨丹 校

概述

上气道出血可能是灾难性的，是气道相关死亡的一个重要原因，即使在年轻人和健康人中也是如此。严重的气道出血是危及生命的紧急情况。传统的气道管理策略可能难以奏效。

一生中鼻出血的发生率约为 60%，扁桃体切除术后出血发生率为 6% ~ 15%，上气道恶性肿瘤手术后出血是需要紧急颈前气道的主要原因之一。通常用于保障气道的基础技术，如直接 / 可视喉镜和柔性光学喉镜，可能由于下咽部和设备被血液污染而无效。可使用声门上气道（supraglottic airway devices，SGA），但由于误吸的风险增加，以及对下咽、声门和气管等出血部位的手术路径的干扰，通常效果有限。因此，医生被迫使用其他技术并更改气道管理方法，特别是当出血过多和（或）预计传统插管和气道抢救技术困难时。

气道出血的病因及处理

气道出血的潜在原因包括自发性 / 特发性；出血肿瘤、恶性肿瘤、血管畸形；凝血功能障碍；面部或颈部的外伤；医源性——通常由于气道管理；可卡因滥用。

管理气道出血无论在技术上和非技术上都具有挑战性。以下所有因素都使气道出血具有挑战性：所有用于处理这些情况的技术都可能困难并且可能会失败；可视喉镜和柔性光学支气管镜（flexible optical bronchoscope，FOB）可能对气道出血无效；SGA 通常不适合用作确定性气道，因为存在误吸胃中血液和影响手术路径的风险；给氧去氮效率较低，高流量鼻吸氧可能失败；需要紧急干预；视野障碍，因为血液会使任何依赖可视化技术（包括直接喉镜）的操作无法进行；需要同时进行抽吸；血凝块可模拟组织 / 病理；患者通常难以平躺；伴有低血容量或即将发生 / 已发生的循环衰竭；胃内血液引起误吸风险；在气道管理失败后，很少选择"唤醒患者"；拔管后患者可能会再次出血，临床护理团队可能会因压力过大而不堪重负。

初步管理

关键点包括：

- 限制出血。
- 患者直立位。
- 抽吸和吸氧。
- 启动液体 / 血液复苏和交叉配血。
- 气道评估（图 32.1）。

限制出血

尽可能在保证气道通畅之前减少或停止出血。这会使随后的气道管理更容易，甚至不需要。在扁桃体切除 / 腺样体切除术后或其他口咽部出血情况下，可以用棉签或示指经口压迫出血点。可以考虑及时栓塞相关动脉。鼻出血可以用浸有局部止血剂（例如肾上腺素或凝血酶）的鼻内包治疗。应考虑给予氨甲环酸。

氧合

在整个气道管理中主动给氧是必要的，插管前和插管期间鼻管吸氧是有益的。如果可以的话应面罩给氧，尽管患者会难以耐受，而在面部创伤中是相对禁忌的，特别是会增加颅底骨折中颅内感染的风险。在出血时，经鼻湿化快速通气交换（transnasal humidified rapid-insufflation ventilatory exchange，THRIVE）是相对禁忌证，应谨慎使用，因为血液可能会被吹入气管。因此，建议使用中流量氧疗（8 ~ 20 L/min）而不是高流量。

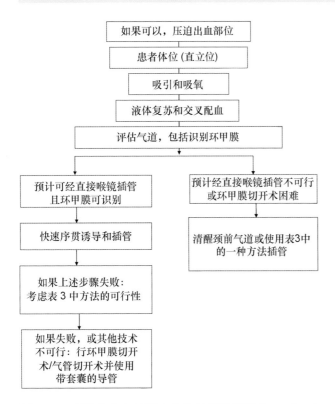

图 32.1　声门上方上气道出血的处理流程图（Reprinted with permission from：Springer Nature. Canadian Journal of Anaesthesia. Managing and securing the bleeding upper airway：a narrative review. Kristensen MS，McGuire B. 2020；67：128-140.）

液体 / 血液复苏和改善凝血功能障碍

严重出血时，患者可能出现低血容量，应采用大口径静脉通路和启动靶向容量复苏。任何凝血功能障碍都需要积极处理。

气道管理

上气道（声带上方）出血相对常见。在许多气道管理中，只有那些在气管中放置带套囊导管的方法才能达到预期的目标：①确保供氧和通气的导管；②防止血液进一步吸入肺部；③为找到出血点提供手术路径。

可通过口腔、鼻腔、环甲膜或气管造口插入带套囊的气管导管。置管部位受出血位置和气道管理的首选方法影响。SGA 作为一种保护气道的手段应仅被视为临时解决方案，因为它们不能明确地隔离肺部与上气道的血液。最好在快速序贯诱导（rapid sequence induction，RSI）之后或在患者清醒时插入带套囊的气管导管。只有在麻醉前气道评

估时不提示直接喉镜检查困难、确认环甲膜可识别并在喉镜检查失败后可触及，才实行 RSI。图 32.1 总结了上气道出血的处理步骤。

气道评估

术前气道评估是必需的，有助于了解清醒插管是否比 RSI 更安全。评估重点是：①预测直接喉镜下气管插管是否可能成功（见第 5 章）；②预测紧急颈前气道技术（front of neck airway，FONA）是否可以成功，包括识别环甲膜。然而，即使进行了可靠的气道评估，预计可以在直接喉镜下置入气管导管，但评估并不一定准确，因此准备工作还必须包括环甲膜切开术或气管切开术。

环甲膜切开困难多见于女性、年龄＜8 岁、颈粗 / 肥胖、病理改变（炎症、硬结、辐射、肿瘤）、气道移位或固定的颈椎屈曲畸形的情况。

识别环甲膜

对 FONA 的潜在需求，无论是优先还是作为气道抢救的一部分，在出血气道的管理中都很重要。选择的入路取决于临床医生的技能和经验。对于清醒患者的选择性 FONA，时间没有紧急情况时紧迫，因此可以进行环甲膜切开或气管切开术。在患者处于稳定状态并准备建立确定性气道前，应识别并标记环甲膜和气管。在肥胖或颈部病变的患者中，常规触诊和"喉部握手"技术都极有可能无法识别环甲膜。在这种情况下，可以使用超声快速可靠地识别环甲膜和气管（见第 7 章），利于抢救性环甲膜切开术、气管切开术甚至清醒逆行插管。一旦确定环甲膜的位置，应在患者的头部和颈部进行标记以便医生切开环甲膜。

快速序贯诱导

如果经气道评估确认直接喉镜下插管会成功，并且环甲膜和气管可识别，则实行 RSI。患者可能出现低血容量，应考虑使用氯胺酮诱导。患者通常需要坐位，甚至前倾，直到失去意识后可以根据情况和偏好将其置于嗅探体位、半侧或低头位置。可能需要专门负责管理血流动力学变化和液体复苏的助手。

应配备两个直接喉镜，以防其中一个出现故障，理想情况下，其中一个应该是带有 Macintosh 镜片的可视喉镜；如果血液污染了镜头，可以使用

直接喉镜，如果血液污染比预期要少并且直接喉镜检查十分困难，则使用可视喉镜。

使用两个硬质大口径 Yankauer 抽吸管连接到单独的负压吸引（使用并联的负压吸引会减少吸力），以及麦氏钳取出口咽部深处的血栓。当声门暴露良好时，可将吸引管插入喉镜左侧、食管上段或声门下方的下咽部，以防止插管期间气道再次被血液淹没。如果血液覆盖了喉部，可塑形导丝或插管探条可能很有用，因为在这些辅助工具的帮助下只需暴露会厌而不是声门也可以进行插管。

插管后，必须通过呼气末二氧化碳波形确认导管位置，因为在出血气道中发生意外食管插管的风险大大增加。也可以使用 FOB 检查以确认导管位置。在开始辅助通气之前，在气管导管下吸引血液，以减少气道远端的血液污染。

如果气道评估提示喉镜检查有失败的风险该怎么办

气道管理中推荐的方法几乎完全取决于声门的暴露程度，因此不适用于出血气道，特别是大量出血时。表 32.1 总结了受血液影响较小的气道保护方法。这些包括：通过 SGA 的 FOB 引导插管、逆行插管、经口盲插管和经鼻盲插管、光棒引导插管、超声引导插管、环甲膜切开术和气管切开术。最后，体外循环或体外膜肺氧合（ECMO）技术可在危急情况下用于桥接。

当预计可视化插管技术（通常是 FOB 或可视喉镜）在清醒患者中失败或已经失败时，这些方法可用于清醒患者。如果因为大量出血导致无法使用可视化插管技术，可以在昏迷或麻醉的患者中使用这些方法。否则，FONA 将成为气道抢救的首选技术。

清醒气管插管

如经气道评估，认为全麻诱导后插管可能失败和（或）抢救技术（通常是环甲膜切开术）可能困难或难以开展，则采用清醒插管的方法来保护气道。清醒的方法可以通过气管插管或 FONA 进行。采用坐姿并使用镊子卷纱按压出血部位。如果出血不多，则可以使用 FOB 或可视喉镜进行清醒气管

表 32.1　不依赖声门可视化的气道技术，当上气道被血液严重污染时可以考虑使用。严重的气道出血情况难以处理，可能需要使用治疗医师不太熟悉的技术。理想情况下，这些应该由具有这些技术经验并演练过气道出血情况的人员执行

技术	适应证	注意
声门上气道	用于通气失败和（或）在清醒或昏迷患者中提供插管的通道	仅适用于喉部以上出血。需要足够的张口度。对误吸的保护有限。主要作为插管的过渡性工具
逆行插管	建议在清醒患者中使用，但也可用于昏迷患者	可用于严重颈椎病变患者。可与声门上气道或光引导插管联合使用
光导插管，使用光棒或 FOB 作为光导	清醒、诱导后或昏迷患者	在预计困难插管的保留自主呼吸或麻醉患者中的成功率很高。可以与逆行插管结合使用
经鼻盲插管	必须由呼吸音引导 清醒患者或保留自主呼吸的患者	有经验的医师对保留自主呼吸的颈部创伤患者的插管成功率很高，但已不推荐
环甲膜切开术	优先或抢救性 清醒、诱导后或昏迷患者	患者可能无法平躺（但可以选择半卧位）
气管切开术	优先或抢救性 清醒、诱导后或昏迷患者	
超声引导插管	血液污染视野 清醒、诱导后或昏迷患者	需要专门的医师。推荐用于气道出血的患者，但文献报道的临床应用有限
经口徒手插管	技术要求高 要求足够的张口度	清醒患者难以忍受
体外循环 / 体外膜肺氧合技术	应用于大量咯血和气管肉芽肿的患者	不能防止误吸，可能无法用于紧急情况。抗凝要求可能使止血复杂化

Reprinted with permission from：Springer Nature. Canadian Journal of Anaesthesia. Managing and securing the bleeding upper airway：a narrative review. Kristensen MS，McGuire B. 2020；67：128-140.

插管，但操作者必须为可能发生的插管失败做好准备。对于经 FOB 插管，一种放在环甲膜上的闪烁红外光点设备［即 InfraRed Red Intubation System（IRRIS）］有助于找到气管路径（参见延伸阅读）。

如果这些插管技术不成功，则需要另一种清醒插管技术（表 32.1）。有时，清醒插管失败后可以利用 FOB 作为"发光管芯"来挽救。FOB 的前端向后并越过会厌，前端朝向声门估计气管位置，然后抵住气管前壁。通过前颈部观察 FOB 的光源，从而确认 FOB 前端在气管中的位置。该技术需要在非出血气道中练习以熟悉流程。

气道内局部用药与镇静

在有血的情况下，气道中局部用药（例如雾化、喷洒或用纱块直接给药）大多无效，可能需要其他方法。双侧喉上神经阻滞结合经气管注射局麻药效果会更好。最好避免在气道中局部应用局麻药，这样如果血液进入气管，患者仍会咳嗽；结果导致导管进入气管时患者仍有反应。值得注意的是，血液的存在可以润滑气道，在没有局部麻醉的情况下便于插管，患者不适感减少。对于出现严重呼吸窘迫和可能难以用直接喉镜暴露的患者，需要采用清醒插管技术，通常患者的耐受性良好，无需气管内局部用药或镇静。如果需要适度镇静，氯胺酮的呼吸抑制作用极小，尤其适用。

经声门上气道工具通气和插管

SGA 可以部分和暂时地保护气道免受血液污染，前提是出血点位于声门上方并可以通气。插入 SGA 并作为气管插管引导可用于清醒患者，或作为昏迷（或麻醉）患者的插管或面罩通气失败后的抢救技术。SGA（无后续插管）仅被视为一种临时解决方案，因为它只能提供有限的防误吸保护，并且妨碍了外科止血操作。

理想情况下，应使用可插管 SGA，在 FOB 引导下插管。如果放置了通气管径较小的 SGA，则可以使用 Aintree 插管导管（Cook Medical Europe Ltd）进行插管（见第 13 章）。带有大口径引流通道的第二代 SGA 可以从胃中排出或吸出血液，但可能无法有效防止误吸。

"盲插"技术（即没有 FOB 指导）的成功率十分低，特别是在儿童中，而 FOB 引导插管的成功率更高，应尽量使用。最后，可以使用逆行插管

技术将 SGA 转换为气管导管，用导丝或硬膜外导管逆行从环甲膜处穿刺进入，经 SGA 引出口腔，然后引导插管。

环甲膜切开术和气管切开术

在清醒患者中，环甲膜切开术或气管切开术可以作为主要或优先使用的通气方法，在麻醉诱导后可以作为插管失败的抢救技术。在成人中，无论使用何种技术都应允许放置至少 5 mm 内径的带套囊气管导管。这将提供有效的通气，同时防止误吸。窄孔导管（"针"）环甲膜切开术不适用于出血气道，只能作为临时氧合技术。在较小的儿童中，气管切开术是首选技术。

大出血

如果出血过多导致 FOB 或可视喉镜无法使用，则必须考虑其他选择（表 32.1）。在这种情况下，应优先考虑清醒下行气管切开术或环甲膜切开术。然而，根据临床经验，在特定情况下其他清醒方法可能更可取。其中，逆行"引导"插管技术特别适用于处理气道大量出血的清醒、坐位患者（图 32.2）。在逆行插管过程中，使用硬膜外导管将气管导管拉入气管，通过环甲膜或通过固定在气管导管远端的环气管膜插入（框 32.1）。该技术具有以

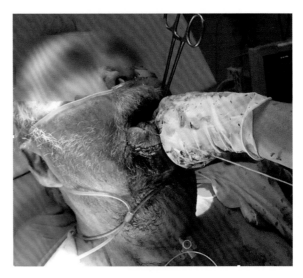

图 32.2　清醒、坐位患者咽部严重出血。外科医生用纱块压迫出血部位。导管穿过环甲膜，硬膜外导管经导管置入。硬膜外导管的远端仍然在导管中，导管的头端从口腔中拉出，准备引导进行逆行插管（Figure with permission from the Scandinavian Airway Management course, www. airwaymanage ment.dk）

框 32.1　清醒、出血、坐位患者的逆行插管：使用现成的设备——硬膜外导管。操作视频详见以下链接：**http://www.airwaymanagement.dk/retrograde**

- 通过检查、触诊和（或）超声检查确认环甲膜或环气管膜。
- 通过环甲膜或环气管膜插入一根 18G 静脉留置管或 Tuohy 导管。
- 硬膜外导管经导管置入并沿头侧方向推进，直到它伸出口腔或让患者吐出导管，或者用手或 Magill 钳将其拉出。
- 充分润滑的硬膜外导管穿过已移除近端连接器的内径 5 ～ 6 mm 的气管导管。硬膜外导管通过导管前端侧孔出来，然后再次穿过管的远端并向上离开管的近端。重新插入管的近端连接，使硬膜外导管固定在管和连接器之间。
- 然后将硬膜外导管从突出环甲膜或环气管膜的一端向下拉，引导气管导管从口腔进入声门。
- 当遇到阻力时，导管前端位于环甲膜或环气管膜内侧，不再下拉导管。
- 停止对导管前端的拉动，推送气管导管直到进入气管。如果导管撞击杓状软骨，可以轻轻旋转或者在 FOB 直视下置入气管导管。
- 打涨套囊并通过呼气末二氧化碳波形验证气管导管的位置。
- 对患者进行全身麻醉并开始止血。
- 气管拔管可以在拔除气管导管（已松开导管连接器）的同时握住硬膜外导管的末端，使硬膜外导管保留在原位。通过这种方式可以使硬膜外导管留在原处，以备重新插管时做引导

Reprinted with permission from：Springer Nature. Canadian Journal of Anaesthesia. Managing and securing the bleeding upper airway：a narrative review. Kristensen MS，McGuire B. 2020；67：128-140.

下优点：相对简单，有现成的设备（硬膜外导管），不依赖视野，允许通过口或鼻插管，甚至在必要时允许重新插管（将硬膜外导管留在原处）。该技术最好用于清醒患者。详细的方法描述见于 http://www.airwaymanagement.dk/retrograde。

还有其他逆行插管技术，包括使用专门为此目的设计的专用套包。

最后，在这种情况下，光棒引导插管是另一种有用的技术，甚至可以与逆行插管结合使用。这种方法需要专用设备，如上文简述的那样，可以使用纤维支气管镜。

喉部出血

上面讨论的方法和各种技术同样适用于这种情况，但 SGA 技术除外，因为在这种情况下出血部位在 SGA 前端，它不能提供防止血液误吸的保护。

气管切开术后出血

直接外部压迫和暂时性使气管切开导管的球囊过度充气相结合可能会减少出血。在胸骨切迹处按压颈部，可以暂时减少或停止出血。或者可以从上方放置一个小号的气管插管（在取出气管内导管后，通过气管造口管），并在气管造口远端套囊充气。这可避免血液流入肺部，同时在造口内进行压迫止血。

肺出血：咯血

最近，Ittrich 在一篇综述中提及咯血期间的气道管理（见延伸阅读），总结如下：

90% 的轻度咯血是自限性的；在大咯血中，建议患者的出血侧朝下（如果知道），并且可能需要临时气管插管。如果出血来自大气道、支气管镜可触及的部位，可以通过支气管镜介入治疗来止血。如果出血部位在外周支气管，则支气管动脉栓塞是一线治疗。放置支气管内阻滞剂可以暂时性止血。

在未受影响的主支气管中放置带套囊的单腔气管导管可能会挽救生命，即使导管在出血侧支气管内，它仍可能有益处，因为可以避免血液污染非出血侧肺。

胃肠道出血

当胃肠道出血导致上气道严重污染且需要保持气道通畅的情况下，可以采用与气道出血时相同的处理方法。

气道外出血受压

本章主要讨论气道内出血。如果气道内没有出血，而是气道外出血使气道受压，则可以采用常规气道管理中的可视技术，包括清醒 FOB 引导气管插管。

昏迷患者的气道出血

对于气道出血且急需带套囊的气管导管的昏迷患者——通常是严重创伤患者——气道管理的选择仍与图 32.1 和表 32.1 中列出的相同，但并没有"清醒"选项。然而，如果患者有足够的自主呼吸，仍可以尝试这些技术。第一步通常是尝试用直接喉镜进行插管，如果失败，则进行 FONA。或者，可以首选 FONA。

术后管理

管理团队必须制订气道抢救计划，以应对可能再次出血或拔管时或拔管后气道受损的可能性。

说明

我们列出的气道出血处理方法有各种优、缺点，任何一种技术的选择都与临床实际情况、可用设备以及——最重要的是——临床经验和技能有关。在非紧急情况下熟悉这些技术至关重要，我们鼓励熟悉此类极具挑战的病例的医疗队伍以此为主题开展研讨会。

延伸阅读

Abou-Madi MN, Trop D. (1989). Pulling versus guiding: a modification of retrograde guided intubation. *Canadian Journal of Anaesthesia*, **36**, 336–339.

Ittrich H, Bockhorn M, Klose H, Simon M. (2017). The diagnosis and treatment of hemoptysis. *Deutsches Arzteblatt International*, **114**, 371–381.

Kristensen MS, McGuire B. (2020). Managing and securing the bleeding upper airway: a narrative review. *Canadian Journal of Anaesthesia*, **67**, 128–140.

Kristensen MS, Fried E, Biro P. (2018). Infrared Red Intubation System (IRRIS) guided flexible videoscope assisted difficult airway management. *Acta Anaesthesiologica Scandinavica*, **62**, 19–25.

Windfuhr JP, Schloendorff G, Sesterhenn AM, Prescher A, Kremer B. (2009). A devastating outcome after adenoidectomy and tonsillectomy: ideas for improved prevention and management. *Otolaryngology–Head and Neck Surgery*, **140**, 191–196.

Yang SH, Wu CY, Tseng WH, et al. (2019). Nonintubated laryngomicrosurgery with transnasal humidified rapid-insufflation ventilatory exchange: a case series. *Journal of the Formosan Medical Association*, **118**, 1138–1143.

第33章 经口机器人手术麻醉气道管理

Rasmus Winkel，Michael Seltz Kristensen

陈智才 译 杨丹 刘子豪 校

概述

如今经口机器人手术（transoral robotic surgery，TORS）正变得越来越普遍。使用手术机器人可以进入口咽、舌根、喉部入口和软腭等部位进行手术，否则用传统的手术方法，这些部位将无法进入或需要切开下颌骨。经口机器人手术通过一个刚性塞子进行，手术机器人的机械臂由外科医生在远程控制台上控制。外科医生通过手动控制机械臂，并通过控制站的光学透镜获得手术部位的三维视图。

首先将机械臂手动引导到最佳位置，并记录它们的相对位置，即所谓的对接程序。机械臂的进一步移动由外科医生通过远程控制台完成。若将机械臂从口腔中取出，则需助手将机器人卸下并手动引导取出。重置手术通路则需再次对接程序。助手通过牵引器和摄像头定位促进手术进入。

外科医生可在机械臂上使用多个手术器械，计算机会过滤外科医生手上的无意识运动，从而保证机械臂的稳定工作。然而，没有触觉反馈，外科医生手术时只能局限于其能看到的3D术野输入。为了提高手术团队对手术态势感知能力，可将摄像机中的术野画面同时在手术室里一个或多个屏幕上播放。

由于多个手术器械和麻醉团队放置的气管导管共享同一空间，这种类型的手术具有独特的挑战性。

准备工作

与气道病变患者一样，TORS患者的气道管理具有相同的挑战性。术前评估时，应当常规对气道进行全面标准化的检查，包括术前使用鼻内镜，在麻醉前识别大部分的困难气道。任何TORS患者都不应在未评估环甲膜的情况下进行麻醉。如果遇到环甲膜识别困难，应在麻醉诱导前使用超声对其进行识别标记（见第7章）。

气道路径的选择（鼻腔、口腔或颈前）应与外科医生讨论，因为麻醉医师的气道路径选择可能会影响外科手术通道。

气道设备的选择

由于经口手术的特性，气管插管和气管切开术是此类手术有效的气道管理方案。

为TORS选择合适的气管导管时，既要满足外科医生的要求，又要保障患者的安全和舒适性。气管导管要具备抵抗机械臂挤压的能力，因此需要钢丝加强型导管。这些导管能够很好地抵抗压缩，但压缩程度超过其抵抗阈值时，也会弯曲，然后保持压缩状态。

如果外科医生在手术过程中使用激光，气管导管也要具备抗激光的能力。否则，应与外科医生密切合作制订固定和保护气管导管的计划。根据手术区域与气管导管的接近程度，以及单极烧灼设备的使用，存在热量传递到气管导管的风险，因此要求气管导管具有耐热性。

如果患者经口气管插管，松软的管子可能需要缝合固定和远离手术区域，然而，拔管时则会存在缝线残留的风险。

钢丝加强型、抗激光和耐热气管导管通常能够远离手术区域，但是当经鼻插管时，可能会导致出血和增加黏膜下放置的风险。标准的钢丝加强型导管对鼻腔更温和，也不会有鼻孔压疮的风险，但通常缺乏适当的长度。通过将柔软的吸引管穿过经鼻导管引导其进行经鼻气管插管，尽量减少鼻黏膜下放置的风险。

如果手术通道靠近喉部入口，则手术操作可能会损坏导管套囊，因此最好使用双套囊导管（图33.1）。

在作者的医疗机构中，耐热钢丝加强型导管用于经口插管，超长软钢丝导管用于经鼻插管（图 33.2）。

气管插管

插管技术的选择应根据每位患者的具体情况量身定制。

直接喉镜检查法仍然是气管插管的一个很好的方法，但在能见度有限且放置刚性钢丝加强型导管的情况下，这可能不是最佳选择。刚性钢丝加强型导管没有外部深度标记，因此除非有良好的喉部视野，否则很难评估放置的深度。可视喉镜可改善喉部视野，因此是放置刚性钢丝加强型导管时的首选工具。

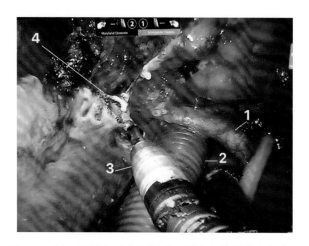

图 33.1　经口机器人手术期间手术野和气管导管之间的密切关系图示。1，会厌；2，气管导管；3，手术器械；4，手术切口线

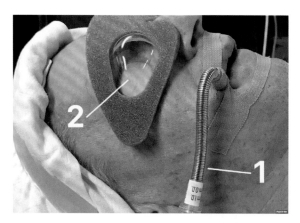

图 33.2　一名接受经口机器人手术的患者，显示需要将气管导管引离手术区域。1，带加强钢丝的气管导管；2，加强眼部保护装置

当预计有通气或气管插管困难时，应首选可视喉镜或柔性光学支气管镜（flexible optical bronchoscope，FOB）进行清醒插管。

当使用 FOB 引导刚性钢丝加强型导管进行插管时，存在损坏 FOB 的风险。有一个有效的分两步走的替代方案可避免这种风险的发生，首先放置一个非加强型导管，然后再通过气道交换导管将其更换为刚性钢丝加强型导管。需要特别指出的是，一些临床医生不喜欢对患有气道恶性肿瘤患者进行 FOB 引导的插管。他们担心非可视化的置管过程会导致肿瘤组织出血和扩散。这个问题可以通过与可视喉镜结合使用来解决（见第 19 章）。

在机器人手术之前进行选择性气管切开术是确保外科医生获得最佳通路以及确保术后气道通畅的好方法。对于术前有气道通气困难的患者，包括由于病理、肥胖或其他原因而难以暴露环甲膜的患者，应考虑使用这种方法。大约 1/3 接受声门上部分喉切除术的患者在手术前需要进行气管切开术。TORS 术后的气道通路几乎不可避免地暂时变差，即使在肿瘤肿物被切除后也是如此。

围手术期并发症和安全问题

一旦手术机器人靠拢且准备开始手术，检查导管和气道便受到极大的限制。因此在手术机器人靠拢之前，确保气道安全并与手术团队一起制订合作计划非常重要。如果手术过程顺利进行，一旦出现紧急情况，那么脱离机器人并清理气道的时间应不少于一分钟。确定哪些紧急情况需要这样做并进行练习很重要，这样每个团队的成员都知道该做什么。意外脱管、导管或套囊的严重损坏以及导管因分泌物或压迫而闭塞都是围手术期紧急情况，需要机器人紧急脱离。

围手术期和术后没有气道控制应始终被视为一种风险，并可能导致需要建立紧急颈前气道。

术后注意事项、拔管和再插管

术后气道管理计划涉及一个关键的决策——立即拔管还是延迟拔管。如果需要拔管，则该决定取决于患者、外科手术和重建明确气道的容易程度。

在拔管前与外科医生讨论所进行的手术对术后气道管理的可能影响是非常有用和必要的。这种情况还应该完整记录在患者的病历中，以避免处理术后阶段的医护人员不知情。

　　拔管过程中应小心谨慎，尤其是在拔除刚性钢丝加强型导管时，因为它们可能会破坏血凝块并导致出血，随后丧失气道通气。拔除导管也可能会对皮瓣和缝合线造成损坏。如果导管已经缝合到位，则在手术过程中，拔管前拆除缝线和在其他手术中拆除咽部填塞物一样重要。

　　如果患者拔管后出现气道通畅性丧失的可能性比较大（见第21章），在拔管时放置气道交换导管或导丝可以给重新插管提供保障，但在此类设备上重新插管也有导致出血、皮瓣和缝合线损坏的风险。

　　在术后出现紧急情况时，如果拔管后的TORS患者需要重新插管，此刻要清楚正常的气道解剖结构可能已因外科手术而发生实质性改变。除了肿胀、出血和血肿外，还可能存在缝合线、会厌切除和手术皮瓣。手术过程中大量切除的黏膜增加了气道中血凝块的黏附，这限制了吸引的效果并改变了气道的正常结构。

硬性吸引导管可能不足以去除血凝块。在这种情况下，直接把气管导管连接到负压吸引管上扩大吸引口径是临时解决方案。

　　在一些医疗机构，通常会实施拔管延迟。患者被转移到术后或重症监护室，同时气管插管24～72 h。在作者的机构中，苏醒延迟和拔管延迟很少出现（不到5%）。

　　术后的气道风险包括因操作引起的肿胀、出血和血肿。

延伸阅读

Chi JJ, Mandel JE, Weinstein GS, O'Malley BW Jr. (2010). Anesthetic considerations for transoral robotic surgery. *Anesthesiology Clinics*, **28**, 411–422.

Jeyarajah J, Ahmad I, Jacovou E. (2018). Anaesthesia and perioperative care for transoral robotic surgery *Journal for Otorhinolaryngology and its Related Specialties*, **80**, 125–133.

Stubbs VC, Rajasekaran K, Gigliotti AR, et al. (2018). Management of the airway for transoral robotic supraglottic partial laryngectomy. *Frontiers in Oncology*, **8**, 312

第 34 章　科室和医院的气道管理组织

Lauren Berkow，Alistair McNarry

陶涛　译　谢乐华　周延然　校

气道管理并非孤立进行，尽管患者气道安全是由个人实施，但许多上游的管理动作都会影响到气道管理的实际实施。设备购置、团队培训、术后监护的安排，甚至部门人员配置等相关决策均会影响麻醉的实施。

医院和科室应针对手术室内外分别制订程序化、标准化的气道管理路径。

英国皇家麻醉医师学会和困难气道协会第四次国家审计报告（the 4th National Audit Report of the Royal College of Anaesthetists and the Difficult Airway Society，NAP4）在本书的其他部分讨论，但值得注意的是，在全部 168 条推荐建议中，很多建议不仅针对个人，同样也直接针对机构。

NAP4 的"组织和设备"一章中针对麻醉科的相关建议包括：

● 在医疗机构内发挥气道管理的领导作用。

● 为医院内可能需要实施气道管理的区域设定标准化的设备配置（例如重症监护和急诊等科室应配备与手术室相同的气道管理设备）。

为了在任何地点和任何时间都能提供充足的气道设备，必须解决几个上游问题：

1. 医疗机构配备随时可用的气道设备。
2. 在可能需要的地点配备气道设备。
3. 确保功能正常（电池、电极、连接器和喉镜片）。
4. 气道设备的清洁记录（需要时）。
5. 临床医生至少应熟悉气道设备的使用。
6. 医疗机构应明确意识到任何气道设备均可能故障，并在明确气道设备故障后，可立即提供备用设备。

组织管理的作用

获得相关设备的培训和使用经验的责任可能在于临床医生自身，但是持续培训和气道管理相关技能则需要部门和医疗机构参与，应为临床医生分配足够的时间接受培训。

NAP4 指出了包括术前气道评估等方面的不足之处，虽然进行术前气道评估仍然是个人的责任，但医疗机构应提供空间、时间和相关资源，为气道评估和研究提供便利条件。

医疗机构应分配时间以召开针对发生率、死亡率/质量改进的会议，讨论疑难病例，解决与气道管理安全相关的缺陷和需求，并讨论改进计划和措施。作为这些措施的一部分，应该创造一种环境，使个人有权报告事故和险些发生的事故。医疗机构需要营造并支持类似航空业的"无责备"文化，以避免报告的临床医生在气道不良事件中成为"第二受害者"。此类会议必须查明并解决可能造成事件发生的部门性和机构性因素（例如，与人员配置、设备配置或培训有关的因素），以减少再次发生的可能性。

气道负责人和气道团队

英国的气道负责人

NAP4 也呼吁在医疗机构内部设置明确的负责人，负责应对困难气道管理，这一职位在 2012 年获得了英国皇家麻醉医师学会的支持。所有医院都需任命气道负责人，其职责概要如表 34.1 所示。目前，气道负责人体系在英国医院已基本通行，该项目已在爱尔兰和新西兰推出，也在澳大利亚开始实施。气道负责人的重要作用包括员工教育、部门间协调（例如，麻醉、重症监护、急诊科等），以及与管理和采购部门的联系，以优化患者安全并确保配置适当的气道设备。气道负责人的存在并非免除对个人责任的需求，但却为气道相关问题提供了

表 34.1 英国气道负责人主要职责

操作类

确保气道设备符合气道指南的要求，并符合标准

负责制订本机构的气道管理紧急策略，并促进其推广

与其他部门（重症监护室、急诊科）保持联系，确保执行标准和实际操作的一致性

确保气道评估和管理计划的一致性

安全类

监督气道审查及指南遵循情况

协助国家调查和审查

教育类

在本机构内监督并推广所有涉及气道管理的人员的机构内培训

（完整列表网址：http://www.nationalauditprojects.org. uk/NAPAirwayLeads）

一个部门级的中心联络点。

美国的气道团队

美国部分医院已经成立了多学科的气道团队来管理困难气道患者，其团队专注于改善组织准备工作。该团队的成功依赖于多学科方法、对团队成员进行关于气道设备和管理流程的教学和训练、以及模拟和团队培训。表 34.2 列出了数个已公开发表气道管理结局数据的气道团队。

虽然气道负责人主导和气道团队是独立发展的体系，但它们共同关注的均是提高患者安全，并最终减少具体个例中气道意外发生率的系统性要素。教学和培训是此类体系的基础，特别是作为一个有组织的团队，而不是依赖于完成培训的个体。

成功气道团队的三个要素：

1. 可操作性：提供必需的设备和人员

可操作性应侧重于提供必要的设备和人员，以便需要时，可在手术室内外提供气道管理。NAP4 和美国麻醉医师协会（American Society of Anesthesiologists, ASA）都建议使用标准化的气道车（airway trolley, 在美国称为 airway cart），其中包括实施喉镜检查、急救通气和建立外科气道的设备。图 34.1 展示了气道车的实例。便携的气道工具包也很有用。

应将团队成员培训至精通气道车中所有设备的操作，并要求后勤人员维护和保管气道车。设立和维护一套综合性气道车可能需要投入可观的资金，特别是当整个机构需要配置多套气道车时。

建议气道车配置的物资：

声门上气道设备

可视喉镜

纤维支气管镜

不同型号的气管插管

气管插管导丝 / 管芯 / 探条

呼气末二氧化碳描记

建立紧急颈前气道的装置

准确的气道团队成员将取决于所在机构的需

表 34.2 美国多学科气道团队范例

医院 / 医疗机构	团队成员	设备	教学 / 培训	结局指标
约翰斯·霍普金斯困难气道反应团队（Difficult Airway Response Team, DART）	麻醉科 耳鼻喉科 创伤外科 急诊医学科	定制化气道车配备支气管软镜和硬镜、声门上气道工具和气管切开套装	每季度开展气道教学课程 模拟和技能培训 现场模拟 危机管理和团队培训	气道相关的不良事件和医疗事故索赔降至零
格兰特医疗中心阿尔法团队	麻醉科 创伤外科 呼吸治疗科 药剂师	便携气道箱	模拟培训 理论教学讨论会 设备培训	在项目启动的第 1 年，气道管理相关死亡率为 0
波士顿医学中心紧急气道反应团队（Emergency Airway Response Team, EART）	麻醉科 耳鼻喉科 创伤外科 急诊医学科 护理团队 呼吸治疗科	气道车	模拟培训	目前尚无公开数据发表

(a)

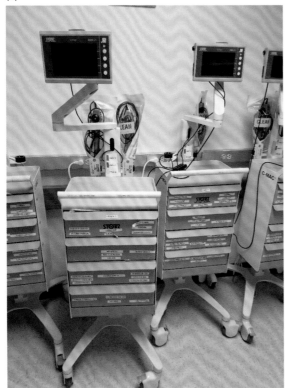

(b)

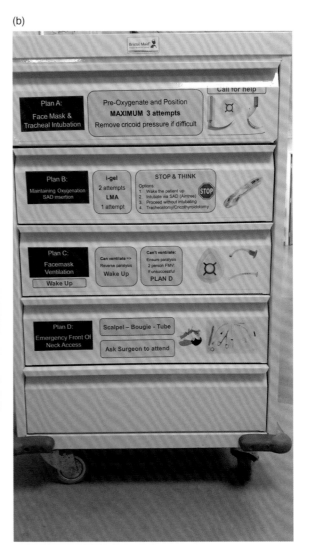

图 34.1 （a）美国某气道团队采用的气道车实例。（b）英国符合 DAS 指南的气道车实例

求，麻醉医师、重症医生、耳鼻喉科医生和其他可贡献价值的外科医生，其他日常进行气道管理的临床医生 / 工作人员也应该包括在内。不仅可扩展团队技能集，同时也可实现多学科协作和建立预案，多学科团队可减少气道管理相关的不良事件（表34.2）。团队成员应该共享类似的问题解决思维模式，例如通过共享专业知识和使用相同的指南。

2. 安全性和不良事件报告

为了保证操作安全，并使团队能够从各类事件（错误、失误和优秀案例）中学习，应对气道事故进行记录、分析和学习反馈。事件分析可以用来持续改进练习，增加团队的知识库。现场模拟能明确需要改进的措施，并获得团队在形势判断和遵守指南 / 流程方面表现的评估。

3. 教学和培训

各部门应为不同年资的所有麻醉医师实施教学（不同于培训）。外部学术会议和专题讨论会 / 研讨会可作为补充，但不能取代本机构内的教学。

教学方案应定期重复，所有人员都必须能够参加。教学方案应包括气道评估、气道管理流程和指南、复习部门策略和操作流程，并能包括有效地复习回顾困难气道案例。

教学还应包括关于可用的气道设备和操作流程的培训，包括可视喉镜、FOB、置入和建立声门上气道设备和紧急颈前气道的操作。

由于团队可能通常不在一起工作，团队培训和多学科参与至关重要，以确保在气道危机中，所有团队成员都能明确自己的角色。危机管理的团队培训可改善团队沟通和决策，同时解决了复杂的人为因素（见第 36 章）。模拟环境可为此提供极好的培训机会，并允许演练极少实施的任务或罕见事件。

无论一个组织采用"气道负责人"还是"气道团队"，均应提供一个能支持可靠气道管理的系统，确保必要的人员配置和可用的设备。此外，多学科团队的培训可促进形成连贯的气道管理方案和有效实施方案的能力，这些因素被 NAP4 确定为关键障碍。

患者姓名	
出生日期 住院号	
家庭地址 联系电话	
全科医师地址 联系电话	

致患者：如果您入院了，请保管好这封信，并出示给您的医生看。如果您需要动手术，请出示这封信给麻醉医生。
这封信描述了您在最近麻醉过程中出现的困难，这些信息可能在医生给您后续的治疗中有帮助。

致全科医生：请您在后续转诊时复印此信。
READ CODE SP2y3 / ICD-10, T88.4 / SNOMED CT 718447001

气道管理情况小结

操作时间：　　　　　　　　　　　　　操作类型：

		原因/解释
面罩通气困难	是/否	
声门上气道工具置入困难	是/否	
直接喉镜暴露困难	是/否	喉镜片型号： 直接喉镜声门暴露分级：　　1/2a/2b/3a/3b/4
可视喉镜暴露困难	是/否	设备 喉镜片型号： 最优视频喉镜声门暴露分级：1/2a/2b/3a/3b/4 何种设备/镜片
气管插管困难	是/否	
拔管		.
进一步观察		.

（译者注：依据分级结果，上表的分级应为2000年Cook TM发表在*Anesthesia*杂志上的改良版 Cormack-Lehane分级，具体参见：Cook TM. A new practical classification of laryngeal view. Anaesthesia, 2000, 55: 274-279）

请提供进一步资料，说明遇到的困难和使用的技术：

建议今后的麻醉方案：

今后是否需要实施清醒插管？　　　　　　　　　　是/否

后续事项（完成后勾选）
是/否 已向患者提供记录　　　　　　　　是/否 口头告知患者
是/否 已向患者的全科医师提供记录　　　是/否 已完成麻醉记录
是/否 已在病历中放入记录　　　　　　　是/否 已在病案首页中填写记录
是/否 已向麻醉科提交记录　　　　　　　是/否 已提交记录至困难气道协会数据库
是/否 已向电子病历系统上传记录

麻醉医师姓名：
　　职称：　　　　　　　　　　　日期：

如果您需要进一步的信息，请联系麻醉科：
　　联系电话：.................... 电子邮箱：................................

图 34.2　气道警示表（Adapted from forms developed by Difficult Airway Society and Royal United Hospital, Bath, UK.）

政策和设备的标准化

标准化是机构/组织在困难气道准备中的关键因素，可减少医疗差错，改善结局。在气道管理方面，标准化不仅需应用于设备，还需应用于人员、采用的指南和管理流程以及培训。

在诸多发表的气道指南中，医院（或最好由医院集团、地区、州或国家）选择认可的指南并确保其实施。诸如 Vortex 算法和 PACE（提示、警报、挑战和紧急情况）等认知辅助工具是有用的，但必须在机构层面使用方可确保有效实施。

危重患者的信息传递

一个特别的挑战是如何在不同的气道管理人员、机构之间，甚至在国家之间共享被确认为困难气道患者的相关信息。通常情况下，这些信息甚至没有记录在病历中，导致相关信息无法传递。至少，医疗机构应该建立一种方法来识别已知的困难气道患者，最好是记录在病历中。确保患者意识到他们存在困难气道并有记录是关键步骤。也可使用困难气道警示和臂章这类方法。每个医疗机构都必须确保内部有一条易于遵循的信息记录和转发流程——因为过去这方面做得很差。

遗憾的是，尚未在所有国家建立统一的重要信息报告系统。MedicAlert 是一家总部位于美国的组织，致力于促进记录重要的医疗信息，并为困难气道患者提供了专用报告表。虽然它是一个非营利组织，但仍涉及成本，而且可能会有其他有效的信息记录和传递方法。

英国困难气道协会（DAS）已经开发了一个数据库（https://das.uk.com/dad），可以保存和访问困难气道案例的详细信息：最初案例收集速度很慢，但希望会增加。

许多医疗编码系统均纳入了困难气道或困难气管插管的条目，包括：READ Code（英国全科医生）、SP2y3、ICD-10 T88.4 和 SNOMED CT 718447001。SNOMED CT（系统化医学术语——临床医学术语）是一类用于电子健康记录的结构化词汇表，已经在 50 个国家使用，但尚未被普遍采用。参与记录存在困难气道的临床医生应使用其机构和地区内最常用的编码系统，以确保有效的信息传递。任何编码系统都不应取代前文提及的患者讨论。

图 34.2 中展示了一个气道警示表的范例。

总结

虽然执业医师个人可以提供气道管理，但他们的选择应取决于部门和医疗机构层面的决策。各部门应致力于使机构中所有可用的气道设备标准化，以促进有效的教学和使用。多学科协作是有效气道管理的重要组成部分。在危机中有效的气道管理需要采用一致的思维模式。医疗机构应该采用标准化的指南，然后通过教学和培训将指南内化到整个组织中。应定期回顾在气道管理方面表现出色的案例以及那些出现致残、致死的案例报告。应采取措施，确保上报案例的人员不会在无意中成为第二受害者。有条件时，应使用传递困难气道患者信息的系统/数据库。至少应在机构的患者病历中记录所有的困难气道管理详细信息。气道负责人/团队可促进组织上述各项目标的实现。

延伸阅读

Long L, Vanderhoff B, Smyke N, et al. (2010). Management of difficult airways using a hospital-wide 'Alpha Team' approach. *American Journal of Medical Quality*, **25**, 297–304.

Mark LJ, Herzer KR, Cover R, et al. (2015). Difficult Airway Response Team: a novel quality improvement program for managing hospital-wide airway emergencies. *Anesthesia & Analgesia*, **121**, 127–139.

Martin T, Roy, R. (2012). Cause for pause after a perioperative catastrophe: one, two, or three victims? *Anesthesia & Analgesia*, **114**, 485–487.

Tsai AC, Krisciunas GP, Brook C, et al. (2016). Comprehensive Emergency Airway Response Team (EART) training and education: impact on team effectiveness, personnel confidence, and protocol knowledge. *Annals of Otology, Rhinology, and Laryngology*, **125**, 457–463.

Woodall N, Frerk C, Cook TM. (2011). Can we make airway management (even) safer? – lessons from national audit. *Anaesthesia*, **66**(Suppl 2), 27–33.

网址

https://www.rcoa.ac.uk/safety-standards-quality/support-anaesthetic-departments/airway-leads

第35章

气道管理培训

Mark R.W. Stacey

刘子豪 译 莫仲翘 李观海 校

基本原则

把控你能做的
正确地学习
正确地练习
正确地执行

你被呼叫到重症监护室，帮助一位拔管过早的患者。入院前，已知这位患者发生过插管困难。你面临一位严重缺氧的患者，你的同事（尽管对困难气道指南有详尽的了解）无法给氧。想象一下如果 10 年前你以不同的方式进行气道训练，在这种情况下你的管理和技能是否会有所不同。

"理论上，理论与实践没有区别，事实上却是有的。"

最简单的气道技能旨在确保将氧气从氧源输送到患者的肺部。下面讨论的技能理论上很容易执行，但由于时间限制以及患者缺氧显著影响造成的压力，这些技能可能无法发挥最佳状态实施，而在危机中对患者进行最佳的管理需要非常高水平的操作技能。

学习任何一项技能，在一定程度上了解我们的大脑在学习、教学和实践方面如何工作是有帮助的。如果我们认为工作记忆（working memory）的限制是四个组成部分或信息块的顺序，那么技能的学习、练习和实践需要集中在避免工作记忆的过载上。

最简单的思维模型（来自 Willingham 的想法，见图 35.1）将工作记忆视为您所尝试学习、教学或执行的技能与您的长期记忆之间的瓶颈。长期记忆是巨大的，但为了让它在特定的技能表现中有用，重要的是技能的正确教授（即正确地学习），正确

练习（即正确地练习），以便最终正确执行（即正确地执行）。为了实现这一点，重要的是要专注于学习所谓的僵化内容，或僵化知识——每个人都要努力学习。需要仔细考虑相关固定（inflexible）的内容，特别是在气道技能教学时，因为实践时的压力对基本技能发挥有显著的负面影响。

如果我们考虑采用一套系统的方法来解决应该学习哪些气道技能以及如何学习的问题，那么参考一下 Merrill 在 2002 年描述的五个教学设计原则是有用的：

1. 学习者参与执行现实生活中的任务或解决现实世界的问题（针对特定情境练习）。
2. 现有知识被激活作为新知识的基础（基于学习者现有的知识）。
3. 向学习者展示新知识（辅导）。
4. 学习者应用新知识（刻意练习）。
5. 新知识融入学习者的世界（学习者从练习走向实践）。

以这种方式，学习者从学习到练习，再到压力下的练习，再到临床实践，再到压力下的临床实践。使培训尽可能真实，可以提高临床实践成功的

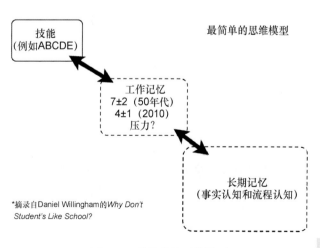

图 35.1 最简单的思维模型

可能性。鉴于工作记忆可能过载，将技能的学习划分为一系列子技能可能有帮助。

人类工程学（图 35.2）

对于所讨论的各种气道技能，考虑工效学（ergonomics）是成功的一部分，例如喉镜或面罩麻醉的位置，进行清醒柔性光学支气管镜气管插管（flexible optic intubation）等。此外，正如 Ericsson 所述（见延伸阅读），刻意练习原则会带来更好的表现。

刻意练习原则

1. 建立一个可达到的**具体目标**。像"成功"或"变得更好"这样模糊的整体绩效目标不太好（won't cut it）。

2. 在练习中**注重提高**。它必须是激烈的、不间断的和重复的（就像钻探）。虽不是特别愉快，但非常有益。

3. 您必须收到有关您的表现的**立即反馈**。没有它，您将无法弄清楚需要修改什么或距离实现特定目标有多近。

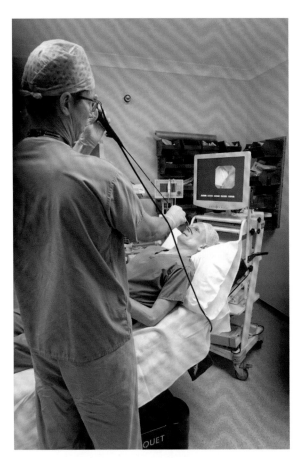

4. 必须**走出舒适区**，不断尝试那些遥不可及的事情。

5. 认知上和身体上都**很费力**（图 35.3）。

应该学习哪些气道技能？

理想情况下，一个人希望经过多年实践，从有能力胜任某个工作到成为精通某些技能的专家。期望成为所有气道技能的专家是不现实的，但某些技能具有更高的优先级。

- 评估和规划气道管理。
- 使用球囊面罩（bag valve mask）维护气道和麻醉。
- 声门上气道工具的置入。
- 喉镜使用（包括直接喉镜和可视喉镜）和气管插管。
- 柔软光学支气管镜插管。
- 拔管。

此外，对于"不能插管，不能给氧"的情况还需进行额外培训［参见当前困难气道协会（DAS）材料中的工作示例］。

特定的复杂的技术（例如喷射通气）只能由具有这些技术经验的临床医生使用。此外，一旦掌握了基本技能，就可以在情景训练和学习中引入对人为因素的了解［决策、沟通、压力管理、情境意识、固定错误（fixation error）］。

如果我们着眼于学习这些技能，很明显有超过四个信息部分需要学习，以放进工作记忆中（fit into that working memory box）。将技能细分为子技能并以最大化工作记忆模型功能的方式构建学习材料是个有用的方法。

为后续气道技能铺垫的基本环节：评估

气道评估很重要，因为它决定了哪些特定的气道技能可能适用。有多种评估技术：Mallampati、颈部运动、Wilson、甲颌距离（见第 5 章）——这些方式用于计划和决定哪种特定的气道技术可用，以及制订备份计划（见第 4 章）。计划的复杂性、适当的决策和操作很重要，应尽可能简化（例如 Vortex 方法）。这些决定之所以很重要，是因为如果以错误的决定开始一个程序，导致应用了错误的技术，无论个人多么熟练，气道操作的成功都可能受到影响。

图 35.2　清醒柔性光学支气管镜引导插管的工效学

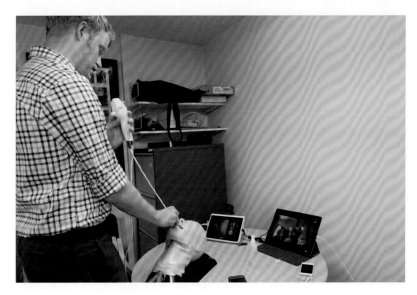

图 35.3 展示了柔性光学支气管镜（FOB）配合 iPad 作为显示屏。在专注于 FOB 引导插管的同时，增强操作的压力并评估情境意识。类似的技术可以应用于其他的气道技术，但如果用于"不能插管、不能氧合"的情况，则应小心

使用球囊面罩维持气道和麻醉

尽管这被称为"基本"气道技能，但它很难教授、学习和执行。此外，由于它需要一定程度的力量，疲劳会随着时间的推移发生并导致效果变差。这是一项很难教授的技能，因为目前的人体模型都不能使学习者体会正确的动觉能力（kinaesthetic ability），而且很少有机会在患者身上练习。当练习失败时，教师可能很难看到或理解哪里出了问题。在作者所在的部门，询问麻醉医师们一年内会做多少次超过 15 min 的球囊面罩（bag valve mask）麻醉，答案通常是"低于 10 次"。即使是开始独立工作的新手也做不到 10 个。声门上气道的引入意味着在患者身上学习球囊面罩麻醉的技能几乎消失了。球囊面罩麻醉是一种纯粹的动觉技能（kinaesthetic skill），所以需要以体力方式进行练习。如果不进行练习，则不太可能在需要时在困难气道环境中成功地执行该技能。了解和练习使用双手技术优化氧合困难时的面罩通气，可以最大限度地降低情况恶化为不能插管或不能氧合的风险（另见第 12 章）。存在争议的是，过度关注对少数"不能插管不能氧合"的训练，使训练偏离了更重要的基本技能。

喉镜使用和插管（另见第 14 章）

将所学的技能分解为数个子技能可以快速准确地培训和学习。如果询问学习者在进行喉镜插管时他们在想什么，他们唯一的重点便是将气管导管插入气管内，而忽略了该技术的其他方面。认知负荷最小化和成功最大化的方法是将技能划分为子技能，就像下面这样。这些子技能最初在人体模型上练习和执行，然后再用于患者身上。教授者的话将用粗体字标出。

- 技能 1："**插入喉镜**"。把喉镜放在嘴里，不接触牙齿或嘴唇。定期执行此操作，直到运动技能变得流畅（锻炼成为自动化的操作）。来自教练的精确反馈可以改进每个子技能。

- 技能 2："**给我看看喉部**"。这使得进一步多次练习技能 1。随后多次练习技能 2，学习者便能够展示喉部。学习者开始理解操作表现因疲劳影响而下降。

- 技巧 3："**从声门中间插入探条（bougie）**"。这减少了喉镜检查的潜在创伤，并教会学习者如何将气管导管放置在探条上的额外技能。

- 可视喉镜的引入可以使学习者和教师能够共享画面，从而使教师能够对技术进行细微的修正以达到改善。它还使教师能够向学习者展示更好地插入探条 / 管芯的方法（"我可以看到你在做什么和你在看什么"）。像这样的练习也可以帮助学习者克服在缺乏完美的喉部视野情况下使用可视喉镜插管会遇到的困难。

柔性光学支气管镜引导插管（另见第 16 章）

柔性光学支气管镜（flexible optical bronchoscope,

FOB）引导插管常被认为是一项难以掌握的技能，也是结构化培训计划实现成功教学的一个很好的例子。这项技术最大限度地减少麻醉医师（和患者）的不适，即便这个技能曾经不在他们的装备范围之内。

成功的 FOB 引导插管包括：

- 确保优化功效学（ergonomics）（固定规则 1）。
- 准备设备并确保 FOB 正常工作（固定准备）。
- 记住四点（图 35.4）。
- 确保向助手介绍情况（如果患者清醒）。
- 管理自己。
- 管理患者（如果患者清醒）。

学习从人体模型开始。体位摆放（ergonomic set-up）应该与真实环境允许的一样（图 35.3）。随着学员技能的提高和教员成功地通过解剖结构，时间限制方可引入（"将镜子从嘴唇移到隆嵴，然后从鼻子到隆嵴，不接触气道两侧，时间限制在 60 s 内"）。

一旦实现这一点，像 SimMon 这样的应用程序（将 iPad 变成可以由 iPhone 控制的麻醉监视器）可以添加模拟的现实情景（和临床压力）（图

35.3）。通过在 FOB 引导的插管过程中降低氧饱和度，受训者会在他们的操作中开始了解情境意识、医患沟通和改进决策的制订。一旦技能的自主性（automaticity of the skill）得到锻炼并且压力对表现的不利影响减少，学习者就可以进阶到进行监督下的 FOB 引导插管，并在学习者经验上适当构建的学习架构 / 系统的基础上逐渐增大认知负荷层面的压力（从"我来照看患者，你负责 FOB 插管"到"尽可能把你能做的所有事情都做顺利"）。

作者发现，由于缺乏 FOB 引导插管的病例，学习者需要快速习得并取得成功，教授 FOB 引导插管的最有效方法是以具有说教性（didactic）的方式进行教授。当一些学习者已经有一些知识或经验时，这可能对学习者和教师都具有挑战性。

回过头看，作者会按如下方式教授技能："做这个是因为……，做这个是因为……，做这个是因为……"，当老师到达第三个描述时，学习者已经忘记了第一条指令。

现在作者通过让学习者专注于学习四点进行教学，脚本如下：

> "我要教你四点，直到你能流畅并很好地控制操作来完成这四点前，我不会教你这四点是什么意思，或者为什么只有这四点。"

图 35.4 中的"操作"部分列出了四个固定要点。

不能插管，不能氧合

DAS 设计了用于教授"手术刀、手指、探条技术"的材料，最大限度地利用上述认知原理。特别在不利条件下，独立地学习"不能插管，不能氧合"（cannot intubate，cannot oxygenate，CICO）情况的管理可以比喻为教飞行员如何迫降飞机而不强调安全飞行所需的技能。如果发生真正的 CICO 事件，使用气道灾难的认知预演（cognitive rehearsal）可能会提高操作成功的可能性（因此，当将手术刀插入环甲膜时，想想"血！"——这种可视化过程有助于帮助真实操作）。此外，教学资源可用于重点突出操作不佳的关键步骤（例如探条的插入技术）（https://www.das.uk.com/content/fona_training）。

FOB插管技术

非固定内容 (Inflexible content) 先学这个	依据（Rationale） 掌握了非固定内容再学这个

准备

1. 金属加强TT 6-7/ILMA TT，滑插入线倾斜 2. 12点钟方向弯曲 3. 向TT内喷射10%利多卡因 4. 将TT向上粘好胶布 5. 用mediwipe擦拭镜子的尖端	1. 更容易插入，尤其是ILMA TT 2. 朝向 3. 停止TT内部摩擦镜子 4. 不用摆弄它（fiddle with it） 5. 镜子会干净而且不容易起雾

操作

1. 面——面对面 2. 手——左手控制镜子/右手拿TT/放在眉毛水平 3. 镜子——保持竖直 4. 屏幕——眼睛盯着目标，目标放在中间	1. 具体流程 2. 右手送TT——无需交换手，会厌在屏幕顶部（常规视图）固定参考点 3. 手柄处的操作传递到镜子的尖端 4. 减少创伤/提高患者耐受性

缩写：TT，气管导管；ILMA，可插管喉罩

图 35.4　固定的 FOB 引导下气管插管训练

实践和压力管理（压力预防）

困难不在于操作，而是认知障碍。

你不能应付自如，因你的训练水平不足。

理解刻意练习的作用很重要。上面介绍的很多技能都在可以人体模型上练习，也应该在人体模型上练习。理想情况下，动作技巧（motor skill）是在零风险、低压力的环境中锻炼的，没有时间限制，由老师监督，并在适当的时候强调技能的关键部分。

一旦技能可以在低压力环境中流畅执行，培训就可以增加压力（例如使用上述 SimMon 应用程序）。

经常看到的情况是，因为技能本身的固定错误（fixation error）（通常发生在气道技能环境中，当一个人感受到压力时），学员甚至可能没有意识到监视器的存在。在进行汇报时，教员可以围绕气道技能的人为因素进行讨论，特别是情境意识的丧失。

总结

为了学习气道技能，了解以下内容很重要：

首先，任何可以控制的因素，例如体位、患者、麻醉医师的紧张（the nerves of the anaesthetist）、设备，在他启动操作流程之前需要被掌控。这需要定期练习。此外，应对初步尝试不成功制订计划（"如果……那么……"——如果插管失败怎么办？如果患者出现喉痉挛，那么……）。此外，如果需要帮助，了解帮助者或物品的位置也很重要。

另外，为了以安全的方式掌握气道技能，我们需要正确学习、正确执行和正确练习该技能。练习需要适当的反馈，并且教学课程需要围绕已知工作的管理进行策略设计，这样学习者变得更加自信，学习者的压力会不断增加，以证明操作失败导致的潜在问题。这一培训过程更有可能带来成功的结果。

延伸阅读

Ericsson A, Pool R. (2016). *Peak: How All of Us Can Achieve Extraordinary Things.* London: Vintage.

Hess E. (2014). *Learn or Die.* New York: Columbia University Press.

Kaufman J. (2013). *The First 20 Hours: How to Learn Anything Fast.* London: Portfolio Penguin.

Leslie D, Oliver M, Stacey MR. (2014). Point-of-view high-definition video assessment: the future of technical skills training. *British Journal of Anaesthesia*, **112**, 761–763.

Merrill MD. (2002). First principles of instructional design. *Educational Technology Research and Development*, **50**, 43–59.

Stacey M. (2017). Practice under pressure: what neurology can learn from anaesthesia. *Practical Neurology*, **17**, 439–443.

van Merrienboer JJG, Kirschner PA. (2013). *Ten Steps to Complex Learning.* New York: Routledge.

Willingham D. (2009). *Why Don't Students Like School?* San Francisco: Jossey Bass.

第36章 气道管理中的人为因素

Mikael Rewers，Nicholas Chrimes

黄玉侥 译 陈晓文 李牧遥 校

"人为因素" 是什么意思？

人为因素（工效学）是一门涉及认识并优化人类与其他系统元素之间相互影响的科学学科。它涉及个人、团队、环境和组织等影响整体系统性能的因素（表36.1）。它既关注增加人类对成功的贡献，也关注防止导致错误的可能性。

本章概述了与气道管理相关的人为因素的原则。

表 36.1 气道管理中的常见人为因素

类别	因素	威胁	保障措施
个人			
情境意识（包括团队层面）	注意力/警觉、感知、问题检测、记忆、识别、理解、预期	分心、所有线索收集的缺乏、扭曲的时间感知、记忆力减退、知识不足、无法将知识应用到上下文中、沟通不畅、缺乏"共享心智模型"、假设、固执	持续系统扫描、交叉核对信息、建立/维护"共享心智模型"、陈述情况、"提前思考"
决策制订（包括团队层面）	识别可用选项，判断选择和实施，重新评估	情境意识差、判断力差、无法重新评估	认知辅助设备，考虑优点/缺点，在每次气道插管尝试后重新评估
性格	自信、洞察力、行动意愿	过度自信、否认、骄傲、内疚、缺乏自信	谦虚、乐于寻求帮助、承认自己的局限、反思
技术	能力，手动灵巧	技能不足，气道评估不足	专业知识、经验、监督、培训
执行因素	刺激、情绪、饱腹感、警觉性、健康、动机、兴趣	压力、饥饿、疲劳、疾病/受伤、冷漠/不当动机	冷静、精神饱满、睡眠卫生、警觉、投入
团队			
行为	协调/领导、角色分配、团队合作、沟通	无效的协调/团队合作、角色模糊、沟通不清晰、多个模糊/冲突的术语	有效的协调/领导、角色明确、团队合作、咨询、寻求帮助、团队简报、名称、闭环沟通、提示、共同目标、"直言不讳""与团队热情同在"
社交	互动，熟悉	冲突、尴尬、恐吓	和谐的关系，了解彼此的想法或顾虑
工作准备	计划、准备	策略/计划的限制，缺乏可用的计划时间	带有应急计划的策略、清单，只需几秒钟即可制订计划，这对决策和团队合作是有益的
环境			
设备	设计、可用性、存取信息、维护、功能	存储位置不一致、杂乱、糟糕的用户界面、设计缺陷、设备故障、不适当的警报设置或警报信号	适用性、接近性、可见性、准备就绪、精心设计的设备/警报
工作区	尺寸、布局	拥挤、视线受阻、设备位置不佳	充足的空间，优化的布局
周围环境	灯光、声音、温度	光线不足，噪声	"无菌驾驶舱"、专注

（续表）

类别	因素	威胁	保障措施
组织			
工作因素	任务复杂性、人员配置、工作量	任务难度、人员不足、工作量过大、时间/生产压力、夜班	协助/后援
政策/程序	指南、协议、报告、标准	缺乏事件报告或多专业发病率/死亡率会议	通过多专业发病率/死亡率会议进行学习
培训/监督	计划	培训不足，监督不力	教育、反馈、监督、案例讨论
文化	管理、规范、患者安全	文化偏见，曲解规范，"等待错误发生"	不带偏见的文化，表扬同事的出色工作，快速恢复的能力

人为因素对气道管理结果的影响有多大？

多达 80% 的麻醉事故与人为错误有关。英国第四次国家审计项目（NAP4）得出结论，人为因素相关问题，如判断力差、沟通和团队合作差，占气道管理主要并发症的 40%，并被认为是 25% 病例的主要因素。在一项后续研究中，Flin 等在每个 NAP4 案例平均确定了四个人为因素，最常见的是未能预期、错误的决定、任务难度、人员配置不当、时间压力、疲倦、饥饿、压力、沟通不畅和能力有限。该研究还揭示了保护因素，例如良好的团队合作和有效的沟通。总体而言，在气道管理过程中，人为因素相关问题对患者伤害的影响至少与技术问题造成的影响一样重要。

停下来想一想：你所在部门是否有关于气道管理结果的数据？数据说明了什么？

气道管理中为什么会发生人为因素相关的不良事件？

错误触发器

无论一个人训练有多么好，有多么积极主动，人为错误是不可避免的。

"威胁"是指个人、团队、工作环境或组织的各个方面，这些方面"威胁"可以通过增加出错的机会来影响工作表现（表 36.1 和 36.2）。威胁不会必然导致错误，错误也不会总是导致不良后果。在大多数情况下，错误演变成不良事件需要额外的影响因素。小错误会引发重大的不利结果，反之亦然。

表 36.2　从表 36.1 中选择的"威胁"示例

类别	威胁	气道管理中导致错误的例子
个人		
情境意识	扭曲的时间感知 假设 固执	• 扭曲的时间感知导致团队无法识别患者缺氧多长时间 • 假设缺少 $etCO_2$ 监测或低 SpO_2 是错误的 • 反复尝试插管、长时间缺氧、气道创伤和潜在的 CICO 累积
性格	否认、骄傲、内疚	• 拒绝承认没有进行氧合 • 试图证明自己可以为患者插管 • 临床医生认为麻醉医师应该能预测或导致了困难气道
技术	技能不足	• 不愿进行颈前气道抢救或清醒 FOB 插管 • 颈前气道抢救技术失败率高
	气道评估不足	• 对气道风险的意识缺乏 • 应对气道挑战的能力下降
执行因素	压力、饥饿、疲劳、疾病/受伤、冷漠/不当动机	• 可能会分散注意力，削弱情境意识 • 可能会提倡走捷径，例如气道评估、计划、定位或预充氧不足

（续表）

类别	威胁	气道管理中导致错误的例子
团队		
行为	无效的协调/团队合作、角色模糊、沟通不清晰 多个模糊/冲突的术语	• 任务重复加上未能分配到其他任务：多人专注于获取紧急气道推车，没有人看监视器 • 例如：外科气道、eFONA、CICO 抢救、声门下抢救，所有团队成员可能无法相互理解这些术语，从而导致混淆和执行延迟
社交	冲突、尴尬、恐吓	• 未提及重要信息：例如，"没有 $etCO_2$ 痕迹""患者发绀"或"SpO_2 已 < 80% 持续 2 min"
环境		
设备	存储位置不一致、杂乱 糟糕的用户界面、设计缺陷、设备故障、不适当的警报设置或警报信号	• 难以找到气道救援或 CICO 设备 • 难以获得/解读信息：将气道压力波形或 etO_2 波形误解为 $etCO_2$ 迹线 • 警报设置过于广泛，无法提醒团队缺氧（触发太晚） • 如果警报设置过于敏感，临床医生会产生"警报疲劳"并忽略它们，从而延迟对危机的识别 • 不同类型的监护仪之间的 SpO_2 变化不一致的音调控制 • SpO_2 监护仪上的音调控制已关闭
工作区	拥挤、视线受阻、设备位置不佳	• 监护仪缺乏可见性：未能识别 SpO_2 下降、缺乏 $etCO_2$ 迹线或其他临床异常
周围环境	噪声	• 沟通障碍、难以听到 SpO_2 音调或警报
组织		
工作因素 培训/监督 文化	工作量过大，时间/生产压力 培训不足，监督不力 曲解规范 "等待错误发生"	• 未能制订气道策略、避免清醒 FOB 插管、预充氧不足 • 工作人员缺乏经验（气道操作员和助手），决策能力差，气道技能不足 • 接受高危行为、未能评估气道、未制订计划 • 只允许追溯实施安全改进（低估风险）

CICO，不能插管，不能氧合；eFONA，紧急颈前气道

　　停下来想一想：你可以在临床实践中发现哪些威胁？你将如何解决这些问题？

压力

　　气道危机可能是一个高风险、时间紧迫的情况。过度的压力会损害临床医生的认知、沟通和技术技能，这可能会削弱他们解决危机的能力。尽管不同个体对压力导致的行为障碍的耐受会有所不同，但如果压力超过他们的极限，所有临床医生都会受到这种现象的影响。

　　与压力相关的认知障碍可能导致固执、扭曲的时间感知、受损的知识回忆和判断力受损。这些问题结合起来可能会导致即使是有经验的临床医生也会犯一些根本性的错误，这在非压力状态下被认为是不可想象的。

　　在压力下未能"做好基本技术"是现实生活中气道紧急情况中公认的问题。在 NAP4 中，超过一半的紧急颈前气道病例之前没有尝试放置声门上气道（SGA）装置。表 36.3 列出了气道危机中常见的一些与人为因素相关的错误。

固执错误

　　固执是当临床医生专注于有限方面而排除其他更相关的考虑而导致的认知错误。在气道管理中，固执地插管，忽略使用面罩或 SGA 向患者供氧的选项是常见的错误。这不仅会延长缺氧时间，重复使用器械造成的气道损伤还会降低这些替代方法的成功机会，并增加"不能插管，不能氧合"（CICO）事件的机会（另见第 3 章）。固执错误（fixation error）是许多气道相关死亡的主要因素。

表 36.3　气道危机中常见的人为因素相关错误

行为	结果
上气道抢救尝试不足：遗漏优化或整个技术	不必要的颈前气道抢救
固执地插管：不使用上气道技术、有创气道	突然出现 CICO，推迟 CICO 救援
存在氧合差时决策不佳，忽略唤醒或转换、重启仪器的选项	突然出现 CICO
固执地使用上气道技术：宣布 CICO 失败，更改为颈前气道技术	推迟 CICO 救援

CICO，不能插管，不能氧合

> 停下来想一想：你有没有遇到过固执错误？

人为因素如何在避免气道管理的不良事件中发挥作用

正如威胁会增加出错的机会一样，"保障"（safeguard）一词可用于指代个人、团队、工作环境或组织通过减少出错机会而有助于提高工作各个方面的表现（表 36.1 和 36.4）。

复原力

人类经常被错误地视为系统中的"最薄弱环节"。临床医生大部分时间都表现良好，因为他们很灵活，可以快速调整工作，以适应不同的条件。因此，人类的适应性是一种保障措施，能降低患者受伤害的风险，既可以在威胁触发错误之前消除威胁，也可以在错误导致患者伤害之前拦截错误（"复原"行为）。

因此，提高患者安全性的挑战之一是等待错误发生会导致对风险的低估，并且通常只能在患者伤害发生后才能回顾性地实施安全性改进。相反，基于复原力的方法通过观察日常工作和对潜在有害情况的成功管理来检查为什么事情经常顺利进行，然后尝试将这些行为整合到标准临床实践中。

> 停下来想一想：你是否消除了威胁或防止错误对患者造成伤害？这些策略可以更广泛地共享和实施吗？

非技术技能

非技术技能可以定义为认知技能（例如，情况意识和决策）和行为技能（例如，团队合作、领导和沟通），这些技能与技术技能相结合，有助于安全和高效地完成任务。正如技术技能需要定期练习以确保在需要时的能力一样，非技术技能练习也必须嵌入到日常临床工作中，以便它们成为第二天性，并且在出现危急情况时更有可能得到有效实施。

情境意识

气道管理通常发生在高认知负荷的环境中，因此保持对患者状况的动态观察至关重要。在个人层面上，这可以通过对环境的持续系统扫描和收集线索（例如喉镜视图、监视器、时间）来"全面了解"情况来实现。交叉检查可以提高信息的可靠性，例如确保 SpO_2 下降或二氧化碳图谱缺失不被视为人为因素。在团队或组织层面，情境感知可以通过任务委派和沟通来支援。在团队中建立和维护相互情境感知（"共享心智模型"）可确保所有人能相互理解。在危机情况下，这可以通过"大声思考"、邀请输入和讨论线索模式来完成。分享知识和先前的经验有助于发现问题、做出决定并为患者设定共同目标。说明情况至关重要，例如"我们现在有一个不能插管、不能氧合的事件，为……做准备"。通过询问"患者旁边会发生什么"来提前考虑潜在结果可能有助于预测并发症和可能的进展路径，从而进行规划（表 36.4）。

规划和准备

适当的计划和准备既可以帮助预防气道危机的发生，也可以通过简化决策和提高情境感知来减少管理危机所涉及的认知负荷。NAP4 强调了制订气道管理战略的重要性——一个协调的计划序列，以应对可预见的突发事件（即在先前计划失败的情况下的备用计划）。该策略应包括确定失败后放弃计划和实施下一个计划的触发因素。这种策略的目标应该是避免缺氧，最大限度地减少气道技术操作

259

表 36.4　从表 36.1 中选择的"保障措施"示例

类别	保障措施	减少气道管理伤害的例子
个人		
情境意识	持续系统扫描	使用系统化模式从以下方面收集线索： • 患者（例如气道、胸部运动） • 监测器（例如 SpO_2、$etCO_2$） • 设备（例如显示器、触觉反馈） • 时间（例如从诱导到预期的临界去饱和） • 团队成员（例如服用的药物、之前的气道尝试）
	交叉核对信息	• 例如，如果 SpO_2 下降，检查脉搏血氧饱和度探头位置和血压
	建立 / 维护"共享心智模型"	• "这会是……情况吗？或者可能是别的情况？" • "以前有没有人经历过这种情况？" • "这是需要立即采取行动的紧急情况吗？"
	陈述情况	• "我们现在有 CICO 情况，准备进行颈前气道救援"
	"提前思考"	• "氧合或气道技术会有什么困难吗？" • "有哪些通道可以进入气道（口、鼻或环甲膜）？" • "患者旁边会发生什么？" • 将所需资源提前送到手术室："什么人或什么设备可用？在哪里可以找到？怎么打电话？需要多长时间才能到达？"
	认知辅助设备	• 提醒优化上气道救援技术，提示 CICO 救援或实现氧气输送的机会
决策制订	识别可用选项	• "哪些技术是可能的？临床情况有变化吗？有什么选择？"
	考虑优点 / 缺点	• "所选择的技术的好处、可能的成功率、风险和潜在的并发症？" • "气道操作员是否定期接受这项技术的培训？" • "有时间、设备或帮助吗？"
	每次气道插管尝试后重新评估	• "现在可以进行氧合 / 通气吗？还是在恶化？" • "在之前的尝试之后有没有出现并发症？还是有新的 / 其他问题？"
性格	谦虚、乐于寻求帮助、承认自己的局限、反思	• 改进决策以采取有效行动
技术	专业知识、经验、监督、培训	• 为有效管理挑战做好准备 • 延长安全呼吸暂停时间可能会减少时间压力和压力（stress），从而改善决策
执行因素	冷静、精神饱满、睡眠卫生、警觉、投入	• 提高情境意识和决策能力
团队		
行为	角色明确，提示	• 指派专人观察监控或宣布血氧饱和度下降时间可提高情境意识
	"与团队热情同在"	• 例如，标记预期的困难
	"共享心智模型"和一个共同的目标	• 提高团队合作效率
	有效的领导	• 协调的团队活动
社交	和谐的关系，了解彼此的想法或顾虑	• 团队成员更有可能直言不讳地指出潜在错误或提出建议，例如，如果气道操作者插管有困难，建议使用替代气道技术
工作准备	带有应急计划的策略	• 明确的计划以优化 FMV、SGA 和 TT 中的任何一个，并为这些和 CICO 救援的触发作出定义 • 让患者准备好所有设备（提前检查）和药物
	清单	• 确保气道设备可用

（续表）

类别	保障措施	减少气道管理伤害的例子
环境		
设备	适用性、接近性、可见性、准备就绪、精心设计的设备 / 警报	• 气道设备的标准化位置和布局 • 清晰的标签：使用图标而不是文字来提高压力下的识别能力 • 尽量减少设备选择：减少杂乱，更简单的决策，更容易保持熟练度
工作区	充足的空间，优化的布局	• 气道团队容易看到的监视器可能有助于提高情境意识
周围环境	专注	• 在诱导、出现或危机期间尽量减少外来噪声
组织		
工作因素	协助 / 后援	• 实用和可靠的系统，明确宣布气道紧急情况和来源建议 / 援助
政策 / 程序	通过多专业发病率 / 死亡率会议进行学习	• 定期协作、交流想法的流程
培训 / 监督	教育、案例讨论	• 多专业模拟培训 • 在安全的学习环境中进行病例审查和评估
文化	不带偏见的文化，表扬同事	• "我认为您为患者制订了出色的气道策略"
	快速恢复的能力	• 检查为什么事情经常顺利进行，并尝试将这些行为整合到标准临床实践中

CICO，不能插管，不能给氧；SGA，声门上气道装置；FMV，面罩通气；TT，气管插管

的失败及并发症的发生，并防止进展为不必要的 CICO 情况。

停下来想一想：你是否为每位患者制订并讨论了气道管理策略？

决策

决策基于情境意识，而情境意识又会受到沟通或可用资源等因素的影响。认知辅助工具通过提示可用选项来促进决策。通过询问"所选气道技术的好处和风险是什么？操作者是否定期接受该技术的培训？时间、设备或帮助是否有保障？"来评估这些选项在特定情况下的优势。通过询问'现在氧合 / 通气是否可行？'来评估每次实施的气道操作尝试（重新评估）至关重要。这将导致新的情境，从而影响情境意识和再次决策等。

协调：领导和角色分配

在复杂的气道管理过程中，协调是一项特殊的挑战，因为气道操作员可能既是最有经验的临床医生，也是唯一能够决定需要哪些设备 / 干预措施的人，但在管理气道时，可能很难保持情境意识。

为了解决这个问题，将领导角色分为三个组成部分并将它们分配给不同的个人作为"协调团队"可能很有用：

- 信息收集器（传入支）：系统地筛查患者、监护仪和环境，提示时间 / 选项等以保持情境意识。
- 决策者：也可能是气道操作者。
- 资源分配器（传出支）：寻求帮助，分配角色、来源设备等。

承担其中任一角色的临床医生必须向团队明确宣布自己的角色以明确角色定位。在每次气道尝试之间，应该建立 / 维护一个"共享心理模型"，并以此为基础做出决定。

停下来想一想：你有多少次看到有人在危机期间明确宣布领导？你认为发生这种情况的障碍是什么？如何克服这些障碍？

寻求帮助

临床医生在寻求帮助时存在许多潜在障碍，包括文化阻力、自豪感、升级过程不足，以及被不断演变的危机分心而忽略了寻求帮助。在气道紧急情况下提示寻求帮助以响应特定事件的认知辅助工具可以帮助克服其中一些问题。图 36.1 显示了一个例子。

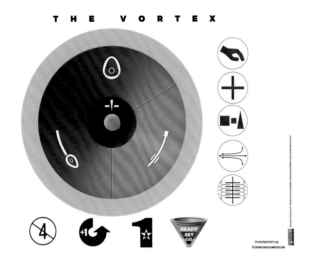

图 36.1　Vortex 方法（Reproduced with permission from Nicholas Chrimes.）

停下来想一想：你认为气道管理期间的哪些事件应该寻求帮助？

团队合作和沟通

共同培训和团队合作可以适当地扁平化层次结构，这对于打破日常和危机情况下有效沟通的障碍至关重要。

应该始终进行有效的沟通，而不仅仅是在危急情况下。在病例开始之前，应将每位患者的气道策略明确传达给所有参与气道管理的人（简报前）。

沟通应该清晰、明确、相互理解，理想情况下包括"闭环"（即团队成员重复同事的指示，并在任务完成后报告）。

挑战错误的决定（"直言不讳"）对于防止伤害至关重要。如果护士或初级医生知道需要做什么，他们应该表达自己的担忧，并挑战坚持不恰当气道管理的高级麻醉医师。辩论-质疑是一种用于分享观察到的内容、你对此的看法以及你担心的原因以及询问观察到的决定或行动背后的潜在原因的方法。例如，"我已经看到你坚持尝试了几次插管""我认为我们现在应该继续使用声门上气道工具，因为尽管我们已经尽了最大努力，但我们无法面罩通气或插管，我担心气道创伤和诱发CICO""您继续尝试插管的原因是什么"。

分级坚持（graded assertiveness）是另一种用于扁平化层级结构并使更多初级员工能够挑战年长者的不当行为的工具。框 36.1 显示了一个示例。

简单的干预可以帮助建立明确的角色分配并改善沟通。高级员工可以通过寻求他人的意见来打破既定的障碍。明确地做一个简单的陈述，比如"如果我看起来我在做一些没有意义的事情，请对它提出疑问"可以成为一个强大的工具，让团队成员有权畅所欲言。团队简介是一个正式的过程，团队成员在其中自我介绍，被分配明确的职责并了解战略。它可以在轮班开始时进行，也可以在气道管理之前进行。即使在气道危机期间，如果机会出现，"停下来思考"的时刻也可以帮助确保团队成员了解情况、目标和实现这些目标的策略（"共享心智模型"），并邀请他们提出意见。

将团队成员的名字写在房间的显眼位置是促进沟通和角色分配的另一种简单方法，但仍然容易受到新员工随后进入房间的问题的影响，尤其是在宣布危机时。最近的一项倡议，"剧院帽挑战"，鼓励手术室工作人员将他们的名字和角色放在手术帽的正面，以克服这一点。

停下来想一想：你可以实施哪些策略来改善角色分配和沟通的问题？

除了非技术技能外，许多其他人为因素也有助于影响人的表现。

认知辅助工具

认知辅助工具是以易于使用的形式呈现关键信息的结构化工具，旨在管理过程中"实时"引用，以提高认知和遵守最佳实践。这些"提示"可

框 36.1　PACE 工具作为多次插管尝试情况下分级坚持的示例

试探——"您要再次尝试插管吗？"

警告——"这是您第三次尝试插管"

挑战——"我认为您不应该尝试第四次插管"

紧急情况——"我要打电话给您的一位同事来帮忙，因为您尝试太多次了"

用于促进情境意识、快速决策和指导关键行动。然而，将它们整合到临床工作中需要培训和实践。困难气道指南中的算法通常过于详细且针对具体情况，无法在高风险、时间紧迫的紧急情况下使用。相反，Vortex 方法（图 36.1）和 DAS ICU 插管检查表（图 36.2）是认知辅助工具的例子，它们都有助于以简化的方式规划和呈现信息，以便让高度紧张的临床医生能够使用它。

改善临床环境

典型的手术室中存在许多干扰，阻碍了临床医生的工作能力。"10 000 英尺以下"是源于航空"无菌驾驶舱"概念的一项倡议：当飞机在 10 000 英尺以下时，只允许进行必要的对话。将其转化为气道管理，可以使用"焦点"声明来强调正在发生的关键干预，并指导房间内的人员将外来噪声和其他干扰降至最低。

适当的设备位置和工作空间布局是其他对优化工作性能很重要的环境因素（表 36.4）。

停下来想一想：你可以在你的临床环境中做出哪些改善？

能力和培训

提高技术技能的能力可能会通过提高执行程序的信心来影响临床诊断，诸如清醒气管插管或在 CICO 情况下决定转移到紧急颈部气切。在 NAP4 中，不愿执行这两个程序被记录为患者原因。

常识表明，使用延长安全呼吸暂停时间的技术可以最大限度地减少在困难气道情况下氧合不好的机会，减少团队压力并潜在地提高情境意识和决策能力。

Gjeraa 等认为，非技术技能和技术技能具有相互交织的关系，因此培训和评估两者都很重要——而不仅仅是技术技能。

NAP4 建议在每个部门都有指定的气道领导者，例如组织当地气道管理培训（在知识、技能、态度和资源方面）以保持执行标准（见第 34 章）。

鼓励定期进行基于多学科模拟的培训，同时定期讨论在临床实践中最佳使用非技术技能（见第 35 章）。

总结

虽然气道危机的管理本质上是有压力的，但

插管检查单：严重成人——团队全体执行

准备患者

- ❑ 可靠的静脉/骨内输液通路
- ❑ 可选的体位
  - ❑ 坐立？
  - ❑ 硬板床
- ❑ 气道评估
  - ❑ 识别环甲膜
  - ❑ 可以清醒插管？
- ❑ 预充氧
  - ❑ 3 min或ETO$_2$>85%
  - ❑ 考虑CPAP或无创通气
  - ❑ 鼻氧
- ❑ 调整患者状态
  - ❑ 补液/升压药/强心药
  - ❑ 胃管
  - ❑ 延迟顺序诱导
- ❑ 过敏？
  - ❑ 高钾风险增高？
    - -避免使用琥珀胆碱

准备设备

- ❑ 连接监护
  - ❑ SpO$_2$/ETCO$_2$/ECG/血压
- ❑ 检查设备
  - ❑ 气管导管x2
    - -检查套囊
  - ❑ 直接喉镜x2
  - ❑ 可视喉镜
  - ❑ 探条/管芯
  - ❑ 工作的吸引器
  - ❑ 声门上气道装置
  - ❑ 鼻咽通气道
  - ❑ 柔性气管镜/Aintree导管
  - ❑ FONA套件
- ❑ 检查药品
  - ❑ 考虑氯胺酮
  - ❑ 肌松药
  - ❑ 升压药/强心药
  - ❑ 镇静药

准备团队

- ❑ 分配角色
  一个人可以承担多个角色
  - ❑ 组长
  - ❑ 第一插管者
  - ❑ 第二插管者
  - ❑ 环状软骨压迫
  - ❑ 插管助手
  - ❑ 药物
  - ❑ 监护患者情况
  - ❑ 递物者
  - ❑ 手动轴线固定（MILS）
  - ❑ 谁来执行FONA
- ❑ 呼叫谁来帮助

- ❑ 谁在记录时间

准备困难气道

- ❑ 如果插管失败，我们可以唤醒患者吗？
- ❑ 语言告诉大家"气道计划是：……"
  - ❑ 计划A：药物和喉镜
  - ❑ 计划B/C
    声门上气道装置
    面罩
    通过声门上气道装置进行纤支镜插管
  - ❑ 计划D：FONA
    手术刀-探条-导管

- ❑ 是否有人有疑问或顾虑？

图 36.2 DAS ICU 插管检查表 [Reprinted with permission of the Difficult Airway Society. Copyright © 2017 Difficult Airway Society. Higgs et al.（2018）British Journal of Anaesthesia，120，323-352.]

可以使用基于人为因素的干预措施来减少压力（例如增加安全呼吸暂停时间、适当的计划和准备、寻求帮助）和在压力下优化表现（例如认知辅助工具、非技术技能）来解决。

可复原的人类行为与环境和组织人为因素策略相结合，可作为防范威胁、错误和患者伤害的保障。

结论

人类行为可能导致不良事件，但人类也可以纠正许多错误并系统地优化工作条件。应该每天练习非技术技能及其与技术技能的相互作用，而不仅仅是在紧急情况下。建立和维护"共享心智模型"和共同目标可以增强情境意识。提示认知辅助可增强情境意识和决策能力。每次尝试气道插管后重新评估："现在可以进行氧合/通气吗？"与同事分享您的经验和案例——一起反思和学习。

致谢

作者感谢 Peter Dieckmann 和 Stuart Marshall 为本章提出的建设性反馈及建议。

延伸阅读

Flin R, Fioratou E, Frerk C, Trotter C, Cook TM. (2013). Human factors in the development of complications of airway management: preliminary evaluation of an interview tool. *Anaesthesia*, **68**, 817–825.

Gjeraa K, Jepsen RM, Rewers M, Østergaard D, Dieckmann P. (2016). Exploring the relationship between anaesthesiologists' non-technical and technical skills. *Acta Anaesthesiologica Scandinavica*, **60**(1), 36–47.

Gleeson S, Groom P, Mercer S. (2016). Human factors in complex airway management, *BJA Education*, **16**, 191–197.

Rall M, Gaba DM, Howard SK, Dieckmann P. (2015). Human performance and patient safety. In: Miller RD (Ed.), *Miller's Anesthesia*. 8th ed. Philadelphia: Elsevier, Saunders. pp. 106–166.

Schnittker R, Marshall S, Horberry T, Young KL. (2018). Human factors enablers and barriers for successful airway management – an in-depth interview study. *Anaesthesia*, **73**, 980–989.

Weller JM, Long JA. (2019). Creating a climate for speaking up. *British Journal of Anaesthesia*, **122**(6), 710–713.

网址

https://resilienthealthcare.net/reads/
https://www.abdn.ac.uk/iprc/ants/
http://vortexapproach.org/

第**37**章

气道设备的净化

Subrahmanyan Radhakrishna

谢乐华 译 李观海 李佳阳 校

麻醉设备和机器可成为病原微生物交叉感染的潜在来源，从而导致医疗保健相关感染（healthcare-associated infection，HAI）的发生，这是全世界都关注的问题。因此，麻醉医师必须在减少交叉感染方面发挥积极作用。本章简要介绍所涉及交叉感染的过程和预防方法。医院和科室应针对手术室内外分别制定程序化、标准化的气道管理路径。

医疗保健相关感染

HAI 如今逐渐成为突出的医疗界问题。在英国，其国家卫生服务系统（the National Health Service，NHS）每年估计有 30 万个 HAI 病例，其中呼吸道感染最为常见。严格的手卫生措施可降低 HAI 事件的发生率。在美国，每年约有 100 万例 HAI 报告，大约每 20 个患者中就有一个，每年导致的医疗花费为 300 亿美元。在澳大利亚，由于没有全国性的 HAI 监测，因此每年报告的案例数很低，只有 165 000，这可能反映不了相关感染的真实规模。在新西兰，已经开始了一项全国性的试验，以评估 HAI 的严重程度，以此帮助医疗机构引入纠正措施。

细菌是造成 HAI 的首要原因，但它们也可能由病毒、朊病毒和真菌引起。甲肝、乙肝、丙肝和人类免疫缺陷病毒（human immunodeficiency virus，HIV）都是潜在的重要病毒，可能会在患者之间传播。新冠病毒（coronavirus-19）及其对麻醉实践的影响将在下一章详细讨论。

朊病毒本质上是可传播的致病蛋白颗粒。由于缺乏核酸，其对几乎所有的标准灭活和消毒方法都有抵抗力。尽管其对消毒有抵抗力，但用清洁剂清洁是朊病毒净化的一个重要方法，因为清洁剂可将疏水性的朊病毒数量清洗至安全水平。朊病毒是变异型克-雅病（variant Creutzfeldt-Jakob disease，vCJD）的病因，这是一种在 20 世纪 80 年代至 90 年代在英国引起极大关注的疾病。虽然说这是一种罕见的疾病，但必须在手术和麻醉过程中认真遵相关指导政策，并使用一次性设备，以尽量减少传播的风险。

净化方法

此章节提及的净化定义和净化的各个组成部分的概念出自于英国的药品保健品管理局（Medicines Healthcare products Regulatory Agency，MHRA）的微生物学咨询委员会术语表。

净化

净化（decontamination）是一个广泛的术语，包括清洁、消毒和（或）灭菌。它能有效地去除可能造成伤害的污染物或传染性物质。

清洁

使用清洁剂和水进行清洁（cleaning）是一个重要的步骤，可以清除设备上的有机碎屑，也是清除朊病毒的唯一方法。只有在清洁减少了生物负荷（即受污染设备上的有机碎屑数量）之后，消毒和灭菌才是有效的。

消毒

消毒（disinfection）是一个用于减少有活力的传染病原体数量的过程，但它不一定能灭活某些微生物原体，如某些病毒和细菌芽孢。因此，消毒不能像灭菌那样达到降低微生物污染水平的目的。图 37.1 显示了不同的净化方法对各种传染病媒介的影响。

方法	芽孢	霉菌	细菌	病毒
蒸汽	###	###	###	###
气体等离子/活性过氧化氢(act H₂O₂)	###	###	###	###
二氧化氯	###	###	###	###
过氧乙酸(Para-acetic acid)	###	###	###	###
强氧化水(SuperOxidised Saline)	###	###	###	###
干热**	###	###	###	###
邻苯二甲醛	#	###	###	###
其他醛类	#	###	###	###
热力型清洗—消毒机	X	###	###	##
低温蒸汽	X	###	###	##
酒精	X	##	###	##
优氯净/二氯异氰尿酸钠(NaDCC)	X	X	###	###
清洁*				

图 37.1　各种药剂 / 方法对四种重要病原体的效力：X，没有效力；#，有轻微效力；##，相当有效力；##，有强烈效力。朊病毒不能被任何药剂消灭，只能通过用水和清洁剂进行清洗和清洁来清除。NaDCC，优氯净 / 二氯异氰尿酸钠。* 清洁是清除所有碎屑的一个重要过程，否则净化就不会有效。用清洁剂清洗是目前减少设备表面的朊病毒蛋白的唯一方法

高水平消毒剂是一种可以杀死细菌、病毒和芽孢的化学制剂，且只在特定条件下具有杀灭芽孢的作用。

灭菌

灭菌（sterilisation）指消除所有病原微生物，包括芽孢。医疗设备理论上允许有等于或小于 1×10^{-6} 个活微生物存在，这样才可以在医疗设备贴上无菌标签。

蒸汽消毒是在 120℃以上的温度下进行的，而大多数麻醉设备，包括可视喉镜和柔性光学支气管镜（FOB）不能承受这样的温度。

可重复使用的 FOB 可以使用低温消毒器进行消毒，如气体等离子体或过氧化氢消毒器，它们与蒸汽消毒器一样对芽孢和分枝杆菌有效（图 37.1）。少数可视喉镜也可以进行类似的消毒。

环氧乙烷灭菌是一个缓慢的过程，但它可达到工业级别的设备（包括一次性设备）灭菌水平。

一次性使用与可重复使用的设备

关于"一次性"与"可重复"使用设备的争论（如成本、质量、环境影响和感染风险）往往比最初看起来要复杂。

一次性使用的设备是指在一次使用后就应该被丢弃的设备，但如喉镜和吸痰管，用于一个患者后本应该丢弃，不应该被重新处理或重复使用，但仍保留给该患者待使用（一次麻醉全过程内），甚至在该患者身上重复使用多次。而可重复使用的设备经消毒处理后可能被多次使用或用于多个患者身上，因此在使用前后需要重新消毒处理。

无菌的一次性设备可以防止交叉感染，并降低与再生产有关的成本，也引起了人们对质量、成本、供应链及使用后处理所产生环境影响的关注。另一方面，可重复使用的设备即使在消毒后也存在交叉感染的风险。提供此类设备的消毒和灭菌服务很可能是昂贵的，尤其是这种服务地点在远离临床使用场所时，就更加难以达到经济和环境成本要求。

选择一次性使用设备的关键是它的性能要与其所替代的可重复使用设备达到同等水平。然而，对于许多设备来说，一次性使用的替代品根本不存在或难以获取，因此，短时间内这些设备的清洁再处理仍是必要的。

气道设备的问题和解决方案

麻醉设备在使用后可能会滋生病原微生物，这有可能引起致病菌在患者之间的传播。从喉镜柄提取的培养物，包括清洗和消毒后的培养物，都产生某些共生菌和致病菌。据报道，包括 A 组链球菌和沙雷菌在内的病原微生物，可以通过未进行清

洁和消毒的喉镜及其镜柄进行传播，并导致成人和
新生儿的死亡。

需要特别注意的是可重复使用的 FOB，由于
其操作管道长且窄，难以彻底清洁，可能会残存
匿碎片和有机物。1970—2012 年，有 48 起与呼
吸内科的支气管镜检查相关的感染事件（包括铜
绿假单胞菌和分枝杆菌），美国食品和药物管理局
（FDA）为此发出通知，强调了这一问题。

一次性使用的 FOB 可能是解决这个问题的一
个办法，并且在麻醉实践中越来越多地被使用。以
往的 FOB 限制因素包括图像质量、操作难度和设
备成本，但现在已有许多可接受的设备，通过成本
比较表明，一次性使用的 FOB 对许多部门来说可
能是一种有效的、可负担得起的解决方案。一次性
使用的 FOB 在使用后也可能被污染，建议只在全
程少于 3 h 的麻醉过程中使用。

目前，许多可用的声门上设备，包括 i-gel 和
许多喉罩都是一次性使用的。相反，ProSeal 喉罩
是可重复使用的，使用前需要进行清洁和消毒。

麻醉面罩、导管支架和探条大多是一次性使
用的。市场上销售的一次性使用的麻醉回路通常可
以使用 7 天，只要在患者和麻醉回路之间放置一个
湿热交换器（heat and moisture exchange，HME）
过滤器，如图 37.2 所示。每次患者使用后应更换
过滤器方可继续使用此回路。有些人还会在麻醉
机的回路入口端插入第二个 HME 过滤器以保护
机器。如果使用者忘记在患者和回路之间放置一
个 HME，那么这个麻醉机的回路入口端的过滤器
只能起到保护机器的作用。同样重要的是，麻醉
回路在不使用时须将其患者端盖住或关闭，以防止
回路被污染（图 37.3）。

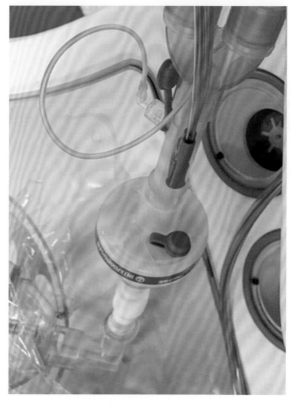

图 37.2　患者端和麻醉回路系统之间的 HME 过滤器。每
个患者之后都必须更换过滤器。过滤器可保护麻醉回路免
受污染

预防气道管理中的交叉感染

预防气道设备的交叉感染可能需要对目前的
做法进行一些重要的改进。

其中，麻醉团队的良好手卫生习惯易于实施
并可以预防感染，这种习惯应该是每一位麻醉医师
都应严格执行的。每一位麻醉医师在两台手术之间
用水和肥皂洗手，或在两次手术之间更换手套，是
防止血液、唾液和体液污染麻醉设备的重要步骤。

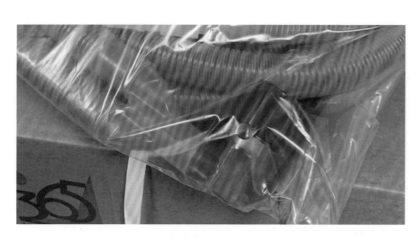

图 37.3　制造商提供一个红色保护盖子，
盖在无菌包装内的麻醉回路系统的患者端。
麻醉回路系统是一次性使用的，但可以保
留 7 天，前提是每个患者都使用一个 HME
过滤器，并且每次使用之间保持麻醉回路
的患者端关闭。有些制造商专门提供红色
盖子可用于此目的，或通过插在麻醉机上
的接头来封闭回路末端

一次性使用的设备通常是方便麻醉医师使用的，这包括口咽和鼻咽的气道、气管导管、导管接头、探条、直角接头和鼻腔过滤器。标准的直视喉镜通常在医院的无菌服务部门（sterile services department，SSD）进行处理，蒸汽消毒后可重复使用，但是直视喉镜经过处理之后，存在光源部件受损的问题。相比之下，一次性使用的直视喉镜质量很好且非常实惠，而且随着 vCJD 的爆发，一次性使用的喉镜变得越来越流行。

可视喉镜的出现带来了新的复杂问题，因为有些可视喉镜是可重复使用的，有些可视喉镜是一次性的，但搭配可重复使用的部件来使用。处理可视喉镜的可重复使用部件的问题，与直视喉镜的问题类似。这类喉镜的清洁和消毒应按照设备制造商的说明进行操作，建议通过自动清洗消毒器清洗喉镜，这会比手动清洗和消毒更可靠。但许多医院依靠人工执行化学清洗、快速处理和重复使用的工作。二氧化氯湿巾广泛用于喉镜的手动消毒和清洁，但其效果可能因人而异，导致消毒效果不确切。此外，相关人员也可以使用其他化学消毒剂进行清洗和消毒，但这些化学消毒剂会引起皮肤刺激，并释放出刺激性气味。从事手工操作的工作人员应接受培训，并应穿戴个人防护设备（personal protection equipment，PPE），在专用的区域内进行操作。所有的清洁过程须进行设备跟踪、监测。操作区域内的设备电缆和显示器在使用后也应进行清洁。

可重复使用的 FOB 应该放在无菌托盘中运送到使用场所。麻醉医师应将 FOB 放置在专用的、经过清洁和消毒的表面上，并且戴手套或进行洗手消毒再操作。一次性使用的 FOB 应以同样的谨慎态度对待，以避免在进入患者气道之前污染设备。一旦使用可重复使用的 FOB，应进行清洗，特别注意用无菌盐水冲洗操作管道，并将其送回 SSD 进行高度净化。如果不及时这样做，将导致操作管道的污染和干燥碎片的堵塞。无菌的 FOB 如果不存放在特殊的专用柜中，通常认为可以保持 4 h 的无菌状态：这个 4 h 的建议是为了方便使用 FOB，而非基于相关实验证据。有研究表明，如果 FOB 经过有效的再处理和适当的储存，其有效期可以延长至 7 天。

在有生命危急的情况下，麻醉医疗团队可以使用没有净化达标的设备去保障患者的生命利益。相关人员应及时记录此类事件，进行适当的多学科会诊后，采取相应措施，以减轻潜在感染的后果。

追踪设备使用情况

对可重复使用的设备完成再处理净化后进行跟踪。

- 每设备都应该有一个独特的标识符。
- 被处理的设备应贴上再处理标签。
  - 表明该设备已被适当地净化过。
  - 注明再处理的细节（处理机器、有效期限、净化日期）。
- 这方面的记录应保存在净化地点。
- 当设备被使用时，这些信息被录入患者的病历记录中。

如果消毒过程或设备出现问题，或者一个患者被确定为有可传播的感染，那么就有可能跟踪设备的净化历史，并确定所有暴露于此风险的患者。

延伸阅读

Association of Anaesthetists. (2020). *Guidelines. Infection prevention and control 2020*. Available at: https://anaesthetists.org/Home/Resources-publications/Guidelines/Infection-prevention-and-control-2020.

Department of Health and Social Care. (2013). *Management and decontamination of flexible endoscopes (HTM 01–06)*. Available at: https://www.gov.uk/government/publications/management-and-decontamination-of-flexible-endoscopes.

Department of Health and Social Care. (2016). *Decontamination of surgical instruments (HTM 01–01)*. Available at: https://www.gov.uk/government/publications/management-and-decontamination-of-surgical-instruments-used-in-acute-care.

McCahon RA, Whynes DK. (2015). Cost comparison of re-usable and single-use fibrescopes in a large English teaching hospital. *Anaesthesia*, **70**, 699–706.

McGrath BA, Ruane S, McKenna J, Thomas S. (2017). Contamination of single-use bronchoscopes in critically ill patients. *Anaesthesia*, **72**, 36–41.

Medicines and Healthcare products Regulatory Agency. (2010). *Sterilization, disinfection and cleaning of medical equipment: guidance on decontamination from the Microbiology Advisory Committee (the MAC manual)*. London. p. 14.

Medicines and Healthcare products Regulatory Agency. (2011). *Medical Device Alert*. MDA/2011/096. Crown Copyright. https://mhra-gov.filecamp.com/s/ywDEZLgX0nEPtNCx/fo/3gd4DFg85VgXQoG9/fi/f22KmJZol3Qswky0

Office of Disease Prevention and Health Promotion. (2013). *National Action Plan to Prevent Health Care Associated Infections: Road Map to Elimination*. Available at: http://theconversation.com/heres-how-many-people-get-infections-in-australian-hospitals-every-year-82309.

第38章 呼吸道流行病或大流行病的气道管理

Tim Cook，Massimiliano Sorbello

岑燕遗 译 刘玲 劳期迎 校

流行病和大流行病感染

本章是在 2019—2020 年新型冠状病毒大流行期间写的。这是一个剧烈变化和学习的时期。我们试图写出一个准确的章节，但快速变化的证据意味着在我们写作至出版期间可能会有变化。虽然本章的重点是新型冠状病毒肺炎（coronavirus disease 2019，COVID-19），但这些原则可以广泛适用于任何传染性呼吸道病原体。

这种疾病是由一种叫作 SARS-CoV-2 的冠状病毒（普通感冒品种）引起的，主要导致呼吸系统疾病 COVID-19。该病毒具有很强的传染性，每个患者的感染率（即每个人在没有应对措施的情况下会感染多少患者，称为 R_0）为 2.5～3。作为比较，流感的 R_0 大约是 1.3，埃博拉是 2.0。由于其几何级数的发展，在 10 个感染周期后，也许在 1 个月内，1 名流感患者会感染 14 个人，而 COVID-19 会传播给 59 000 名患者。这就是其高传播潜力和高致死率的原因，可解释其巨大破坏性。

控制疾病是为了减少 R_0。如果能将其减少到 1 以下，疫情将最终消退。在医院外，这有赖于限制身体接触，许多国家已经被封锁了几个月。在医院内，遏制的目的是防止从受感染的患者到工作人员（或反过来）或其他患者的交叉感染。

目前的最佳估计是，人群的 30%～80% 会感染该病毒——没有预先存在的免疫力。死亡率取决于使用哪种分母——感染人数或发现的病例数。总地来说，总体感染死亡率可能达到约 1%。相比之下，流行性感冒的死亡率在 0.1% 和 0.01% 之间。图 38.1 概述了疾病的严重程度。

COVID-19 导致大量患者出现严重的病毒性肺炎。在早期阶段，这可能与肺部微血栓形成性疾病有关。通常情况下，患病 7～10 天后，可发展为严重的急性呼吸道综合征，通常伴有低氧血症而无高碳酸血症。虽然有些患者可以通过持续的气道正压［或高流量鼻吸氧（high flow nasal oxygen，HFNO）］来管理，但失败率很高，通常需要在重症监护室进行气管插管控制通气。也可能发生心肌和肾衰竭以及血栓性并发症，但主要的疾病是呼吸系统疾病。目前的治疗方法是支持性的，尽管正在探索多种治疗干预措施。需要通气者的死亡率约为 50%。

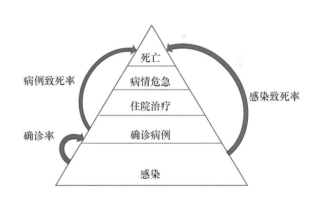

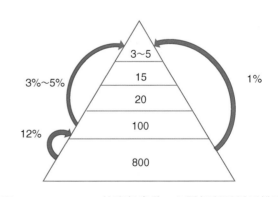

图 38.1 COVID-19 的流行病学。上图解释了用于描述感染、病例、死亡等的术语，以及确诊率、病例致死率和感染致死率。下图给出了在一个社区发现 100 个病例时可能出现的数字估计

269

死亡率因国家而异，受整体医疗结构和流行病激增前可能进行的动态准备的影响，以减缓在该国的传播并扩大医院和重症监护服务。死亡率的风险因素包括年龄增长（50 岁起）以及心脑血管或呼吸系统疾病、高血压、糖尿病、免疫抑制或癌症患者。肥胖症在一些系列中也很突出。

气道管理主要是在开始通气时需要。然而，在疫情高峰期和之后，患有轻微疾病但与疫情无关的患者可能会寻求手术治疗，而且可能无法确定谁感染了病原体或没有感染。

病毒传播、感染控制和个人防护设备

病毒传播

呼吸道流行病期间的气道管理需要对感染控制措施有清晰的认识。这种理解是防止交叉感染的基础，同时也影响到气道管理的计划、便利性和速度，从而影响到患者和工作人员的安全。

呼吸道疾病的传播可能通过三种途径发生：接触、飞沫或空气传播（图 38.2）。在呼吸道疾病期间，咳嗽和打喷嚏会导致呼吸道中的颗粒物被强力排出。一般而言，大于 5 μm（大至 2000 μm）的粒子会受到重力影响并落在患者附近——大部分在 1 m 以内，但可能最远可达 2 m。如果另一个人靠近，这些飞沫可能会通过其黏膜进入呼吸道。这些颗粒会沉淀在其首先遇到的表面上，并且可以在那里停留数小时甚至数天，成为污染物。任何接触到这些表面的人都可能被病毒污染。飞沫可能占咳嗽或打喷嚏的微粒量的 99% 以上。咳嗽和打喷嚏还会产生一种气溶胶，其中包含更小的颗粒（＜ 5 μm），

这些颗粒可能会传播得更远，最多可达 6 ～ 7 m，并且可能在空气中停留更长的时间。这些小颗粒如果被吸入，可能会到达肺泡。某些医疗操作，包括气道管理的几乎所有方面也可能产生呼吸道气溶胶，特别是当气道处于正压状态，气体从气道泄漏时。气溶胶的产生和感染性很复杂。气溶胶可能含有也可能不含有活病毒，是否含有活病毒取决于疾病的阶段、其产生于呼吸道的位置以及其他因素，包括分泌的黏液类型和该患者分泌病毒的程度，这从症状的严重程度上不容易预测。

SARS-CoV-2 被认为主要是通过飞沫和接触传播。

如果另一个人或医护人员距离患者超过 2 m，那么飞沫传播感染的风险就非常低。表 38.1 列出了产生气溶胶的操作（aerosol generating procedures，AGP）。"该清单着眼于实用性，需要更好的证据来更好地了解 AGP 和风险"。

感染预防、控制和个人防护设备

工作人员很自然地将注意力集中在个人防护设备（personal protection equipment，PPE）的设备部分，但感染控制的其他方面也同样重要。PPE 只是防止那些在 COVID-19 患者附近工作的人受到污

表 38.1 产生气溶胶的（医疗）操作。括号内的数字表示 Tran 等（2012）报告的前四种操作的风险递减顺序

呼吸道气溶胶
气管插管、拔管（1）
无创通气（2）
气管切开术和颈前气道（3）
面罩通气（4）
如果气道未被密封，则对气道进行正压通气（无论何种模式）
开放式气管抽吸
支气管镜检查和支气管肺泡灌洗
诱导排痰
高流速鼻氧
牙科钻孔手术
胸部按压和（或）心肺复苏 *
声门上气道的插入和移除 **

血液或组织液气溶胶
使用高速设备的外科手术（如钻孔、脉冲灌洗、胸骨切开）

* 并非所有组织都认为胸部按压是一种产生气溶胶的操作，但国际上的共识却是如此。
** 假设声门上气道的插入和移除是一种产生气溶胶的操作，但没有得到证实。

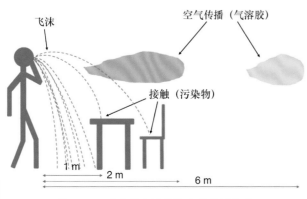

图 38.2 呼吸道病原体的病毒传播方式

染的系统的一部分。这种疾病对这些工作人员、其他工作人员和患者构成了风险。

减少交叉感染系统的其他要素包括：

- 防止已经或曾经暴露于 COVID-19 的患者、访客或工作人员无故进入医院。
- 认真洗手和注意个人卫生。
- 通过队列隔离或个体隔离，将已知或怀疑有 COVID-19 的患者与没有的患者分开管理。
- 确定明确的人员 / 患者路径。
- 限制 COVID-19 患者所在地的工作人员和访客，只允许有需要的人员进入。
- 疑似或受感染的患者佩戴手术口罩。
- 每天至少对表面和设备进行两次清洁和去污。
- 在护理患者时尽量减少不必要的患者接触和表面接触。
- 穿戴、脱除和处置 PPE 做到最佳。
- 使用后及时处理一次性使用的设备。
- 根据制造商的指示，对可重复使用的设备进行净化处理。
- 适当的废物管理。

许多非政府组织已经提出了关于 PPE 的建议，这些建议一般都是相互一致的。根据病毒传播的方式和风险来匹配所使用的 PPE 是合理的。表 38.2 概述了这种方法。

佩戴抗液口罩可以保护佩戴者和周围的人免受病毒颗粒扩散的影响，因此可以加入接触预防措施中。在气溶胶暴露风险增加的地方，例如，如果病毒传播被认为是通过空气传播或在 AGP 期间，则应戴上密封的口罩——根据其过滤 0.3 μm 颗粒的能力，可指定为 FFP2/N95/FFP3，对应 94%/95%/99%。在用户签署使用特定设计之前，需要对其进行密封性检查（"测试"），然后在每次使用之前进行密封性检查（即确认密封性良好）。

当病毒气溶胶产生后，在清理房间之前，应留出足够的时间来清除病毒。气溶胶清除时间（aerosol clearance time）更多取决于房间的通风状况，而非房间的正压或负压——这只是影响病毒的去向。大约 2/3 的病毒通过 1 次"换气"被清除。因此，在 2 次换气后，大约 15% 的病毒气溶胶仍然存在，而在 5 次换气后，则小于 1%。在一个典型的医院里，病房里每小时可能有 6 次换气，手术室里可能有 20 次以上。

气道管理

启动重症监护的插管

在呼吸道流行病中，进行气道管理最常见的原因是在重症监护管理开始时建立肺部通气。患者

表 38.2　个人防护设备：其使用与病毒传播方式和相关地点相匹配。保护水平是递增的：飞沫预防措施也是为了防止接触传播，空气传播预防措施也是为了防止飞沫和接触传播。如果疾病的患病率很高，在非临床和接触区可以增加具有防液功能的外科口罩

预防措施	何时用于正在接受 COVID-19 阳性治疗的患者	它是什么？
非临床区域	没有额外的风险	标准感染控制预防措施
接触预防措施	距离患者 > 2 m	手套 围裙
飞沫预防措施	距离患者 2 m 以内	手套 围裙 抗流体的外科口罩 ＋ / －眼部保护 *（风险评估） 患者戴上具有防液功能的外科口罩
空气传播预防措施 **	产生气溶胶的操作	手套 防液长袖防护服 眼部保护 * FFP3 口罩 动力型空气净化呼吸器套装是一种替代方案

* 眼部保护可以是护目镜或面罩。个人眼镜不足以达到有效防护。

** 在定期进行产生气溶胶的操作的区域，可以采取空气传播预防措施：在每个操作期间，加戴一个塑料围裙在防护服外，并在每位患者之间更换围裙和手套。

Adapted from Cook TM, Anaesthesia 2020, with permission.

不存在解剖困难（尽管有些患者可能是这样），但存在生理困难（与任何危重患者一样），在后勤上也有极大的困难，因为需要穿戴PPE进行操作，而且必须避免自我污染。

气道管理的基本原则与所有危重患者相同（见第28章），这里只描述重要的差异。在整个过程中，目标应该是：

对患者和工作人员来说是安全的。

准确地使用已被证明在简单和困难的环境中有效且熟悉的技术。争取第一次尝试就取得成功，因为多次尝试会增加患者和工作人员的风险。不要急于求成，要使每一次尝试都能达到最佳效果。

通过实现第一次尝试的成功和及时管理气道而变得迅速，缩短相对暴露时间。

- 对于重症COVID-19患者进行气管插管是一种高风险的操作，对患者来说可能会出现低氧血症、迅速恶化和血流动力学崩溃等情况，对医疗团队来说可能会面临污染风险、心理压力和人为因素的影响。因此，对于COVID-19患者的气管插管应尽可能在条件尽量接近择期手术的情况下进行，包括预先考虑是否进行气管插管的决定。

- 在这种情况下，安全的气道管理依赖于机构的准备工作（例如提供足够数量的经过适当培训的人员、用于常规和复杂气道管理的设备、气管插管检查清单的可用性、个人防护装备等）。这些准备工作必须在气道管理发生之前就已经完成。

- 个人准备同样重要——要接受适当的培训，并了解本地实践和标准操作程序的具体细节。

- 气管插管应使用空气传播预防PPE。参与操作的所有人员在参与之前应接受培训并熟练掌握使用方法。建议采用双层手套以减少物体传播污染。需要注意的是，护目镜和面罩可能容易起雾，可能需要进行防雾处理。

- 气道管理应该在通风良好的房间进行，最好是一个负压的侧房间，如果可能，每小时空气更换率应该大于12次。

- 需要一个专用的气管插管推车或套件，可以带到气管插管地点，可能是ICU、急诊科或病房。

- 应限制参与的工作人员数量。一些指南建议仅限2人（气管插管者和助手），其他建议3人，有些建议4人。气道管理、药物给予、患者监测、困难和并发症处理等都需要由气管插管团队完成，而仅有两人可能过少，无法胜任这些任务。有些建议1名备用的医护人员穿戴预防空气传播的PPE待在房间外，若有需要，随时准备进入房间。在疫情高峰期，气管插管团队的人员数量可能根据当地安排和人员可用性而有所不同。

- 应由在场技术最熟练的气道管理者来进行气道管理，以最大程度地提高首次插管成功率。

- 设备（一线和备用设备）的全部准备工作应在房间外进行。优先使用一次性设备，除非认为可重复使用的设备更适合安全、准确和迅速的气道护理原则。

- 团队在进入房间之前应进行全面的简报，明确所有个人的角色以及主要和备用计划。可以使用检查清单来辅助进行简报。图38.3和38.4显示了一些示例。

- 佩戴空气传播预防个人防护装备时的沟通非常困难。这需要在进入房间之前进行计划。

- 推荐使用认知辅助工具，如气道工具箱、检查清单以及处理困难情况的算法，以避免认知负担过大并改善沟通。在开始操作之前应对这些工具有所了解，并在气管插管房间中准备好以供使用。

- 将计划使用的算法或认知辅助工具带入房间，或者在房间中展示。

- 在房间内尽量少触碰物品，以避免物体传播。

- 应该向患者充分解释操作过程。

- 气管插管前、插管过程中和插管后应进行全面监测，包括连续二氧化碳波形监测。

- 气道评估手段可能有限，但可能包括使用MACOCHA评分（见第28章）和识别环甲膜。

- 所有气道设备在使用前均应在近患者处安装病毒过滤器或热湿交换器（heat and moisture exchanger，HME）过滤器。

- 应该进行彻底的预充氧。应避免使用增加气道正压（面罩持续气道正压通气、无创通气）或产生气溶胶（启动HFNO）的技术。用Mapleson C（"Waters"）回路进行简单的面罩预充氧可能是理想的。

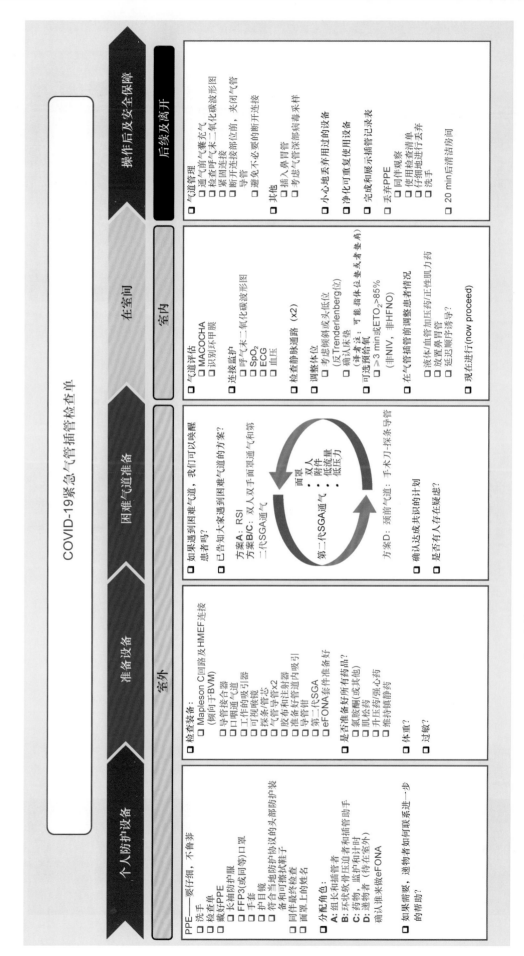

图 38.3　COVID-19 紧急气管插管检查单（Adapted from Cook TM et al., Anaesthesia 2020, with permission.）

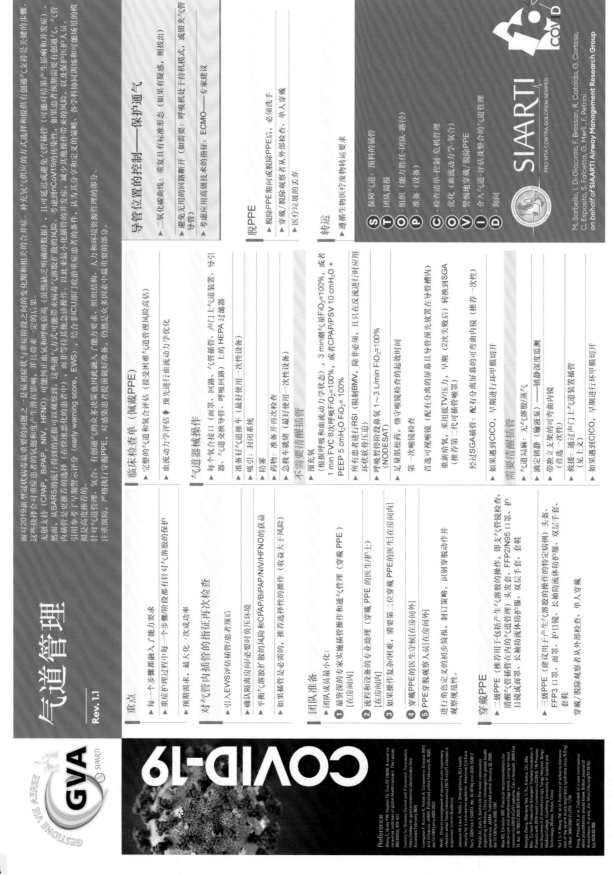

图38.4　气道管理检查单（Sorbello M et al. SIAARTI Airway Management Research Group，with permission from SIAARTI http：//www.siaarti.it/SiteAssets/News/COVID19%20-%20 document%20SIAARTI/SIAARTI%20-%20Covid-19%20-%20Airway%20Management%20rev.1.2.pdf）

- 低流量鼻氧不被视为 AGP，可以提供有用的呼吸暂停氧合。
- 诱导应包括催眠药（氯胺酮 1 ～ 2 mg/kg 或依托咪酯 0.2 ～ 0.3 mg/kg 在不同国家受到青睐，尤其是在血流动力学不稳定的情况下）和速效肌肉松弛剂（罗库溴铵 1.2 ～ 1.5 mg/kg 受到许多人的青睐，1 ～ 2 mg/kg 的琥珀胆碱是可以接受的，但缺点是可能会很快失效）。应立即使用血管加压药来控制低血压。为了防止咳嗽和增加医疗人员面临的风险，应尽早给予足够剂量的肌肉松弛剂。谨慎起见，应告知患者在失去知觉之前可能会感到虚弱。在尝试气管插管之前，应等待神经肌肉阻滞最大化，可能需时 60 ～ 90 s。
- 麻醉诱导后，除非需要，否则应避免面罩通气。如果需要，请使用下文描述的低流量、低压力技术。
- 像往常一样进行插管，将套囊放在声带下方 1 ～ 2 cm 处，以避免进入支气管。由于穿戴 PPE 时听诊可能会有困难，而且听诊器也可成为污染源，最好避免使用。如果有疑问，随后可能需要进行肺部超声或胸部 X 线检查。
- 通过给气管导管套囊充气来密封气道，然后连接到呼吸机上。避免回路联结脱离和扭折。
- 用连续二氧化碳波形监测确认气管插管位置，须注意，即使在心搏骤停时也会出现二氧化碳波形。
- 在插管过程中，通过简单的指令和闭环交流（例如重复指令）进行沟通。
- 插管后可及时放置鼻胃管，如果 COVID-19 状态尚未确认，可使用封闭式气管抽吸器进行深部气管抽吸，用于病毒学研究。
- 如果在气管插管过程中出现困难，应使用标准的气管插管失败算法，并配备认知辅助工具。强烈推荐使用简单可靠的技术，并避免对气道施加过多压力。早期插入第二代声门上气道（supraglottic airway，SGA）可能优于面罩通气。通过 SGA 进行气管插管可能不被认为是一种合适的技术。转换到紧急颈前气道的门槛可能较低，当进行这种操作时，可能更倾向于采用手术刀-探条技术，而不是导管技术和高压通气技术。
- 清洁房间和净化设备非常重要。根据制造商的说明，丢弃一次性设备并对可重复使用的设备进行净化。离开后脱除 PPE 应一丝不苟，有证据表明由"同伴"发出口头指令可以减少错误。在适当的气溶胶清除时间后，房间应进行清洁——通常是在最后一次产生气溶胶的操作后约 20 min。
- 在患者的房间中放置一个明显可见的"插管记录"，以便在气道紧急情况发生时可以查阅。在存在气道困难的情况下，这个插管记录应该由患者特定的气道计划支持，该计划应该在房间中展示，并在交班时进行沟通。

气道技术

在选择可能可靠的技术时，一些国家机构建议：

- 在训练有素的助手在场的场景下，由助手施行环状软骨按压进行快速顺序诱导。如果造成困难，则可撤除按压。
- 用可视喉镜进行气管插管。
- 双人双手握住面罩通气，用 VE 握法来改善密封性（见第 12 章）。
- 用于气道救援的第二代 SGA，也可改善密封性。

使用前对技术进行模拟可能会有所帮助。这适用于 PPE 的穿脱和穿戴时插管。在可行的情况下，应允许 COVID-19 感染风险增加或发展为更严重疾病的风险增加的工作人员避免进行气道管理。一些人还建议对免疫抑制或怀孕的癌症员工进行防护。

对已知或预测的困难气道的管理具有挑战性。清醒技术可能会伴随着大量咳嗽和气溶胶的产生。对患者的安抚可能较为困难。可以使用清醒技术，但需要技巧、耐心和对细节的细致关注，以尽量减少气溶胶的产生。可考虑谨慎地使用镇静剂。全身麻醉可降低技术门槛，由熟练的操作人员和非常明确的策略（如果最初的计划失败，将采取什么措施）来支持。

插管后的气道管理重点是避免意外的呼吸回路断开、意外的拔管和尽量减少 AGP。这影响到呼吸道湿化的选择、闭式吸痰的使用、通气和镇静的模式、镇静暂停的仔细计划、物理治疗和患者的移动（包括俯卧）。

危重病后的拔管

拔管尤其具有挑战性。在大多数 ICU 中，拔管后会使用 HFNO 或 CPAP 一段时间，尽管如此，大约 10% 的患者可能需要在 24 h 内重新插管。拔管本身可能是一个挑战，是一项非常高风险的 AGP。目前尚不清楚使用麻醉药，如阿片类药物、利多卡因或右美托咪定来减少拔管时的咳嗽是否有用。工作人员应在拔管前穿戴好预防空气传播的 PPE。拔管应该有充分的计划，在拔管之前要进行物理治疗、气管封闭吸引和预充氧。在整个拔管过程中，HME 过滤器应留在气管导管上。在拔管过程中或拔管后，应立即在患者脸上戴上外科口罩。关于"无液滴拔管"的技术，已在 www.airwaymanagement.dk/extubation 上进行了描述。由于拔管后可能不适合使用 HFNO，因此应提供便利，以便在任何时候及时重新插管。

在 COVID-19 的恢复过程中，拔管的时机仍有争议。对于气管切开的作用也是如此。由于更严重的 COVID-19 病例与更长时间的病毒分泌和更高的滴度有关，拔管和气管切开都可能被推迟。如果进行气管切开术，同样需要进行细致的计划，重点是专业的气道管理以及患者和工作人员的安全。麻醉医师和操作者的沟通必须明确，特别是关于麻醉医师将管理气道的责任移交给操作者的时间点。可以修改标准技术，以减少气管开放时气溶胶的产生：强调充分的肌肉放松，并将气管导管沿气管向下推进，直到交换到气管造口处，此时可以暂停肺部通气，直到气管造口到位。

新技术

在大流行的情况下，会有大量创新。例如，在 COVID-19 疫情中，有许多关于插管箱或在塑料布下插管和拔管的建议。创新往往是诱人的，但安全往往在于简单、准确、迅速地执行既定的和实践过的技术。创新可能会增加复杂性、意想不到的后果和无法预料的风险。创新的技术即使是在大流行的情况下，也需要进行评估，以确保安全、有效并避免患者和插管团队的并发症。

可能还会有一种诱惑，即使用操作者未经训练的技术。上述原则同样适用。高风险的情况偶尔见于第一次尝试未经验证和不熟悉的技术时。

不要使用以前没有使用过或没有训练过的技术。再次强调，由于上述原因，此时不是测试新技术的时候。

心搏骤停时的气道管理

每当危重患者被麻醉和插管时，都有心搏骤停的风险。同样的患者也可能因其疾病而出现心搏骤停。尽管存在争议，但国际上普遍认为胸外按压是一种 AGP。有些人也认为除颤是一种 AGP，但这一点不太确定。

英国复苏委员会建议，在穿戴 PPE 之前，可以进行除颤。在开始只做胸外按压的心肺复苏之前，应穿戴好预防空气传播的 PPE。不应进行口对口通气。气道管理、双人面罩通气、SGA 插入或气管插管只能由经过培训并熟练掌握该操作的人进行。抢救工作结束后，应仔细处理一次性使用的设备，对可重复使用的设备进行消毒，并仔细脱下和处理 PPE。

麻醉的气道管理

在传染病流行期间，一些患病或未患病的患者会接受附带手术或与疾病并发症有关的手术。应尽量减少选择性手术并仔细隔离。随着疫情的发展，确定哪些人可能感染或未感染变得越来越困难，在某些时候，所有患者都会被当作感染者来对待。上述原则在这种情况下同样适用。安全的气道管理需要准备、沟通、正确使用 PPE、熟练使用可靠的技术和净化，并在手术后进行处置。

所采用的气道管理技术可能与正常设置差别不大。尽可能地避免使用面罩通气。在面罩通气的基础上使用 SGA 的门槛可能会降低，但也会降低气管插管的门槛。插入和拔出 SGA 可被视为 AGP，但在麻醉期间使用则不属于 AGP，除非有明显的气道泄漏。通过适当考虑操作、患者、患者位置、设备、插入技术、气道管理者的技能和经验以及通气模式，可以最大限度地防止在使用 SGA 期间发生泄漏。低压、控制通气或自主通气模式将最大限度地减少气道泄漏。气管拔管与拔管时的咳嗽有关，可以通过使用 SGA 代替气管插管、在手术结束时换成 SGA 或使用上述药物来缓解。

应考虑用专用的覆盖物保护麻醉机和其他设备，并在手术后认真进行废物处理和房间消毒。

总结

　　在呼吸道流行病的情况下，气道管理的基本原则与平时没有变化。然而，最大限度地保证患者和所有参与护理的工作人员的安全至关重要。气道管理人员应充分理解并应用感染预防和控制的原则，包括将 PPE 与普遍的病毒传播方式相匹配。气道管理应该是精心策划的，对患者和工作人员都是安全的，由熟练的操作人员使用可靠的、成熟的技术进行操作，并应力求达到较高的首次尝试成功率，以便及时、迅速地确保气道的安全。

延伸阅读

Brewster DJ, Chrimes NC, Do TBT, et al. (2020). Consensus statement: Safe Airway Society principles of airway management and tracheal intubation specific to the COVID-19 adult patient group. *Medical Journal of Australia* (in press).

Cook TM. (2020). Personal protective equipment during the COVID-19 pandemic – a narrative review. *Anaesthesia*. doi:10.1111/anae.15071.

Cook TM, El-Boghdadly K, McGuire B, et al. (2020). Consensus guidelines for managing the airway in patients with COVID-19: Guidelines from the Difficult Airway Society, the Association of Anaesthetists, the Intensive Care Society, the Faculty of Intensive Care Medicine and the Royal College of Anaesthetists. *Anaesthesia*. doi:10.1111/anae.15054.

Gralton J, Tovey E, McLaws ML, Rawlinson WD. (2011). The role of particle size in aerosolised pathogen transmission: a review. *Journal of Infection*, **62**, 1–13.

Lockhart SL, Duggan LV, Wax RS, Saad S, Grocott HP. (2020). Personal protective equipment (PPE) for anesthesiologists and other airway managers: principles and practice during the COVID-19 pandemic. *Canadian Journal of Anaesthesia* (in press).

Meng L, Qiu H, Wan L, et al. (2020). Intubation and ventilation amid the COVID-19 outbreak: Wuhan's experience. *Anesthesiology*. doi:10.1097/ALN.0000000000003296. [Epub ahead of print]

Nicolle L (2003). SARS safety and science. *Canadian Journal of Anaesthesia*, **50**, 983–988.

Sorbello M, El-Boghdadly K, Di Giacinto I, et al. (2020). The Italian coronavirus disease 2019 outbreak: recommendations from clinical practice. *Anaesthesia*. doi:10.1111/anae.15049. [Epub ahead of print]

Tran K, Cimon K, Severn M, Pessoa-Silva CL, Conly J. (2012). Aerosol generating procedures and risk of transmission of acute respiratory infections to healthcare workers: a systematic review. *PLoS One*, 7, e35797.

van Doremalen N, Bushmaker T, Morris DH, et al. (2020). Aerosol and surface stability of SARS-CoV-2 as compared with SARS-CoV-1. *New England Journal of Medicine*, **382**, 1564–1567. doi:10.1056NEJMc2004973.

Yao W, Wang T, Jiang B, et al. (2020). Emergency tracheal intubation in 202 patients with COVID-19 in Wuhan, China: lessons learnt and international expert recommendations. *British Journal of Anaesthesia* (in press). doi:https://doi.org/10.1016/j.bja.2020.03.026.

索 引